全国高职高专护理类专业规划教材（第二轮）

病原生物与免疫学

（第2版）

（供护理及助产类专业使用）

主　编　严家来　陈晓玲

主　审　曹元应

副主编　戴承令　李桂英　蒋　斌

编　者（以姓氏笔画为序）

王　丽（天津医学高等专科学校）

吕长坤（商丘医学高等专科学校）

严家来（安徽医学高等专科学校）

李桂英（四川护理职业学院）

张海艳（漳州卫生职业学院）

陈正徐（合肥市第二人民医院）

陈晓玲（安徽卫生健康职业学院）

罗秀针（漳州卫生职业学院）

黄金保（池州市人民医院）

蒋　斌（合肥职业技术学院）

章能胜（安徽卫生健康职业学院）

戴承令（济南护理职业学院）

中国健康传媒集团

中国医药科技出版社

内容提要

本教材是“全国高职高专护理类专业规划教材（第二轮）”之一，全书分为上、中、下三篇共三十二章和六个实验。其中上篇为病原生物学，主要介绍了细菌、病毒、真菌、其他原核细胞型病原体等病原生物的生物学特性、致病性与免疫学检查、微生物学检查、防治原则以及人体常见的蠕虫、原虫以及医学节肢动物病原体的形态、生活史、致病、流行、检查、防治原则等内容。中篇主要介绍医学免疫学基本知识，包括抗原、免疫球蛋白与抗体、补体系统、免疫系统、免疫应答、超敏反应、免疫学应用及临床免疫学。下篇为实验部分。本教材为书网融合教材，即纸质教材有机融合电子教材、教学配套资源（PPT、微课、视频、图片等）、题库系统、数字化教学服务（在线教学、在线作业、在线考试）。

本教材可供医药院校高职高专层次护理及助产等专业使用，也可作为相关专业人员的参考书。

图书在版编目（CIP）数据

病原生物与免疫学/严家来，陈晓玲主编．—2 版．—北京：中国医药科技出版社，2019．7
全国高职高专护理类专业规划教材（第二轮）
ISBN 978－7－5214－0932－1

Ⅰ．①病…　Ⅱ．①严…　②陈…　Ⅲ．①病原微生物－高等职业教育－教材　②医学－免疫学－高等职业教育－教材　Ⅳ．①R37　②R392

中国版本图书馆 CIP 数据核字（2019）第 116198 号

美术编辑　陈君杞
版式设计　友全图文

出版　**中国健康传媒集团**｜中国医药科技出版社
地址　北京市海淀区文慧园北路甲 22 号
邮编　100082
电话　发行：010－62227427　邮购：010－62236938
网址　www.cmstp.com
规格　889×1194 mm 1/16
印张　21
字数　430 千字
初版　2015 年 8 月第 1 版
版次　2019 年 7 月第 2 版
印次　2019 年 7 月第 1 次印刷
印刷　三河市万龙印装有限公司
经销　全国各地新华书店
书号　ISBN 978－7－5214－0932－1
定价　55.00 元

数字化教材编委会

主　编　严家来　陈晓玲

副主编　李桂英　章能胜　王　丽

编　者（以姓氏笔画为序）

王　丽（天津医学高等专科学校）

吕长坤（商丘医学高等专科学校）

严家来（安徽医学高等专科学校）

李桂英（四川护理职业学院）

张海艳（漳州卫生职业学院）

陈晓玲（安徽卫生健康职业学院）

罗秀针（漳州卫生职业学院）

蒋　斌（合肥职业技术学院）

章能胜（安徽卫生健康职业学院）

戴承令（济南护理职业学院）

出版说明

“全国高职高专护理类专业规划教材” 于2015年由中国医药科技出版社出版，全套教材共27门，是针对全国高职高专医药院校护理类专业教育教学需求和复合型临床人才培养目标要求而编写，自出版以来得到了各院校的广泛欢迎。为了进一步提升教材质量，使教材更好地服务于院校教学，同时为了进一步贯彻落实国务院办公厅《关于深化医教协同进一步推进医学教育改革与发展的意见》（〔2017〕63号）等有关文件精神，不断推动职业教育教学改革，推进信息技术与医学教育融合，加强医学人才培养，使职业教育切实对接岗位需求，教材内容与形式及呈现方式更加契合现代职业教育需求，培养具有整体护理观的护理人才，在教育部、国家卫生健康委员会、国家药品监督管理局的支持下，中国医药科技出版社组织了本套教材的修订工作，并由全国近百所高职高专院校及附属医疗机构260余名专家、教师精心编撰，即将付梓出版。

本轮教材共包含27门，其中24门教材为新修订教材（第二版），主要特点如下。

一、内容精练，专业特色鲜明

本轮教材建设对课程体系进行科学设计，整体优化；对上版教材中不合理的内容框架进行适当调整；内容上吐故纳新，力求达到基础学科与专业学科紧密衔接、主干课程与相关课程合理配置的目标。教材内容精练、针对性强，具有鲜明的专业特色和高职教育特色。

二、对接岗位，强化能力培养

本轮教材强化以岗位需求为导向的理实教学，注重理论知识与护理岗位需求相结合，对接职业标准和岗位要求。每门教材在由教学一线经验丰富的教师组成编写团队的基础上，吸纳了多位具有丰富临床经验的医护人员参与编写，满足培养应用型人才的需求。在教材正文适当插入临床案例，起到边读边想、边读边悟、边读边练，做到理论与临床护理岗位相结合，强化培养学生临床思维能力和护理操作能力；同时注重护士人文关怀素养的养成，注重吸收临床护理新技术、新方法、新材料，体现教材的先进性。

三、对接护考，满足考试需求

本轮教材内容和结构设计，与国家护士执业资格考试紧密对接，在国家护士执业资格考试相关课程教材中以“考点提示”和“目标检测”的形式插入护士执业资格考试考点与真题，为学生学习和参加护士执业资格考试奠定基础，提升学习效率。

四、书网融合，学习便捷轻松

全套教材为书网融合教材，即纸质教材与数字教材、配套教学资源、题库系统、数字化教学服务有机融合。通过“一书一码”的强关联，为读者提供全免费增值服务。按教材封底的提示激活教材后，读者可通过PC、手机阅读电子教材和配套课程资源，并可在线进行同步练习，实时反馈答案和解析。同时，读者也可以直接扫描书中二维码，阅读与教材内容关联的课程资源（“扫码学一学”，轻松学习PPT课件；“扫码练一练”，随时做题检测学习效果），从而丰富学习体验，使学习更便捷。教师可通过PC在线创建课程，与学生互动，开展在线课程内容定制、布置和批改作业、在线组织考试、讨论与答疑等教学活动，学生通过PC、手机均可实现在线作业、在线考试，提升学习效率，使教与学更轻松。此外，平台尚有数据分析、教学诊断等功能，可为教学研究与管理提供技术和数据支撑。

本轮教材修订在组织、编写和审定过程中，得到众多专家的悉心指导和相关院校的大力支持，在此一并致谢！

改革创新的过程也是探索提升的过程，目标的提出至目标的实现是一个漫长、曲折的过程。在此殷切希望各医药卫生类院校师生和广大读者在使用中对教材进行检验，并提出宝贵意见，使本套教材日臻完善，为促进我国高职高专护理类专业教育教学改革和人才培养做出积极贡献。

中国医药科技出版社
2019年5月

全国高职高专护理类专业规划教材（第二轮）

建设指导委员会

张　庆（济南护理职业学院）
张　荣（毕节医学高等专科学校）
张　健（长春医学高等专科学校）
张　敏（安徽医学高等专科学校）
张　德（四川护理职业学院）
张亚军（内蒙古医科大学继续教育学院）
陈　燕（惠州卫生职业技术学院）
陈秋云（漳州卫生职业学院）
陈顺萍（福建卫生职业技术学院）
陈晓玲（安徽卫生健康职业学院）
陈瑄瑄（漳州卫生职业学院）
林建兴（漳州卫生职业学院）
林斌松（漳州卫生职业学院）
周卫凤（安徽医学高等专科学校）
周谊霞（贵州医科大学）
庞　燕（四川护理职业学院）
洪　霞（福建卫生职业技术学院）
郭永洪（云南工商学院）
黄小凤（漳州卫生职业学院）
谌　秘（南昌大学第四附属医院）
谢万兰（襄阳职业技术学院）
薛　梅（天津医学高等专科学校）

前　言 / PREFACE

为了适应我国医学教育改革和发展的要求，进一步深化高等职业教育教学改革和教材建设，提高职业教育的教学质量，培养高素质、高技能应用型医学人才，实现“健康中国2030”的目标，中国医药科技出版社组织全国众多兄弟院校编写了《病原生物与免疫学》一书，以便更好地满足高职高专医药卫生类专业，尤其是护理、助产专业的教学需求。本教材同时可以作为卫生专业技术资格考试和临床工作者的参考用书。

病原生物与免疫学是重要的医学基础课程之一，为预防和控制相关疾病奠定理论和实践基础，是进行临床医学实践、科学研究必不可少的一门基础与临床的桥梁学科。随着诸如SARS、HFMD、MERS等新型传染病的出现，严重威胁着人类的身心健康和社会经济的发展，加强对病原生物的研究、防控传染病是医务工作者义不容辞的责任。

《病原生物与免疫学》包括医学微生物学、人体寄生虫学和医学免疫学。医学微生物学是微生物学的一个分支，是人类在与传染性疾病长期斗争的过程中总结形成的一门科学，主要研究与人类疾病有关的病原微生物的形态、结构、代谢、遗传、变异、致病机制、机体抗感染免疫、实验室诊断及防治措施等。医学微生物学又涵盖了细菌学、真菌学和病毒学。人体寄生虫学是一门研究与医学相关的寄生虫及其与宿主关系的科学，主要研究寄生虫的形态结构、生态规律，重点研究寄生虫与人体及外界因素的相互关系。医学免疫学是研究人体免疫系统的结构与功能、免疫应答的发生与发展规律、免疫相关疾病的发病机制及免疫学诊断、防治与检测技术的一门科学。

按照学科关系，全书分为三篇共三十二章六个实验，除绪论外，上篇从第二章至第二十四章为医学生物学部分，包括细菌学、真菌学、病毒学和人体寄生虫学部分；中篇从第二十五章至第三十二章为免疫学部分；下篇是实验部分，包括细菌学、寄生虫学和免疫学相关的实验。

本教材理论与实验一体化，实验指导编排符合初学者对病原生物学与免疫学的认知顺序以及大多数高职高专院校的教学实际。本书图表丰富，图片包括实物图、显微图、模式图等，表格则多用于知识的罗列、对比等，体现教材内容的精练性、直观性和概括性，帮助学生更好地学习、理解、消化和吸收。

为了便于学生学习、复习和总结，《病原生物与免疫学》（第2版）在纸质教材建设的同时增加了多媒体融合配套增值服务，提供师生多种形式的教学资源共享，以满足教学需要。本次修订重点将教材建设书网融合教材，即纸质教材有机融合电子教材、教学配套资源（PPT、微课、视频、图片等）、题库系统、数字化教学服务（在线教学、在线作业、在线考试）。搭建与纸质教材配套的“医药大学堂”智慧云服务平台，使读者通过手机扫描纸质教材相关内容旁边的二维码即可阅读相应的资源，使教材内容更加生动、形象。

本教材在编写过程中得到了全国多所参编院校的大力支持，在此表示衷心的感谢。特别感谢安徽医学高等专科学校曹元应教授，他在百忙之中认真审阅了本书，提出了很好地建议和意见。同时也感谢各位编者，是他们的竭力支持和真诚合作，使得本版教材得以最终问世。尽管各位编者在编写过程中倾心尽力，但由于时间仓促，编者水平和经验有限，教材中难免存在一些疏漏和不足之处，恳请使用本书的师生及临床工作者提出宝贵意见，以便今后进一步修订和完善。

编　者

2019年4月

目　录 / CONTENTS

下篇　实验指导

第一章

绪 论

扫码"学一学"

学习目标

1. 掌握微生物、病原微生物的概念和种类；免疫的概念；说出免疫的三大功能。
2. 熟悉学习本课程目的和意义。
3. 了解微生物与人类的关系。

第一节　病原生物学概述

病原生物（pathogenic organism）是指能引起人类和动物传染病、寄生虫病等多种疾病的感染性生物，主要包括细菌、病毒、真菌和寄生虫等。病原生物包括病原微生物（细菌、病毒、真菌）与人体寄生虫两大部分。

病原生物学（pathogenic biology）是研究病原生物的生物学特性、致病性和免疫性及与机体和周围环境相互作用关系的一门学科，是基础医学中的一门重要学科。为学习临床各科的感染性疾病、传染病、超敏反应性疾病和肿瘤等奠定重要的理论基础。同时，也可为预防控制感染性疾病、保障人类健康服务。

一、微生物及医学微生物学

（一）微生物的概念与分类

考点提示

微生物的概念与种类。

微生物（microorganism）是存在于自然界的一群体积微小、结构简单、肉眼看不见，必须借助光学显微镜或电子显微镜放大数百倍、数千倍，甚至数万倍才能观察到的微小生物。微生物种类繁多，至少有 10 万种类以上。按其结构、组成可分为三大类。

1. 非细胞型微生物　是最小的一类微生物，能通过滤菌器。无典型的细胞结构，仅有核心和衣壳组成；无产生能量的酶系统，只能在活细胞内生长繁殖。病毒是这类微生物的典型代表。

2. 原核细胞型微生物　由单细胞组成，细胞核分化程度较低，仅有原始核质，呈裸露的环状 DNA 团块结构，无核膜和核仁；细胞质内无完整的细胞器，只有核糖体。这类微生物较多，包括细菌、支原体、衣原体、立克次体、螺旋体和放线菌。

3. 真核细胞型微生物 大多数由多细胞组成，细胞核分化程度高，有核膜和核仁；细胞质内细胞器完整。如真菌。

（二）微生物与人类的关系

微生物分布极为广泛。在自然界中，水、土壤、空气、矿层等都有微生物存在，以土壤中微生物最多；在人类、动物和植物体表以及人和动物与外界相通的腔道中，亦有大量微生物存在。

自然界中的微生物极少单独存在，常以种群形式出现，各种不同的微生物种群与周围环境和人体共同形成生态系统和共生关系。许多微生物对人体不仅无害，反而有益。但其中一小部分可致人类和动植物疾病，这些微生物称为病原微生物。它们可引起人类的结核、破伤风、痢疾、肝炎、艾滋病、流感、麻疹、流行性脑脊髓膜炎、梅毒等疾病。有些微生物在机体健康的情况下不致病，只是在机体抵抗力下降时才导致疾病，将这类微生物称为条件致病菌或机会致病菌。

在工农业生产、医药卫生等领域中，微生物的研究和开发，使许多微生物成为人类生产活动的重要工具。在农业方面，应用微生物制造菌肥、植物生长激素等，也可利用微生物来杀死植物虫害；在工业方面，微生物在食品、皮革、纺织、石油、化工、冶金等行业的运用日趋广泛；在医药工业方面，利用微生物生产抗生素、维生素、疫苗等，用于疾病的治疗和预防；在环保工程方面，可利用微生物来降解污水中的有机磷、氰化物等有害物质。近年来，随着生物技术的发展，微生物在基因工程技术中的作用日益受到重视，如利用微生物作为基因载体生产胰岛素、干扰素等生物制品。

（三）医学微生物学及其发展简史

医学微生物学是微生物学的一个分支，亦是医学的一门基础学科。它主要研究与人类疾病有关的病原微生物的形态、结构、代谢活动、遗传和变异、致病机理、机体的抗感染免疫、实验室诊断及特异性预防等。

学习医学微生物学的目的，在于掌握病原微生物的生物学特性与致病性；认识人体对病原微生物的免疫作用，感染与免疫的相互关系及其规律；了解病原微生物与人体和环境的相互关系，树立无菌观念；掌握消毒、灭菌、隔离以及预防医院感染的方法；学会微生物标本的正确采集及送检；会应用微生物学基本知识开展传染病防治知识的卫生宣传教育等。为学习其他医学专业基础课程、临床专业学等课程打下良好基础。

医学微生物学的发展过程可分为三个时期。

1. 经验时期 古代人类虽未观察到微生物，但早已将微生物学知识用于工农业生产和疾病防治中，公元前二千多年的夏禹时代，就有仪狄酿酒的记载。北魏（公元 386 – 534 年）《齐民要术》一书中详细记载了制醋的方法。长期以来民间常用的盐腌、糖渍、烟熏、风干等保存食物的方法，实际上正是通过抑制微生物的生长而防止食物的腐烂变质。

关于传染病的发生与流行，在 11 世纪初时，北宋末年刘真人就提出肺痨由虫引起。意大利弗拉卡斯托罗（Fracastoro，1483 – 1553）认为传染病的传播有直接、间接和通过空气等几种途径。奥地利普莱斯兹（Plenciz，1705 – 1786）认为传染病的病因是活的物体，每种传染病由独特的活物体所引起。18 世纪清乾隆年间，师道南在《天愚集》鼠死行篇中生动地描述了当时鼠疫流行的凄惨景况，并正确地指出了鼠疫与鼠的关系。

知识拓展

鼠死行

——师道南（清）

东死鼠，西死鼠，人见死鼠如见虎；鼠死不几日，人死如圻堵。昼死人，莫问数，日色惨淡愁云护。三人行未十步多，忽死两人横截路。夜死人，不敢哭，疫鬼吐气灯摇绿。须臾风起灯忽无，人鬼尸棺暗同屋。乌啼不断，犬泣时闻。人含鬼色，鬼夺人神。白日逢人多是鬼，黄昏遇鬼反疑人。人死满地人烟倒，人骨渐被风吹老。田禾无人收，官租向谁考？我欲骑天龙，上天府，呼天公，乞天母，洒天浆，散天乳，酥透九原千丈土，地下人人都活归，黄泉化作回春雨。

师道南是清代中期的著名诗人，其诗作《鼠死行》是人类历史上第一次用文字细致记述死鼠与鼠疫发病关系，描写了1792～1793年清乾隆年间鼠疫流行时纷纷死人的惨状，读来令人毛骨悚然。

在预防医学方面，我国自古就有将水煮沸后饮用的习惯。明朝李时珍在《本草纲目》中指出，将病人的衣服蒸过后再穿就不会传染上疾病，说明已有消毒的记载。大量古书证明，我国在明代隆庆年间（1567－1572）就已广泛应用人痘来预防天花，并先后传至俄国、朝鲜、日本、土耳其、英国等国家，这是我国对预防医学的一大贡献。

2. 实验时期 首先观察到微生物的是荷兰人虎克（Antory Van Leeuwenhoek，1632－1723）。他于1676年用自磨镜片制造了世界上第一架显微镜（放大40～270倍），并从雨水、池塘水等标本中第一次观察和描述了各种形态的微生物，为微生物的存在提供了有力证据，亦为微生物形态学的建立奠定了基础。

19世纪60年代，欧洲一些国家占重要经济地位的酿酒工业和蚕丝业发生酒类变质和蚕病危害等，促进了人们对微生物的研究。法国科学家巴斯德（Louis Pasteur，1822－1895）首先通过实验证明，有机物质的发酵与腐败是由微生物所引起。而酒类变质是因污染了杂菌，从而推翻了当时盛行的自然发生说。巴斯德的研究开创了微生物的生理学时代。人们认识到不同微生物间不仅有形态学上的差异，在生理学特性上亦有所不同，进一步肯定了微生物在自然界中所起的重要作用。自此，微生物开始成为一门独立学科。

巴斯德创用的加温处理以防酒类变质的消毒法，就是至今仍沿用于酒类和乳类的巴氏消毒法。在巴斯德的影响下，英国外科医生李斯德（Joseph Lister，1827－1912）创用苯酚喷洒手术室和煮沸手术用具，为防腐、消毒以及无菌操作打下基础。

微生物学的另一奠基人是德国学者郭霍（Robert Koch，1843－1910），他创用固体培养基，可将细菌从环境或患者排泄物等标本中分离成单一菌落，便于对各种细菌分别研究；同时又创用了染色方法和实验性动物感染，为发现各种传染病的病原体提供了有利条件。在19世纪的最后20年中，大多数细菌性传染病的病原体由郭霍和在他带动下的一大批学者发现并分离培养成功。

1897年，Loeffler和Frosch发现动物口蹄疫病毒。1901年，美国学者沃尔特－里德（Walter－Reed）首先分离出对人类致病的黄热病毒。1915年，英国学者特沃特（Twort，1877～1950）发现了细菌病毒（噬菌体）。以后相继分离出人类和动、植物的许多病毒。

化学治剂和抗生素的发明首先合成化学治疗剂的是欧立希（Paul Ehrlich，1854－1915），他在1910年合成治疗梅毒的砷凡纳明，后又合成新砷凡纳明，开创了微生物性疾病的化学治疗途径。以后又有一系列磺胺药相继合成，在治疗传染性疾病中广泛应用。

1929 年弗莱明（Alexander Fleming，1881－1955）首先发现青霉菌产生的青霉素能抑制金黄色葡萄球菌的生长，但直到 1940 年弗洛里（Howard Walter Florey，1898－1968）等将青霉菌培养液加以提纯，才获得青霉素纯品，并用于治疗感染性疾病，取得了惊人的效果。青霉素的发现和应用极大地鼓舞了微生物学家，随后链霉素、氯霉素、金霉素、土霉素、四环素、红霉素等抗生素不断被发现并广泛应用于临床。

3. 现代微生物学时期 近几十年来，生物化学、遗传学、细胞生物学、分子生物学等学科的发展以及电子显微镜、气相、液相色谱技术、免疫学技术、单克隆抗体技术、RCR技术的进步，促进了医学微生物学的发展。人们得以从分子水平上探讨病原微生物的基因结构与功能、致病的物质基础及诊断方法，使人们对病原微生物的活动规律有了更深刻的认识。相继发现了一些新的病原微生物，如军团菌、弯曲菌、拉沙热病毒、马堡病毒及人类免疫缺陷病毒等。

1967～1971 年，美国植物病毒学家迪纳（Diener）等发现马铃薯纺锤形块茎病的病原是一种不具有蛋白质的 RNA，分子量约为 100kD，这类致病因子被称为类病毒（Viroid）。随后，在研究类病毒的过程中又发现一种引起苜蓿等植物病害的拟病毒（Virusoid）。1982 年发现引起羊瘙痒病的病原为一种分子量 27kD 的蛋白，称朊病毒（Virino）。1983 年有关国际会议上将这些病原因子统称为亚病毒（Subvirus）。人类中亦可能存在亚病毒，例如人类的克－雅病（Creutzfeldt－Jakob disease）、库鲁病（Kuru disease）等可能由朊病毒或蛋白侵染因子（Prion）引起。

近十几年来，病原微生物迅速检验诊断方法发展很快。ELISA 快速检测抗原及抗体技术已被普遍应用，简化了过去繁琐的微生物学检验手续，特别是通过采用单克隆抗体，进一步提高了检测的特异性和敏感性。目前已制备出许多诊断试剂盒，其中病毒快速诊断试剂盒的广泛应用，使过去长期难以实现的病毒病的快速实验室诊断成为现实。目前许多实验室已经实现将基因探针和聚合酶链反应（PCR）用于微生物的快速检验。

在传染病的预防方面，目前针对大多数严重危害人类健康的病原微生物均已研制出相应的疫苗。1980 年，世界卫生组织宣布在全球消灭了天花，这是人类依靠自身力量彻底消灭的第一种烈性传染病，其最根本的措施即是牛痘苗的普遍接种。各种疫苗的广泛接种，已成为当今人类对付许多传染病的最有效和最经济的手段。

在传染病的治疗方面，新的抗生素不断被制造出来，有效地控制了细菌性传染病的流行。相比之下，抗病毒药物的研究进展较慢。近年来应用细胞因子（如白细胞介素－2、干扰素等）治疗某些病毒性疾病，已取得一定疗效。另外，单克隆抗体及基因治疗等手段在病毒性疾病治疗中的应用研究也日益广泛和深入。

1957 年，澳大利亚学者伯内特（Burnet，1899－1985）根据前人的工作和他自己的研究，提出了著名的细胞系“克隆选择学说（clonal selection theory）”，使免疫学进入了生物医学新领域。特别是近二十年来，免疫学发展十分迅速，其范围涉及细胞生物学、分子生物学、分子遗传学等生物学的许多方面和临床各学科，远远超出了以往感染免疫的传统概念，已独立成为医学和生物学中极为重要的基础学科。

二、人体寄生虫学

（一）寄生虫及人体寄生虫学的概念与分类

寄生虫（parasite）是指长期或短暂依附于另外一种生物的体表或体内，获得营养并给对方造成损害的单细胞原生生物和多细胞无脊椎动物。寄生虫形态大小差别显著，小者直径仅 2～3μm（原虫），大者可长达 10m（绦虫）。

人体寄生虫学（human parasitology）是研究与人体健康有关的寄生虫及其与人体和外界环境关系的一门学科。人体寄生虫可分为医学蠕虫、医学原虫和医学节肢动物三类。

考点提示

寄生虫的分类。

1. 医学蠕虫 为多细胞软体动物，可借身体肌肉的伸缩作蠕形运动。寄生人体常见的蠕虫有 20～30 种，如蛔虫、钩虫、血吸虫、蛲虫、绦虫等。

2. 医学原虫 为单细胞真核生物，具有独立和完整的生理功能。常见致病的原虫有疟原虫、溶组织阿米巴、弓形虫、阴道毛滴虫等。

3. 医学节肢动物 或称为医学昆虫。其特征是身体分节，具有外骨骼和附肢。主要寄生于体表，它们或传播疾病或直接致病或作为变应原引起超敏反应。常见的医学节肢动物有蚊、蝇、虱、蚤、蜱、螨等。

（二）寄生虫病在我国的流行情况

我国幅员辽阔，地跨寒、温、热三带，自然条件千差万别，人民的生活与生产习惯复杂多样，加以建国前政治、经济、文化等社会因素的影响，使我国成为寄生虫病严重流行国家之一，特别在广大农村，寄生虫病一直是危害人民健康的主要疾病。有的流行猖獗，如疟疾、血吸虫病、丝虫病、黑热病和钩虫病，曾经夺去成千上万人的生命，严重阻碍农业生产和经济发展，曾被称为“五大寄生虫病”。在寄生虫感染者中，混合感染普遍，尤其在农村同时感染 2～3 种寄生虫者很常见，最多者同时感染 9 种寄生虫，有的 5 岁以下儿童感染寄生虫多达 6 种。此外，流行相当广泛的原虫病有贾第虫病、阴道滴虫病、阿米巴病；蠕虫病有旋毛虫病、华支睾吸虫病、并殖吸虫病、包虫病、带绦虫病和囊虫病等。近年机会致病性寄生虫病，如隐孢子虫病、弓形虫病、粪类圆线虫病的病例亦时有报告，且逐渐增加。目前，由于市场开放，家畜和肉类、鱼类等商品供应渠道增加，城乡食品卫生监督制度不健全，加以生食、半生食的人数增加，使一些经食物感染的食物源性寄生虫病的流行程度在部分地区有不断扩大趋势，如旋毛虫病、带绦虫病、华支睾吸虫病的流行地区有 20 余个省、市、区。由于对外交往和旅游业的发展，国外一些寄生虫和媒介节肢动物的输入，给我国人民健康带来新的威胁。

知识拓展

我国人体重要寄生虫感染现状

据卫生部 2005 年 5 月 16 日公布的“全国人体重要寄生虫病现状调查报告”显示，蠕虫总感染率为 21.74%，部分省、自治区食源性寄生虫病呈明显上升趋势。根据全国调查结果推算，全国土源性线虫感染人数约为 1.29 亿，肝吸虫（华支睾吸虫）感染人数约为 1249 万，带绦虫感染人数约为 55 万人，包虫病患者约为 38 万人，14 岁以下儿童中约有 4825 万人感染土源性线虫。另外，黑热病在新疆、甘肃和四川的部分地区流行仍较为严重，一些地区囊虫病（猪囊尾蚴病）、肺吸虫病（并殖吸虫病）、旋毛虫病和弓形虫病的血清学阳性率也比较高。受重点寄生虫病威胁的人群主要是妇女和儿童，患者大多分布在西部地区、少数民族地区和经济欠发达地区。我国寄生虫病防治形势依然十分严峻。

（三）寄生虫学的研究与发展方向

20 世纪 80 年代以来，科学技术以前所未有的速度突飞猛进，新理论、新技术带动寄生虫学的发展；而寄生虫学的发展也为现代科学增加了新的内容。某些生命现象就是从寄生虫学研究中得到阐述的，如核酶（Ribozyme）的作用机制首先是从锥虫研究中得出的，封闭抗体及嗜酸粒细胞在免疫中的作用是从血吸虫研究中得到阐述的。也就是说，寄生虫学的研究已成了现代科学的重要组成部分。今后寄生虫学将会沿多个方向发展。

1. 寄生虫引起人体致病机制 从研究寄生虫对某些器官组织的损害，进而从寄生虫与宿主相互关系的整体水平去研究寄生虫的致病机制。

2. 寄生虫生态与流行病学 寄生虫与一般的生物重要区别之一是其生态特点，将寄生虫的生态当作整个生态系统的一个部分，研究寄生虫的发生、发展、繁殖规律以及寄生虫与生态系统中每个要素（elements）的相互关系。将实验生态与种群数量动态相结合阐述寄生虫病流行动态。使每个生态有关因素数量化，并用数学公式表示（即理论生态学），这样能较好地反映主动量与各个向量关系，更能说明各因素与寄生虫消长数量及寄生虫病流行关系。

3. 寄生虫病的防治 从单一防治措施到多种措施，从防治单种寄生虫病到综合防治多种寄生虫病，并与其他传染病的防治结合在一起，构成综合的防治策略。

过去的几十年来，在寄生虫病防治方面虽作了大量研究工作，取得很多成果，但大多只停留于实验室或局部现场。如何将科研成果或局部现场取得的经验推向实用阶段并扩大应用范围，这是落实研究的重要内容。联合国开发计划署、世界银行和世界卫生组织联合制定的热带病研究培训特别规划（UNDP/WORLD BANK/WHO SPECIAL Programme for Research and Training Diseases，TDR）总结 25 年来的经验，重点强调通过落实研究将研究结果转变为控制疾病的政策，将落实研究作为今后寄生虫学研究的焦点。落实研究涉及的不仅是寄生虫学内容，可能还要包括社会、经济、教育、政府行为等多方面因素。

4. 分子寄生虫学 从分子水平上研究寄生虫的发生、发展、亲缘关系、免疫、诊断、致病机理、基因结构与功能关系、疫苗、药物作用机理等。

5. 信息技术与寄生虫学 互联网的兴起与蓬勃发展，影响了所有学科，也渗透到现实生活每个角落。互联网将在寄生虫学知识普及、教育、咨询、信息传递和疾病及控制等方面起着重要作用。

第二节 免疫及免疫学概述

> **考点提示**
>
> 免疫的概念与免疫功能。

免疫（immunity）是机体免疫系统识别和排除抗原性异物，维持自身生理平衡和稳定的功能。

免疫学（immunology）是生命科学的重要组成部分，主要研究机体免疫系统的组织结构和生理功能的一门生物学科。医学免疫学是研究人体免疫系统的组织结构和生理功能、免疫应答的发生机制以及免疫学在疾病诊断与防治中应用的一门学科。

一、免疫的功能

免疫功能是机体免疫系统在识别和清除“非己”抗原过程中所产生的各种生物学作用的总称，主要有以下三种功能。

1. 免疫防御 是指机体识别和清除病原生物和其他抗原性异物的能力。此功能低下时机体易反复发生感染及免疫缺陷病；过高时会引起超敏反应。

2. 免疫自稳 是机体免疫系统维持内环境相对稳定的一种生理功能。正常时机体可及时清除体内损伤、衰老、死亡细胞和抗原－抗体复合物等。若此功能低下时，可发生生理功能紊乱或自身免疫性疾病。

3. 免疫监视 是机体免疫系统及时识别、清除体内突变细胞和病毒感染细胞的一种生理性保护功能。此功能低下时机体易患肿瘤和病毒持续性感染。

二、医学免疫学发展简史

医学免疫学的发展可分为免疫学开创期、传统免疫学时期、近代免疫学时期及现代免疫学时期四个时期。

1. 免疫学开创期（16－17 世纪） 公元 16 世纪，中国首次用人痘苗预防天花。

2. 传统免疫学时期（18－20 世纪） 18 世纪末，英国医生琴纳（Edward Jenner，1749－1823）发明了用牛痘苗预防天花。19 世纪后期，法国微生物学家巴斯德成功研制了炭疽杆菌减毒疫苗、狂犬病疫苗。1883 年，俄国动物学家梅契尼可夫（Elie Metchnikoff，1845－1916）发现了白细胞的吞噬作用并提出了细胞免疫学说。1890 年，德国医师贝林（Emil Adolf Behring，1854－1917）和日本学者北里（Kitasato Shibasaburo，1852－1931）研制了白喉抗毒素，并成功应用于治疗白喉患者，由此形成了抗原、抗体的概念。1897 年，德国学者欧立希提出了体液免疫学说。体液免疫和细胞免疫两种学说争论不休，直到 20 世纪初赖特（Wright）和道格拉斯（Douglas）发现抗体可促进白细胞吞噬作用，才使两者统一起来。

3. 近代免疫学时期（20 世纪中叶） 1942 年，蔡斯（Chase）通过结核菌素实验证实了特异性细胞免疫的存在。1958 年，澳大利业学者伯内特（Burnet）提出了克隆选择学说。继 1938 年蒂塞勒斯（Tiselus）和卡巴特（Kabat）证明抗体是丙种球蛋白后，波特（Porter）和艾德曼（Edelman）于 1959 年阐明了免疫球蛋白的基本结构。

4. 现代免疫学时期（20 世纪 60 年代至今） 近 40 年来，分子生物学、分子遗传学的进展将免疫学推向了快速发展阶段，揭示了主要组织相容性复合体及其产物在免疫调节、抗原提呈中的作用；进一步阐明了免疫球蛋白基因结构及重组规律；发现了人类白细胞抗原；单克隆抗体制备及各种标记技术已广泛应用于医学研究和临床；细胞因子研究进展是 20 世纪 80 年代最为瞩目的成果之一。

三、免疫学在医学中的应用

（一）免疫学与医学

免疫学的发展及其向医学各学科的渗透，产生了许多免疫学分支学科和交叉学科，如免疫理学、免疫遗传学、免疫药理学、免疫毒理学、神经免疫学、肿瘤免疫学、移植免疫学、生殖免疫学、临床免疫学等。这些分支学科的研究极大地促进了现代生物学和医学的发展。免疫学的发展必将在恶性肿瘤的防治、器官移植、传染病的防治、免疫性疾病的防治、生殖的控制，以及延缓衰老等方面推动医学的进步。

（二）免疫学与生物学

免疫系统对自己与非己的识别，以及对自己成分的免疫耐受和对非己成分的免疫应答，都涉及细胞间的信息传递、细胞内信号传导和能量转换等生命过程的基本特性。

免疫系统的功能受遗传控制。目前对机体各种生理功能的遗传控制还知之甚少。免疫遗传学的研究第一次揭开了机体生理功能系统的遗传控制机制。这对基因水平研究机体的生理功能具有重要意义。

免疫细胞在发育成熟的过程中都伴随有膜表面标志的变化。在发育的任何阶段发生恶性变的免疫细胞，都具有其固有的、特定的膜标志。这些不同分化阶段的恶性肿瘤细胞是研究细胞恶性变机制的理想模型，对研究恶性肿瘤发生学具有重要意义。

主要组织相容性复合体（MHC）基因复合体的结构和功能研究、免疫球蛋白基因表达的等位排斥现象的研究、免疫球蛋白以及其他免疫分子基因的研究、DNA 结合蛋白调节细胞因子表达的研究等都大大地丰富了分子生物学的研究内容，促进了对真核细胞基因结构和表达调控的认识。免疫学技术的发展，为生命科学的研究提供了有力的手段。单抗的应用给生物科学的发展带来了突破性的变革；免疫组化技术与分子杂交技术的结合，使得对基因及其表达的研究可达到定量、定性、定位的程度。显然，免疫学在生物学的发展中具有重要作用。

（三）免疫学与生物技术的发展

回顾免疫学的发展历史，可以清楚地看到，免疫学每一步重要进展都推动着生物技术的发展。上世纪末至本世纪初，免疫学在抗感染方面的巨大成功，促进了生物制品产业的发展。人工主动免疫和被动免疫的应用，有力地控制了多种传染病的传播。在过去 30 年中，免疫学的巨大进步在更深的层次上和更广阔的范围内，推动了生物高新技术产业的发展。细胞工程产生的单克隆抗体和通过基因工程产生的细胞因子为临床医学提供了一大类具有免疫调节作用的新型药物。这些新型药物主要着重于调节机体的免疫功能，且副作用较少，因而在多种疾病的治疗上具有传统药物所不可替代的作用。目前以免疫细胞因子和单克隆抗体为主要产品的生物高新技术产业，已成为具有巨大市场潜力的新兴产业。

目标检测

扫码“练一练”

思考题

1. 何为微生物、病原微生物？根据结构和成分微生物可分为哪些种类？
2. 什么是寄生虫？人体寄生虫分为哪几类？
3. 简述免疫的概念及功能。

（严家来）

上篇

病原生物学

第二章

细菌的生物学特性

扫码“学一学”

学习目标

1. 掌握细菌细胞壁的结构及其意义；细菌特殊结构的种类、功能及医学意义；革兰染色的结果及意义；细菌的大小和基本形态；细菌基本结构的种类及功能；革兰染色的过程。
2. 熟悉细菌生长繁殖的条件；菌落的概念；细菌合成代谢产物的种类及意义；细菌的繁殖方式、速度和生长曲线；细菌的生长现象。
3. 了解细菌遗传变异的机制、现象和意义。

案 例

患者，男，45 岁，5 月 3 日因慢性乙型肝炎（中度）、肝硬化失代偿在某院住院治疗，至 5 月 16 日腹腔积液已消失，肝功能逐渐恢复。于 5 月 22 日再次给予 20% 清蛋白 50ml 静脉滴注，约 10 分钟患者发生高热，经及时治疗好转。经专家会诊，认为“患者 5 月 22 日的高热与输注血清蛋白有关，不能排除热原质所致的发热反应，对清蛋白可考虑作有关检验。”

思考题：

何谓热原质？其特点是什么？有何医学意义？

细菌（bacterium）是一类具有细胞壁的单细胞原核型微生物，有广义和狭义两种范畴。广义的细菌泛指各类原核细胞型微生物，包括细菌、放线菌、支原体、衣原体、立克次体和螺旋体。狭义的细菌专指其中数量最大、种类最多、具有典型代表性的细菌，是本章讨论的对象。学习细菌的形态、结构对研究细菌的生理活动、致病机制、免疫学特性、鉴别细菌、诊断和防治细菌性感染等具有重要的理论和实际意义。

第一节　细菌的大小与形态

一、细菌的大小

考点提示

细菌的测量单位与基本形态。

细菌个体微小，通常用微米（μm）作为测量单位（1μm = 1/1000mm）。观察细菌常用光学显微镜放大数百倍、数千倍才能看到。不同种类的细菌大小不一，同一种细菌也可因菌龄和环境因素的影响而使其大小有差异。大多数球形细菌直径约 1μm，中等大小的杆菌长 2 ~ 3μm，宽 0.3 ~ 0.5μm。

扫码"看一看"

二、细菌的形态

细菌通常有三种基本形态：球形、杆形和螺形，按其外形分别称为球菌、杆菌和螺形菌（图 2 − 1）。

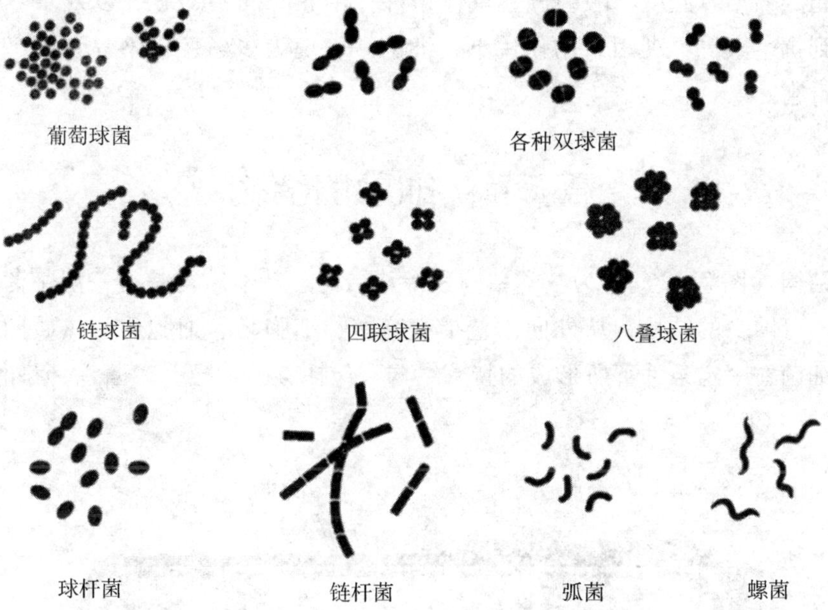

图 2 − 1　细菌形态

（一）球菌

菌体外形呈球形或近似球形（如肾形、豆形、矛头形等）。根据分裂平面和分裂后排列方式的不同，可将球菌分为双球菌、链球菌、四联球菌、八叠球菌、葡萄球菌等。

1. 双球菌　细菌沿一个平面分裂，分裂后两个菌体成双排列，如脑膜炎双球菌。

2. 链球菌　细菌沿一个平面分裂，分裂后多个菌体连成链状，如乙型溶血性链球菌。

3. 四联球菌　细菌在两个相互垂直的平面上分裂，分裂后四个菌体联在一起呈正方形，如四联加夫基菌。

4. 八叠球菌　细菌在上下、左右、前后三个相互垂直的平面上分裂，分裂后八个菌体黏附成包裹状立方体，如藤黄八叠球菌。

5. 葡萄球菌　细菌在多个不规则的平面上分裂，分裂后菌体无规则地重叠在一起似葡萄状，如金黄色葡萄球菌。

（二）杆菌

菌体呈杆状或近似杆状。各种杆菌的大小、长短、弯度、粗细差异较大。多数杆菌呈直杆状，有的菌体稍有弯曲。菌体两端大多呈钝圆形，少数两端平齐（如炭疽芽孢杆菌）或两端尖细（如梭杆菌）。有的杆菌末端膨大呈棒状，称为棒状杆菌；有的杆菌呈分枝状生长趋势，称为分枝杆菌；有的菌体短小，近似椭圆形，称为球杆菌；有的菌体末端常呈分叉状，称为双歧杆菌。大多数杆菌呈分散排列，无一定排列规律；也有的呈链状排列，称为链杆菌，个别特殊的呈栅栏状或V、Y、L字样排列。

（三）螺形菌

菌体呈弯曲状，主要包括弧菌和螺菌两种。

1. 弧菌 菌体只有一个弯曲，呈弧状或逗点状，如霍乱弧菌。

2. 螺菌 菌体有数个弯曲，如鼠咬热螺菌。

细菌形态可受各种理化因素的影响。通常细菌在适宜的生长条件下培养8～18小时，形态较为典型。当培养温度、酸碱度、气体条件、培养时间不适宜，以及培养基的成分发生改变或受到抗生素等不利因素的作用下，细菌常表现为多形性，不易识别，临床实验室诊断应引起重视。

第二节　细菌的结构

细菌的结构（图2－2）分为基本结构和特殊结构。基本结构是指一般细菌通常具有的或细菌生存不可缺少的结构，从外向内包括细胞壁、细胞膜、细胞质和核质四部分。特殊结构是某些细菌在一定条件下所形成的特有结构，包括荚膜、鞭毛、菌毛、芽孢等。

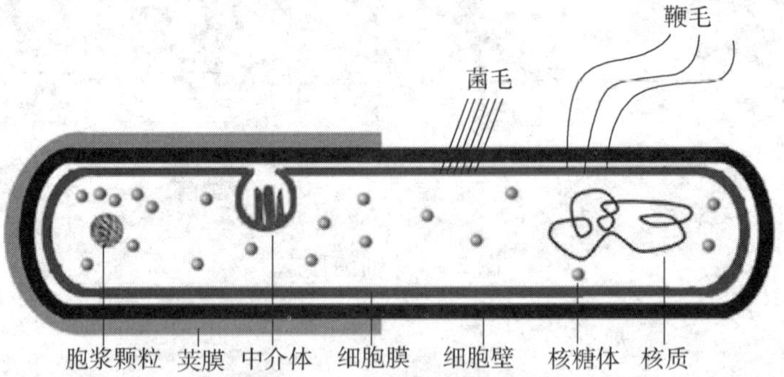

图2－2　细菌结构模式图

一、细菌的基本结构

（一）细胞壁

细胞壁（cell wall）位于细菌细胞的最外层，包绕在细胞膜的周围，是一层质地坚韧而有弹性的网状结构。其组成较为复杂，并随细菌种类不同而有所差异。

1. 细胞壁的化学组成 化学组成较为复杂，通过革兰染色法可将细菌分为革兰阳性（G^+）菌和革兰阴性（G^-）菌两大类，其细胞壁的组成有较大差异，二者细胞壁均有肽聚糖，但肽聚糖的结构有异。

（1）革兰阳性菌细胞壁　主要由肽聚糖和磷壁酸组成（图2－3）。G^+菌细胞壁的肽聚糖有15～50层，占细胞壁干重的50%～80%。①肽聚糖：又称为黏肽、胞壁质，是细菌细胞壁中的主要组分。G^+菌的肽聚糖由聚糖骨架、四肽侧链和五肽交联桥三部分组成。聚糖骨架是由N－乙酰葡萄糖胺和N－乙酰胞壁酸交替间隔排列，经β－1,4糖苷键连接而成的多糖支架，各种细菌细胞壁的聚糖骨架均相同。四肽侧链的组成和连接方式随菌种不同而异，如葡萄球菌细胞壁的四肽侧链连接在聚糖骨架的 *N*－乙酰胞壁酸上，依次由 *L*－丙氨酸、*D*－谷氨酸、*L*－赖氨酸、*D*－丙氨酸构成。五肽交联桥是由五个甘氨酸组成的肽链，交联时将四肽侧链上的第三位 *L*－赖氨酸与相邻聚糖骨架四肽侧链的第四位 *D*－丙氨酸连接，从而构成机械强度十分坚韧的三维立体结构（图 2－4a）。② 磷壁酸：为 G^+ 菌细胞壁的特有成分，穿插于肽聚糖层中。按其结合部位不同分为壁磷壁酸和膜磷壁酸，前者结合于肽聚糖的 *N*－乙酰胞壁酸，后者与细胞膜相连。磷壁酸是革兰阳性菌的重要表面抗原，部分细菌的磷壁酸能黏附在人类细胞表面，与细菌的致病性有关。③ 其他成分：某些 G^+ 菌细胞壁表面尚有一些特殊的表面蛋白质，如金黄色葡萄球菌的 A 蛋白、A 群链球菌的 M 蛋白等，与致病性和抗原性有关。

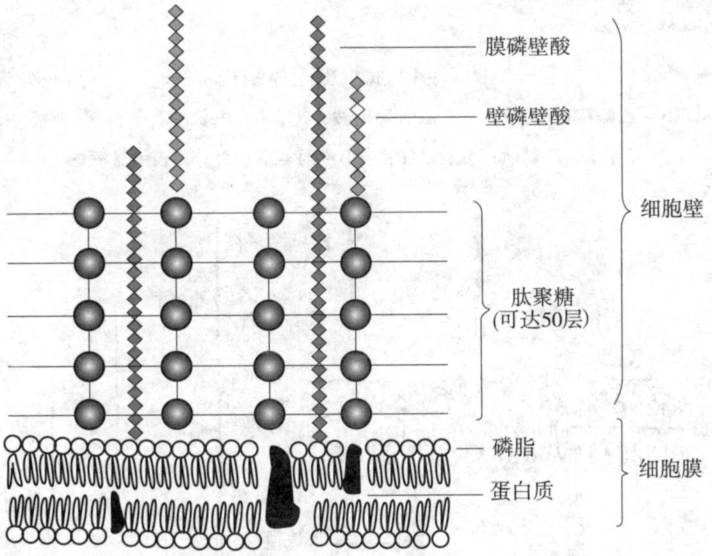

图 2－3　革兰阳性菌细胞壁结构示意图

（2）革兰阴性菌细胞壁　由肽聚糖和外膜组成（图 2－5），较薄但结构较复杂。① 肽聚糖：G^- 菌细胞壁的肽聚糖仅有 1～2 层，占细胞壁干重的 5%～20%。由聚糖骨架和四肽侧链两部分组成（图 2－4b）。其基本成分类同于 G^+ 菌，但 G^- 菌如大肠埃希菌的四肽侧链中，第三位氨基酸是二氨基庚二酸（DAP），并由 DAP 与相邻四肽侧链末端的*D*－丙氨酸直接连接，没有五肽交联桥，因而只构成较疏松的二维平面结构。② 外膜：为 G^- 菌细胞壁的特有成分，位于细胞壁肽聚糖层的外侧。由脂蛋白、脂质双层和脂多糖三部分组成。最外层的脂多糖（LPS）是 G^- 菌内毒素的主要成分，由脂质 A、核心多糖和特异多糖三部分组成。其中脂质 A 是内毒素的毒性和生物活性的主要组分，无种属特异性，故不同细菌产生的内毒素毒性作用均相似。

革兰阳性菌和革兰阴性菌细胞壁结构显著不同（表 2－1），故两类细菌在染色性、抗原性、致病性及对药物的敏感性等方面都存在差异。如溶菌酶能裂解聚糖骨架中的 β－1,4 糖苷键，破坏聚糖骨架，引起细菌裂解。青霉素能抑制四肽铡链上 *D*－丙氨酸与五肽桥之间的连接，使细菌不能合成完整的肽聚糖而导致细菌死亡。革兰阳性菌由于肽聚糖含量较多，对青霉素和溶菌酶作用敏感；革兰阴性菌由于肽聚糖含量少，又有外膜的保护作用，故对青霉素和溶菌酶作用不敏感。

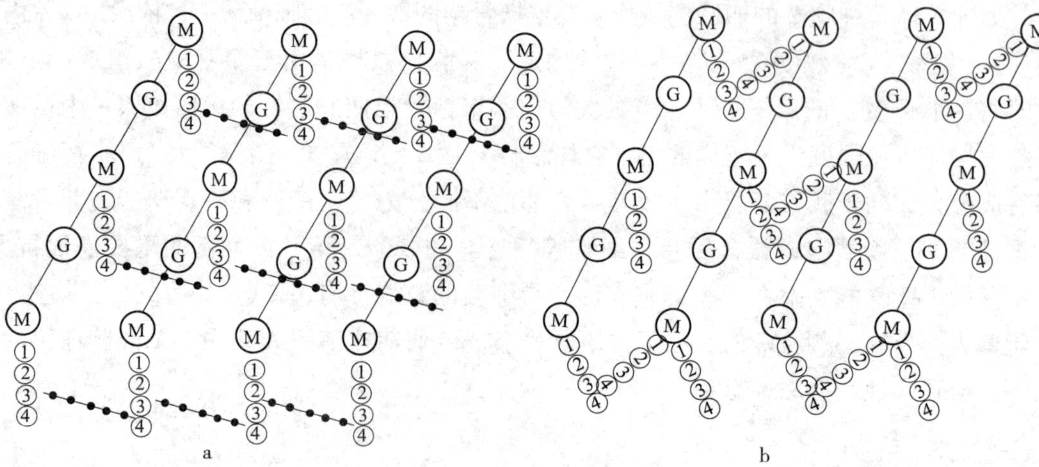

a　　　　　　　　b

图 2 – 4　肽聚糖立体结构

M：N – 乙酰胞壁酸；G：N – 乙酰葡糖胺；①：L – 丙氨酸；②：D – 谷氨酸；

③：L – 赖氨酸；③：DAP；④D – 丙氨酸；“·”表示甘氨酸

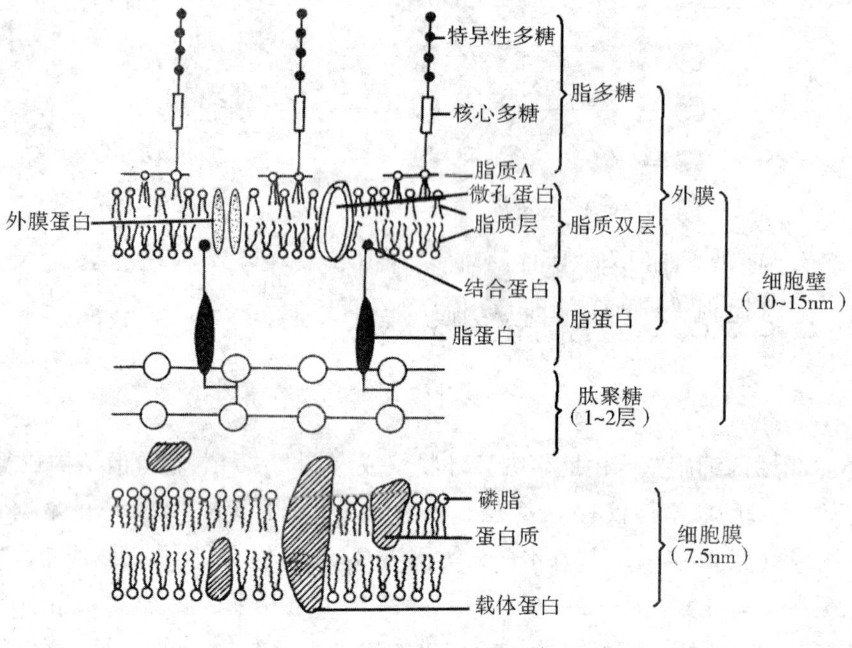

图 2 – 5　革兰阴性菌细胞壁结构示意图

表 2 – 1　革兰阳性菌与革兰阴性菌细胞壁结构比较

细胞壁	革兰阳性菌	革兰阴性菌
厚度	厚，20 ~80mm	薄，10 ~15mm
强度	较坚韧	较疏松
肽聚糖结构	由聚糖骨架、四肽侧链和五肽交联桥构成的三维立体结构	由聚糖骨架、四肽侧链构成的二维平面结构
肽聚糖层数	多，15 ~50 层	少，1 ~2 层
肽聚糖含量	多，占细胞壁干重的 50% ~80%	少，占细胞壁干重的 5% ~20%
特殊组分	磷壁酸	外膜

2. 细胞壁的功能　细胞壁的主要功能：维持细菌的固有形态；保护细菌抵抗低渗环境；

细胞壁上有许多小孔，参与菌体内外的物质交换；菌体表面带有多种抗原决定簇，决定菌体的抗原性；细胞壁的某些组成成分如脂多糖等参与细菌的致病性。

（二）细胞膜

> **考点提示**
>
> 1. 比较革兰阳性菌与革兰阴性菌细胞壁的不同。
> 2. 青霉素的杀菌机制。

细胞膜位于细胞壁内侧，是包绕在细胞质外的一层柔软而富有弹性的半透膜。其结构与真核细胞膜基本相同，由含磷脂的脂质双层和多种蛋白质组成，但细菌细胞膜不含胆固醇。细胞膜的主要功能有：①选择性渗透和物质转运作用，与细胞壁共同完成细胞内外物质交换；②细胞膜上的蛋白质主要是细菌的酶类和载体蛋白，参与生物合成，参与细胞的呼吸和能量代谢；③细菌部分细胞膜内陷、折叠、卷曲形成囊状物，称为中介体，多见于革兰阳性菌，参与细菌呼吸、生物合成及分裂繁殖。

（三）细胞质

细胞质是细胞膜包裹的无色透明溶胶状物质，由水、蛋白质、脂类、核酸、少量糖类和无机盐组成。细胞质内含有多种酶系统，是细菌新陈代谢的主要场所。细胞质中还含有多种重要结构。

1. 质粒 是细菌染色体外的遗传物质，为闭合环状的双链DNA。可带有遗传信息，控制细菌某些特定的遗传性状。医学上重要的质粒有：决定细菌耐药性的R质粒，决定性菌毛的F质粒等。质粒具有自我复制、传给子代、丢失、在细菌之间转移等特性，与细菌的遗传变异有关。

2. 核糖体 是细菌仅有的细胞器。每个菌体内核糖体可达数万个，游离于细胞质中。化学成分为RNA和蛋白质。细菌核糖体沉降系数为70S，由50S和30S两个亚基组成，核糖体是细菌合成蛋白质的场所。有些抗生素如链霉素能与细菌核糖体的30S小亚基结合，红霉素能与50S大亚基结合，干扰菌体蛋白质合成，导致细菌死亡。由于人类细胞的核糖体与细菌的核糖体结构存在差异，这些药物对人类的核糖体无作用。

3. 胞质颗粒 多数是细菌贮藏的营养物质，包括糖原、多糖、脂类、磷酸盐等。胞质颗粒不是细菌的恒定结构，随细菌的种类、菌龄及生长环境而不同。胞质颗粒中有一种主要成分是RNA和多偏磷酸盐的颗粒，嗜碱性强，用特殊染色法可染成与菌体颜色不同的颗粒，称为异染颗粒。常见于白喉棒状杆菌，其形态及位置可作为细菌鉴别依据。

（四）核质

细菌是原核细胞，不具有成形的核。细菌的遗传物质称为核质或拟核，无核膜、核仁和有丝分裂器。核质是由裸露的纤丝状密闭环状DNA分子反复回旋、卷曲、盘绕，组成松散的网状结构。核质具有细胞核的功能，控制细菌的生命活动，是细菌遗传变异的物质基础。

二、细菌的特殊结构

（一）荚膜

> **考点提示**
>
> 细菌特殊结构的种类、功能及意义。

荚膜（capsule）是某些细菌生长过程中合成分泌的在细胞壁外包绕的一层黏液性物质。厚度≥0.2μm者，边界明显，在光学显微镜下清晰可见，称为荚膜；厚度<0.2μm者，称为微荚膜，其作用与荚膜相似。荚膜对碱性染料亲和力低，不易着色，普通染色只能看见菌体周围未着色的透明圈，若用特殊染色法或用墨汁做负染色，可清楚看到与周围界限分明的荚膜。

荚膜的形成受遗传的控制和周围环境的影响。一般在动物体内或营养丰富（含有血清或糖）的培养基中容易形成，在普通培养基上则易消失。有荚膜的细菌形成光滑型（S型）菌落，无荚膜的细菌则形成粗糙型（R型）菌落。荚膜的化学成分随细菌种类不同而有差异：大多数细菌的荚膜为多糖，如肺炎链球菌；少数为多肽，如炭疽芽孢杆菌。

荚膜的功能主要有：①抗吞噬作用。荚膜具有保护细菌抵抗吞噬细胞的吞噬和消化作用，增加细菌的侵袭力。②黏附作用。荚膜多糖可使细菌彼此粘连，也可黏附于组织细胞或无生命物体表面，形成生物被膜，容易导致感染的发生；如变异链球菌靠荚膜将其固定在牙齿的表面，利用口腔中的蔗糖产生大量的乳酸，导致牙釉质的破坏，引起龋齿。铜绿假单孢菌在住院病人的各种导管黏附定居形成生物被膜，是医院感染发生的重要因素。③抗损伤作用。荚膜位于菌细胞的最外层，保护菌体免受溶菌酶、补体、抗体、抗菌药物等物质的损伤作用。④ 用于细菌的鉴定和分型。根据有无荚膜及荚膜组成、抗原性不同，对细菌进行分型和鉴定有重要作用。

（二）鞭毛

某些细菌菌体表面附着的细长呈波状弯曲的丝状物称为鞭毛（flagellum）（图2－6），见于所有弧菌、螺菌、多数杆菌和个别球菌。鞭毛长5～20μm，直径12～30nm，需用电子显微镜观察，或用特殊染色法使鞭毛增粗并着色，在普通光学显微镜下才能观察到。鞭毛的化学成分主要是蛋白质，具有很强的抗原性，称为鞭毛（H）抗原。

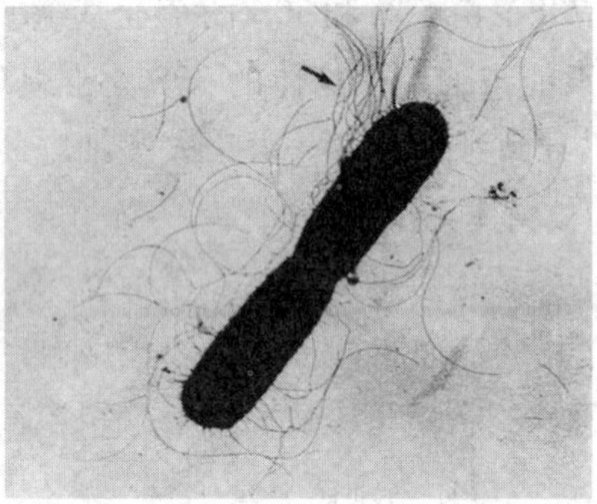

图2－6　破伤风梭菌的鞭毛

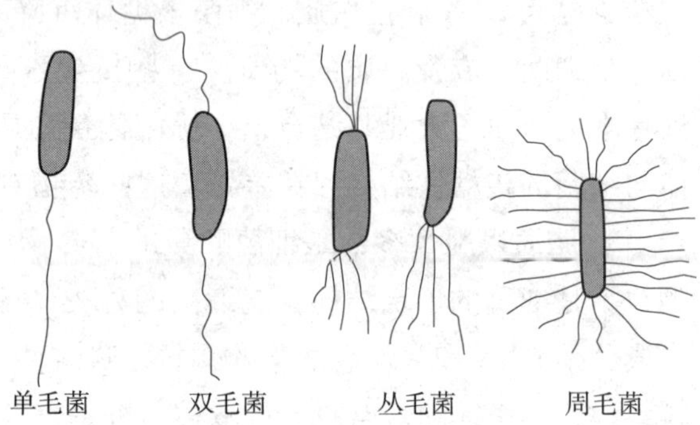

图2－7　鞭毛菌的类型

根据鞭毛的数目和位置不同，可将鞭毛菌分为四类。①单毛菌：菌体一端有一根鞭毛，位于菌体一端，如霍乱弧菌；②双毛菌：菌体两端各有一根鞭毛，如空肠弯曲菌；③丛毛菌：菌体的一端或两端有一丛鞭毛，如铜绿假单孢菌；④周毛菌（图2－7）：菌体周身遍布许多鞭毛，如伤寒沙门菌。

鞭毛的功能主要有：①鞭毛是细菌的运动器官，细菌的运动有化学趋向性，常向营养物质处前进，而逃离有害物质；②有些细菌的鞭毛与致病性有关，如霍乱弧菌通过活泼的鞭毛运动，穿透小肠黏膜表面覆盖的黏液层，使菌体黏附于肠黏膜上皮细胞，产生毒性物质导致病变发生；③细菌的鉴定和分型，根据细菌能否运动，鞭毛的数量、部位和特异的抗原性，可用于细菌的鉴定和分型。

（三）菌毛

许多 G^- 菌和少数 G^+ 菌菌体表面存在着一种比鞭毛更细、更短、更直的丝状物，称为菌毛（pilus，fimbria）。化学成分主要是菌毛蛋白，具有抗原性，与细菌的运动无关。菌毛必须在电子显微镜下才能观察到。

根据功能不同，菌毛分为普通菌毛和性菌毛两种。①普通菌毛：数目多，可达数百根，遍布整个菌体，是细菌的黏附结构，可黏附易感细胞表面的特异受体而利于细菌定植，故与细菌的致病性有关，并决定了宿主感染的易感部位。②性菌毛：数目少，每个细菌仅有1～4根，比普通菌毛长而粗，为中空的管状结构。性菌毛由F质粒编码，故又称为F菌毛。有性菌毛的细菌称为 F^+ 菌或雄性菌，无性菌毛的细菌称为 F^- 菌或雌性菌。当 F^+ 菌和 F^- 菌接触，可通过性菌毛传递质粒，从而使后者获得 F^+ 菌的某些遗传特性。如细菌的耐药性、毒力等性状可通过此种方式传递。

（四）芽孢

某些细菌在一定的环境条件下，细胞质脱水浓缩，在菌体内形成一个圆形或椭圆形小体，称为芽孢（spore）。产生芽孢的细菌都是革兰阳性菌，芽孢杆菌属和梭菌属是主要形成芽孢的细菌。细菌芽孢的形成受遗传因素的控制和环境因素的影响。芽孢一般只是在动物体外形成，其形成条件因菌种而异。如破伤风梭菌在无氧条件下形成，而炭疽芽孢杆菌则在有氧条件下形成。营养缺乏尤其是C、N、P元素不足时，细菌生长繁殖减速，启动芽孢形成的基因则形成芽孢。

芽孢是细菌的休眠形式，芽孢带有完整的核质、酶系统和合成菌体组分的结构，能保存细菌的全部生命必需物质，但代谢静止，失去繁殖能力。在适宜的条件下，芽孢又可发芽形成新的具有繁殖能力的菌体，即细菌的繁殖体。一个细菌只形成一个芽孢，一个芽孢只形成一个菌体。芽孢的折光性强，壁厚，不易着色，染色时须经媒染、加热等处理才能着色。

芽孢抵抗力强。芽孢因其有多层厚而致密的膜结构，含水量少，蛋白质受热不易变性，并含耐热物质，故对热力、干燥、辐射、化学消毒剂等理化因素均有强大的抵抗力，在自然界能存活几年至几十年。一般细菌繁殖体在80℃水中迅速死亡，而有的细菌芽孢可耐受100℃煮沸数小时。如被炭疽芽孢杆菌芽孢污染的草原，传染性可达20～30年。被芽孢污染用具、敷料、手术器械等，用一般方法不易将其杀死，杀灭芽孢最可靠的方法是高压蒸汽灭菌法。当进行消毒灭菌时，临床上应以是否杀灭芽孢作为判断灭菌效果的指标。

细菌芽孢并不直接引起疾病，当适宜条件形成繁殖体后，大量繁殖而导致疾病。土壤中常有破伤风梭菌的芽孢，一旦外伤，深部创口被泥土污染，进入伤口的芽孢在适宜条件下即可发芽成繁殖体，产生毒素引起疾病。因此，要严防芽孢污染伤口和医疗器具。

芽孢的大小、形状、位置等随菌种而异，有助于细菌的鉴别（图2－8）。如破伤风梭菌的芽孢正圆形，比菌体大，呈鼓锤状，位于顶端；肉毒梭菌芽孢比菌体大，呈网球拍状，位于次极端。

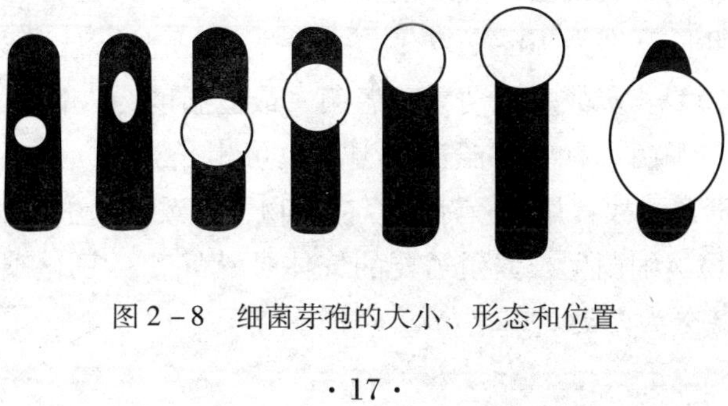

图2－8　细菌芽孢的大小、形态和位置

三、细菌的形态检查

> 考点提示
>
> 细菌革兰染色的步骤、结果及意义。

细菌形体微小，肉眼不能直接看到，必须借助光学显微镜或电子显微镜才能看到，电子显微镜不仅能看清细菌的外形，还能看清内部超微结构。

普通光学显微镜下细菌形态的检查，一般有不染色标本检查法和染色标本检查法。细菌标本不经染色直接放在显微镜下，观察活菌的形态轮廓和运动情况。常用的方法有压滴法和悬滴法。细菌为半透明，经染色后才能观察较清楚。染色法有多种，最常用最重要的细菌染色法是革兰染色法。该染色法是由丹麦细菌学家革兰（Hans Christian Gram）于1884年创建，至今仍在广泛应用。革兰染色的原理目前尚未完全阐明，但与细胞壁结构密切相关。染色步骤：标本固定后，先用结晶紫初染，再加碘液媒染，使之生成结晶紫－碘复合物，然后用95%乙醇脱色，最后用稀释复红或沙黄复染。染色的结果：①凡不被乙醇脱色仍保留紫色的细菌为革兰阳性菌（G^+菌）；②凡被乙醇脱色后复染成红色的细菌为革兰阴性菌（G^-菌）。实际意义：①鉴别细菌，通过革兰染色将细菌分为两大类，便于初步识别细菌，缩小鉴定范围；②选择抗菌药物，大多数G^+菌对青霉素、红霉素、头孢菌素类抗生素敏感，而大多数G^-菌对链霉素、庆大霉素等抗生素敏感；③研究细菌致病性，大多数G^+菌多以外毒素致病，而G^-菌多以内毒素致病，内、外毒素的致病机制和主要临床表现各不相同。

细菌染色法中尚有单染色法、抗酸染色法和荚膜芽孢等特殊染色法。

第三节　细菌的生长繁殖与代谢

一、细菌的生长繁殖

（一）细菌生长繁殖的条件

细菌种类繁多，所需的生长繁殖条件不完全相同，但必须具备以下条件。

1. 充足的营养物质　为细菌的新陈代谢及生长繁殖提供必需的原料和足够的能量。水、碳源、氮源和无机盐是基本的营养成分。某些细菌还需要生长因子，是其生长繁殖必须而自身又不能合成的物质，如B族维生素、某些氨基酸、嘌呤、嘧啶等。

2. 合适的酸碱度（pH）　多数病原菌生长繁殖的最适pH为7.2～7.6，人类血液、组织液pH为7.4，细菌极易生存。胃液偏酸，绝大多数细菌可被杀死。个别细菌在碱性条件下生长良好，如霍乱弧菌在pH为8.4～9.2时生长最好；也有的细菌最适pH偏酸，如结核杆菌pH为6.5～6.8。

3. 适宜的温度　根据各类细菌对温度的要求不同，可将细菌分为嗜冷菌、嗜温菌和嗜热菌。嗜冷菌，最适生长温度为10～20℃；嗜温菌，最适生长温度为20～40℃；嗜热菌，最适生长温度为50～60℃。多数病原菌为嗜温菌，最适温度为人体的体温，即37℃，故实验室一般采用37℃培养细菌。有些嗜温菌低温下也可生长繁殖，如5℃冰箱内，金黄色葡萄球菌缓慢生长释放毒素，故食用过夜冰箱冷存食物，可致食物中毒。

4. 必要的气体环境　细菌生长繁殖需要的气体是氧气和二氧化碳。根据细菌代谢对氧的需求不同，可把细菌分为四类。

（1）专性需氧菌 具有完善的呼吸酶系统，只能在有氧的环境下生长，如结核分枝菌。

（2）微需氧菌 在低氧分压（5%～6%）环境下生长最好，如幽门螺杆菌。

（3）专性厌氧菌 缺乏完善的呼吸酶系统，只在无氧环境中才能生长，如破伤风梭菌。

（4）兼性厌氧菌 兼有需氧呼吸和无氧发酵两种功能，在有氧或无氧环境中都能生长，但有氧时生长更好，大多数病原菌属于此类。

多数细菌利用自身代谢过程中产生的二氧化碳，已能满足需要，某些细菌如脑膜炎奈瑟菌初次分离时，必须供给5%～10%二氧化碳才能生长，否则生长很差甚至不能生长。

（二）细菌的繁殖方式、速度与规律

考点提示

细菌的生长曲线及各期特点。

1. 繁殖方式 细菌一般以简单的二分裂法进行无性繁殖，个别细菌如结核杆菌偶有分枝繁殖的方式。通常，球菌可从不同平面分裂，分裂后形成不同方式排列。杆菌则沿横轴分裂。细菌分裂时，菌细胞首先增大，染色体复制。在革兰阳性菌中，细菌染色体与中介体相连，当染色体复制时，中介体亦一分为二，各向两端移动，分别拉着复制好的一根染色体移到细胞的两侧。接着，细胞中部的细胞膜由外向内陷入，逐渐伸展，形成横隔，同时细胞壁亦向内生长，成为两个子代细胞的胞壁。最后，由于肽聚糖水解酶的作用，细胞壁肽聚糖的共价键断裂，全裂成为两个细胞。革兰阴性菌无中介体，染色体直接连接在细胞膜上。复制产生的新染色体则附着在邻近的一点上，在两点之间形成新的细胞膜，将两团染色体分离在两侧。最后细胞壁沿横膈内陷，整个细胞分裂成两个子代细胞。

2. 繁殖速度 在适宜条件下，多数细菌繁殖速度极快，分裂一次需时仅20～30分钟，少数细菌繁殖较慢，如结核杆菌18～20小时才分裂一次。

3. 繁殖规律 细菌繁殖速度极快。如大肠埃希菌繁殖一代只需20分钟，以此计算，在最佳条件下7小时后，1个细胞可繁殖到200万上，10小时后可超过10亿，24小时后，细菌繁殖的数量可庞大到难以计数据和程度。但实际上，由于细菌繁殖中营养物质的消耗，毒性产物的积聚及环境pH的改变，细菌绝不可能始终保持原速度无限增殖，经过一定时间后，细菌活跃增殖的速度逐渐减慢，死亡细菌逐增、活菌增长率逐减并趋于停滞。

将一定数的细菌接种于适当培养基中，连续定时取样检查活菌数，研究细菌生长过程的规律，以培养时间为横坐标，培养物中活菌数的对数以纵坐标，可绘制出一条反映细菌繁殖规律的曲线，称为生长曲线（图2－9）。

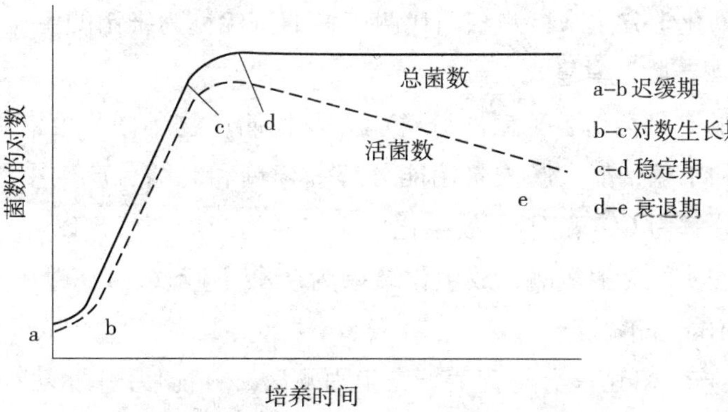

图2－9 细菌的生长曲线图

根据生长曲线，细菌群体的生长繁殖可分为四期。

（1）迟缓期（Lag phase） 细菌接种至培养基后，对新环境有一个短暂适应过程。此期曲线平坦稳定，因为细菌繁殖极少。迟缓期长短因菌种、接种菌量、菌龄以及营养物质等不同而异，一般为1~4小时。此期中细菌体积增大，代谢活跃，为细菌的分裂增殖合成储备充足的酶、能量及中间代谢产物。

（2）对数生长期（Logarithmic phase） 又称指数期（Exponential phage）。细菌在此期生长迅速，活菌数以恒定的几何级数增长，生长曲线图上细菌数的对数呈直线上升。此期细菌形态、染色、生物活性都很典型，对外界环境因素的作用敏感，因此，研究细菌性状以此期细菌最好。抗生素作用，对该时期的细菌效果最佳。

（3）稳定期（Stationary phase） 该期的生长菌群总数处于平坦阶段，但细菌群体活力变化较大。由于培养基中营养物质消耗、有害代谢产物堆积、pH下降等不利因素的影响，细菌繁殖速度渐趋下降，相对细菌死亡数开始逐渐增加，此期细菌增殖数与死亡数渐趋平衡。细菌形态、染色、生物活性可出现改变，并产生相应的代谢产物如外毒素、内毒素、抗生素以及芽孢等。

（4）衰退期（Decline phase） 随着稳定期发展，细菌繁殖越来越慢，死亡菌数明显增多。活菌数与培养时间成反比关系，此期细菌变长肿胀或畸形衰变，甚至菌体自溶，难以辨认其形。生理代谢活动趋于停滞。故陈旧培养物上难以鉴别细菌。

体内及自然界细菌的生长繁殖受机体免疫因素和环境因素的多方面影响，不会出现像培养基中那样典型的生长曲线。掌握细菌生长规律，可有目的地研究控制病原菌的生长，发现和培养对人类有用的细菌。

二、细菌的代谢产物

细菌的代谢包括细胞内分解代谢和合成代谢两方面。细菌分泌胞外酶将多糖、蛋白质等大分子营养物质分解为单糖、小肽或氨基酸，然后吸收进入菌体，再经氧化或胞内酶分解形成菌体可利用的成分，此谓细菌的分解代谢。细菌以营养原料及生物氧化产生的能量，合成菌体及相应的代谢产物，此谓合成代谢。细菌在分解和合成代谢中能产生多种代谢产物，在细菌的鉴定及生化反应中有实际意义。

（一）细菌的分解代谢产物及其意义

细菌的分解代谢产物因各种细菌具备的酶不完全相同而有所差异，可作为鉴定细菌的重要手段。利用生物化学方法来检测细菌代谢产物的试验称为细菌的生化反应试验。

1. 糖类分解代谢产物及其意义

（1）糖发酵试验 细菌对各种糖的分解能力及代谢产物不同，可借以鉴别细菌。一般非致病菌能发酵多种单糖，如大肠埃希菌能分解葡萄糖和乳糖，产生甲酸等产物，并有甲酸解氢酶，可将其分解为CO_2和II_2，故生化反应结果为产酸产气，以“⊕”表示。伤寒沙门菌分解葡萄糖产酸，但无解氢酶，故生化结果为产酸不产气，以“+”表示。伤寒杆菌及一般致病菌大都不能分解乳糖，以“-”表示。

（2）VP试验 产气杆菌能分解葡萄糖产生丙酮酸，并能使丙酮酸脱羧形成乙酰甲基甲醇、氧化（在碱性溶液中）生成二乙酰，后者可与含胍基的化合物反应，生成红色化合物，称VP试验阳性。大肠埃希菌不能生成乙酰甲基甲醇，VP试验阴性。

（3）甲基红试验　产气杆菌使丙酮酸脱羧后形成中性产物，培养液 $pH > 5.4$，甲基红指示剂呈橘黄色，为甲基红试验阴性，大肠埃希菌分解葡萄糖产生丙酮酸，培养液呈酸性 $pH < 5.4$，指示剂甲基红呈红色，称甲基红试验阳性。

（4）枸橼酸盐利用试验　能利用枸橼酸盐作为唯一碳源的细菌如产气杆菌，分解枸橼酸盐生成碳酸盐，同时分解培养基的铵盐生成氨，由此使培养基变为碱性，使指示剂溴麝香草酚蓝（BTB）由淡绿转为深蓝，此为枸橼酸盐利用试验阳性。

2. 蛋白质分解代谢产物及其意义

（1）吲哚试验　含有色氨酸酶的细菌（如大肠埃希菌、变形杆菌等）可分解色氨酸生成吲哚，若加入二甲基氨基苯甲醛，与吲哚结合，形成玫瑰吲哚，呈红色，称吲哚试验阳性。

（2）硫化氢试验　变形杆菌、乙型副伤寒沙门菌等能分解含硫氨基酸如胱氨酸、甲硫氨酸等，生成硫化氢。在有醋酸铅或硫酸亚铁存在时，则生成黑色硫化铅或硫化亚铁，硫化氢试验阳性，可借以鉴别细菌。

吲哚（I）、甲基红（M）、VP（Vi）、枸橼酸盐利用（C）四种试验，常用于鉴定肠道杆菌，合称之为 IMViC 试验。大肠埃希菌呈“＋＋－－”，产气杆菌为“－－＋＋”。细菌的生化反应常用于鉴别细菌，尤其对形态、革兰染色和培养特性相同或相似的细菌更为重要。

（二）合成代谢产物及临床意义

> **考点提示**
>
> 细菌合成代谢产物的种类及医学意义。

细菌通过新陈代谢不断合成菌体成分，如多糖、蛋白质、脂肪、核酸、细胞壁及各种辅酶等。此外，细菌还能合成很多在医学上具有重要意义的代谢产物。

1. 热原质　是细菌合成的一种注入人体或动物体内能引起发热反应的物质。热原质即菌体中的脂多糖，大多是革兰阴性菌产生的。热原质耐高热，高压蒸汽灭菌（121℃ 20 分钟）不能使其破坏，加热（180℃ 4 小时或 250℃ 45 分钟或 650℃ 1 小时）才使热原质失去作用。热原质可通过一般细菌滤器，但没有挥发性，故除去热原质最好的方法是蒸馏。药液、水等被细菌污染后，即使高压灭菌或经滤过除菌仍可有热原质存在，输注机体后可引起严重发热反应。因此，在制备和使用药品过程中应严格无菌操作，防止细菌污染，确保无热原质存在。

2. 毒素和侵袭性酶　毒素是病原菌合成的对机体有毒害作用的物质，分内毒素和外毒素两类。内毒素即革兰阴性菌细胞壁的脂多糖，其毒性成分为类脂 A，菌体死亡崩解后释放出来。外毒素是由革兰阳性菌及少数革兰阴性菌在生长代谢过程中释放至菌体外的蛋白质，具有抗原性强、毒性强、作用特异性强的突出特点。某些细菌可产生具有侵袭性的酶，能损伤机体组织，促进细菌的侵袭、扩散，是细菌重要的致病因素，如金黄色葡萄球菌产生的血浆凝固酶、链球菌产生的透明质酸酶。

3. 色素　有些细菌能产生色素，对细菌的鉴别有一定意义。细菌色素有两类：①水溶性色素，能扩散至培养基或周围组织，如铜绿假单孢菌产生的水溶性绿色素使培养基或脓汁呈绿色。②脂溶性色素，不溶于水，仅保持在菌落内使之呈色而培养基颜色不变，如金黄色葡萄球菌产生的金黄色色素。细菌色素的产生需一定条件（营养丰富、氧气充足、温度适宜）。

4. 抗生素 某些微生物代谢过程中可产生一种能抑制或杀死某些其他微生物或肿瘤细胞的物质，称抗生素。抗生素多由放线菌和真菌产生，细菌仅产生少数几种，如多粘菌素、杆菌肽等，抗生素在临床上广泛用于治疗感染性疾病等。

5. 细菌素 某些细菌能产生一种仅作用于有近缘关系的细菌的抗菌物质，称细菌素。细菌素为蛋白类物质，抗菌范围很窄，无治疗意义，但可用于细菌分型和流行病学调查。细菌素以生产菌而命名。如大肠埃希菌产生的细菌素称大肠菌素，霍乱弧菌产生的称弧菌素。

6. 维生素 某些细菌能合成维生素，除供自身需要外，还可分泌到细菌体外。如人体肠道的大肠埃希菌能合成B族维生素和维生素K，供人体吸收利用。

三、细菌的培养

细菌的人工培养是根据细菌生长繁殖的条件及规律，用人工方法提供细菌必须的营养物质和适宜的环境条件来培养细菌。

（一）培养基的种类

培养基是人工配制的基质，含有细菌生长繁殖必需的营养物质。培养基制成后，通常都要经灭菌处理。按营养组成的差异，可将培养基分为基础培养基及营养培养基。按状态的差异，可将培养基分为固体培养基、半固体培养基及液体培养三类。按功能的差异，可将培养基分为鉴别培养基、选择培养基及厌氧培养基。

（二）细菌在培养基中的生长现象

1. 在固体培养基中的生长现象 将细菌划线接种在固体培养基表面，一般经37℃培养18～24小时后，由单个细菌分裂繁殖成一堆肉眼可见的细菌集团，称为菌落，由多个菌落融合成片称为菌苔。不同的细菌菌落形态、大小、颜色、透明度、表面光滑与粗糙、边沿整齐与否均不同，可用于鉴别细菌。

2. 在液体培养基中的生长现象 大多数细菌呈均匀浑浊生长，如葡萄球菌；少数链状排列的细菌如链球菌、炭疽芽孢杆菌呈沉淀生长；专性需氧菌如枯草芽孢杆菌、结核分枝杆菌和铜绿假单孢菌呈菌膜生长（表面生长）。

3. 在半固体培养基中的生长现象 有鞭毛的细菌除了在穿刺接种的穿刺线上生长外，在穿刺线的两侧均可见羽毛状或云雾状浑浊生长，为动力试验阳性。无鞭毛的细菌只沿穿刺线呈明显的线状生长，为动力试验阴性。

（三）人工培养细菌的意义

> **考点提示**
>
> 细菌在三种培养基上的生长现象及意义。

对细菌进行鉴定，研究其形态、生理、抗原结构、致病性、遗传与变异等生物学性状，均需人工培养细菌才能实现；细菌感染引起的疾病，常须从患者体内分离出病原菌才能确诊。同时对分离出的病原菌做药物敏感试验，帮助临床选择药物；人工分离培养所得的纯种细菌及其代谢产物，可制成疫苗、类毒素、诊断用标准菌液等；利用细菌的培养和发酵，可提纯精制出抗生素、维生素等产品。由于细菌繁殖快，容易培养，故大多数基因工程的试验和生产，首先在细菌中进行。目前应用基因工程技术已成功制备出胰岛素、干扰素、乙型肝炎疫苗等。

第四节　细菌的遗传变异

细菌与其他生物一样，通过遗传（heredity）与变异（variation）进行生存与发展。所谓细菌的遗传，系指亲代细菌与子代细菌的相似性，它使细菌的性状保持相对稳定，是各种细菌存在的根据。所谓细菌的变异，指亲代与子代以及子代细菌之间的不相似性。细菌的变异分为遗传性与非遗传性变异，前者是细菌的遗传物质发生了改变；后者是细菌在一定的环境条件影响下产生的变异，其遗传物质未改变，亦称为表型变异。遗传性变异可稳定的遗传给后代，表型变异不能遗传。

一、细菌的遗传物质

（一）细菌染色体

细菌的基因组位于染色体，是遗传的主要物质基础。细菌是原核生物，染色体外无被膜，称核质，是由两条环状双螺旋 DNA 长链组成，DNA 中不含组蛋白，染色体 DNA 在细菌细胞浆中呈螺旋形式缠绕成团，含细菌的遗传基因，控制细菌的遗传与变异。细菌染色体 DNA 以半保留方式进行复制。

（二）质粒

质粒是某些细菌特有的染色体外的遗传物质，多为环状双螺旋 DNA 分子；可以自我复制。质粒编码细菌各种重要的生物学性状如细菌的致育性、耐药性、致病性等，如编码性菌毛的质粒称致育质粒或 F 质粒，具有 F 质粒的细菌有性菌毛。在一个细菌细胞内可有几种质粒稳定共存；质粒可通过接合、转化或转导的方式在细菌间传递转移。

（三）转座因子

是细菌基因组中能改变自身位置的一段 DNA 序列，这种转座作用可以发生在同一染色体上、染色体之间、质粒之间或染色体和质粒之间。所有生物都有转座因子，按结构和功能分为插入序列和转座子；转座行为导致 DNA 发生重排，在促使生物变异和进化上具有重大意义。

（四）噬菌体

噬菌体是感染细菌、真菌、放线菌或螺旋体等微生物的病毒，分布极广，有严格的宿主特异性。噬菌体有三种形态，即蝌蚪形、微球形和丝状，大多数呈蝌蚪形（图 2－10），分头部和尾部，蛋白质组成头部外壳和尾部，核酸位于头部核心。

噬菌体分毒性噬菌体和温和噬菌体。毒性噬菌体在细菌内增殖后引起细菌裂解，释放子代噬菌体，称为溶菌周期。温和噬菌体感染细菌后并不增殖，而是将基因整合于细菌基因组中，随细菌染色体复制而复制，不引起细菌裂解，带有温和噬菌体基因组的细菌称溶原性细菌，整合在细菌染色体上的噬菌体基因组称为前噬菌体，前噬菌体可以从染色体上脱离进入溶菌周期（图 2－11）。溶原性细菌的基因可因噬菌体基因的整合而发生基因型改变进而导致形状的变异，称为溶原性转换。如 β－棒状杆菌噬菌体感染无毒白喉棒状杆菌后，可发生溶原性转换，形成产生外毒素的白喉棒状杆菌。

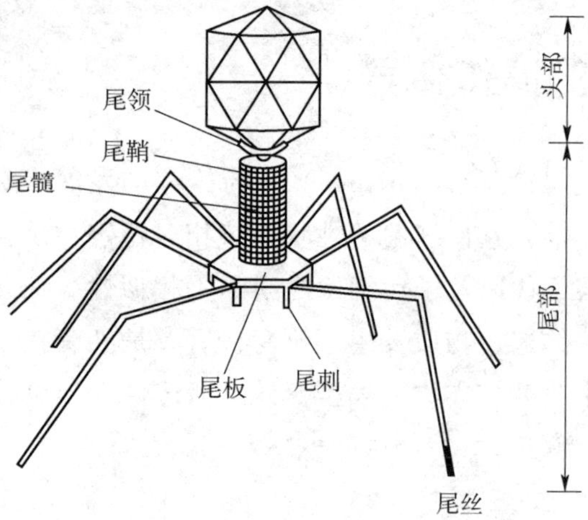

图 2－10　噬菌体形态结构模式图

考点提示

噬菌体的概念及特性。

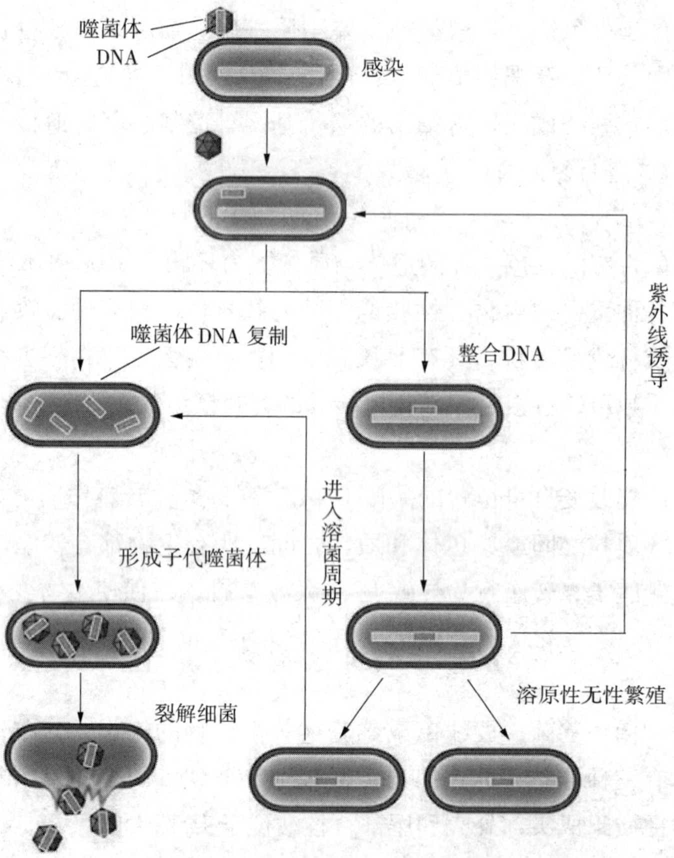

图 2－11　噬菌体溶菌性周期与溶原性周期示意图

二、细菌的变异

（一）形态结构的变异

考点提示

细菌常见的变异现象。

细菌的大小和形态以及一些特殊结构在不同环境、不同菌龄时都可发生变异。某些细菌在青霉素、胆汁、补体和溶菌酶等因素影响下，可抑制肽聚糖的合成或破坏细胞壁的结构，在高渗环境下，细菌仍可存活，成为细胞壁缺陷型细菌，称 L 型细菌。因其缺失细胞壁，故呈现高度多形性，大小不一，着色不匀，在固体培养基中形成“油煎荷包蛋”样菌落，仍能繁殖，对作用于细胞壁的抗生素耐药，临床上常引起慢性和反复感染。去除抑制物后，可形成完整的细胞壁而恢复其典型形态。

（二）菌落变异

细菌的菌落分为两种类型，即菌落表面光滑、湿润、边缘整齐的光滑型（smooth type，S 型）和菌落表面粗糙、干枯、边缘不整齐的粗糙型（rollzhtype，R 型）。经人工培养多次传代后，光滑型菌落可变为粗糙型，称为 S－R 变异。S－R 变异，不仅是菌落形态的变异，往往伴随着细菌的理化性状、免疫性、毒力等的变异。如肺炎链球菌，编码多糖荚膜的基因发生突变后，菌落也由 S 型转变为 R 型，并丧失荚膜形成能力和毒力。

（三）毒力变异

毒力变异包括毒力增强和减弱。如无毒力的白喉棒状杆菌感染了 β－棒状杆菌噬菌体后，经过溶原性转换获得了产生外毒素增强其毒力引起白喉的能力。如卡－介二氏将有毒的牛分枝杆菌接种在含有胆汁的马铃薯培养基上，经过 13 年、连续传 230 代后获得了毒力减弱但仍保持免疫原性的卡介苗（BCG）。

（四）耐药性变异

耐药性变异是指细菌对某种抗菌药物由敏感变为耐药。抗生素的广泛运用甚至滥用，导致细菌对抗生素的耐药成为普遍趋势。表现为耐药菌株增多、一种细菌耐受多种抗生素，甚至依赖抗生素生长，如痢疾志贺菌依链菌株依赖链霉素生长。

三、遗传变异的机制

细菌的遗传性变异主要通过基因突变、DNA 损伤修复、基因的转移与重组等来实现。

（一）基因突变

基因突变是指生物细胞遗传物质 DNA 分子结构突然发生了稳定的可遗传的变化。它是生物进化的一个重要因素。按发生改变的范围大小可分为染色体畸变和点突变。染色体畸变是指染色体的一大段发生了变化，它包括染色体结构上的缺失、重复、插入、易位和倒置，染色体畸变往往导致细菌死亡。点突变是相应基因上的 DNA 链中一个或少数几个核苷酸对的改变，引起较少的形状改变。基因突变几率低，人工诱变突变率常高于自然突变。

（二）DNA 损伤修复

DNA 损伤后的修复可以帮助细菌复原，但修复本身可发生错误，导致细菌变异。

（三）基因的转移与重组

在某种情况下，两个不同性状细菌的基因可以转移到一起，经过基因间的重组（recombination），形成新的遗传型个体。细菌的基因转移和重组的主要形式有转化、转导、接合、原生质体融合和转染。

1. 转化（transformation）　供体菌游离的 DNA 片段直接进入受体菌，使受体菌获得新的性状，称为转化。

2. 转导（transduction）　以温和噬菌体为媒介，把供体菌的 DNA 小片段携带到受体菌中，通过交换与整合，使受体菌获得供体菌的部分遗传性状，称为转导。

3. 溶原性转换（lysogenic conversion）　是指温和噬菌体感染其寄主后，噬菌体基因整合于寄主基因组中，寄主的性状发生变异。

4. 接合（conjugation） 是两个完整的细菌细胞通过性菌毛直接接触，由供体细菌将质粒 DNA 转移给受体细菌的过程。

5. 原生质体融合（protoplast fusion） 通过人为的方法，使遗传性状不同的两细菌细胞的原生质体发生融合，并进而发生遗传重组，以产生同时带有双亲性状的、遗传性稳定的融合子的过程，称为原生质体融合。

四、细菌遗传变异的应用

（一）疾病的诊断治疗和预防方面

考点提示

细菌变异在临床的应用。

在进行细菌学检查时，应注意细菌的变异现象。多数细菌变异后，其表型改变难以识别，可用分子杂交等办法测定细菌 DNA 以协助诊断。细菌的药物敏感试验是防止耐药菌株的扩散，提高抗菌药物疗效的有效方法。利用变异原理制备的卡介苗等减毒株在疾病的预防方面也受到了良好的效果。

（二）检测致癌物

细菌突变的诱因往往是化学物质，这种致变物质一般都有致癌的可能性，因此，采用细菌作为模型来进行可疑致癌物的筛选是最经济快速的方法。

（三）基因工程方面

基因工程是用人工方法在生物体外将目的基因重组于载体上，通过载体将目的基因转入受体细胞，使受体细胞表达出目的基因的性状近年来，应用微生物的遗传工程获得如胰岛素、白介素、干扰素等，极大地改进了这些生物制剂的生产工艺。对疾病的防治起了极大的推进作用。

目标检测

思考题

1. 比较革兰阳性菌和革兰阴性菌细胞壁结构的区别。
2. 细菌的特殊结构有哪些？其功能与临床意义是什么？
3. 细菌常见的变异想象有哪些？分别说明其意义。

扫码“练一练”

（李桂英）

第三章

微生物与环境

学习目标

1. 掌握正常菌群、微生态系、微生态平衡与失调、定位转移、机会性感染及医院感染等概念。
2. 熟悉细菌在人体的分布情况；正常菌群的生理作用并举例。
3. 了解微生态失调的微生物因素判断指标、主要类型及特点；机会性感染的病因及防治原则；医院感染的分类及传播特点、防治原则。

扫码"学一学"

扫码"看一看"

案例

出生时体重8斤，6个月猛增至24斤，2岁10个月竟"飙升"到不可思议的92斤。这是山西运城女孩胖丫的生长路线图，极重度肥胖对她的健康构成了严重威胁。实验室分析胖丫粪便样本后发现，胖丫肠道中一种有害菌严重超标，导致胖丫产生对食物上瘾以及脂肪堆积等一系列问题。这种有害菌是革兰阴性菌，一般人不能超过1%，可胖丫体内的这种病菌达到18%，这种病菌能产生免疫毒素，引发慢性炎症，导致肠道里的一个基因关闭，这个基因管控着人的饱腹感，同时还会让脂肪大量的堆积。

思考题：

什么是正常菌群与菌群失调？

第一节　正常菌群

一、细菌在自然界的分布

土壤中的细菌种类多、数量大，它们绝大多数参与大自然的物质循环，是非致病菌，对人类有益。土壤中的细菌为天然生活其中的自养菌和腐物寄生菌，以及随动物排泄物及其尸体进入的细菌。微生物的数量也与土层的深度有关，一般土壤表层微生物最多，随着土层的加深，微生物的数量逐步减少。进入土壤的病原微生物容易死亡，但是一些能形成芽孢的细菌可在土壤中存活多年，如破伤风梭菌、产气荚膜梭菌、肉毒梭菌、炭疽芽孢杆菌等，因此被泥土污染的伤口要特别注意防止这些芽孢菌的感染。

水是细菌生存的天然环境，水中细菌种类及数量因水源不同而异，与接触的土壤有密切关系。水中的病原体如伤寒沙门菌、痢疾志贺菌、霍乱弧菌、钩端螺旋体等主要来自人和动物的粪便及污染物，主要引起消化道感染。水源污染可引起消化道传染病的暴发流行，因此，粪便管理和水源保护对控制和消灭消化道传染病有重要意义。饮用水的微生物指标：1ml 水中细菌总数不超过 100 个。

空气中缺少细菌生长所需的营养和水分，并因日光照射，细菌容易死亡。空气中的细菌主要来源于人，除呼吸道的飞沫及地面飞扬的尘埃，只有抵抗力较强的细菌、真菌或细菌芽孢才能存活。城市街道、医院、畜舍等公共场所空气中含量高，森林、海洋、高纬度地带的空气中微生物含量很少。微生物在空气中只能短时间停留，停留时间和尘埃大小、空气流速、湿度、光照等因素有关，其中包括一些人体病原菌如结核分枝杆菌、百日咳鲍特菌、金黄色葡萄球菌、化脓性链球菌等，这些细菌可引起呼吸道或伤口感染。此外，空气中的非致病菌常造成医药制剂、生物制剂及培养基的污染。医院的手术室、病房、制剂室、实验室等要经常进行空气消毒，以防止呼吸道传染、术后感染和制剂污染等医院感染。

二、细菌在正常人体的分布

> **考点提示**
>
> 正常菌群的概念。

自然界中存在着大量的细菌，人自出生后因与自然环境密切接触，外界的微生物就逐渐进入人体，因而在正常人体皮肤、黏膜及外界相通的各种腔道（如口腔、鼻咽腔、肠道和泌尿道）等部位，存在着对人体无害的微生物群，称为正常菌群（normal flora of bacteria），包括细菌、真菌、螺旋体、支原体等，其中细菌的数量最为庞大。它们在与宿主的长期进化过程中，微生物群的内部及其与宿主之间互相依存、互相制约，形成一个能进行物质、能量及基因交流的动态平衡的生态系统，构成了人体的微生态系统。微生态系统中的细菌种类和数量也处于不断变化的动态平衡中。

一个正常人，其细菌数量达 1000 万亿（是人体细胞总数的 10 倍），包括 800 种。这些细菌，其中大部分为长期居留的常住菌，少数是暂时寄居的过路菌。人体内细菌主要分三类：益生菌（也称有益菌）、致病菌（有害菌）和中间菌。①益生菌：数量最庞大，与人的生存密切相关，参与人体物质代谢，与人体皮肤、胃肠、呼吸道、眼和泌尿生殖道黏膜等共同构成皮肤黏膜屏障，阻止有害菌对人体的侵害等，如肠道双歧杆菌。②致病菌：一般数量少，通常不会致病，是必要组成部分，病理情况下可大量繁殖超过正常水平则可引起宿主发病。还有一个重要功能，即刺激人体免疫细胞和免疫组织、器官、系统的发育，如金黄色葡萄球菌。③中间菌：数量介于有益菌和有害菌之间，既有生理作用，也有病理作用，如大肠埃希菌。正常菌群在宿主生命的早期建立并持续终身，因此，了解人体各部位微生态系统情况，对我们科学防治疾病具有非常重要的作用。

（一）口腔微生态系

口腔中温度和湿度适宜，营养物质丰富，是细菌生长的有利条件，因此口腔中存在各种球菌、乳杆菌、梭菌和真菌等 300 多种微生物。牙齿表面、颊黏膜、舌腹面以及咽部的菌种分布不完全相同，牙齿裂隙的细菌最多，细菌生长密度和结肠相仿。患牙龈炎时，菌丛包括几百种厌氧菌，和结肠中的细菌同一种属。其中甲型链球菌属是最重要的代表性菌种，主要栖居在口腔黏膜上皮组织中或牙齿上，而厌氧乳杆菌属的某些菌株栖居粘连在牙周围的蚀斑上。

（二）胃肠道微生态系

胃肠道的微生态系很复杂。在肠的不同部位，由于pH、营养状况的不同，菌群的种类分布有很大的不同。人类食道中未发现菌群，空腹时胃液pH仅1～2，所以胃内的细菌大部分是过路菌，健康人的空胃只有极少数耐酸的细菌和真菌能存活停留，肠道微生态系生物量最庞大，肠内微生物（细菌为主）约占人体微生物总量的80%。从十二指肠到回肠末端，总菌数逐渐增加；大肠积存有食物残渣，又有合适酸碱度，适于细菌繁殖，是肠道微生物最多的部分，菌量可占粪便干重的1/3。多数的肠道菌群属益生菌，主要是厌氧菌，如双歧杆菌、类杆菌、消化球菌等，数量恒定存在，具有合成维生素、蛋白质、生物拮抗等生理作用。很少的致病菌在生理平衡状态是不会危害宿主的，但如果数量超出正常水平就会致病。部分中间菌，如大肠埃希菌、链球菌等，能产生毒素，具有生理作用和致病作用。

（三）呼吸道微生态系

呼吸道的正常菌群仅限于上呼吸道。菌群在呼吸道黏膜上定居、生长、繁殖。肺炎球菌、溶血性链球菌、流感杆菌、铜绿假单孢菌、金黄色葡萄球菌、白喉棒状杆菌等常以正常菌群的状态存在于上呼吸道。气管、支气管在正常情况下仅有少量细菌，且不永久定植。鼻窦、细小支气管及以下部位、肺泡、胸腔等一般无菌。

（四）泌尿生殖道微生态系

正常情况下，仅在泌尿道外部有细菌存在，如男性生殖器有耻垢杆菌，尿道口有葡萄球菌和革兰阴性球菌及杆菌；女性尿道外部与外阴部菌群相仿，人的阴道存在完整的微生态系，其常驻菌有乳杆菌、表皮葡萄球菌、大肠埃希菌等。乳杆菌黏附在阴道黏膜上皮细胞上，可产生酸性生存环境，对大肠埃希菌、类杆菌、金黄色葡萄球菌有拮抗作用，对于保护自身健康和胎儿在妊娠期的卫生有着重要的意义，是一道重要的生物屏障。阴道内菌群随内分泌变化而波动。初生女婴阴道的pH在5左右，其主要菌群为乳杆菌；出生后1个月至青春期，pH升至7左右，其主要菌群转为表皮葡萄球菌、棒状杆菌、大肠埃希菌等。青春期后，阴道pH又下降，乳杆菌等重占优势，直至绝经期恢复为初潮前的菌群种类。

（五）皮肤微生态系

皮肤上的细菌往往与个人卫生及环境情况而有所差异。皮肤微生态系中优势菌是表皮葡萄球菌和丙酸杆菌，是最重要的常驻菌。表皮葡萄球菌能分解自溶酶，能分解一些潜在致病菌和过路菌，对保持常住菌的稳定性，维持微生态平衡有重要作用。皮脂腺内的丙酸杆菌可将皮脂中三酰甘油分解成游离脂肪酸，对皮肤表面的金黄色葡萄球菌、链球菌、皮肤癣菌等有一定抑制作用。当皮肤受损伤时，皮肤上的金黄色葡萄球菌可引起化脓性感染，如疖、痈。在外阴部与肛门部位，可找到非致病性抗酸性耻垢杆菌。此外，在外耳道、眼结膜、鼻咽腔、尿道等部位都会有正常菌群的分布。皮肤表面的微生物群落如葡萄球菌、类白喉棒状杆菌、铜绿假单孢菌、丙酸杆菌形成人体的第一道屏障，参与皮肤细胞代谢，起到了免疫和自净的作用。

机体的多数组织器官是无菌的，若有侵入的细菌未被消灭，则可引起传染。因而，在医疗实践中，当手术、注射、穿刺、导尿时，应严格执行无菌操作，以防细菌感染。

人体各部位常见的正常菌群如表 3－1 所示。

表 3－1　人体常见的正常菌群

部位	主要菌类
皮肤	葡萄球菌、类白喉棒杆菌、铜绿假单孢菌、非致病性分枝杆菌、丙酸杆菌、白假丝酵母菌、大肠埃希菌
口腔	葡萄球菌、甲型链球菌、丙型链球菌、肺炎链球菌、奈瑟菌、乳酸杆菌、类白喉棒杆菌、梭菌、螺旋体、白假丝酵母菌、放线菌
鼻咽腔	葡萄球菌、甲型链球菌、丙型链球菌、肺炎链球菌、奈瑟菌、流感嗜血杆菌、铜绿假单孢菌
外耳道	葡萄球菌、类白喉棒杆菌、铜绿假单孢菌、非致病性分枝杆菌、链球菌
眼结膜	葡萄球菌、干燥棒杆菌、链球菌、奈瑟菌
胃	一般无菌
肠道	大肠埃希菌、产气肠杆菌、变形杆菌、铜绿假单孢菌、葡萄球菌、粪肠球菌、类杆菌、产气荚膜芽孢梭菌、破伤风芽孢梭菌、双歧杆菌、乳酸杆菌、白假丝酵母菌、消化链球菌、棒状杆菌
尿道	葡萄球菌、类白喉棒杆菌、非致病性分枝菌
阴道	乳酸杆菌、大肠埃希菌、类白喉棒杆菌、白假丝酵母菌

三、正常菌群的生理意义

正常菌群不仅与人体保持平衡状态，而且菌群之间也相互制约，以维持相对的平衡。在这种状态下，正常菌群发挥其营养、拮抗和免疫等生理作用。

> **考点提示**
> 正常菌群的生理意义。

（一）生物拮抗作用

①正常菌群在生物体的特定部位生长后，通过与黏膜上皮细胞紧密结合占领位置形成一层生物膜发挥占位性保护作用。②由于其数量多，繁殖快，在营养竞争中处于优势，抑制其他细菌生长。③通过自身代谢来改变环境的 pH 或释放抗生素，抑制外来菌的生长，如阴道内的乳酸杆菌可保持阴道内酸性环境，不利于其他微生物生长。

（二）营养作用

正常菌群的存在影响着生物体的物质代谢与转化。如蛋白质、碳水化合物、脂肪及维生素的合成，胆汁的代谢，胆固醇的代谢及激素转化都有正常菌群的参与；如大肠埃希菌能合成人体必需的 B 族和 K 族维生素。

（三）免疫促进作用

正常菌群通过对宿主的免疫刺激作用，促进宿主免疫系统的发育和成熟，并使免疫系统产生具有一定保护作用的免疫应答。

（四）抗衰老作用

肠道中的双歧杆菌、乳杆菌等产生的超氧化物歧化酶（SOD）能降解人体有害代谢产物发挥抗衰老作用。

（五）抗癌作用

正常菌群具有促使致癌物质和辅助致癌物质转化为非致癌物质的作用，还能促进巨噬细胞等的吞噬作用。

第二节　微生态平衡与失调

一、微生态平衡

考点提示

微生态平衡与失调的概念。

微生态平衡（microeubiosis）是指在长期进化过程中微生物群与其宿主在不同发育阶段形成的动态、生理性、相对均衡和稳定的组合状态。这种组合中的微生物组成是变化的，宿主的生态环境随着年龄、生理状态（如妊娠、哺乳）等因素发生变化，但是，当这些因素相对稳定时，正常微生物群的组成是稳定的。

微生态平衡是动态的平衡，不同微生物种属、不同宿主年龄、宿主的不同解剖部位，都有各自不同的微生态平衡标准。所以，确定微生态系统是否平衡必须考虑环境、宿主（年龄、饮食、激素水平等）与微生物三方面因素的综合影响。就微生物因素而言，应从三方面综合判断。

（一）定位指标

定位指标指生态空间，即确定微生物菌群在宿主中存在的位置。正常菌群脱离自己的原生态环境就可能成为致病菌，因此，定位是判定微生态平衡的基础指标。

（二）定性指标

定性指标是指对微生物群落中各种群的分离和鉴定，即确定微生物群落的种类，包括细菌、真菌、支原体、立克次体、螺旋体及病毒等所有微生物群落。

（三）定量指标

定量指标就是确定正常微生物群的总菌数和各种群活菌数，它是进行微生态学研究的关键技术。某一部位的优势菌常常是决定一个微生物群生态平衡的核心因素，许多微生物分布广泛，只定性意义不大，定量检测才是判断微生态平衡的可靠标准，如在肠道内的厌氧菌占绝对优势，如果这个优势下降或消失，就会导致微生态平衡的破坏。

对微生物的定性、定量和定位检查是判定微生态平衡的三个方面，三者不是孤立的，而是同一事物在三个方面的反映，必须综合运用。

二、微生态失调

考点提示

菌群失调的概念、类型及特点。

微生态失调（microdysbiosis）是指正常的微生物群之间和正常微生物群与宿主之间的微生态平衡，在外环境影响下，由生理性组合转变为病理性组合状态。简单地说，人体微生态失调就是体内菌与菌的失调，或是菌与机体的失调，或是菌和机体的统一体与外环境失调，使人体从正常情况转为病态。微生态失调从生态学分类分为菌群失调 、定位转移 、血行感染和易位病灶四类，从产生的临床表现分为潜伏型、局限型和弥漫型。综合分类为显性失调和隐性失调两类。微生态失衡主要有两方面的表现，一方面是正常微生物群的种类、数量和定位的变化，另一面是宿主表现出病理变化，双方互为因果。

（一）菌群失调

菌群失调是指由于某种原因导致宿主某部位的正常菌群的种类、数量和比例发生较大幅度的改变，使微生态失去平衡。菌群失调通常分为三度。

1. 一度失调　是指在外环境、宿主患病或医治措施等诱发因素下造成的暂时性正常微生物群的种类和数量的失调。在临床上往往没有表现或只有轻微表现，此类失调为菌群内生理波动，只能从微生物的定量检查中发现；将失调的因素除去，便可恢复正常，其特点为可逆。如应用某些抗生素后抑制了部分细菌，促进了另一部分细菌生长，致消化道菌群紊乱，出现胃肠不适甚至轻度腹泻，停药后即逐渐恢复。

2. 二度失调　是指在将失调诱发原因去除后，失调状态仍不能恢复，表现为不可逆，菌群内生理波动转变为病理波动。在临床上多表现为慢性疾病，如慢性肠炎、便秘、慢性肾盂肾炎、慢性口腔炎、咽喉炎、牙周炎、阴道炎等。

3. 三度失调　又称菌群交替症或二重感染。即在抗菌药物治疗原感染性疾病过程中，造成体内菌群失调而产生的一种新感染。表现为正常菌群被抑制，而代之以条件致病菌或外籍致病菌的大量繁殖演变为优势菌，如金黄色葡萄球菌、变形杆菌、铜绿假单孢菌、白色念珠菌、肺炎杆菌及大肠埃希菌等，可导致严重的口腔溃疡、鹅口疮、肺炎、伪膜性肠炎、尿路感染、菌血症、败血症等，出现急性临床表现，甚至病情凶险。如难辨梭状芽孢杆菌引起的抗菌药物相关性腹泻（抗菌药物相关性肠炎、伪膜性肠炎）以及真菌性肠炎等。

（二）定位转移

定位转移又称易位。主要表现在正常微生物群离开了原定有的生态环境向周围转移，分横向转移与纵向转移。如下消化道菌向上消化道转移、上呼吸道菌向下呼吸道转移、泌尿道菌转移到肾盂等，称为横向转移。另一类是纵向转移，如口腔黏膜表层是需氧菌，中层是兼性厌氧菌，下层是厌氧菌，若上层细菌转移到深层，尽管没有比例失调也会引起疾病。如条件致病菌仅在体表时无症状与体征，进入上皮组织就会表现出水肿与炎症；侵入到淋巴组织、胸腺、骨髓、肝、脾时，则表现为胸腺、淋巴结、脾、肝肿大，或细胞增多；一旦侵入关节、胸膜、心包膜、腹膜、脑膜、血管内皮系统时，将出现关节炎、胸膜炎、心包炎、脑膜炎等。

（三）血行感染

血行感染就是易位菌随血液运行而传播，实际上也是易位传播的一种途径。血行感染有菌血症与败血症之分。菌血症比较常见，在健康人群中4%～10%的人有一过性菌血症。细菌进入血液虽然常见，但并不发生感染，只有当身体衰弱或免疫功能低下时才致感染发生。败血症是指菌血症导致细菌进入血液而没有得到控制，引起更严重的感染；由于患者抵抗力弱，后果危险。

（四）易位病灶

正常微生物群随血行转移到远隔的脏器形成病灶，如肝、肾、腹腔、盆腔等处的脓肿。易位病灶多与血行感染互相促进或互为因果。

微生态平衡始终处于一个动态平衡中，环境、宿主和正常微生物群之间形成一个相互制约、相互依存的关系；所以引起微生态失调的诱因主要为外界因素作用于宿主和正常微生物群两个方面。

1. 宿主方面　主要是屏障结构和免疫功能异常的影响。①免疫力降低：患慢性消耗性疾病（结核病、肿瘤、糖尿病等），烧（烫）伤，化疗，放疗，使用激素和免疫抑制剂等。②物理因素：一切破坏正常生理结构的措施都可引起微生态环境的破坏，正常菌有可能发生定位转移，引起微生态失调。介入性诊治手段，如内镜、外科手术、插管导管、心脏起搏器等，在一定程度上损伤人体的正常防御屏障，为正常菌群侵入非正常寄居部位提供机会，引起定位转移。③化学因素：如肝病患者胆汁分泌异常，可引起下消化道正常菌群上行至上消化道定植、繁殖，引起细菌过生长综合征，主要临床症状是脂肪泻、维生素缺乏症和营养吸收不良。④生理因素：健康妇女的阴道具有“自净”作用，即正常菌群中的乳酸杆菌使阴道保持酸性环境（pH 4~4.5），抑制其他细菌的生长；由于月经等生理因素的影响，“自净”功能一旦被破坏，条件致病菌可乘机过度繁殖，导致细菌性、霉菌性阴道炎等。

2. 正常微生物群方面 抗生素的干扰作用是巨大的。如过度使用或滥用广谱抗生素时，必然使微生态系中的敏感菌株（益生菌）受到抑制而惨遭“淘汰”，引起微生态失调，削弱了正常菌群抵御外籍菌入侵的能力；而耐药的条件致病菌或过路的非致病菌乘虚而入，占据被抗生素杀灭的益生菌的定植点，迅速繁殖为新的优势菌，引起菌群失调和定位转移，诱发血行、深部组织及内脏的感染。

三、微生态失衡的防治原则

（一）保护好微生态环境，矫正微生态失调

首先应积极治疗宿主的原发疾病及保护好微生态环境。巨结肠常伴有顽固性便秘（肠道菌群严重失调）。若仅仅调整菌群，只能暂时缓解便秘；调整措施一停止，便秘又会出现。只有手术切除巨结肠，维护正常的肠蠕动，才能恢复正常菌群，消除便秘。

（二）增强机体免疫力

通过加强营养、积极锻炼、应用疫苗等增强机体特异性和非特异性免疫力，能有效避免微生态失调所致的感染。

（三）合理应用抗生素

在选用抗菌药物时，应本着“扶正祛邪”原则，充分考虑微生态系统的结构和功能，以微生态平衡的观点，进行合理科学的使用，尽量保护人体正常菌群，将药物的抗菌作用（“杀菌”）与微生态系统固有的自净作用（“促菌”）完美地统一起来，维护和保持微生态平衡。因此抗生素的使用原则如下：①选择合适的剂量和疗程；②尽量使用敏感窄谱抗菌药物；③避免联合使用多种抗菌药物；④减少口服广谱抗菌药物；⑤严格控制预防用药。

（四）及时应用微生态制剂

发生肠道微生态失衡后，应该及时用微生态制剂进行调整，促进正常微生物群与宿主构成的微生态系由病理性组合转变成生理性组合，使其恢复生态平衡，治愈疾病。微生态调节剂，又称微生态制剂，包括益生菌（probiotic）及其代谢产物和生长促进因子。微生物制剂有两类：一类是使用需氧菌，消耗肠道内氧，使之成为厌氧环境，促进厌氧菌生长，恢复菌群的平衡，如促菌生、益菌生等；另一类直接用厌氧菌，如乳酸杆菌、双歧杆菌、消化链球菌。有活菌、死菌或其代谢产物制剂。益生菌是能改善宿主肠道微生态平衡且含生理性活菌的微生物制剂，以及死菌菌体及其组分和代谢产物。益生元（prebiotics）是不被宿主消化的食物成分或制剂，能选择性刺激或促进一种或几种肠内常驻菌在宿主肠黏膜定植、生长的物质。益生元刺激益生菌间接的发挥作用。合生元（synbiotics）是益生菌与益生元的组合制剂，可发挥两者的协同作用，大大提高调节微生态的功效。新近的研究表明，某些寡糖如乳糖、蔗糖等和某些中草药可以选择性地促进双歧杆菌、乳杆菌等有益的正常菌群生长而不被其他肠道菌群利用，应用这些寡糖和某些中药作为微生态制剂比活菌制剂有更多优点。微生态疗法有可能为感染性疾病的治疗提供新途径，解决抗生素后遗症的问题，推动医学由生物医学（抗生素时代）向生态医学（活菌时代）转变。

第三节　机会性感染

> **考点提示**
> 机会性感染的概念、病因及防治。

随着人口老年化和慢性患者的增加，免疫抑制剂、细胞毒药物、放射和抗生素等治疗方法的普遍应用，以及一些创伤性的新医疗技术的开展，人类的疾病谱也不断发生着变化，由外源性的致病菌感染易感宿主而引起的感染性疾病的发生和流行已得到了有效的控制，某些烈性传染病已被消灭或接近消灭，这表明人类同感染性疾病的斗争取得了一定的胜利，但由正常菌群或机会致病菌在机体免疫功能下降、微生物寄居部位改变或菌群失调等特定条件下所致的机会性感染（opportunistic infection）越来越常见。它包括：①一些致病力较弱的病原体，在人体免疫功能正常时不能致病，但当人体免疫功能降低时，它们乘虚而入，侵入人体内，导致各种疾病。②正常菌群在机体免疫功能低下，寄居部位改变或菌群失调等特定条件下引起的感染称为机会性感染。机会性感染主要发生在住院的、免疫功能低下的患者，且病原体多为耐药菌，故治疗困难、疗效差、病死率高，因此日益引起人们的重视。

一、常见的机会性致病菌

致病性弱、对健康个体无致病性的细菌，当机体抵抗力低下或生理状态机能异常时可致病，这些细菌就称为条件致病菌或机会性致病菌（opportunistic pathogens）。这些细菌的存活力、耐药性一般都比较强，但致病性、传染性较弱。在细菌中以革兰阴性杆菌为多，尤以大肠埃希菌属、克雷伯菌属、假单胞菌属、变形杆菌属、肠杆菌属、沙雷菌属等最常见。真菌中以白假丝酵母菌为最常见，其次为新隐球菌，也可见曲霉菌和毛霉菌。

二、机会致病菌的致病原因

（一）定居部位改变

某些细菌离开正常寄居部位，进入其他部位，脱离原来的制约因素而生长繁殖，进而感染致病。例如外科手术、介入性诊治等时大肠埃希菌从原寄居的肠道进入泌尿道、切口、腹腔、血液，可引发尿道炎、肾盂肾炎、腹膜炎等感染。

（二）机体免疫功能低下，正常菌群进入组织或血液扩散引起感染

1. 皮肤和黏膜的表面屏障作用受到破坏　皮肤黏膜屏障是第一道防线。此外，皮肤黏膜分泌物有抑菌杀菌功能。若皮肤、黏膜受到损伤，存在于皮肤表面的细菌侵入人体引起感染。例如大面积烧伤的患者，不但皮肤受到广泛损伤，深部组织直接暴露在空气中，而且人体的免疫功能（如巨噬细胞的吞噬和解毒功能、中性粒细胞的杀菌功能等）下降，故

极易被染。

2. 先天性免疫缺陷　可以是体液免疫缺陷，如先天性无 γ – 球蛋白血症的患者，由于缺乏产生抗体的能力，常发生反复感染，尤其是细菌感染。细胞免疫功能缺陷的患者亦易感染。如胸腺不发育或发育不良的患者，淋巴细胞（尤其是 T 淋巴细胞）减少，极易发生病毒、结核菌或真菌感染，也易患寄生虫病如卡氏肺孢子虫感染。

3. 继发性免疫缺陷　如晚期肿瘤患者的细胞免疫和体液免疫功能都明显减弱，感染成为这种患者的最大威胁，患者易感染各种微生物，病原体以革兰阴性菌尤其是假单孢菌如铜绿假单孢菌较为常见。免疫抑制剂类固醇激素、抗代谢药、烷化剂和叶酸拮抗剂等的应用常导致免疫缺陷，因此也常引起继发感染。身体虚弱者及慢性病患者，也常出现免疫功能减退，较易发生感染。某些感染如麻疹、传染性单核细胞增多症等也常导致免疫功能低下。获得性免疫缺陷综合征由人类免疫缺陷病毒（HIV）引起，病毒主要侵犯辅助性 T 淋巴细胞，使这种细胞的数量明显减低，患者几乎都死于继发感染和肿瘤。故胶原病患者、代谢不全患者、移植术患者、接受免疫抑制剂或射线治疗者及老年人，因免疫力下降，均是机会性感染的高危人群。

（三）菌群失调

详见本章第二节相关内容。

三、常见的机会性感染

1. 细菌性疾病　如肺结核、细菌性肺炎、败血病。

2. 原虫性疾病　如卡氏肺囊虫肺炎、弓形体病、微孢子虫病、利什曼病。

3. 真菌性疾病　如念珠菌病、隐球菌病和马尔尼菲青霉病等。

4. 病毒类疾病　如由巨细胞病毒、单纯疱疹，带状疱疹引起。

5. 艾滋病病毒相关的肿瘤　如卡波西肉瘤、淋巴瘤、扁平细胞癌等。

四、机会性感染的防治

保持皮肤和黏膜的清洁和完整，避免创伤；积极治疗、控制慢性病，合理使用免疫抑制剂和抗生素类约物，烧伤病房等严格消毒；对免疫力低下的癌症患者、住院患者、老年人加强保护；注意其环境卫生、个人卫生、营养状况及保健工作的不断改善，机会性感染的发病率必然会随着下降。

第四节　医院感染

一、医院感染概述

> **考点提示**
>
> 医院感染的概念。

自有医院以来就存在着医院感染问题，是医院面临的突出的公共卫生问题之一，医院感染不仅增加患者发病率和病死率，增加患者的痛苦及医务人员工作量，降低病床周转率，还加重了患者和国家的负担，影响了医疗质量，所以，从科学上来认识医院感染，对医院感染的监测、预防与控制有着重要的临床实际意义。

医院感染又称医院获得性感染或医院内感染，是指住院患者以及医务工作者在医院内获得的感染，包括患者在住院期间发生的感染和在医院内获得出院后发生的感染，但不包括入院前已开始或者入院时已处于潜伏期的感染。广义地讲，医院感染的对象包括住院患者、医院工作人员、门诊就诊患者、探视者和患者家属等，这些人在医院的区域里获得感染性疾病均可以称为医院感染，但由于就诊患者、探视者和患者家属在医院的时间短暂，获得感染的因素多而复杂，常难以确定感染是否来自医院，故实际上医院感染的对象主要是住院患者和医院工作人员。

二、常见病原体

引起医院感染的病原体种类很多（表 3－2），主要是细菌，其次是真菌和病毒。医院感染的微生物特点：①主要是机会致病菌，如甲型链球菌等，通常毒力较弱或无毒，适应性强，多为内源性感染；②常为耐药菌或多重耐药菌；③病原体随着时间的推移不断发生变化，且新病原体不断出现。

表 3－2　医院感染的常见病病原体

种类	常见病原体
革兰阳性球菌	葡萄球菌、微球菌、链球菌、肠球菌、厌氧性球菌
厌氧杆菌	脆弱类杆菌、艰难梭菌、梭状芽孢杆菌
革兰阴性杆菌	沙门菌、志贺菌、大肠埃希菌、变形杆菌、克雷伯菌、沙雷菌、肠杆菌、假单孢菌、黄杆菌、不动杆菌
其他细菌	白喉棒状杆菌、李斯特菌、结核分枝杆菌、非结核性杆菌、百日咳鲍特菌
病毒	肝炎病毒、水痘病毒、流感病毒、单纯疱疹病毒、巨细胞病毒、麻疹病毒、风疹病毒、风疹病毒、轮状病毒
真菌	白假丝酵母菌、荚膜组织胞浆菌、球孢子菌、隐球菌
寄生虫	卡氏肺孢子虫、弓形虫

二、医院感染分类

（一）按病原体分类

按病原体可将医院感染分为细菌感染、病毒感染、真菌感染、支原体感染、衣原体感染及原虫感染等，其中细菌感染最常见。每一类感染又可根据病原体的具体名称分类，如柯萨奇病毒感染、铜绿假单孢菌感染、金黄色葡萄球菌感染等。

（二）按来源分类

1. 内源性感染　又称自身感染，是指患者在医院内由于微生物群的寄居部位改变、机体局部和全身免疫功能下降或缺损、菌群失调等原因造成自身的正常微生物群和潜伏的致病性微生物大量繁殖而导致的疾病。定居于人体皮肤、呼吸道、消化道等部位的正常菌群是医院感染的主要病原体，它们一般不致病，但当寄居部位改变或个体的免疫功能受损、健康状况不佳、抵抗力下降时则会成为条件致病菌，发生感染，另外潜伏在机体内的少数致病微生物在微生态失衡时也可导致医院感染。

2. 外源性感染　又称交叉感染，是指各种原因引起的患者在医院内遭受非自身固有的病原体侵袭而发生的感染。病原体来自患者身体以外的个体、环境等。包括从个体到个体的直接传播和通过物品、环境而引起的间接感染。可通过空气飞沫、密切接触或间接接触传播。也可因消毒灭菌不严格通过被污染的医护用品或设备引起医源性的医院感染。引起医院内交叉感染最常见的病原体是金黄色葡萄球菌。

三、感染原因

医院感染的主要对象是住院患者，医院内有各种疾病的患者，其免疫防御功能存在不同程度的损害和缺陷，来自患者体内外的微生物均可引起感染。同时，患者在住院期间，又由于接受各种诊治措施，且医院中人群密集，有各种感染疾病的患者将病原体排入医院环境中。于是，医院内成为微生物聚集的重要场所。细菌、病毒、真菌等微生物在医院的空气、物体表面、用具、器械等处存在。这样，处于抵抗力低下的各种患者，又活动在微生物集中的环境里，医院感染概率增大。

（一）主观因素

医务人员对医院感染及其危害性认识不足；不能严格地执行无菌操作技术和消毒隔离制度；医院规章制度不全，致使感染源传播。此外，缺乏对消毒灭菌效果的有效监测，不能有效地控制医院感染的发生。

（二）客观因素

随着医学的发展，医疗活动中介入性操作越来越多，如动静脉插管、泌尿系导管、气管插管、吸入装置、监控仪器探头等，在诊治疾病的同时，把外界的微生物导入体内，同时损伤了机体的防御屏障，使病原体容易入侵机体；为治疗需要，激素或免疫抑制剂的大量使用，接受化疗、放疗后，致使患者自身免疫机能下降而成为易感者；大量抗生素的开发和普及运用，使患者体内正常菌群失调，耐药菌株增加，致使病程延长，感染机会增多；随着医疗技术的进步，过去某些不治之症可治愈或延长生存时间，故住院患者中慢性疾病者、恶性疾病者、老年人比例增加，而这些患者对感染的抵抗力很低，导致医院感染增加。

四、传播特点

医院感染的传播过程包括3个环节，即感染源、传播途径和易感人群，缺一不可。这是就外源性感染而言，而内源性感染则有所不同，它的传播过程是感染源自身、传播途径和易感人群，需从微生态角度进行描述。

（一）感染源

是指病原微生物自然生存、繁殖并排出宿主。包括：①已感染的患者；②带菌者或自身感染者；③环境贮菌源；④动物感染源。

（二）传播途径

是指病原体从感染源排出并侵入易感人群的途径。包括：①接触传播；②空气传播；③水和食物传播；④医源性传播；⑤生物媒介传播。

（三）易感人群

易感人群包括：①机体免疫功能受损者；②婴幼儿及老年人；③营养不良者；④接受免疫抑制剂治疗者；⑤长期使用广谱抗菌药物者；⑥住院时间长者；⑦手术时间长者；⑧接受各种介入性操作的患者。

知识链接

医院感染的流行病学特点

1. 医院感染的人群分布：①调查发现，医院感染与年龄有关，婴幼儿和老年人感染率高，主要与婴幼儿和老年人抵抗力低有关；②患不同基础疾病的患者医院感染发病率不同，其中以恶性肿瘤患者发病率最高，其次为血液病患者。

2. 医院感染的地区分布：①不同科室的医院感染率有很大差异，通常重症监护病房（ICU）发病率最高，其次为肿瘤血液病科，烧伤科等。②不同级别、性质及床位数的医院感染发病率不同。如上级医院高于基层医院，因前者收治的病人病情重，有较多的危险因素和侵入性操作。③地区之间的医院感染发病率不同。一般发展中国家高于发达国家。

3. 医院感染的时间分布：医院感染发病率的季节变化不明显，有报道冬季发病率较高，夏季发病率较低。

五、诊断

（1）无明确潜伏期的感染，规定入院48小时后发生的感染为医院感染；有明确潜伏期的感染，自入院时起超过平均潜伏期后发生的感染为医院感染。

（2）本次感染直接与上次住院有关。

（3）在原有感染基础上出现其他部位新的感染（除外脓毒血症迁徙灶），或在原感染已知病原体基础上又分离出新的病原体（排除污染和原来的混合感染）的感染。

（4）新生儿在分娩过程中和产后获得的感染。

（5）由于诊疗措施激活的潜在性感染，如疱疹病毒、结核杆菌等的感染。

（6）医务人员在医院工作期间获得的感染。

下列情况不属于医院感染。

（1）皮肤黏膜开放性伤口只有细菌定植而无炎症表现。

（2）由于创伤或非生物性因子刺激而产生的炎症表现。

（3）新生儿经胎盘获得（出生后48小时内发病）的感染，如单纯疱疹、弓形体病、水痘等。

（4）患者原有的慢性感染在医院内急性发作。

六、防治原则

医院感染的影响医疗质量，增加国家和患者负担，危害极大，做好医院感染的防治工作，需做到以下方面。

1. 加强医院感染的管理 建立相应的医院感染的管理机构，制定相应的规章制度，加强对医护人员的培训教育，开展医院感染的监测。

考点提示

医院感染的防治。

知识链接

医院感染的相关法律法规

《医疗机构管理条例》《中华人民共和国执业医师法》《护士条例》《突发公共卫生事件应急条例》《中华人民共和国传染病防治法》《医院感染管理办法》《医院消毒技术规范》《医疗器械监督管理条例》《医疗事故处理条例》《医疗废物管理条例》《医疗卫生机构医疗废物管理办法》《医院内感染管理委员会工作制度》《医院内感染办公室工作制度》《医院内感染监控人员职责》《疫情报告制度》《消毒隔离制度》《定期消毒监测制度》《各科室消毒管理制度》《特殊区域保洁措施》《一次性医疗用品使用管理规定》《医院内感染诊断标准》《医院内感染质量控制标准》《合理使用抗生素管理办法》《医院内感染填报制度》《医院内感染奖惩制度》等。

2. 严格消毒隔离　加强感染源、医疗垃圾和污物的管理；加强医务人员手的清洁与消毒；在医院的诊疗过程中，必须严格执行无菌操作技术。

3. 做好隔离预防　切断感染的传播途径是进行医院感染隔离的重要措施，同时要考虑病原微生物的种类和宿主特点。

另外，要注意合理使用抗生素，加强重点部门、重点环节、高危人群与主要感染部位的医院感染管理；加强临床使用一次性无菌医疗用品的管理；严格探视与陪护制度；加强医院卫生学监测；对易感人群实行保护性隔离；及时总结与反馈临床上分离的病原体及其对抗菌药物的敏感性；开展医院感染的宣传教育。

目标检测

思考题

1. 简述正常菌群的生理意义。
2. 何谓菌群失调及菌群失调症？
3. 简述医院感染的概念及医院感染的特点。

扫码“练一练”

（李桂英）

扫码“学一学”

第四章

消毒、灭菌与生物安全

学习目标

1. 掌握消毒、灭菌、无菌操作和防腐几个重要概念。
2. 熟悉常见热力灭菌法；常用化学消毒剂的种类。
3. 了解影响化学消毒剂效果的主要因素。

> **考点提示**
> 消毒、灭菌、无菌操作概念。

微生物在自然界不断受环境中各种因素的影响。当环境适宜时，微生物生长繁殖迅速；若环境条件不适时，微生物生长受到抑制，甚至死亡。因此，利用理化因素对细菌进行消毒灭菌，可防止病原微生物感染，控制传染病的传播。消毒灭菌的常用术语如下。

1. 消毒（disinfection） 指杀灭物体上或环境中的病原微生物的方法。一般消毒剂的常用浓度和作用时间只能杀死细菌繁殖体，对芽孢则无效。

2. 灭菌（sterilization） 指杀灭物体上所有微生物的方法。包括病原菌和非病原菌的繁殖体和芽孢，灭菌的结果是无菌。

3. 无菌操作（aseptic technique） 指防止微生物进入机体或物体的操作技术。如外科手术或微生物学实验须无菌操作。

4. 防腐（antisepsis） 指防止或抑制微生物生长繁殖的方法。

第一节　物理消毒灭菌法

一、热力灭菌法

> **考点提示**
> 湿热灭菌常用方法及用途。

高温对微生物有明显的致死作用，热力可通过蛋白质变性、核酸降解、细胞膜损伤等使微生物死亡。

（一）湿热灭菌法

1. 煮沸法 在一个大气压下，100℃煮沸5分钟，能杀死一般细菌的繁殖体。而芽孢需煮沸1～2小时才死亡。水中加入2%碳酸氢钠可提高沸点至105℃，既能促进杀灭芽孢，又能防止金属器械生锈。煮沸法可用于饮水、食具、外科器械、注射器等物品的消毒。

2. 流通蒸汽消毒法 利用阿诺流通蒸汽锅加热，100℃的水蒸气 15～30 分钟可杀死细菌繁殖体，但不能杀死芽孢。

3. 间歇灭菌法 把流通蒸汽灭菌后物品放置 37℃温箱过夜，使芽孢发育成繁殖体，次日再经流通蒸汽灭菌，如此重复 3 次，常用于营养丰富的培养基灭菌。

4. 巴氏消毒法 由巴斯德创立而得名，加热 61.1～62.8℃ 30 分钟或 71.7℃ 15～30 秒，低温杀灭液体中的病原菌和特定微生物，而不破坏其中营养成分的方法。常用于牛奶和酒类消毒。

5. 高压蒸汽灭菌法 是最常用、最有效的灭菌方法。使用密闭的高压蒸汽灭菌器，压力调至 103.4kPa（1.05kg/cm^2），温度可达 121.3℃，维持 15～30 分钟可杀死包括芽孢在内的所有微生物。适用于耐高温、耐潮湿物品（如手术器械、敷料、一般培养基等）的灭菌。

考点提示

干热灭菌常用方法及用途。

（二）干热灭菌法

1. 烧灼和焚烧 烧灼是直接用火焰杀死微生物，适用于微生物实验室的接种环、试管口、吸管等消毒。焚烧是彻底的灭菌方法，仅适用于废弃物或人与动物尸体的处理。

2. 干烤 用干烤箱加热至 160～170℃ 2 小时，可杀死包括芽孢的一切微生物。适用于耐高温的玻璃器皿、瓷器等。

3. 红外线 以 1～10μm 波长的红外线最长用。利用红外线烤箱所需的温度和时间与干烤相同。多用于医疗器械和食具的消毒灭菌。

在相同温度下，湿热比干热灭菌效果好，原因是：①湿热中蛋白质更易凝固变性；②湿热的穿透力比干热大；③湿热蒸汽有潜热存在，由气态变为液态时可释放热能，迅速提高灭菌物体温度。

二、紫外线与电离辐射灭菌法

1. 日光与紫外线 日晒是有效的杀菌方法，患者污染的衣物、被褥等经日光直接暴晒数小时，可杀死大部分微生物，其杀菌作用主要靠紫外线，尤其是以波长 265～266nm 杀菌力最强，这与 DNA 吸收波峰一致，杀菌原理是使一条 DNA 链上相邻的碱基形成胸腺嘧啶二聚体，从而干扰 DNA 的复制与转录，导致细菌变异或死亡。紫外线的穿透能力弱，普通玻璃、尘埃、纸张等均能阻挡紫外线，故只用于手术室、无菌室及传染病房的空气及不耐热物品的表面消毒，有效距离不超过 2～3m，照射时间 1～2 小时。紫外线对人体皮肤、眼睛均有损伤作用，应注意防护。

2. 电离辐射 包括高速电子、X 射线和 γ 射线等的辐射。具有较高的能量与穿透力，通过干扰 DNA 合成，破坏细胞膜等导致细菌死亡。可用于不耐热的一次性医用塑料制品的消毒，也能用于食品的消毒，而不破坏其营养成分。

3. 微波 微波是波长 1～1000mm 的电磁波。主要用于食品、非金属器械，检验室用品、食品用具、药杯等消毒。但微波的热效应必须在有一定含水量的条件下才能显示出来。

三、滤过除菌法

用滤菌器除去液体或气体中的细菌。但不能除去病毒、支原体和 L 型细菌。主要用于一些不耐热的血清、毒素、抗生素、药液等除菌。实验室使用的超净工作台，就是利用过滤除菌的原理除去空气中的细菌。滤菌器常用的有滤膜滤菌器和蔡氏滤菌器。

物理消毒灭菌法除上述介绍方法外还有红外线、微波及超声波杀菌法，以及干燥与低温抑菌法等。

第二节　化学消毒灭菌法

化学消毒剂能影响微生物的结构、组成和生理活性，从而发挥防腐、消毒甚至灭菌的作用。

> **考点提示**
>
> 临床常用消毒剂种类及应用。

一、常用消毒剂的种类、性质与用途

见下表4－1。

表4－1　常用消毒剂种类、性质与用途

类别	名称	主要性状	常用浓度	用途
重金属盐	升汞	杀菌作用强，腐蚀金属器械	0.05%～0.1%	非金属器皿消毒
	红汞	抑菌力弱，无刺激性	2%	皮肤黏膜、小创伤消毒
	硫柳汞	杀菌力弱，抑菌力强	0.01%～0.1%	生物制品防腐
	硝酸银	有腐蚀性	1%	新生儿滴眼，预防淋球菌感染
醇类	乙醇	对芽孢无效	70%～75%	皮肤、体温计消毒
醛类	甲醛	挥发慢，刺激性强	10%	浸泡物品，空气熏蒸
	戊二醛	挥发慢，刺激性小	2%	内窥镜、手术缝合线消毒
酚类	苯酚	杀菌力强，有特殊气味	3%～5%	器具表面消毒
	来苏	杀菌力强，有特殊气味	2%	器具表面消毒
卤素及其化合物	碘酒（酊）	刺激皮肤，不能与红汞同用	2.5%	皮肤消毒
	碘附	无刺激性，有去污作用	2%～2.5%	皮肤消毒
	氯	刺激性强，有毒	0.2～0.5ppm	饮水及游泳池消毒
	漂白粉	刺激皮肤，腐蚀金属	10%～20%	地面、厕所、排泄物、分泌物消毒
氧化剂	高锰酸钾	强氧化剂，稳定	0.1%	皮肤、尿道及蔬菜、水果消毒
	过氧化氢	新生氧杀菌，不稳定	3%	创口、皮肤黏膜消毒
	过氧乙酸	原液对皮肤、金属有强烈腐蚀性	0.2%～0.5%	塑料、玻璃、人造纤维消毒
表面活性剂	新洁尔灭	刺激性小，稳定，对芽孢无效；遇肥皂等去垢剂效果减弱	0.05%～0.1%	外科洗手及皮肤黏膜消毒，浸泡手术器械
	度米芬	稳定，遇肥皂等去垢剂效果减弱	0.05%～0.1%	皮肤创伤冲洗，金属、塑料、橡皮类消毒
烷化剂	环氧乙烷	易燃、有毒	50mg/L	手术器械、敷料等消毒
	氯己定	不能与升汞配伍	0.01%～0.05%	皮肤黏膜消毒，腹腔、膀胱、阴道冲洗
酸碱类	醋酸	浓烈醋味	5～10ml/m^3加等量水蒸发	空气消毒
	生石灰	杀菌力强，腐蚀性强	12.5%～25%	地面、排泄物消毒

二、化学消毒剂的作用机制

不同的化学消毒剂其作用原理也不完全相同，大致归纳为三个方面：①损伤细胞膜或

病毒包膜，改变通透性；②使蛋白质变性或凝固；③干扰酶系统和代谢。

三、影响消毒剂效果的因素

1. 消毒剂的使用浓度与作用时间　一般规律是消毒剂的浓度越高，作用时间越长，杀菌效果越好（醇类除外）。

2. 微生物的种类与数量　不同的微生物对消毒剂的敏感性不同，革兰阳性菌比革兰阴性菌对消毒剂更敏感，细菌芽孢的抵抗力最强，有包膜病毒比无包膜病毒对脂溶性消毒剂更敏感。此外，微生物数量越大，所需消毒剂的浓度越高，作用时间越长。

3. 环境因素　通常温度越高消毒效果越好，越不利于微生物生存的 pH 环境杀菌越快。此外，临床标本中微生物常混在血液、尿液、痰或浓汁中，这些体液中大量的有机物可降低和中和消毒剂的作用，影响其消毒效果，宜选择受有机物影响较小的消毒剂如酚类化合物及漂白粉。

四、化学防腐剂

许多化学制剂高浓度时为化学消毒剂，低浓度时可为化学防腐剂，常用化学防腐剂有 0.5% 苯酚、0.01% 硫柳汞和 0.1% ~0.2% 甲醛等。

第三节　生物安全

病原微生物实验室生物安全是指避免实验室中病原微生物对相关的研究人员的危害以及可能对环境及公众产生的伤害。建立实验室生物安全还可提高实验室的检测能力来预防和控制传染病的发生，监测医院感染；建立全球传染病突发预警和应对网络；防止病原体外泄所导致的生物事故以及防范人为地制造生物武器进行生物恐怖活动。

世界卫生组织（WHO）于 2004 年发表《实验室生物安全手册》中再次明确了生物安全操作规范，同年 11 月我国也颁布《病原微生物实验室生物安全管理条例》，这标志着我国实验室生物安全已步入了法制化的轨道。

病原生物实验室的生物安全包括对病原微生物的分类管理，对实验室的分级管理，实验室感染的控制以及监督和法律责任。

一、根据病原微生物危害程度分类

第一类微生物指能引起人和动物非常严重疾病的微生物以及我国尚未发现或已经消灭的微生物。例如天花病毒、埃博拉病毒、猴痘病毒等。

第二类微生物是能引起人和动物严重疾病而且易于传播的微生物，如禽流感病毒、汉坦病毒、HIV、SARS 病毒、炭疽杆菌、结核杆菌、霍乱弧菌等。

第三类微生物能引起人和动物疾病但不会构成严重危害，传播风险有限并且具有效的预防和治疗措施。例如肠道病毒、肝炎病毒、流感病毒、致病性大肠埃希菌、伤寒杆菌、志贺菌、白假丝酵母菌等。

第四类微生物指通常不会引起人和动物疾病的微生物。

第一类、第二类病原微生物统称为高致性病原微生物。

二、病原微生物实验室分级

根据研究不同危害程度的微生物所需实验室的设计要求、防护措施和操作程序等来决定实验室的生物安全水平（biosafety level，BSL），并将实验室分为 BSL－1、BSL－2、BSL－3、BSL－4 实验室四个等级，其中 BSL－4 实验室安全防护级别最高，可进行危险病原体的研究，但只限于动物实验。

三、实验室感染的控制

（1）完善的实验室的建设和设备。BSL－2 实验室要求配备高压灭菌设备及应急喷淋设备等，BSL－3、BSL－4 实验室要求设置清洁区、半污染区及污染区，还要有独立的负压保护通风系统等。

（2）采用符合要求的个人防护用品，如防护服、防护面罩、乳胶手套等，尽可能不使用刀、剪等利器。

（3）制定严格细致的操作技术规范，对工作人员进行必要的生物安全培训，接触具有潜在危害的病原微生物应按最高等级危害对待。

（4）建立健全严格的实验室规章制度，并建立实时质量控制系统及报警机制以确保生物实验室的生物安全。

（5）有效的应急措施，如高致病性病原微生物泄露后要立即封闭污染的实验室及相关场所或无法封闭的场所要进行现场消毒。开展流行病学调查，对患者进行隔离治疗，对相关人员进行医学检查，对密切接触者进行医学观察，对染疫或疑似染疫的动物要采取隔离、捕杀等措施。

目标检测

一、名词解释

1. 消毒
2. 灭菌
3. 无菌操作
4. 防腐

二、思考题

1. 常见干热灭菌法有几种？湿热灭菌法有几种？
2. 常见的化学消毒剂的种类及影响化学消毒剂效果的因素有哪些？

扫码“练一练”

（蒋　斌）

第五章

细菌的致病作用与感染

扫码“学一学”

学习目标

1. 掌握细菌的致病因素和构成毒力的物质基础；细菌外毒素与内毒素的不同特点。
2. 熟悉细菌感染的方式与途径；细菌感染的来源及类型。
3. 了解全身感染的临床常见类型。

第一节　细菌的致病作用

细菌侵入宿主体内后，在生长繁殖的过程中不仅释放出毒性产物，同时还与宿主细胞之间发生相互作用，引起宿主出现病理变化的过程称为细菌的感染。细菌在人体内寄生、增殖并引起疾病的特性称为细菌的致病性或病原性。细菌的致病性是相对特定宿主而言，有的只对人类有致病性，有的只对某些动物有，有的则对人类和动物都有。不同致病菌对宿主可引起不同的病理过程，例如伤寒沙门菌对人类引起伤寒，而结核分枝杆菌引起结核病。因此，致病性是细菌的特征之一。病原菌的致病作用与其毒力、侵入机体的数量、侵入途径及机体的免疫状态密切相关。

一、细菌的毒力

致病菌的致病性强弱程度称为毒力，即致病性的强度，是量的概念。各种致病菌的毒力常不一致，并可随不同宿主而异；即使同种细菌也常因菌型、菌株的不一而有一定的毒力差异。构成细菌毒力的物质基础是侵袭力和毒素。

（一）侵袭力

考点提示

细菌致病的因素。

侵袭力是指细菌突破机体的防御机能，在体内定居、繁殖及扩散的能力。侵袭力包括黏附素、荚膜、侵袭性物质和细菌生物被膜等。

1. 黏附素　细菌引起感染一般需先黏附在宿主的呼吸道、消化道或泌尿生殖道等黏膜上皮细胞，以免被呼吸道的纤毛运动、肠蠕动、黏液分泌、尿液冲洗等活动所清除。然后，细菌在局部定植、繁殖，产生毒性物质或继续侵入细胞、组织，直至形成感染。细菌表面存在一类与黏附相关的蛋白质，称为黏附素。根据其来源分为两类：①菌毛黏附素，主要为G^-菌的菌毛。细菌通过菌毛与宿主细胞表面黏附素受体特异性结合，使细菌吸附在细胞表面而定居，故有些菌毛又称定居因子，如大肠埃希菌的菌毛黏附素和淋病奈瑟菌的菌毛黏附素等。②非菌毛黏附素，见于G^+菌及其他微生物，来自于菌体表面的其他成分，如金黄色葡萄球菌的脂磷壁酸和肺炎支原体的P_1蛋白等。

细菌的黏附作用与其致病性密切相关。例如从临床标本分离出的肠产毒素型大肠埃希菌菌株大多具有菌毛，而志愿者口服无菌毛肠产毒素型大肠埃希菌菌株则不会引起腹泻。

2. 荚膜及微荚膜 荚膜具有抗吞噬和抵抗体液中杀菌物质的作用，使致病菌能在宿主体内大量繁殖，产生病变。例如，将无荚膜的肺炎链球菌注射至小鼠腹腔，细菌易被小鼠吞噬细胞吞噬、杀灭；但若接种有荚膜的菌株，则细菌大量繁殖，小鼠常于注射后 24 小时内死亡。A 群链球菌的 M 蛋白、伤寒沙门菌的 Vi 抗原，以及大肠埃希菌的 K 抗原等都是位于这些细菌细胞壁外层的结构，通称为微荚膜，其功能与荚膜相同。

3. 侵袭性酶 属于胞外酶。一般对机体无毒性作用，但在感染过程中可以协助致病菌抗吞噬或向周围扩散。如金黄色葡萄球菌产生的血浆凝固酶，能使血浆中的液态纤维蛋白原变成固态的纤维蛋白围绕在细菌表面，类似于荚膜的作用，保护菌体不被吞噬细胞吞噬和免受体液中抗菌物质的作用；A 群链球菌产生的透明质酸酶、链激酶和链道酶，能降解细胞间质透明质酸、溶解纤维蛋白、液化脓液中高黏度的 DNA 等，利于细菌在组织中扩散。

4. 细菌生物被膜 是细菌附着在有生命或无生命的材料表面后，由细菌及其所分泌的胞外多糖等共同组成的呈膜状的细菌群体。细菌生物被膜作为一种保护性屏障，不仅利于细菌附着在某些支持物表面，而且阻挡了抗生素的渗入和机体免疫系统的杀伤作用。此外，细菌生物被膜内的细菌彼此之间还容易发生信号传递、耐药基因和毒力基因的捕获及转移。

考点提示

细菌生物被膜相关感染

近年来，随着新型生物材料的应用日益增多，生物材料相关感染发生逐年上升。根据流行病学调查，导尿管相关泌尿系统感染发生率为 92% ~93%，约占院内感染的 40%；心脏外科生物材料植入术合并感染发生率为 33.13%；99% 的机械通气患者气管插管处有细菌定植并反复发生感染。据美国 CDC 专家估计，65% 以上的人类细菌感染与细菌生物被膜有关。能够形成细菌生物被膜的细菌，主要包括G^+菌的肠球菌、葡萄球菌、链球菌和G^-菌的大肠埃希菌、肺炎克雷伯菌、变形杆菌、铜绿假单孢菌等。

（二）毒素

毒素是细菌在代谢过程中合成的对机体组织细胞有损害作用的物质。一种细菌可同时产生释放多种毒素，但某种疾病一般以一种或几种毒素为主。按其来源、性质和作用等不同，可分为外毒素和内毒素两种。

1. 外毒素 能产生外毒素的细菌主要是革兰阳性菌及少数革兰阴性菌。常见产生菌有革兰阳性菌中的破伤风梭菌、肉毒梭菌、白喉杆菌、产气荚膜梭菌、A 群链球菌、金黄色葡萄球菌等。某些革兰阴性菌中的痢疾志贺菌、鼠疫耶氏菌、霍乱弧菌、肠产毒素型大肠埃希菌、铜绿假单孢菌等也能产生外毒素。大多数外毒素是在细菌细胞内合成后分泌至细胞外；也有少数存在于菌体内，待细菌裂解后才释放出来，如痢疾志贺菌和肠产毒素型大肠埃希菌的外毒素。

外毒素的化学成分是蛋白质，性质不稳定，易被蛋白酶分解，不耐热。例如白喉外毒素在58～60℃经1～2小时，破伤风外毒素在60℃经20分钟可被破坏。但葡萄球菌肠毒素例外，能耐100℃ 30分钟。外毒素的毒性强，微量外毒素即可使易感动物死亡，如1mg肉毒毒素纯品能杀死2亿只小鼠，毒性比氰化钾（KCN）强1万倍。外毒素具有良好的抗原性，在0.3%～0.4%甲醛液作用下，外毒素毒性面保留其多病原性的生物制品称为类毒素。类毒素注入机体后，可刺激机体产生具有中和外毒素作用的抗毒素。类毒素和抗毒素在防治一些传染病中有实际意义，前者主要用于人工主动免疫，后者常用于治疗和紧急预防。

不同细菌产生的外毒素，对机体的组织器官具有选择作用，各自引起特殊的临床表现。例如肉毒毒素能抑制神经末梢释放乙酰胆碱，引起肌肉松弛麻痹，特别是呼吸肌麻痹，引起眼睑下垂、复视、斜视、吞咽困难等，严重者可因呼吸肌麻痹而死。又如白喉毒素对外周神经末梢、心肌等有亲和性，通过抑制靶细胞蛋白质的合成而导致外周神经麻痹和心肌炎等。

考点提示

破伤风的预防注射破伤风类毒素，治疗和紧急预防注射破伤风抗毒素。

多数外毒素由A和B两种亚单位组成。A亚单位是外毒素活性部分，决定其毒性效应。B亚单位无毒，能与宿主靶细胞表面的特殊受体结合，介导A亚单位进入靶细胞。A或B亚单位单独对宿主无致病作用，因而外毒素分子的完整性是致病的必要条件。B亚单位抗原性强，可将B亚单位提纯制成疫苗，利用B亚单位与靶细胞受体结合从而阻止受体再与完整外毒素分子结合，以此预防相关的外毒素性疾病。

外毒素根据对宿主细胞的亲嗜性及作用方式的不同，可分成神经毒素、细胞毒素和肠毒素三大类（表5－1）。

表5－1　外毒素的种类和作用

类型	细菌	外毒素	疾病	作用机制	症状和体征
神经毒素	破伤风梭菌	痉挛毒素	破伤风	阻断上下神经元间正常抑制性神经冲动传递	骨骼肌强制性痉挛
	肉毒梭菌	肉毒毒素	食物中毒	抑制胆碱能运动神经释放乙酰胆碱	肌肉松弛性麻痹
	白喉棒状杆菌	白喉毒素	白喉	抑制细胞蛋白质合成	肾上腺出血、心肌损伤、外周神经麻痹
细胞毒素	葡萄球菌	毒性休克综合征毒素1	毒性休克综合征	增强对内毒素作用的敏感性	发热、皮疹、休克
		表皮剥脱毒素	烫伤样皮肤综合征	表皮与真皮脱离	表皮剥脱性病变

续表

类型	细菌	外毒素	疾病	作用机制	症状和体征
	A 群溶血性链球菌	致热外毒素	猩红热	破坏毛细血管内皮细胞	猩红热皮疹
肠毒素	霍乱弧菌	肠毒素	霍乱	激活肠黏膜腺苷环化酶，增高细胞内 cAMP 水平	小肠上皮细胞内水分和钠离子大量丢失、腹泻、呕吐
外毒素种类及作用	产毒素型大肠埃希菌	肠毒素	腹泻	不耐热肠毒素同霍乱肠毒素，耐热肠毒素使细胞内 cGMP 增高	同霍乱肠毒素
	产气荚膜梭菌	肠毒素	食物中毒	同霍乱肠毒素	呕吐、腹泻
	葡萄球菌	肠毒素	食物中毒	作用于呕吐中枢	呕吐为主、腹泻

2. 内毒素　是革兰阴性菌细胞壁中的脂多糖组分，只有当细菌死亡裂解或用人工方法破坏菌体后才释放出来。螺旋体、衣原体、支原体、立克次体亦有类似的脂多糖，有内毒素活性。

> **考点提示**
>
> 临床常用消毒剂种类及应用。

内毒素耐热，需加热至 160℃ 经 2～4 小时，或用强碱、强酸或强氧化剂加温煮沸 30 分钟才灭活。内毒素免疫原性弱，可刺激机体产生特异性抗体，但抗体中和作用较弱。内毒素不能用甲醛液脱毒成类毒素。内毒素脂多糖分子结构由 *O* – 特异性多糖、非特异核心多糖和脂质 A（又称类脂 A）三部分组成（图 5 – 1）。

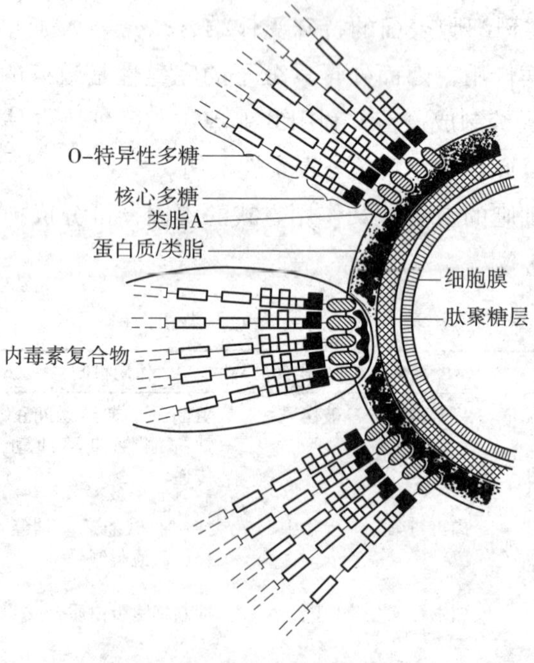

图 5 – 1　内毒素结构模式图

脂质 A 是内毒素的主要毒性成分。不同革兰阴性菌的脂质 A 结构虽有差异，但基本相似。因此，不同革兰阴性菌感染时，由内毒素引起的毒性作用大致类同。这些毒性反应主要有以下四种。①发热反应：极微量（1～5ng/kg）内毒素就能引起人体体温上升，维持约 4 小时后恢复。其机制是内毒素作用于巨噬细胞等，使之产生 IL – 1、IL – 6 和 TNF – α 等具有内源性致热原的细胞因子。它们再作用于宿主下丘脑体温调节中枢，促使体温升高发热。②白细胞反应：注射内毒素后，血循环中的中性粒细胞数骤减，系与其移动并黏附至组织毛细血管有关。1～2小时后，脂多糖诱生的中性粒细胞释放因子刺激骨髓释放中性粒细胞进入血流，使数量显著增多。但伤寒沙门菌内毒素是例外，始终使血循环中的白细胞总数减少，机制尚不清楚。③内毒素血症与内毒素休克：当血液中细菌或病灶内细菌释放大量内毒素入血时，可导致内毒素血症。内毒素作用于巨噬细胞、中性粒细胞、内皮细胞、血小板、补体系统、凝血系统等并诱生TNF－α、IL－1、IL－6、IL－8、组胺、5－羟色胺、前列腺素、激肽等生物活性物质，使小血管功能紊乱而造成微循环障碍，表现为微循环衰竭和低血压、组织器官毛细血管灌注不足、缺氧、酸中毒等。严重时则导致以微循环衰竭和低血压为特征的内毒素休克。④弥散性血管内凝血（DIC）：高浓度的内毒素可激活补体替代途径和凝血系统，引起微血栓和炎症反应，最后导致DIC。DIC还常引起出血、休克、器官功能障碍，严重者可导致死亡。

考点提示

内外毒素不同点。

细菌外毒素与内毒素的主要区别见表5－2。

表5－2　外毒素与内毒素的主要区别

区别要点	外毒素	内毒素
来源	革兰阳性菌与部分革兰阴性菌	革兰阴性菌
存在部位	多由活菌合成分泌至菌体外，少数为细菌裂解后释出	细胞壁成分，菌体裂解后释出
化学成分	蛋白质	脂多糖
稳定性	不稳定，60～80℃ 30分钟被破坏	稳定，160℃ 2～4小时才被破坏
毒性作用	强，对组织器官有选择性毒害作用，引起特殊临床表现	较弱，各种细菌的毒性作用大致相同，引起发热、白细胞反应、微循环障碍、休克、DIC等
抗原性	强，刺激机体产生抗毒素；甲醛处理可脱毒形成类毒素	弱，刺激机体产生的中和抗体作用弱；甲醛处理不能形成类毒素

二、细菌的侵入数量

感染的发生，除致病菌必须具有一定的毒力物质外，还需有足够的数量。引起感染菌量的多少，一方面与致病菌毒力强弱有关，另一方面取决于宿主免疫力的高低。一般是细菌毒力愈强，引起感染所需的菌量愈小；反之则菌量需大。例如毒力强大的鼠疫耶尔森菌，在无特异性免疫力的机体中，有数个菌侵入就可发生感染；而毒力弱的某些引起食物中毒的沙门菌，常需摄入数亿个菌才引起急性胃肠炎。

三、细菌的侵入途径

有了一定的毒力和足够数量的致病菌，若侵入易感机体的部位不适宜，仍不能引起感染。例如，伤寒沙门菌必须经口进入消化道才能引起感染；破伤风梭菌只有经伤口侵入，在厌氧环境中才能在局部组织生长繁殖，产生外毒素入血，引起毒血症。也有一些致病菌的合适侵入途径不止一个，例如结核分枝杆菌，经呼吸道、消化道、皮肤创伤等均可引起感染。各种致病菌都有其特定的侵入途径，这与致病菌需要特定的生长繁殖的微环境有关。

第二节　细菌感染的来源与传播途径

☞案　例

某患者，女性，20 岁，以“反复右下腹疼痛 1 年半，再发伴加重 7 天”为主诉于 11 月 12 日住院，诊断：“慢性阑尾炎急性发作”，11 月 15 日行“阑尾手术切除术”。11 月 21 日患者切口拆线后出现手术切口渗液，呈淡黄色，无臭味，行切口引流。11 月 22 日引流液培养结果：大肠埃希菌生长；11 月 24 日二次送检培养结果：同前。

1. 该患者的诊断和病因？

2. 分析该患者术后感染的细菌来源和侵入的途径。

3. 如何对本案例的患者实施护理措施？

一、细菌感染的来源

感染来源于宿主体外的称外源性感染；若来自患者自身体内或体表的称为内源性感染。

（一）外源性感染

1. 患者　是传染病的主要来源，大多数人类感染是通过人与人之间传播的。患者在疾病潜伏期一直到病后一段恢复期内，均可通过接触或受染的环境将致病菌传播给周围他人。对患者及早做出诊断并采取防治措施，是控制和消灭传染病的根本措施之一。

2. 带菌者　携带某些病原菌，不产生临床症状，但不断向体外排菌者。一般可分为健康带菌者和恢复期带菌者。这些健康带菌者和恢复期带菌者是很重要的传染源，因其不出现临床症状，不易被人们察觉，故危害性甚于患者。脑膜炎奈瑟菌、白喉棒状杆菌常有健康带菌者，伤寒沙门菌、志贺菌等可有恢复期带菌者。

3. 病畜和带菌动物　有些细菌是人兽共患病的致病菌，因而病畜或带菌动物的致病菌也可传播给人类。例如鼠疫耶尔森菌、炭疽芽孢杆菌、布鲁杆菌、牛分枝杆菌，以及引起食物中毒的沙门菌等。

（二）内源性感染

这类感染的致病菌大多是体内的正常菌群，少数是以隐伏状态存在于体内的致病菌。当某些细菌因寄居部位改变，或大量使用广谱抗生素导致菌群失调，或长期应用免疫抑制剂类药物，使机体免疫功能降低时，正常菌群在特定条件下成为条件性致病菌而致病。

二、传播方式与途径

各种致病菌都有其特定的侵入途径和部位，这与致病菌生长繁殖时需要一定的微环境有关。根据致病菌侵入门户的不同，可有下列传播方式和途径。

1. 呼吸道传播　致病菌从患者或带菌者的痰液、唾沫等散布到周围空气中，经呼吸道途径感染他人。例如咳嗽、喷嚏、大声说话时喷出的飞沫，含有大量细菌。此外，亦可通过吸入沾有病菌的尘埃而引起。呼吸道感染的疾病有肺结核、流脑、白喉、百日咳、军团病等。

2. 消化道传播　伤寒、菌痢、霍乱、食物中毒等胃肠道传染病，大多是宿主摄入被患者或者带菌者排泄物污染的食物、饮用水所致，又称为粪－口途径。这些病原菌都是能够抵抗胃酸和胆汁并在外界环境有一定存居能力的微生物。水、手指和苍蝇等昆虫是消化道传染病传播的重要媒介。

3. 皮肤黏膜创伤传播 皮肤黏膜的细小破损，致病性葡萄球菌、链球菌等常可侵入引起化脓性感染。泥土、人类和动物粪便中，可有破伤风梭菌、产气荚膜梭菌等芽孢存在。这些芽孢若进入深部伤口，微环境适宜时就会发芽、繁殖，产生外毒素而致病。

4. 接触传播 麻风等可通过直接或间接接触而感染，淋病可通过性接触传播。通过人类性行为传播的疾病称为性传播疾病，引起性传播疾病的微生物，除细菌外，还包括病毒、支原体、衣原体、螺旋体等。性传播疾病种类多、传播快，严重危害人类的健康和生命，例如淋病、梅毒、艾滋病等，是人类面临的重大公共卫生问题。

5. 节肢动物媒介传播 有些传染病是通过吸血昆虫传播的。例如人类鼠疫由鼠蚤传播，流行性斑疹伤寒由体虱传播，恙虫病由恙螨幼虫传播等。

6. 多途径传播 有些致病菌的传播可有呼吸道、消化道、皮肤创伤等多种途径，如结核分枝杆菌可分别引起肺结核、肠结核、皮肤结核等，炭疽芽孢杆菌也可多途径传播。

三、环境因素对感染的影响

感染的轻重除取决于致病菌和宿主两方外，自然因素和社会因素对感染的发生、发展亦有明显影响。

自然因素包括气候、季节、温度、湿度和地理条件等诸方面。例如季节不同，流行的传染病种类就不同。冬季易发生呼吸系统传染病，因寒冷能降低呼吸道黏膜的抵抗力。

同时，室内活动较多，门窗经常关闭，空气流动少，也增加与致病菌接触的机会。夏季易发生消化系统传染病，乃因天热需大量饮水，将胃酸稀释，使其杀菌效率降低。夏季气温高，利于苍蝇等昆虫孳生，增多传播机会。有些传染病有地区性，例如原始森林地区或未开垦地带存在着野生动物或吸血昆虫间流行的人畜（兽）共患传染病，一旦人类进入这些自然疫源地，就有可能被传播，甚至在人群中造成流行。

社会因素对感染的发生和传染病的流行影响也很大。战争、灾荒、贫困等促使传染病的发生和流行。改善生活和劳动条件，开展防病的卫生运动，则传染病的发病率将逐渐下降，人民的健康水平亦将随之明显提高。

第三节 细菌的感染类型

感染的发生、发展和结局是宿主机体和致病菌相互作用的复杂过程。致病菌入侵后，在建立感染的同时，能激发宿主免疫系统产生一系列免疫应答与之对抗。其结局根据致病菌和宿主两者力量强弱而定，感染类型可以出现不感染、隐性感染、显性感染和带菌状态等不同临床表现。这几种类型并非一成不变，随着两方力量的增减，可以移行、转化或交替出现的动态变化。

一、不感染

当宿主体具有高度免疫力，或侵入的致病菌毒力很弱或数量不足，或侵入的部位不适宜，则病原菌迅速被机体的免疫系统消灭，不发生感染。

二、隐性感染

当机体的抗感染免疫力较强，或侵入的病原菌数量不多、毒力较弱，感染后对机体损害较轻，不出现或出现不明显的临床症状，称为隐性感染，又称亚临床感染。隐性感染后，机体常可获得足够的特异免疫力，能抵御相同致病菌的再次感染。在每次传染病流行中，隐性感染者一般约占人群的90%或更多。结核、白喉、流脑、伤寒等常有隐性感染。

三、显性感染

当机体抗感染的免疫力较弱，或侵入的致病菌数量较多、毒力较强，以致机体的组织细胞受到不同程度的损害，生理功能也发生改变，并出现一系列的临床症状和体征，称为显性感染。

1. 按病情缓急分

（1）急性感染　发病急，病程较短，一般是数日至数周。病愈后，致病菌从宿主体内消失。引起急性感染的致病菌有脑膜炎奈瑟菌、霍乱弧菌、肠产毒素型大肠埃希菌等。

（2）慢性感染　发病慢，病程较长，常持续数月至数年。引起慢性感染的病原菌多为细胞内寄生的病原菌，例如结核分枝杆菌、麻风分枝杆菌等。

2. 按感染部位分

（1）局部感染　致病菌侵入机体后，局限在一定部位生长繁殖引起病变的一种感染类型。例如金黄色葡萄球菌引起的疖、痈等。

（2）全身感染　感染发生后，致病菌或其毒性代谢产物向全身播散，引起全身性症状的一种感染类型。临床上常见的有下列几种情况。

> **考点提示**
> 全身感染类型。

1）菌血症　致病菌由原发部位一过性或间断性侵入血流，但未在血流中生长繁殖，且无明显中毒症状。例如伤寒早期有菌血症期。

2）败血症　致病菌侵入血流后并在其中大量繁殖，产生毒性产物引起全身性中毒症状，例如高热、皮肤和黏膜瘀斑、肝脾肿大等。鼠疫耶尔森菌、炭疽芽孢杆菌等可引起败血症。

3）毒血症　致病菌在机体局部生长繁殖而不进入血循环，只有其产生的外毒素入血，外毒素经血到达易感的组织和细胞，引起特殊的毒性症状。例如白喉、破伤风等。

4）内毒素血症　革兰阴性菌感染时，由于细菌大量崩解死亡，释放的内毒素进入血循环，引起全身的相应症状。

5）脓毒血症　化脓性病原菌侵入血流后在其中大量繁殖，并通过血流扩散至机体的其他组织或器官，产生新的化脓性病灶。例如金黄色葡萄球菌的脓毒血症，常导致多发性肝脓肿、皮下脓肿和肾脓肿等。

四、带菌状态

有时致病菌在显性或隐性感染后并未立即消失，在体内继续留存一定时间，与机体免疫力处于相对平衡状态，称为带菌状态，该宿主称为带菌者。例如伤寒、白喉等病后常可出现带菌状态。带菌者经常或间歇排出病原菌，成为重要的传染源之一。因此，及时检出带菌者并进行隔离和治疗，对于控制传染病的流行和消灭传染病具有重要意义。

目标检测

思考题

1. 细菌的侵袭力与菌体的哪些结构和产物有关？细菌内毒素与外毒素有何主要区别？
2. 致病菌侵入机体后，能否引起感染？为什么？可导致哪些类型的感染？
3. 病原生物可通过哪些方式与途径感染人体？

（蒋　斌）

扫码“练一练”

第六章

化脓性细菌

学习目标

1. 掌握化脓性细菌的形态与染色特点。
2. 熟悉化脓性细菌的培养特点；化脓性细菌的致病性与免疫性。
3. 了解化脓性细菌的鉴定方法。

案 例

某校多名学生在食堂进餐 3 小时后，先后出现恶心、腹泻、明显呕吐，伴有低热、白细胞升高，最高可达 4×10^9/L，未出现死亡病例。取呕吐物及剩余食物进行微生物学检查，镜下见革兰阳性球菌，葡萄串状排列，普通培养基培养可见圆形、中等大小、金黄色、光滑菌落。

思考题：

1. 根据症状及微生物学检查，初步判断为何种疾病？由何种细菌所致？
2. 采取哪些措施可预防本病？

球菌（coccus）是一大类通过创伤、消化道、呼吸道感染等方式，引起局部组织器官的病变，并可进一步扩散导致全身感染的细菌，种类繁多，对人类有致病性的球菌因主要能引起化脓性炎症，故又称为化脓性球菌。根据革兰染色性的不同，可分为革兰阳性球菌和革兰阴性球菌。前者包括葡萄球菌、链球菌、肺炎链球菌等；后者包括脑膜炎奈瑟菌和淋病奈瑟菌。

扫码“学一学”

第一节　葡萄球菌属

葡萄球菌属（*Staphylococcus*）是一类革兰阳性球菌，因其常堆聚、排列成葡萄串状而得名。广泛分布于自然界的空气、水、土壤中，在人和动物的体表及其与外界相通的腔道中也是常见的菌群，其中大部分是非致病菌，少数人皮肤和鼻咽部可带有致病菌，其中以医务人员带菌率最高，可达 80% 以上，是医院内感染的重要传染源。可引起皮肤、黏膜及多种组织的化脓性炎症、败血症、脓毒血症等，是最常见的化脓性球菌。葡萄球菌属包括 30 多个种，其中金黄色葡萄球菌是临床上最常见的化脓性细菌。

一、生物学性状

（一）形态与染色

革兰阳性，球形或椭圆形，直径约 1μm，常呈葡萄串状排列（图 6－1），在脓汁中亦可见散在或短链状排列，无芽孢、鞭毛，体外培养一般不形成荚膜，体内有些菌株可形成荚膜。当其衰老、死亡时，在陈旧培养基中或被中性粒细胞吞噬后常转为革兰阴性。

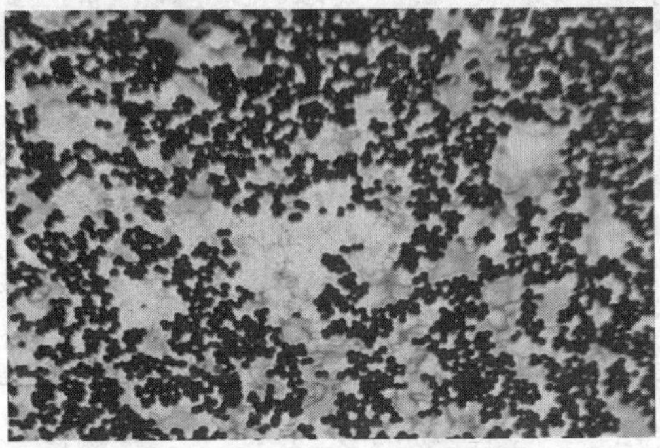

图 6－1　葡萄球菌（1 000×）

（二）培养特性

营养要求不高，在普通培养基上生长良好，需氧或兼性厌氧，最适温度 37℃，最适 pH 为 7.4。在液体培养基中经 37℃培养 24 小时，呈均匀混浊生长，管底稍有沉淀。在普通琼脂平板上经 37℃培养 24 小时，形成中等大小、圆形、凸起、湿润的菌落，可产生脂溶性的金黄色、白色、柠檬色色素。常选用血液营养琼脂培养基，多数致病性葡萄球菌能产生溶血素，在血琼脂平板上，其菌落周围形成宽大透明的溶血环（β 溶血）。耐盐性强，在含有 10%～15% NaCl 的培养基中生长良好，故可用高盐培养基分离该菌。

（三）生化反应

触酶试验阳性，多数葡萄球菌能分解葡萄糖、麦芽糖和蔗糖，产酸不产气，致病性菌株能分解甘露醇，血浆凝固酶阴性的菌株不分解。

（四）抗原构造

葡萄球菌有 30 多种抗原，其中较重要的有如下两种。

1. 葡萄球菌 A 蛋白（staphylococcus protein A，SPA）　存在于细胞壁的一种表面蛋白，90% 以上的金黄色葡萄球菌菌株具有此抗原。SPA 能与人和多种哺乳动物的 IgG 的 Fc 段非特异性结合，因而可用含 SPA 的葡萄球菌作为载体，结合特异性抗体，进行简易、快速的协同凝集试验，检测多种微生物抗原。SPA 与 IgG 结合后形成的复合物具有抗吞噬作用、引起超敏反应、促进细胞分裂、损伤血小板等多种生物学活性。

2. 多糖抗原　为细胞壁上的磷壁酸，是半抗原。检测磷壁酸抗体有助于金黄色葡萄球菌感染的诊断和预后判断，表皮葡萄球菌等血浆凝固酶阴性菌的细胞壁多糖抗原为甘油磷壁酸。

（五）分类

根据色素和生化反应不同分为金黄色葡萄球菌（*S. aureas*）、表皮葡萄球菌（*S. epidermidis*）、腐生葡萄球菌（*S. saprophyticus*）三种，其中金黄色葡萄球菌为致病菌，表皮葡萄球菌为条件致病菌，腐生葡萄球菌一般不致病。其主要生物学性状如表 6－1 所示。根据是否产生血浆凝固酶，可将葡萄球菌分为血浆凝固酶阳性菌株和血浆凝固酶阴性菌株两大类。血浆凝固酶阳性菌为致病菌，有些血浆凝固酶阴性菌株也可致病。

表 6－1　三种葡萄球菌的主要生物学性状

性状	金黄色葡萄球菌	表皮葡萄球菌	腐生葡萄球菌
产生色素	金黄色	白色	白色或柠檬色
发酵甘露醇	+	–	–
血浆凝固酶	+	–	–
α 溶素	+	–	–
耐热核酸酶	+	–	–
SPA	+	–	–
磷壁酸类型	核糖醇型	甘油型	两者兼有
致病性	强	弱或无	无

（五）抵抗力

葡萄球菌是抵抗力最强的无芽孢球菌，80℃ 30 分钟才被杀死；耐干燥可达数月，耐高盐；在 2% 苯酚中 15 分钟或 1% 升汞中 10 分钟死亡，1:（10 万～20 万）龙胆紫能抑制其生长；对青霉素、红霉素、庆大霉素较敏感，近年来由于广泛应用抗生素，耐药菌株迅速增多，耐青霉素 G 的葡萄球菌高达 90% 以上，尤其是耐甲氧西林金黄色葡萄球菌（methicillin－resistant Staphylococcus aureus，MRSA），已成为院内感染最常见的致病菌。

二、致病性与免疫性

（一）致病物质

1. 血浆凝固酶（coagulase）　能使含有抗凝剂的人或兔血浆发生凝固，是鉴别葡萄球菌有无致病性的重要指标，血浆凝固酶阳性的为金黄色葡萄球菌，有致病性。血浆凝固酶有两种：①游离凝固酶，是一种分泌到菌体外的蛋白质。当被人或兔血浆中的协同因子激活后，形成葡萄球菌凝固酶，能使纤维蛋白原转变成纤维蛋白，导致血浆凝固。②结合凝固酶，存在于菌体表面不释放，是该菌株的表面纤维蛋白原受体。当细菌混悬于人或兔血浆时，血浆中的纤维蛋白原与细菌的受体交联而使细菌凝集。血浆凝固酶与金黄色葡萄球菌的致病力有关，可使菌体周围血液或血浆中的纤维蛋白等沉积于菌体表面，阻碍体内吞噬细胞的吞噬作用。同时，亦能保护细菌不受血清中杀菌物质的作用。葡萄球菌引起的感染易于局限化和形成血栓，与该酶有关。

> **考点提示**
>
> 金黄色葡萄球菌致病物质及所致疾病。

2. 葡萄球菌溶血素（staphylolysin）　是一种外毒素，致病性葡萄球菌能产生 α、β、γ、δ、ε 五型溶血素，对人类致病的主要是 α 溶血素，除对多种哺乳动物红细胞有溶血作用外，还能杀伤白细胞、血小板、肝细胞、成纤维细胞、血管平滑肌细胞等，导致局部组织缺血和坏死。α 溶血素具有良好的免疫原性，经甲醛脱毒后可制成类毒素。

3. 杀白细胞素（leukocidin）　大多数致病性葡萄球菌能产生杀白细胞素，能损伤人和动物的中性粒细胞和巨噬细胞，导致机体免疫防御能力的降低。

4. 肠毒素（enterotoxin）　从临床分离的金黄色葡萄球菌，约 1/3 产生肠毒素，有九个血清型，为可溶性蛋白质，耐热，100℃ 30 分钟不被破坏，也不受胃液中蛋白酶的影响。肉、蛋、奶等食品如被产毒菌株污染，在合适的温度下，8～10 小时即可产生大量的肠毒素，食用含有肠毒素的食品可引起急性胃肠炎，即食物中毒。发病率占食物中毒的首位，其作用机制可能是当其到达中枢神经系统后，刺激呕吐中枢而导致以呕吐为主要症状的食物中毒。此外，它还具有超抗原作用。

5. 表皮剥脱毒素（exfoliative toxin，exfoliatin）　又称表皮溶解毒素，是一种蛋白质，具有抗原性，经甲醛处理后脱毒而成为类毒素。它能分离皮肤表层细胞，使表皮和真皮脱离，引起葡萄球菌烫伤样皮肤综合征（即剥脱性皮炎）。多见于新生儿和免疫功能低下者。开始皮肤有弥漫性红斑，1～2 天后表皮起皱继而出现水泡，表皮上层脱落。

6. 毒性休克综合征毒素 -1（toxic shock syndrome toxin -1）　它能增强宿主对内毒素的敏感性，可引起急性高热，低血压、引起毒性休克综合征，导致机体多个器官的功能紊乱。

（二）所致疾病

1. 侵袭性疾病　主要引起化脓性炎症。金黄色葡萄球菌可通过多种途径侵入机体，导致局部组织或器官的多种感染，甚至全身性感染。①皮肤及软组织感染：如毛囊炎、疖、痈、睑腺炎、甲沟炎、伤口化脓、蜂窝织炎等。脓汁黄而黏稠，病灶多局限，与周围组织界限明显。②内脏器官感染：如支气管炎、肺炎、中耳炎、胸膜炎、心内膜炎等。③全身性感染：若外力挤压疖、痈，早期切开未成熟的脓肿，细菌可由淋巴和血流向全身扩散，引起败血症、脓毒血症等。

2. 毒素性疾病　①食物中毒：进食含有污染葡萄球菌肠毒素食物引起。一般潜伏期为 1～6 小时，患者出现头晕、恶心、呕吐、腹痛、腹泻等急性胃肠炎症状，大多数发病 1～2 天可自行恢复，预后良好，严重者可引起虚脱或休克。②假膜性肠炎：是一种菌群失调性肠炎，肠黏膜被一层炎性假膜所覆盖，该假膜由炎性渗出物、肠黏膜坏死块和细菌组成。耐药的金葡菌繁殖而产生肠毒素，引起以腹泻为主的临床表现。③烫伤样皮肤综合征：由表皮剥脱毒素引起，多见于婴幼儿和免疫功能低下的成人，初起有红斑、起皱，继而形成水疱，至表皮脱落。④毒性休克综合征：由毒性休克综合征毒素 -1 引起，病死率高，主要表现为急性高热、低血压、皮疹伴脱屑，严重时出现休克等。

（三）免疫性

病后对金黄色葡萄球菌有一定的天然免疫力，当机体皮肤黏膜损伤，机体抵抗力下降或患慢性消耗性疾病时，才易引起葡萄球菌感染，但患病后所获免疫力不强，且不持久，难以防止再次感染。

三、微生物学检查

（一）标本采集

根据疾病的不同而采集不同的标本，如化脓性感染取浓汁、渗出物、穿刺液，败血症取血液，脑膜炎取脑脊液，食物中毒取呕吐物、可疑食物或粪便等。

（二）直接涂片镜检

取标本涂片革兰染色镜检，根据典型葡萄球菌的形态、排列和染色特性，可做出初步诊断。

扫码“看一看”

（三）分离培养与鉴定

将标本接种于血液琼脂培养基上，血液需要接种增菌培养基，长菌后再转种血液琼脂平板，37℃培养 18～24 小时后，选择典型菌落做鉴定。致病性葡萄球菌鉴定主要根据产生血浆凝固酶、耐热核酸酶、金黄色色素、发酵甘露醇及血平板上有 β 溶血环等。

（四）葡萄球菌肠毒素检查

目前主要采用免疫学方法检测葡萄球菌肠毒素，其中以 ELISA 法为实用。ELISA 法可检出 ng 水平的肠毒素，并可在 30 分钟内完成。还可用特异的 DNA 基因探针、杂交技术检测产肠毒素菌株。

四、防治原则

注意个人卫生，消毒隔离及防止医源性感染，是主要的预防措施。对皮肤创伤感染应及时消毒、清创；医务人员在接触感染者后要充分消毒，防止医源性感染；根据食品卫生法的要求，加强饮食服务行业的卫生管理，皮肤化脓性感染者未治愈前不能从事食品加工及饮食服务工作，以防食物中毒发生。治疗时应根据药物敏感性试验结果，选用敏感抗菌药物。对反复发作的顽固性疖疮，采用自身菌苗疗法有一定功效，或用葡萄球菌外毒素制成的类毒素治疗。

知识拓展

MRSA

MRSA（methicillin－resistant Staphylococcus aureus）即耐甲氧西林金黄色葡萄球菌。1961 年，甲氧西林问世 2 年后，英国的 Jevons 首次发现了第一株 MRSA，之后以惊人的速度在世界范围内蔓延，随后的 20 年间 MRSA 逐渐成为医院感染的主要病原菌，称为医院相关 MRSA，20 世纪 90 年代初期出现社区相关 MRSA，成为社区感染的重要病原菌之一。

MRSA 毒性并不比普通的金黄色葡萄球菌更强，只不过由于它抗甲氧西林，使得治疗更为困难而已。MRSA 感染的治疗是临床十分棘手的难题之一，关键是其对许多抗生素有多重耐药。通常用万古霉素、去甲万古霉素、替考拉宁等治疗。为避免病菌的传播，对 MRSA 患者最好能在单独的病房中隔离治疗，探视患者后要洗手，如果有可能接触到患者的体液，则要戴上一次性手套。为防止被感染上 MRSA，平时应做好个人卫生：用肥皂洗手保持手的清洁；清理、包扎创伤直到愈合；避免接触他人的伤口或伤口流出物。

扫码“学一学”

第二节　链球菌属

链球菌属（*Streptococcus*）是化脓性球菌的另一类常见的细菌，为链状排列或个别成双排列的革兰阳性球菌。广泛存在于自然界、人及动物粪便和健康人鼻咽部，引起各种化脓性炎症、猩红热、丹毒、新生儿败血症、扁桃体炎以及链球菌变态反应性疾病等。链球菌属中对人类致病的主要是 A 群链球菌和肺炎链球菌。

一、生物学性状

（一）形态与染色

革兰阳性，菌体呈球形或椭圆形，直径0.6～1.0μm，常呈链状排列，短者由4～8个细菌组成，长者由20～30个细菌组成（图6－2），液体培养基中长链多见，临床标本以成对、短链多见。无鞭毛、芽孢。有菌毛样结构，含型特异性的M蛋白。多数菌株易在培养早期（2～4小时）形成透明质酸的荚膜，随着培养时间的延长，细菌的荚膜自溶消失。

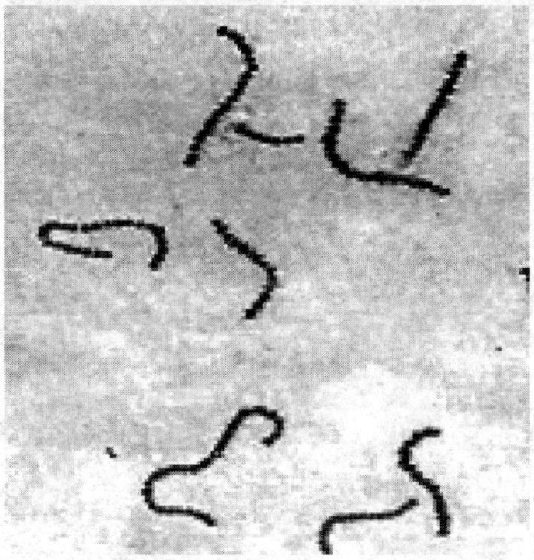

图6－2　链球菌（1 000×）

（二）培养特性

多数兼性厌氧，少数为专性厌氧。营养要求较高，普通培养基中需加入血液、血清、葡萄糖等才能生长。在含血清的液体培养基里易形成长链，呈絮状沉淀生长。在血琼脂平板上形成灰白、光滑、针尖样细小菌落，不同菌株溶血现象不同。

（三）生化反应

触酶试验阴性，借此可区别于葡萄球菌。均能分解葡萄糖，产酸不产气，一般不分解菊糖，不被胆汁溶解，这两种特性用来鉴定甲型溶血型链球菌和肺炎链球菌。

（四）抗原构造

1. 蛋白质抗原　又称表面抗原，位于C抗原外层细胞壁表面，有M、R、T、S等四种抗原组分，具有型特异性，与致病有关的是M抗原，是一种异嗜性抗原，与Ⅲ型超敏反应的发生有关。

2. 多糖抗原　又称C抗原，系群特异性抗原，是细菌壁的多糖组成成分。

3. 核蛋白抗原　又称P抗原，无特异性，是链球菌的共同抗原，与葡萄球菌有交叉反应。

（五）分类

> **考点提示**
>
> 链球菌分类及主要致病类型。

1. 根据溶血现象分类　链球菌根据在血琼脂平板上生长繁殖时是否产生溶血素及其溶血现象可分为三类。

（1）甲型溶血性链球菌（α－hemolytic streptococcus）菌落周围有狭窄的草绿色溶血环，称甲型溶血或α溶血。因此这类细菌又被称为草绿色链球菌，多数为条件致病菌。

（2）乙型溶血性链球菌（β－hemolytic streptococcus） 菌落周围有宽大透明的溶血环，直径2～4mm宽，界限分明，透明无色，称乙型溶血或β溶血。环内的红细胞完全溶解，因此这类细菌又被称为溶血性链球菌。溶血性链球菌致病力最强，是引起人类和动物致病的主要链球菌。

（3）丙型链球菌（γ－hemolytic streptococcus） 不产生溶血素，菌落周围无溶血环，因而称为γ溶血，又称不溶血性链球菌。一般不致病，是肠道的正常菌群，也常见于乳制品中（表6－2）。

表6－2 三种链球菌的溶血现象及致病性

类别	名称	溶血现象	致病性
甲型溶血性链球菌	α溶血	草绿色溶血环	条件致病菌
乙型溶血性链球菌	β溶血	宽大透明溶血环	致病力强
丙型链球菌	γ溶血	无溶血环	无致病性

2. 根据抗原结构分类 按细胞壁中多糖抗原不同，可分为A～H、K～V共20群，对人致病的链球菌90%属于A群。此外，根据对氧的需求不同分为需氧性、兼性厌氧性和厌氧性链球菌三类，对人致病的主要是前两类，厌氧性链球菌是口腔、消化道、泌尿生殖道的正常菌群，为条件致病菌。

（六）抵抗力

本菌抵抗力不强，加热60℃ 30分钟死亡；在干燥尘埃中可存活数月；对常用消毒剂敏感；乙型溶血性链球菌对青霉素、红霉素、氯霉素、磺胺、头孢霉素等均敏感，尤其对青霉素很少耐药。

二、致病性与免疫性

（一）致病物质

> **考点提示**
>
> 链球菌主要致病物质与所致疾病。

1. 链球菌溶血素 有溶解红细胞，杀死白细胞、血小板及毒害心脏的作用，主要有“溶血素O”和“溶血素S”两种。①链球菌溶血素O（streptolysin O，SLO）：对氧气敏感，遇氧气易被氧化，失去溶血活性。溶血素O能破坏白细胞、血小板、心肌细胞、巨噬细胞和神经细胞。抗原性强，感染后2～3周，85%以上患者产生抗“O”抗体，效价一般在1∶400以上，病愈后可持续数月甚至数年。SLO抗体含量的测定，可作为链球菌新近感染指标之一，或风湿热及其活动性的辅助诊断。②链球菌溶血素S（SLS）：对氧气不敏感，链球菌在血琼脂平板上菌落周围的β溶血是由这种对氧气稳定的SLS所致。SLS是小分子糖肽，无免疫原性，对白细胞、血小板和多种组织细胞有毒性作用。

2. 致热外毒素 曾称红疹毒素或猩红热毒素，是人类猩红热的主要致病物质，为外毒素，是蛋白质，对热稳定，该毒素能引起发热反应和皮疹。抗原性强，可刺激机体产生抗毒素，抗毒素能中和外毒素的毒性作用。

3. M蛋白 是链球菌细胞壁中的蛋白质组分，具有抗吞噬作用和杀菌作用，并能帮助链球菌黏附于上皮细胞进行繁殖。M 蛋白与人类心肌、肾小球基底膜有共同的抗原成分，刺激机体产生特异性抗体，通过交叉反应损伤心肌组织和肾小球，与某些超敏反应疾病有关。

4. 侵袭性酶 主要有以下几种。①透明质酸酶：又名扩散因子，能分解细胞间质中的透明质酸，有利于病菌在组织中扩散。②链激酶：又称链球菌溶纤维蛋白酶，是一种激酶，能激活血液中的纤维蛋白酶原，成为纤维蛋白酶，即可溶解血块或阻止血浆凝固，有利于细菌在组织中的扩散。耐热，100℃ 50 分钟仍保持活性。③链道酶：又称 DNA 酶，主要由 A、C、G 族链球菌产生。此酶能分解黏稠脓液中具有高度黏性的 DNA，使脓汁稀薄，有易于病原菌扩散。

（二）所致疾病

链球菌可引起人类多种疾病，其中 A 群占 90% 以上，致病性强。

1. 化脓性感染 ①局部皮肤和皮下组织感染：经皮肤伤口侵入，引起皮肤及皮下组织的化脓性炎症，如疖、痈、蜂窝组织炎、丹毒等。②其他系统感染：沿淋巴管扩张，引起淋巴管炎、淋巴结炎等；经呼吸道侵入，引起急性扁桃腺炎、咽峡炎，并蔓延周围致中耳炎、乳突炎、化脓性脑膜炎等；经产道感染，造成“产褥热”。

2. 毒素性疾病 猩红热，由致热外毒素引起，是一种小儿急性呼吸道传染病，是链球菌感染引起的中毒性疾病。经飞沫传播 ，主要临床特征为发热、咽炎、全身弥漫性鲜红皮疹，疹消退后出现明显的脱屑。

3. 超敏反应性疾病 包括两种。①风湿热：临床表现以关节炎、心肌炎为主。链球菌细胞壁的 M 蛋白和心肌有共同抗原，导致Ⅱ型超敏反应。又因细菌的 M 蛋白和相应抗体形成的免疫复合物沉积于心瓣膜和关节滑膜腔上，造成Ⅲ型超敏反应。②急性肾小球肾炎：多见于儿童和青少年，临床表现为蛋白尿、浮肿和高血压。因链球菌的 M 蛋白与肾小球基底膜具有共同抗原，而引起的Ⅱ型和Ⅲ型超敏反应。

其他链球菌：①甲型溶血性链球菌，是人类鼻咽部、口腔、上呼吸道的正常菌群，在拔牙或摘除扁桃体时，细菌乘机侵入血流，可引起亚急性感染性心内膜炎。②变异链球菌，可引起龋齿。变异链球菌分解蔗糖产生葡聚糖，将口腔中细菌黏附于牙齿表面，其中乳杆菌发酵糖类产酸，导致牙釉质脱钙形成龋齿。③B 群链球菌，引起新生儿肺炎、心内膜炎、败血症和脑膜炎等，死亡率极高。④D 群链球菌，常寄居在皮肤、上呼吸道、消化道和泌尿生殖道，常可引起尿路感染、败血症和心内膜炎等。

（三）免疫性

A 群链球菌感染后，可获得一定的免疫力，主要是 M 蛋白的抗体和抗致热外毒素抗体发挥作用，可增强吞噬细胞的吞噬作用。由于型别多，无交叉免疫，常发生反复感染。猩红热病人对同型细菌有较牢固的免疫力。

三、微生物检查

（一）标本采集

根据不同疾病，采集不同标本。对化脓性感染取脓汁，呼吸道感染取鼻咽拭子，败血症取血液标本等。风湿热患者取血清做抗链球菌溶素“O”的抗体测定。

（二）直接涂片染色镜检

脓汁、鼻咽拭子标本可直接涂片，进行革兰染色镜检，发现典型链球菌时，即可做初步诊断。

（三）分离培养与鉴定

取浓汁或鼻咽拭子直接接种在血液琼脂平板上分离培养，血液标本则先增菌后分离培养，37℃培养 24 小时后，挑取可疑菌落做鉴定试验。一般鉴定主要依据形态、染色、菌落特征、溶血情况、生化反应等进行。

（四）血清学试验

抗链球菌溶素“O”试验（ASO），简称抗“O”试验，是毒素与抗毒素的中和试验。常用于风湿热或急性肾小球肾炎患者的辅助诊断，效价 >1∶400 单位时有意义。

四、防治原则

预防感冒，避免链球菌感染。积极治疗患者及带菌者，以减少传染源。注意空气、牛乳、器械、敷料等的消毒灭菌。对急性咽炎和扁桃体炎患者，尤其是儿童，要早期、彻底治疗，以防止发生急性肾小球肾炎和风湿热等疾病。治疗化脓性链球菌感染的首选药物为青霉素，也可选头孢霉素。长效青霉素可预防链球菌感染，减少超敏反应性疾病的发生。

第三节　肺炎链球菌

扫码“学一学”

肺炎链球菌（*S. pneumoniae*）又称肺炎球菌，常寄居于正常人的鼻咽腔中，一般不致病或致病性弱，少数菌株有致病力，可以引起大叶性肺炎。

一、生物学性状

（一）形态与染色

革兰阳性球菌，菌体呈矛头状，宽端相对，尖端向外，成双排列，直径 0.5～1.25μm。在脓液、痰液中亦可呈短链排列，无鞭毛、芽孢，毒力菌株在机体内可形成较厚的荚膜，此为本菌的重要特征（图 6-3），多次人工培养后荚膜容易消失。

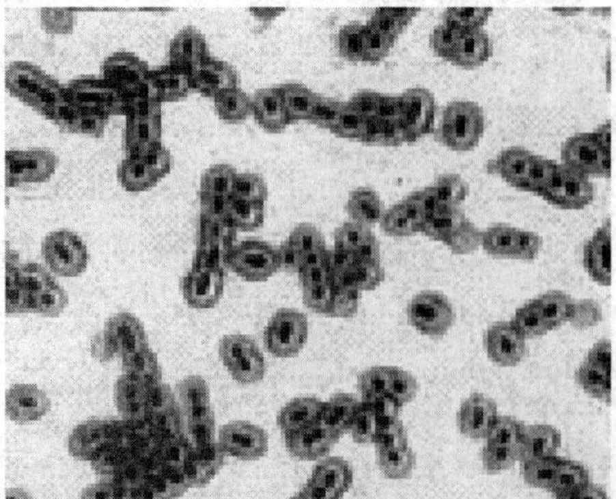

图 6-3　肺炎链球菌的荚膜（1 000×）

（二）培养特性

营养要求高，在含血液或血清的培养基中生长。兼性厌氧，5%～10% CO_2中生长较好。在液体培养基中呈均匀混浊生长，后期因自溶而变得澄清。在血平板上的菌落特征为圆形、边缘整齐、表面光滑、较扁平、灰白色、针尖样细小菌落，菌落周围有草绿色溶血环（α溶血）。该细菌可产生自溶酶，培养时间稍久，即出现自溶使菌落凹陷呈“脐形”。

（三）生化反应

分解多种糖，产酸不产气，大多数菌株分解菊糖，故常用菊糖分解试验、胆汁溶菌试验和奥普托辛（Optochin）敏感试验，鉴别肺炎链球菌和甲型溶血性链球菌，肺炎链球菌三个生化试验均阳性，甲型溶血性链球菌均阴性。

> **考点提示**
>
> 肺炎链球菌主要致病物质与所致疾病。

（四）抗原构造

1. 荚膜多糖抗原 存在于肺炎链球菌荚膜中，具有型特异性，根据其免疫原性不同，将其分为90个血清型，1～3型致病性较强。

2. C物质 存在于细胞壁中的一种磷壁酸，为各型菌株所共有，可与血清中称为C反应蛋白（C reactive protein，CRP）的蛋白质结合，发生沉淀。急性炎症患者CRP含量增多，对活动性风湿热的诊断有一定意义。

（五）抵抗力

本菌抵抗力较弱，56℃ 20分钟死亡，对一般消毒剂敏感，对干燥抵抗力较强，在干痰中可存活1～2月。对青霉素、红霉素、林可霉素等敏感。

二、致病性与免疫性

（一）致病物质

荚膜是主要致病物质，具有很强的抵抗吞噬作用。无荚膜的菌株均为无毒株。此外本菌产生的溶血素O、神经氨酸酶等物质参与致病。

（二）所致疾病

肺炎链球菌寄生于正常人的上呼吸道，一般不致病，仅在人体抵抗力下降时才引起疾病，肺炎链球菌从上呼吸道侵入，经支气管到达肺组织，引起大叶性肺炎；也可引起支气管炎、中耳炎、脑膜炎等。患者往往突然发病、高热、怕冷、咳嗽、胸痛、咳铁锈色痰。

（三）免疫力

病后可建立较牢固的型特异性免疫，其免疫机制是荚膜多糖抗体，参与调理作用，增强吞噬细胞的吞噬功能。

三、微生物学检查

（一）标本采取

取痰液、脓汁或脑脊液等标本。

（二）直接涂片镜检

直接涂片进行革兰染色或荚膜染色，镜检发现典型的革兰阳性、有荚膜的双球菌，即可做初步诊断。

（三）分离培养

将标本接种于血琼脂平板上，进行分离培养，挑取有草绿色（α溶血）溶血环的可疑菌落，再做胆汁溶菌试验、菊糖发酵试验和奥普托辛试验，其鉴定试验均为阳性，此试验用于区别甲型溶血性链球菌，均为阴性。必要时可做小鼠毒力试验加以鉴别。

四、防治原则

加强锻炼，避免受寒。肺炎链球菌多价荚膜多糖疫苗预防接种儿童、老人和慢性感染患者，有较好效果。治疗常选青霉素、头孢曲松、头孢唑林、林可霉素等。人群感染肺炎链球菌的耐药菌株日益增多，因此，在治疗前应做药物敏感试验。

扫码“学一学”

第四节　奈瑟菌属

奈瑟菌属（*Neisseria*）是一群革兰阴性球菌，常成双排列。无鞭毛、无芽孢，有菌毛。需氧，氧化酶和触酶试验阳性。人类是奈瑟菌属细菌的自然宿主，对人致病的只有脑膜炎奈瑟菌和淋病奈瑟菌，除淋病奈瑟菌寄居于泌尿道黏膜外，其他奈瑟菌均存在于鼻咽腔黏膜。

一、脑膜炎奈瑟菌

脑膜炎奈瑟菌（*N. meningitidis*）俗称脑膜炎球菌（*meningococcus*），是流行性脑脊髓膜炎（流脑）的病原体。

（一）生物学性状

1. 形态与染色　为革兰阴性球菌，成双排列，肾形或豆形，凹面相对，直径0.6～0.8μm，在患者脑脊髓液或脓汁中，大多数位于中性粒细胞内（图6－4）。无鞭毛、无芽孢，新分离菌株多有荚膜和菌毛。

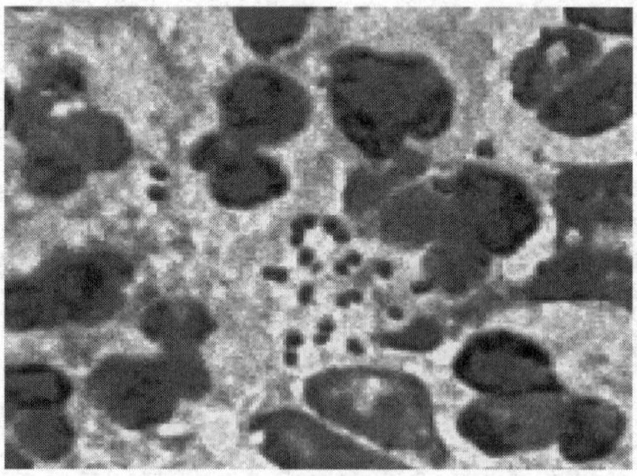

图6－4　脑膜炎奈瑟菌（1 000×）

2. 培养与生化反应　营养要求很高，必须在含血液、血清等培养基中才能生长，常用培养基为巧克力（色）培养基，即经80℃加热的血液琼脂培养基，因血液加热后呈巧克力色，加热后释放了所需营养成分。经37℃培养24小时后，形成圆形、光滑、半透明、湿润、似露珠状菌落。在血清肉汤中均匀生长。本菌为专性需氧菌，初次培养时，须补充5%～10% CO_2。可产生自溶酶，易自溶，不易保存，人工培养物应及时转种，超过48小时易死亡。一般能分解葡萄糖和麦芽糖，产酸不产气，氧化酶和触酶试验阳性。

3. 抗原构造与分型　主要抗原有荚膜多糖抗原、外膜蛋白抗原、脂多糖抗原和核蛋白抗原四种，其中荚膜多糖抗原有群特异性，将脑膜炎奈瑟菌分为13个血清群，对人类致病的多属于A、B、C群，我国流行的菌株以A群为主。

4. 抵抗力　很弱，对寒冷、日光、热、干燥、紫外线及一般消毒剂均敏感，室温中3小时即死亡，55℃ 5分钟被破坏。对磺胺、青霉素、链霉素等均敏感，对磺胺易产生耐药性。标本应注意保温、保湿，最好床边接种。

（二）致病性与免疫性

> **考点提示**
>
> 脑膜炎奈瑟菌的传染途径与致病特点。

1. 致病物质　有内毒素、菌毛、荚膜。内毒素是脑膜炎奈瑟菌的主要致病物质，可引发发热、小血管和毛细血管内皮细胞损伤，引起局部血管栓塞及出血，使患者皮肤出现瘀斑和微循环障碍。严重败血症时，因大量内毒素释放可引起DIC及中毒性休克。荚膜有抗吞噬作用，有利于细菌在体内定植和繁殖。菌毛可黏附在鼻咽部黏膜上皮细胞的表面，有利于细菌侵入，并引起上皮细胞损伤。

2. 所致疾病　引起的疾病是流行性脑脊髓膜炎（流脑），主要通过飞沫传播或接触污染的物品传播。带菌者和患者是传染源。细菌侵入易感者机体，然后依靠菌毛黏附于鼻咽部上皮细胞表面，潜伏期一般2～4天，出现上呼吸道炎症症状，继而入血，引起菌血症或败血症，患者出现高热、怕冷、恶心、呕吐，皮肤黏膜出现出血性皮疹或瘀斑，少数患者细菌侵犯脑脊髓膜，引起化脓性脑脊髓膜炎，出现剧烈头痛、喷射性呕吐、颈项强直等脑膜刺激征。重者为暴发性脑膜炎，大量内毒素释放，出现中毒性休克、DIC，预后不良，死亡率高。

3. 免疫性　机体对该菌的免疫以体液免疫为主，主要包括荚膜多糖抗体、抗外膜蛋白抗体、sIgA。sIgA可以阻止脑膜炎奈瑟菌对上呼吸道黏膜细胞的侵袭。

（三）微生物学检查

1. 标本采集　脑膜炎患者应采集脑脊液、血液、瘀斑渗出液。带菌者检查可用鼻咽拭子。脑膜炎奈瑟菌标本应注意保温、保湿，最好床边接种，立即送检，以免病菌死亡，影响检出率。

2. 直接涂片镜检　脑脊液标本经离心沉淀后，取沉淀物直接涂片。瘀斑渗出液制成印片。进行革兰染色或亚甲蓝染色后镜检，如在中性粒细胞内、外查到革兰阴性球菌，肾形，呈双排列，可做出初步诊断。

3. 分离培养与鉴定　血液、脑脊液先用血清肉汤培养基增菌后，再接种至预温后的巧克力色培养基进行分离培养。平板置于5%～10% CO_2的环境中37℃培养24小时后，挑选可凝菌落进行涂片、染色、镜检，并做生化反应和血清凝集试验鉴定。

4. 快速诊断法　常用胶乳凝集试验、SPA协同凝集试验、对流免疫电泳、聚合酶链反应等。

（四）防治原则

早期发现患者，及时隔离和治疗，切断传染途径，是重要的预防措施之一。特异性预防可注射脑膜炎荚膜多糖疫苗。治疗首选药物为青霉素G、磺胺类药物，剂量要大，对过敏者可选用头孢霉素、红霉素、氯霉素等药物。

二、淋病奈瑟菌

淋病奈瑟菌（*N. gonorrhoeae*）俗称淋球菌（*gonococcus*），是人类淋病的病原菌。淋病是一种性传播疾病（sexually transmitted disease，STD），主要引起人类泌尿生殖道黏膜的急性或慢性化脓性感染，是我国发病率最高的性传染病。人是淋病奈瑟的唯一宿主。

（一）生物学性状

1. 形态与染色 革兰染色阴性球菌，肾形，成对排列，与脑膜炎奈瑟菌相似，多有菌毛，无芽孢和鞭毛，新分离的菌株有荚膜。在急性淋病患者脓汁标本中该菌常位于中性粒细胞内，而慢性淋病者则细菌多位于细胞外。

2. 培养与生化反应 本菌为需氧菌，营养要求高，初次分离需加入5%～10% CO_2，在巧克力培养基上经37℃培养18～24小时后，形成圆形、湿润、光滑、透明的光滑型菌落。氧化酶试验阳性，只分解葡萄糖，产酸不产气，不分解乳糖、麦芽糖。

3. 抵抗力 淋病奈瑟菌对外界抵抗力弱，对湿热、干燥、寒冷及一般消毒剂均极敏感。对磺胺、青霉素等多种抗生素敏感，但近年来报告耐药菌株日益增多。

（二）致病性

1. 致病物质 包括菌毛、荚膜、内毒素、IgA蛋白酶。菌毛具有黏附与抗吞噬作用；荚膜具有抗吞噬作用。内毒素能引起黏膜损伤。该菌产生的IgA蛋白酶能破坏黏膜表面的SIgA。

> **考点提示**
>
> 淋病奈瑟菌的传染途径与致病特点。

2. 所致疾病 淋病是世界上发病率最高的性传播疾病。人是淋病奈瑟菌的唯一宿主。本菌主要经过性接触传播，也可通过患者分泌物污染的衣物、毛巾、浴盆等传染。淋病奈瑟菌侵入泌尿生殖道，潜伏期2～5天，引起泌尿生殖道感染。男性发生尿道炎，尿道口有脓性分泌物自行溢出，出现尿频、尿急、尿痛、排尿困难等症状；女性则发生阴道炎、宫颈炎或尿道炎，尿道或宫颈可见脓性分泌物。若未及时治疗，则可上行蔓延，男性发展为前列腺炎、输精管炎、附睾炎等，女性发展为子宫颈炎、子宫内膜炎、输卵管炎、卵巢炎甚至腹膜炎。慢性淋病，会导致不孕不育。患淋病的孕妇可引起胎儿宫内感染，导致流产、早产等，新生儿经产道时，则可由母体产道分泌物感染，引起淋球菌性眼结膜炎，眼内有大量脓性分泌物，因有脓液流出故称“脓漏眼”。

（三）微生物学检查

1. 标本采集 用无菌棉拭子蘸取泌尿生殖道脓性分泌物或子宫颈口表面分泌物。因本菌对体外环境抵抗力低且易自溶，故采集标本后应立即送检。

2. 直接涂片镜检 涂片进行革兰染色后镜检，如在中性粒细胞内查到革兰阴性、肾形、双球菌，可做出初步诊断。

3. 分离培养与鉴定 为抑制杂菌生长，可在培养基中加入抗生素如多黏菌素B和万古霉素，接种至巧克力（色）培养基进行分离培养。挑选可凝菌落进一步做氧化酶试验、麦芽糖发酵试验或直接免疫荧光抗体试验等鉴定。

（四）防治原则

淋病是一种性传播疾病，成人淋病主要通过性行为传播，污染的毛巾、衣裤、被褥等也起一定传播作用，因此应加强卫生宣传教育，取缔娼妓，杜绝不正当的两性关系。早期发现患者合理治疗，避免和他人共用面盆、毛巾、衣物、床单等物品防止传染。婴儿出生时，不论母亲有无淋病，均应以1%硝酸银滴眼，预防新生儿淋球菌性眼结膜炎的发生。

治疗可选用青霉素、淋必治、红霉素、头孢曲松钠等药物。做药物敏感试验以指导合理选择药物。

目标检测

思考题

1. 金黄色葡萄球菌有哪些致病物质？引起哪些疾病？
2. 简述乙型溶血性链球菌的致病物质及所致疾病？
3. 致病奈瑟菌有哪几种？引起什么疾病？传播方式如何？

扫码“练一练”

（严家来）

第七章

肠道杆菌

扫码“学一学”

学习目标

1. 掌握肠道杆菌的培养特点和主要生化反应。
2. 熟悉肠道杆菌的致病性与免疫性。
3. 了解肠道杆菌感染的预防措施。

肠道杆菌是一大类生物学特征相似的革兰阴性杆菌，大多数是肠道的正常菌群，在一定条件下成为条件致病菌而致病。少数是致病菌，可引起肠道传染病。主要包括埃希菌属、志贺菌属、沙门菌属、变形杆菌、肺炎克雷伯菌等。

肠道杆菌共性：形态染色相似几乎无鉴别意义；粪便杂菌较多，故分离培养常用选择培养基，如SS平板；生化反应活泼，是鉴别的主要依据，如双糖铁试验、IMViC试验等；抗原构造较复杂，是分类的主要依据。肠道杆菌的鉴定需生化反应和血清学鉴定共同完成。

知识拓展

肠道菌的功与过

人类离不开肠道细菌，它们中的大多数与人类是和谐共生的关系，只有少数会引发疾病。大肠埃希菌本名为大肠埃希氏菌，它们生来并不是与人为敌的，相反，在大多数时候，它们还帮人类办了不少好事。婴儿出生后，肠道里最先出现的微生物之一就是大肠埃希菌。

大肠埃希菌能帮助人类抑制肠道内分解蛋白质的微生物生长，减少蛋白质分解产物对人体的危害，还能合成维生素B和K，以及有杀菌作用的大肠埃希菌素。大肠埃希菌以温血动物的肠道为家。在很长一段时间里，这个集体一直被认为是人类肠道菌落的正常组成部分，直到后来，人类才慢慢认识到它们中的一些成员会使人类生病。多数大肠埃希菌在人的肠道内正常栖居，并不会引发疾病。但有些“不老实”的成员乱跑，误入人的胆囊、膀胱等，就可能引发炎症。

随着基础研究的深入和生物工程技术的发展，未来，大肠埃希菌将会有更多用途为人类造福。总之，看似“臭名昭著”的大肠埃希菌其实是功大于过呢。

第一节　埃希菌属

埃希氏菌属代表菌种是大肠埃希菌（*E. coli*），俗称大肠埃希菌，一般不致病，是肠道中重要的正常菌群，婴儿出生后数小时进入肠道，并伴随终身，在一定条件下可引起肠道外感染，是条件致病菌；某些血清型菌株有致病性，可引起腹泻，是致病性大肠埃希菌。

一、生物学性状

（一）形态染色与培养

革兰阴性短杆菌，多数有周鞭毛，有菌毛，引起肠道外感染的菌株有荚膜，无芽孢（图 7－1）。

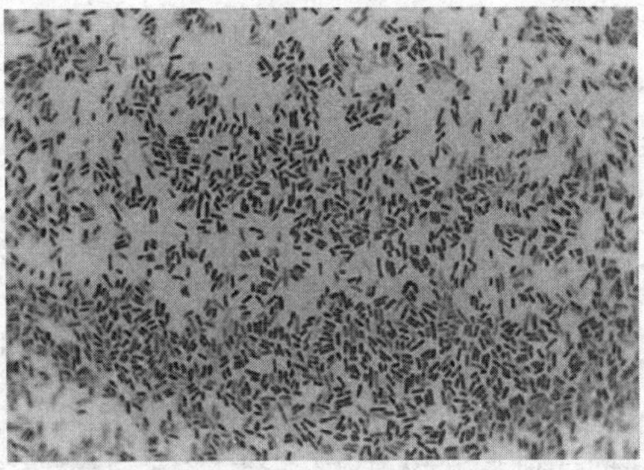

图 7－1　大肠埃希菌（1 000×）

在普通培养基上形成灰白色光滑型菌落。在中国蓝培养基上形成蓝色的菌落；在 SS（志－沙培养基）培养基上能发酵乳糖产酸而形成红色的菌落，易与沙门菌、志贺菌等致病菌区别。

（二）生化反应

能发酵多种糖，产酸产气，多数能发酵乳糖。在克氏双糖培养基中，斜面和高层均产酸产气，动力试验阳性，借此可与致病性沙门菌、志贺菌等鉴别。IMViC 试验为“＋、＋、－、－”。

（三）抗原构造

主要有 O、K、H 三种抗原，是血清学分型主要依据。目前已知 O 抗原有 170 多种，H 抗原有 60 多种，K 抗原有 100 多种。

（四）抵抗力

耐热，经 60℃ 15 分钟仍可存活。在自然界中可存活数周至数月。对化学消毒剂敏感，胆盐、煌绿等对大肠埃希菌有抑制作用。对磺胺类、链霉素、氯霉素等敏感。

二、致病性与免疫性

（一）致病物质

黏附素，是一种特殊的菌毛，黏附于肠道和泌尿道的细胞上。黏附素被认为是尿路致病性大肠埃希菌（uropathogenic *E. coli*，UPEC）最重要的毒力因子。肠毒素，分为不耐热肠毒素（LT）和耐热肠毒素（ST），能激活肠黏膜上皮细胞的腺苷酸环化酶，使胞内 cAMP 含量升高，导致小肠液体过度分泌至肠腔而出现腹泻。此外还有志贺样毒素Ⅰ型和Ⅱ型，溶血素 A、K 等。

（二）所致疾病

1. 肠道外感染　多为内源性感染，当人体免疫力低下或细菌侵入肠外组织和器官时，可引起泌尿系统感染和化脓性感染，如尿道炎、膀胱炎、肾盂肾炎，也可引起胆囊炎、腹膜炎、阑尾炎、手术创口感染、败血症等。尿路致病性大肠埃希菌（UPEC）是易引起泌尿

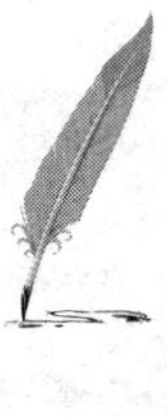

系统感染的特殊血清型。

2. 肠道感染 多为外源性感染，某些血清型大肠埃希菌能引起人类腹泻，即胃肠炎，与细菌污染的食物、饮水有关，属于致病性大肠埃希菌。根据其致病机理不同，分为五种类型：肠产毒性大肠埃希菌（enterotoxigenic *E. coli*，ETEC），肠致病性大肠埃希菌（enteropathogenic *E. coli*，EPEC），肠侵袭型大肠埃希菌（enteroinvasive *E. coli*，EIEC），肠出血性大肠埃希菌（enterohemorrhagic *E. coli*，EHEC），肠集聚型大肠埃希菌（enteroaggregative *E. coli*，EAEC）。其中 EIEC 无动力，生化反应和抗原结构均近似志贺菌，应注意鉴别。EHEC 于 1982 年美国首次发现，1996 年在日本大阪引起流行，感染者超过万人，死亡 11 人，通过未消毒的牛奶、未煮熟的食品如牛排感染，约 10% 患儿出现出血性结肠炎、血小板减少、溶血性尿毒综合征、肾功能衰竭。

知识拓展

ESBLs

大肠埃希菌、肺炎克雷伯菌等最易生产超广谱 β－内酰胺酶（Extended Spectrum Beta－Lactamases，ESBLs），特点是水解灭活青霉素类抗生素、头孢菌素（主要为第三代头孢菌素，如头孢他啶、头孢哌酮等）和单环 β－内酰胺类抗生素（氨曲南、卡芦莫南等）。

第三代头孢菌素和单环 β－内酰胺类抗生素的广泛应用是导致产 ESBLs 菌株出现及传播的主要因素。若临床出现产 ESBLs 菌株，会在病人和医院之间及不同菌株之间相互传播，导致临床高死亡率。减少第三代头孢菌素和单环 β－内酰胺类抗生素的应用，可显著降低产 ESBLs 菌株的出现。治疗常用亚胺培南、帕尼培南、美罗培南等碳青霉烯类抗生素。

三、微生物学检查

（一）临床标本的检查

1. 标本 肠道外感染取尿、血液、脓液、脑脊液等，肠道感染取粪便。

2. 分离培养与鉴定 ①肠道外感染：除血液标本外，均做涂片染色镜检，分离培养后挑取可疑菌落鉴定。②肠内感染：粪便接种于选择培养基，挑取可疑菌落鉴定。

（二）卫生细菌学检查

大肠埃希菌随粪便排出体外，污染周围环境、水源、食品等，故应对饮水、食品、饮料进行卫生细菌学检查。我国规定的卫生标准是：每毫升饮水中细菌总数不超过 100 个；每升饮水中大肠菌群数不得超过 3 个；瓶装汽水、果汁等每 100ml 大肠菌群数不得超过 5 个。

四、防治原则

加强食品卫生监督和饮用水消毒，防止致病性大肠埃希菌污染食物、水源。EHEC 可通过污染的牛肉、牛奶引起出血性结肠炎。大肠埃希菌的菌毛抗原制成的疫苗已在畜牧业领域应用，预防 ETEC 感染的肠毒素 B 亚单位疫苗尚在研究大肠埃希菌耐药性很普遍，应注意合理应用抗生素。

第二节　志贺菌属

案 例

患者，男，35 岁，急性腹泻 2 天，每天 10 次左右，有里急后重感、黏液脓血便、肠鸣音亢进，体温 38℃，白细胞 16×10^9/L，中性粒细胞 75%，淋巴细胞 15%，取黏液脓血便镜检可见红细胞 3 个/HP，白细胞 7 个/HP，未见阿米巴原虫。

思考题：

1. 你认为可能是何种疾病？
2. 出现里急后重、黏液脓血便与哪种致病物质有关？

志贺菌属（*Shigella*）又称痢疾杆菌，是人类细菌性痢疾的病原菌。根据 O 抗原的不同，可分为四种志贺菌：A 群即痢疾志贺菌、B 群即福志贺菌、C 群即鲍志贺菌、D 群即宋内志贺菌，我国以福志贺菌多见，其次是宋内志贺菌。

一、生物学性状

（一）形态染色与培养

革兰阴性短杆菌，多数有菌毛，无鞭毛、芽孢和荚膜（图 7－2）。

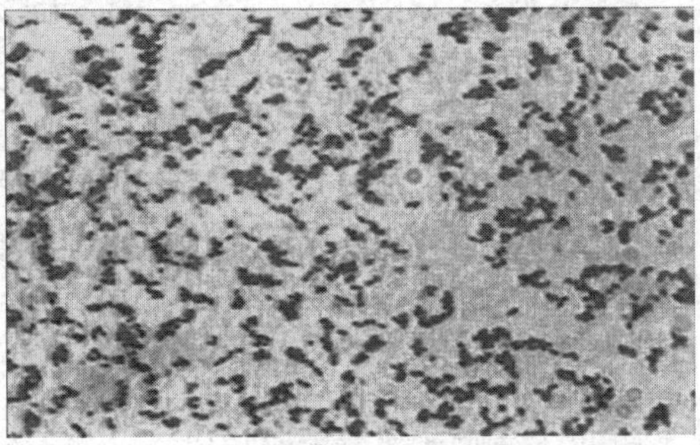

图 7－2　志贺菌（1 000×）

兼性厌氧，营养要求不高。在普通培养基上形成中等大小、光滑型菌落。在 SS（志－沙培养基）等肠道选择培养基上，因不能发酵乳糖产酸而形成无色、半透明、较小的菌落。宋内志贺菌常形成扁平粗糙型的菌落。因动力阴性，可与沙门菌属区别。

（二）生化反应

分解葡萄糖产酸不产气，宋内志贺菌（D 群）迟缓发酵乳糖，其余均不发酵乳糖。IMViC 试验为“－、＋、－、－”。A 群不发酵甘露醇，B、C、D 群发酵甘露醇。硫化氢试验阴性，尿素分解试验阴性。

（三）抗原构造与分类

有 O、K 两种抗原，无 H 抗原。O 抗原又分为群特异性抗原和型特异性抗原。根据 O 抗原群特异性不同，将志贺菌属分为 4 群：痢疾志贺菌（A 群）、福志贺菌（B 群）、鲍志贺菌（C 群）、宋内志贺菌（D 群）。又根据 O 抗原型特异性不同，分为 40 多血清型。

（四）抵抗力

抵抗力较其他肠道杆菌弱，56℃ 10 分钟即被杀死。对酸和常用消毒剂敏感，粪便标本应快速送检，以免其他肠道杆菌产酸使志贺菌死亡。该菌易发生耐药性变异。

二、致病性与免疫性

（一）致病物质

1. 侵袭力 志贺菌的菌毛能黏附于回肠末端和结肠的黏膜上皮细胞，引起细胞内吞。具有 K 抗原的志贺菌，一般致病力较强。

2. 内毒素 各型志贺菌都产生强烈的内毒素。内毒素使肠壁通透性增高，促进内毒素吸收，引起发热、神志障碍，甚至中毒性休克等症状。内毒素能破坏肠黏膜，形成炎症、溃疡，出现典型的黏液脓血便。内毒素还作用于肠壁自主神经系统，致肠功能紊乱、肠蠕动失调和痉挛，尤其直肠括约肌痉挛最为明显，出现腹痛、里急后重等症状。

3. 外毒素 A 群志贺菌Ⅰ型及Ⅱ型菌株能产生外毒素，称为志贺毒素。为蛋白质，不耐热，75～80℃ 1 小时被破坏。该毒素具有三种生物活性。①神经毒性：可引起四肢麻痹、死亡；②细胞毒性：对人肝细胞、猴肾细胞和 HeLa 细胞均有毒性；③肠毒性：具有类似大肠埃希菌 EHEC 的活性，其作用主要表现为上皮细胞的损伤，还可导致溶血性尿毒综合征。

> **考点提示**
>
> 志贺菌属的传染途径与致病特点。

（二）所致疾病

志贺菌引起细菌性痢疾（菌痢），是常见的肠道传染病，以夏秋季节多见。传染源是患者和带菌者，通过污染的食物、饮水等经口感染，潜伏期一般 1～3 天。人类对志贺菌普遍易感，感染 10～150 个志贺菌可引起痢疾。我国以 B 群和 D 群引起的菌痢多见。

1. 急性细菌性痢疾 发病急，表现为发热、腹痛、腹泻、里急后重、黏液脓血便，腹泻次数逐渐增多，由水样便转为黏液脓血便。多数患者预后良好，但儿童、老人及免疫力低下人群易致脱水、酸中毒、电解质紊乱，甚至死亡。

2. 中毒性菌痢 多见于小儿，各型志贺菌均可引起。发病急，无明显的消化道症状，而出现严重的全身中毒症状，表现为高热、中毒性脑病、休克，引起呼吸、循环衰竭，死亡率高。

3. 慢性细菌性痢疾 急性菌痢治疗不彻底，或机体免疫力低下、营养不良，或伴有其他慢性病时，病程迁延二个月以上则属慢性。

4. 带菌者 部分患者细菌在体内定植并可排出体外而不表现出症状，作为重要的传染源，带菌者不能从事饮食业及保育工作。

（三）免疫性

病后免疫力不牢固，主要依靠肠道黏膜表面 sIgA 的作用，病后三天左右出现，但维持时间短，不能防止再次感染。

三、微生物学检查

（一）标本

取黏液脓血便，并及时送检，否则将标本保存于 30% 甘油缓冲盐水中或专用运送培养基中。

（二）分离培养

粪便接种于SS培养基，37℃培养18～24小时后，观察菌落特征并做革兰染色镜检，致病菌的菌落一般是无色、半透明、较小的菌落，而非致病菌因能分解乳糖产酸往往形成有颜色、较大的菌落。

（三）生化反应和血清学鉴定

挑取可疑菌落接种于双糖铁培养基，并结合动力试验、IMViC试验等系列生化反应确定菌种。然后用志贺菌A～D多价血清做玻片凝集或用快速诊断等方法进行鉴定。

四、防治原则

加强食品卫生监督和饮水消毒，防止细菌污染食物、水源。不吃生食，养成良好的卫生习惯。早期诊断并及时治疗菌痢患者和带菌者，对有传染性的污染物应及时消毒处理。器械检查应严格执行无菌操作，避免交叉感染，防止医院感染。

> **考点提示**
>
> 志贺菌属带菌者的预防措施。

特异性预防可采用口服志贺菌链霉素依赖株活疫苗，能使机体产生sIgA，具有保护作用。治疗用磺胺、诺氟沙星、环丙沙星，氯霉素、小檗碱等。应根据药物敏感试验合理用药，避免耐药性产生。

第三节　沙门菌属

案例

患者，男，28岁，持续发热8天，乏力，全身不适，一直腹泻，黏液稀便，每天3～4次。体温39℃，相对缓脉，脾大，腹部可见玫瑰疹，血白细胞，4.3×10^9/L，中性粒细胞70%，淋巴细胞4%。两次肥达试验结果如下：入院时TO：1∶80，TH：1∶80，PA：1∶40，PB：1∶40；入院10天TO：1∶320，TH：1∶320，PA：1∶40，PB：1∶40。

思考题：

1. 根据上述情况可初步诊断为什么疾病？
2. 分离培养细菌采集何标本？

沙门菌属（*Salmonella*）是一群寄生于人类和动物肠道内，生化反应和抗原构造相似的革兰阴性杆菌，其血清型已达到2500多种。与人类关系密切的沙门菌有：伤寒沙门菌、甲型副伤寒沙门菌、肖沙门菌（原称乙型副伤寒沙门菌）、希沙门菌（原称丙型副伤寒沙门菌）、鼠伤寒沙门菌、猪霍乱沙门菌、肠炎沙门菌等。

一、生物学性状

（一）形态染色与培养

革兰阴性杆菌，有周鞭毛，多数有菌毛，无芽孢和荚膜（图7－3）。

兼性厌氧，营养要求不高。在普通培养基上形成中等大小、光滑型菌落。在SS（志－

沙培养基)、麦康凯等肠道选择培养基上因不能发酵乳糖产酸而形成无色、半透明、较小的菌落。产硫化氢菌株，在SS平板上形成中心黑褐色菌落。

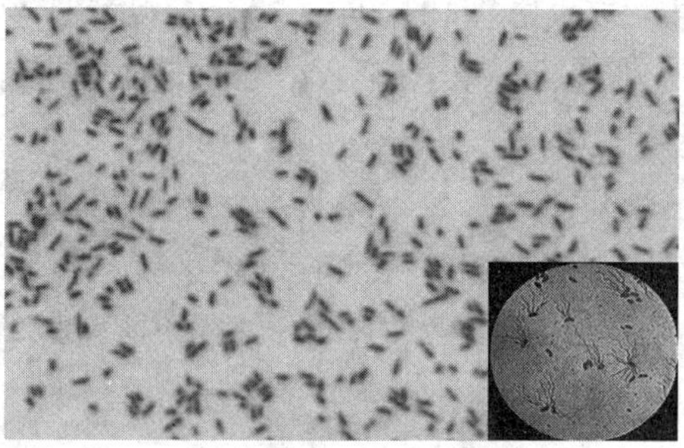

图7-3　沙门菌属（1 000×）

（二）生化反应

沙门菌生化反应活泼，分解葡萄糖、麦芽糖、甘露醇，但不分乳糖，借此可与大肠埃希菌相鉴别。动力试验阳性，借此可与志贺菌相鉴别。不分解尿素，借此可与变形杆菌鉴别。IMViC试验为“－、＋、－、±”。

（三）抗原构造与分类

沙门菌抗原构造复杂，主要有菌体抗原（O抗原）、鞭毛（H抗原）两种，少数菌株有毒力抗原（Vi抗原）。O抗原是存在于细菌细胞壁脂多糖中的特异性多糖，耐热100℃不被破坏，是本属菌分组的依据。可将其属分为A、B、C……等42组，引起人类致病的沙门菌大多数在A~F组。H抗原不耐热，60℃ 3分钟即被破坏，特异性高，是本属菌分型的依据。Vi抗原不稳定，60℃加热易消失。可刺激机体产生Vi抗体，测定Vi抗体有助于检出伤寒和副伤寒的带菌者。

（四）抵抗力

抵抗力不强，60℃ 15~30分钟即可杀死。对常用消毒剂敏感，对胆盐、煌绿等的耐受性比其他肠道杆菌强，在水中能存活2~3周，粪便中存活1~2个月，在冰中能越冬。对氯霉素、环丙沙星、复方新诺明等敏感。

二、致病性与免疫性

（一）致病物质

1. 侵袭力　菌毛的黏附作用，吸附于小肠黏膜上皮细胞，穿过上皮细胞层到达上皮下组织。Vi抗原，具有微荚膜功能，有抗吞噬作用。

2. 内毒素　是沙门菌的主要致病物质，沙门菌裂解后释放的内毒素，能引起发热、白细胞减少，大剂量时可导致中毒性休克和DIC。

3. 肠毒素　鼠伤寒沙门菌可产生肠毒素，其性质类似肠产毒性大肠埃希菌的肠毒素，可引起水样腹泻。

（二）所致疾病

沙门菌中对人类直接致病的是引起伤寒和副伤寒的沙门菌；而部分沙门菌是人畜共患病的病原菌，人类通过食用病畜或带菌动物的肉、蛋、乳等患病，主要引起食物中毒或败血症。目前耐药菌株增加，与动物饲料中添加抗生素有关。

1. 伤寒和副伤寒　又称肠热症，主要由伤寒沙门菌、甲型副伤寒沙门菌、肖沙门菌、希沙门菌引起。伤寒和副伤寒的致病过程和临床表现基本相似，只是副伤寒病程较短、病情较轻。

传染源是患者及带菌者。病菌随食物、饮水经口进入消化道，部分细菌被胃酸杀死，部分到达小肠后，借助菌毛黏附小肠黏膜表面，继而穿过肠黏膜上皮细胞侵入肠壁淋巴组织，经淋巴液至肠系膜淋巴结中繁殖，经胸导管进入血流，引起第一次菌血症。此时相当于病程的第 1 周，称前驱期。患者出现发热、全身不适、乏力等症状。细菌随血流至肝、脾、肾、胆囊、骨髓等器官大量繁殖后，被脏器中吞噬细胞吞噬再次进入血流，引起第二次菌血症。此期症状明显，相当于病程的第 2 ~3 周，患者出现持续高热（39 ~40℃）、相对缓脉、外周血白细胞数降低、肝脾肿大及全身中毒症状，皮肤出现玫瑰疹。胆囊中的细菌随胆汁排入肠道，一部分随粪便排出体外，另一部分可再次侵入肠壁淋巴组织，出现Ⅳ型超敏反应，导致局部坏死和溃疡，严重者发生肠出血或肠穿孔等并发症。肾脏中的细菌可随尿液排出。第 4 周进入恢复期，患者病情好转。

典型伤寒的病程 3 ~4 周，若未经治疗，死亡率约为 20%。部分患者病愈后可自粪便或尿液继续排菌 3 周至 3 个月，称恢复期带菌者。约有 3% 的伤寒患者成为慢性带菌者。

2. 急性胃肠炎（食物中毒）　是最常见的沙门菌感染，约占 70%。多为集体食物中毒。以鼠伤寒沙门菌、猪霍乱沙门菌、肠炎沙门菌、希沙门菌等为最常见，因食入未煮熟的病畜病禽的肉类、蛋类、乳制品而发病。潜伏期短，一般 6 ~24 小时，主要症状为发热、恶心、呕吐、腹痛、水样腹泻，一般 2 ~3 天内可自愈。重者可出现肾功能衰竭、脱水、休克甚至死亡。粪便培养可检出细菌。

3. 败血症　由猪霍乱沙门菌、希沙门菌、鼠伤寒沙门菌、肠炎沙门菌等引起。病菌感染后迅速侵入血流，出现高热、寒战、厌食、贫血等症状。10% 患者可导致组织器官化脓性感染，如脑膜炎、骨髓炎、胆囊炎、心内膜炎等。血培养阳性率高。

4. 无症状带菌者　指症状消失 1 年后或更久时间在粪便中检出沙门菌。有 1% ~5% 肠热症患者可转为无症状带菌者。细菌往往留在胆囊中，成为重要的传染源，女性居多。

（三）免疫性

伤寒或副伤寒病后可获得牢固的免疫力，很少发生再感染，主要依靠细胞免疫，表现为单核巨噬细胞系统对细菌的吞噬。体液免疫发挥辅助杀菌的作用，尤其是肠黏膜局部的 sIgA 防止细菌黏附于肠黏膜表面。抗 O 和抗 Vi 抗体能抵抗细胞外细菌的感染。

三、微生物学检验

（一）标本

伤寒或副伤寒根据病程采集不同标本，通常第 1 周取血液，第 2 ~3 周取粪便或尿液，整个病程可取骨髓；食物中毒取可疑食物、呕吐物或粪便；败血症取血液；第一周末可取血清测特异性抗体。

（二）分离培养

血液和骨髓标本先接种革兰阴性（GN）肉汤增菌培养基，37℃孵育 48 小时后需再转种血琼脂平板或 SS 培养基。粪便标本直接接种于肠道选择培养基（SS 培养基、中国蓝培养基等），观察菌落特征并做革兰染色涂片镜检。

（三）生化反应

挑取可疑菌落接种于双糖铁培养基，分解葡萄糖，不分解乳糖；并结合动力试验阳性，硫化氢试验阴性，尿素分解试验阴性，IMViC 试验为“－、＋、－、＋”等一系列生化反应确定菌种。

（四）血清学鉴定

1. 玻片凝集试验 用待测标本与沙门菌 A～F 多价血清混匀，观察有无凝集现象，如有凝集，再做沙门菌单价因子血清凝集试验予以定型。快速诊断多采用荧光抗体试验、SPA 协同凝集试验、酶联免疫吸附试验（ELISA）等。

2. 肥达（Widal）试验

用于伤寒或副伤寒辅助诊断的血清学试验。用已知伤寒沙门菌菌体（O）抗原、鞭毛（H）抗原，甲型副伤寒沙门菌、肖沙门菌和希沙门菌的 H 抗原与受检血清做微量反应板凝集试验，测定受检血清中有无相应抗体及其效价的试验。

肥达试验的结果必须结合临床表现、病程、病史、以及地区流行病学情况进行综合分析。

考点提示

肥达反应的意义。

（1）参考值 预防接种或隐性感染，血清中可含一定量的有关抗体，且其效价随地区不同而异，通常伤寒沙门菌 O 凝集效价≥1∶80、H 凝集效价≥1∶160、副伤寒沙门菌 H 凝集效价≥1∶80 时，才有辅助诊断价值。若效价逐渐递增或恢复期效价比初次≥4 倍者有诊断意义。

（2）O 及 H 抗体的诊断意义 患伤寒或副伤寒后，IgM 型 O 抗体出现较早，维持时间短，约半年，消失后不易重现。IgG 型 H 抗体则出现较晚，持续时间长，达数年，消失后易受非特异性病原刺激而短暂地重新出现。因此，① O 与 H 凝集效价均超过正常值，则伤寒或副伤寒的可能性较大；② O 与 H 凝集效价均低于正常值，患病可能性小；③ O 效价不高而 H 效价高，可能是预防接种或非特异性回忆反应；④ O 效价高而与 H 效价不高，可能是感染早期或与伤寒沙门菌 O 抗原有交叉反应的其他沙门菌感染。

3. 带菌者的检查 检测血清中有无 Vi 抗体，当效价≥1∶10 时，再取粪便或尿液进行分离培养，才能确定。

四、防治原则

考点提示

伤寒患者患病期间的饮食护理特点。

1. 一般性预防 加强食品卫生监督和饮水消毒，防止细菌污染食物、水源。不吃生食，养成良好的卫生习惯。饮食业从业人员定期检查，及时发现带菌者，带菌期间不能从事饮食行业的工作，控制传染源。对有传染性的污染物应及时消毒处理，器械检查应严格执行无菌操作，避免交叉感染，防止医院感染。早期发现患者及带菌者、早期隔离、早期治疗。

2. 特异性预防 对易感人群接种伤寒或副伤寒死疫苗或口服伤寒或副伤寒减毒活疫苗（vaccine against salmonella typhi，Ty21a）。接种后产生的免疫力持久，有效期至少三年。

3. 治疗 可用喹诺酮类药物，如氧氟沙星、环丙沙星等；也可用氯霉素、氨苄西林、头孢菌素类。对分离到的细菌，进行药物敏感试验，是选择治疗药物的最佳方法。

第四节　幽门螺杆菌

幽门螺杆菌（*H. pylori*，HP）是螺杆菌属（*Helicobacter*）的代表菌种。该属是从弯曲菌属中划分出来的新菌属，1983 年从慢性活动性胃炎患者的胃黏膜活检标本中分离得到，大量研究资料表明，幽门螺杆菌与人类慢性胃炎、胃及十二指肠溃疡密切相关，并可能与胃癌的发生有关。

一、生物学性状

革兰染色阴性，形态弯曲呈弧形、螺旋状、S 形等，菌体一端或两端有 2～6 根鞭毛（图 7－4），运动活泼。微需氧菌，营养要求高。需在含血液或血清的培养基上生长，在 5% O_2、10% CO_2、85% N_2 混合气体的环境中生长良好。最适生长温度为 37℃，而在 26℃和 42℃不能生长，最适 pH 为 6.0～8.0。本菌生长缓慢，37℃培养 3～4 天后才见针尖状、圆形、光滑、无色半透明菌落。本菌对多种抗生素不敏感，为抑制其他细菌生长，常需加入万古霉素、多粘菌素 B 等。生化反应不活泼，不分解糖类。过氧化氢酶和氧化酶试验均阳性，尿素酶试验呈强阳性。本菌抵抗力弱，在空气中 3 小时即死亡。对热、干燥、常用消毒剂敏感。对青霉素、头孢菌素和氨基糖苷类等抗生素敏感。

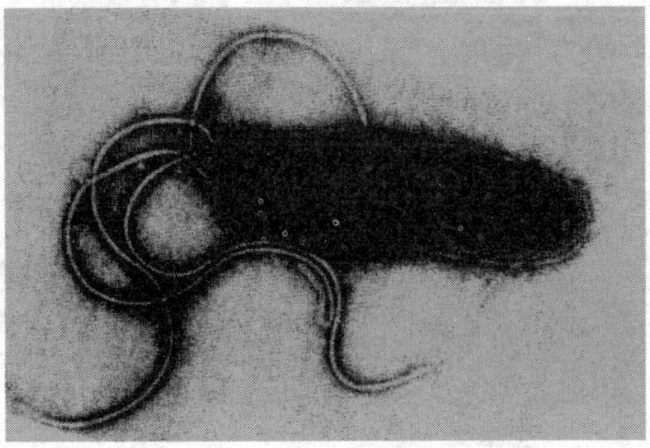

图 7－4　幽门螺杆菌电镜图

二、致病性

幽门螺杆菌与慢性胃炎、胃及十二指肠溃疡关系密切。在胃炎和胃溃疡患者的胃黏膜活检标本中，本菌的检出率达 80%～100%，也是胃癌的危险因子。其致病因素可能与黏附作用、尿素酶及蛋白酶作用有关。胃镜、活检钳等消毒不严可导致本菌感染，亦能随食物进入胃肠。

三、微生物学检验

可用纤维胃镜采集胃、十二指肠处黏膜组织标本。革兰染色镜检，找到典型形态的细菌可初步诊断；微需氧培养，依据菌落的特点结合尿素酶分解试验进行鉴定。目前用于本菌感染的快速诊断方法有：尿素酶分解试验、血清中抗幽门螺杆菌抗体与抗尿素酶抗体的检测、用核酸探针检测或用 PCR 检测幽门螺杆菌。

四、防治原则

治疗大多采用抗生素与枸橼酸铋钾及抑酸剂的三联疗法。目前，临床已有二联、三联甚至四联等联合用药方法。正在试用重组尿素酶幽门螺杆菌疫苗，初步结果表明疫苗不仅有预防作用，同时还具有治疗作用。

目标检测

扫码“练一练”

1. 大肠埃希菌主要引起哪些感染？
2. 细菌性痢疾有哪几种类型？有何临床表现？
3. 沙门菌属感染有几种类型？
4. 对伤寒病人进行细菌学检查时，标本采集的原则是什么？
5. 试述幽门螺旋杆菌的致病性。

（严家来）

第八章

弧菌属

扫码“学一学”

学习目标

1. 掌握霍乱弧菌形态与染色特点。
2. 熟悉霍乱弧菌的培养特点。
3. 了解霍乱弧菌的致病性与免疫性。

案例

患者，男，40岁。腹胀、剧烈的腹泻伴呕吐2天，腹泻物为米泔水样便，无里急后重。神志清醒，疲倦面容，皮肤、口唇干燥，眼窝凹陷，血压80/60mmHg。

1. 根据患者的症状、体征，该病的病原体可能是什么？
2. 应进一步做何种检查进行初步诊断？
3. 采取哪些措施防治该病？

弧菌属（*Vibrio*）是一大群革兰阴性菌，菌体短小，弯曲成弧形，有单鞭毛，运动活泼，与肠道杆菌的主要区别是氧化酶试验阳性和菌体一端有一根单鞭毛。弧菌属目前有36个种，根据抗原结构、生化特性、DNA同源性和耐盐性等，可分为霍乱弧菌和其他弧菌。弧菌广泛分布于自然界，以水中居多。大多数为非致病菌，与人类感染有关的有12个种。主要致病菌为霍乱弧菌和副溶血性弧菌，前者引起霍乱，后者引起食物中毒。

第一节　霍乱弧菌

霍乱弧菌（*V.* cholerae）是人类霍乱的病原菌，霍乱是一种烈性肠道传染病，属于国际检疫传染病，它以发病急、传染性强、严重的吐泻、脱水为特征，死亡率甚高，因而我国传染病法将其归为甲类传染病。1883年Koch首先从埃及和印度腹泻患者中分离出霍乱弧菌，1905年在埃及的西奈半岛El Tor检疫站分离出另一种致病弧菌，并命名为埃尔托（El Tor）弧菌。1966年国际弧菌命名委员会将霍乱弧菌分为古典生物型和El Tor生物型。自1817年以来，曾引起七次世界性霍乱大流行，前六次由古典生物型引起，1961年的第七次世界性大流行由El Tor生物型引起。1992年10月在印度和孟加拉湾又发现了一个新的流行菌株（O139），并在亚洲很快传播，这是首次由非O1群霍乱弧菌引起的流行。非O1群霍乱弧菌是指凡是不能被O1群霍乱弧菌诊断血清所凝集的霍乱弧菌。2010年在海地爆发的霍乱疫情是由O1群小川型引起。

一、生物学性状

（一）形态与染色

革兰阴性菌，从患者新分离出的细菌菌体弯曲呈弧形或逗点状，短小稍弯曲，一般长1.5～2.0μm，宽0.3～0.6μm（图8－1）。经人工培养后，易失去弧形而呈杆状，应注意与肠道杆菌区别。首尾相接，排列如"鱼群状"。有菌毛，菌体一端有单鞭毛，无芽孢，某些菌株（如O139）有荚膜。取患者米泔水样粪便进行悬滴观察，可见细菌运动极为活泼，呈穿梭样或流星样运动。

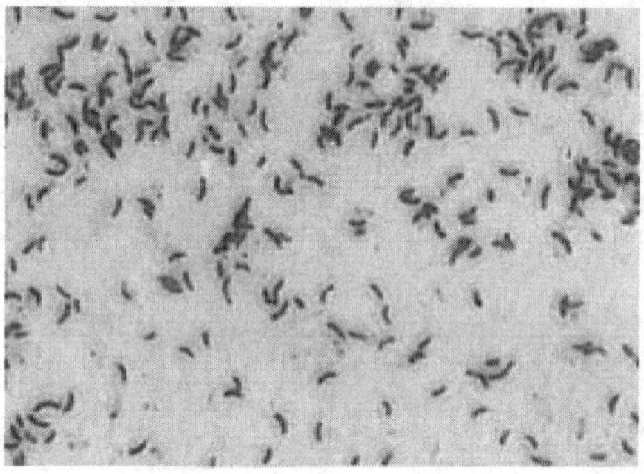

图8－1　霍乱弧菌形态图

（二）培养与生化反应

兼性厌氧，营养要求不高，耐碱不耐酸，在pH 8.8～9.2的碱性蛋白胨水或碱性琼脂平板中生长良好。碱性蛋白胨水可作为霍乱弧菌的选择性增菌培养基，呈均匀混浊生长，表面有菌膜形成。在碱性琼脂平板上经37℃培养12～18小时，可形成圆形、扁平、光滑、透明，如露珠状的菌落。而其他致病性弧菌则不能生长，可用于鉴别。在硫代硫酸盐－枸橼酸盐－胆盐－蔗糖琼脂培养基（TCBS）上培养，由于霍乱弧菌发酵蔗糖产酸，使菌落呈黄色。

霍乱弧菌的动力试验阳性，氧化酶试验阳性，能还原硝酸盐为亚硝酸盐，发酵很多常见的单糖、双糖和醇糖，如葡萄糖、蔗糖和甘露醇，产酸产气，但不分解阿拉伯胶糖；吲哚试验阳性。

（三）抗原构造与分型

有耐热的O抗原和不耐热的H抗原，O抗原特异性强，已发现有155个血清群，表示为O1、O2、O3……O155。依据O抗原可将霍乱弧菌分为O1群、不典型O1群和非O1群三大类。O1群可被O1群血清凝集，能在体内外产生肠毒素，具有致病性。O1群又分为两个生物型：古典生物型和埃尔托生物型（El Tor）。不典型O1群可被O1群血清凝集，在体内外不产生肠毒素，无致病性。非O1群不被O1群血清凝集，一般不致病，广泛存在于地面水中。O1群A、B、C三种抗原成分可将霍乱弧菌分为三个血清型：稻叶型、小川型、彦岛型。含A、C者为稻叶型，含A、B者为小川型，A、B、C均有者彦岛型。引起霍乱的是O1群和O139群，其余血清群引起胃肠炎。

（四）抵抗力

霍乱弧菌对热、干燥、日光、化学消毒剂和酸均很敏感。湿热55℃ 15 分钟，100℃ 1～2分钟，水中加0.5mg/L 氯15 分钟可被杀死。0.1% 高锰酸钾浸泡蔬菜、水果可杀死本菌。在正常胃酸中仅存活4 分钟。霍乱弧菌古典生物型对外环境抵抗力较弱，ElTor 生物型抵抗力较强，在河水、海水中可存活1～3 周，有时还可以越冬。患者的排泄物、呕吐物可用1∶4 比例的漂白粉处理，1 小时达消毒目的。霍乱弧菌对链霉素、氯霉素和四环素敏感；对庆大霉素有耐受性。

二、致病性和免疫性

（一）致病物质

> **考点提示**
>
> 霍乱弧菌致病物质与致病特点。

1. 特殊结构 霍乱弧菌进入小肠后，依靠鞭毛的运动，穿过肠黏膜表面的黏液层，借助菌毛黏附于肠壁上皮细胞，迅速繁殖而致病。

2. 霍乱肠毒素 是目前已知最强烈的致泻毒素，本质是蛋白质，不耐热，由1 个A 亚单位和5 个B 亚单位组成，A 亚单位是霍乱肠毒素的毒性物质，又分A1 和A2 两个部分，A1 是毒性部分，A2 与B 亚单位结合在一起，B 亚单位是结合单位，可与小肠黏膜上皮细胞上的神经苷脂受体结合，结合后的毒素分子结构改变，使A 亚单位脱离B 亚单位进入细胞膜。A1 组分活化，激活腺苷酸环化酶，导致细胞内cAMP 浓度增高，促使肠黏膜上皮细胞分泌功能亢进，造成肠液大量分泌，导致严重的呕吐、腹泻。其作用机制见图8－2。

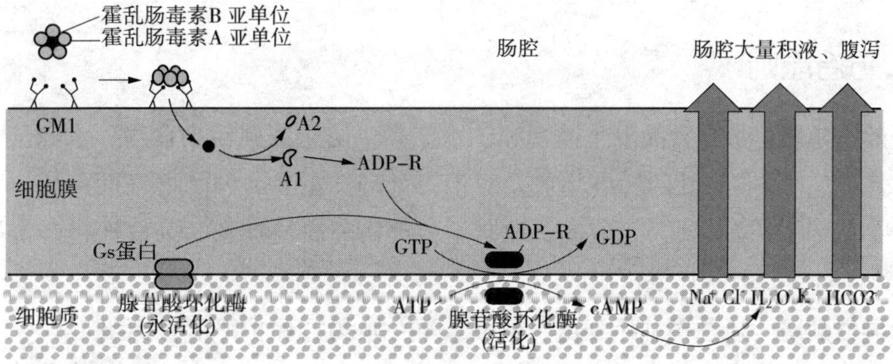

图8－2 霍乱肠毒素的作用机制

（二）所致疾病

人类在自然情况下是霍乱弧菌的唯一易感者，感染方式主要通过污染的水源或食物经口感染。霍乱弧菌对胃酸敏感，若暴饮暴食或服用降低胃酸的药物可使人对本菌的易感性增加。霍乱弧菌经口感染黏附于肠黏膜表面，大量繁殖产生霍乱肠毒素，导致大量体液进入肠腔而发生剧烈的呕吐和腹泻，可达数十次，腹泻物呈米泔水样便，多无明显的腹痛，出现大量脱水、电解质紊乱、代谢性酸中毒、肾功能衰竭，甚至休克或死亡，若未经治疗，死亡率高达60%，若及时输液和补充电解质，死亡率可降为1%。O139 群比O1 群严重，死亡率高，成人比例居多，而O1 群儿童比例居多，约占60%。El Tor 生物型较古典生物型病情轻。

（三）免疫性

患过霍乱的人可获得牢固的免疫力，再感染者少见。发病数日后，患者血液中可出现特异性抗体，包括针对B亚单位产生的抗肠毒素抗体和针对O抗原产生的抗菌抗体。此外，肠黏膜表面的sIgA发挥重要的免疫作用，可在肠黏膜与细菌之间形成免疫屏障，阻断细菌黏附及肠毒素与受体的结合。

三、微生物学检查

（一）标本

霍乱是烈性肠道传染病，对霍乱首例患者应快速、准确做出诊断，并报告疫情。标本应取米泔水样便或呕吐物，并及时接种或用卡－布培养基运输。不能及时送检时应将标本放在文－腊保存液中保存。在护理工作中和采集标本时应注意防止自身感染和环境污染，严格隔离、严格消毒。

（二）检查方法

1. 直接镜检 取标本做革兰染色，观察霍乱弧菌的形态特征，如发现革兰染色阴性、呈鱼群状排列的弧菌，可初步报告霍乱弧菌检出阳性。悬滴法镜下可见流星样运动或穿梭样运动，有助于诊断。

2. 分离培养和鉴定 标本接种于碱性蛋白胨水增菌培养，然后接种于碱性琼脂培养基或TCBS培养，若发现可疑菌落，挑取进行生化反应和血清学试验鉴定。

3. 快速诊断 霍乱弧菌快速诊断很重要，应用SPA协同凝集试验、免疫荧光菌球法，协助临床早期诊断。

四、防治原则

1. 一般性预防 加强食品卫生监督和饮水消毒，防止细菌污染食物、水源。积极治疗患者和带菌者，对有传染性的污染物应及时消毒处理。霍乱为国际检疫性疾病，要加强检疫，发现疫情及时准确上报，并迅速采取措施，严格隔离治疗及时采取严格消毒措施，必要时实行疫区封锁，以防止疫情扩散。

2. 特异性预防 接种霍乱死疫苗可增强人群免疫力，保护率可在50%～90%，维持时间3～6个月，目前霍乱疫苗的重点已转至研制口服疫苗，如霍乱弧菌B亚单位全菌灭活口服疫苗、基因工程减毒活疫苗均已应用，O139群疫苗尚在研制中。

3. 治疗 霍乱的治疗措施主要是及时输液，补充电解质，纠正酸中毒，并应用氯霉素、多西环素、庆大霉素、四环素、诺氟沙星等抗生素。

第二节 副溶血性弧菌

副溶血性弧菌（*V. parahemolyticus*）为1950年在日本一次食物中毒中分离得到的弧菌，与霍乱弧菌的显著差别在于具有嗜盐性。本菌主要分布于海水，海产品（海蜇、海鱼、海虾、海蟹及各种贝类）及腌制食物中；主要引起食物中毒，以沿海地区多见，好发于夏秋季。

一、生物学性状

本菌为革兰阴性，呈弧形、杆状、丝状及球形等多形态，一端有单鞭毛，运动活泼，无芽孢、荚膜。营养要求不高，在含3.5% NaCl的培养基中生长良好，无盐不能生长。最适pH为7.5～8.5，在碱性蛋白胨水中呈菌膜生长，能分解葡萄糖、麦芽糖、甘露醇，产酸不产气，不发酵蔗糖、乳糖，吲哚试验阳性，甲基红试验阳性。在TCBS培养基上，副溶血性弧菌形成绿色菌落。多数致病副溶血性弧菌能产生溶血素，可使人或家兔的红细胞产生β溶血，称为神奈川现象，是鉴定致病菌与非致病菌的一项重要指标。本菌抵抗力弱，不耐热，56℃ 30分钟即被杀死，对酸较敏感，50%食醋中1分钟死亡。淡水中2天内死亡，而在海水中可存活50天。

二、致病性

因食入未煮熟的海产品或污染本菌的盐腌食物而感染，引起食物中毒。其确切致病机制尚未阐明，可能与溶血素有关。夏季多见，潜伏期2～16小时，主要临床表现有腹痛、腹泻、呕吐及发热，粪便多出现水样便，少数为血水样便。病程短，恢复快，病后免疫力不牢固，可重复感染。

三、微生物检查

副溶血性弧菌可取粪便、呕吐物、剩余食物作为标本，用嗜盐菌选择培养基分离培养进行微生物学检查，在TCBS培养基上，副溶血性弧菌形成绿色菌落，可区别于致病性霍乱弧菌。

四、防治原则

预防的关键是饮食卫生，加强食品卫生监督和饮水消毒，防止细菌污染食物、水源。海产品及盐腌食物应煮熟后食用，生熟食物操作分开，食醋调味可杀菌。养成良好的饮食习惯，不吃生食，能有效地预防副溶血性弧菌致病。治疗可用庆大霉素、复方新诺明、吡哌酸、诺氟沙星等。

目标检测

思考题

1. 简述霍乱弧菌的主要致病物质、传播途径及如何预防霍乱。
2. 副溶血性弧菌引起何种疾病？主要通过哪些食物感染？

扫码“练一练”

（严家来）

第九章

分枝杆菌属

学习目标

1. 掌握结核菌素试验的结果以及意义。
2. 熟悉机体对结核分枝杆菌的免疫特点、检查方法和防治原则。
3. 了解结核分枝杆菌致病原理。

分枝杆菌属（*Mycobacterium*）是一类细长略弯曲的杆菌，因有分枝生长的趋势而得名。

扫码“学一学”

第一节　结核分枝杆菌

结核分枝杆菌（*Mycobacterium tuberculosis*，MTB）是人类结核病的病原体；人是结核分枝杆菌唯一的宿主。该菌可侵犯全身各组织器官，但以肺部感染最多见。随着抗结核药物的不断发展和卫生状况的改善，世界各国结核病的发病率和死亡率曾大幅度下降。但20世纪90年代以后，由于结核分枝杆菌耐药菌株特别是多重耐药株的出现，艾滋病的流行使易感人群增加，社会快速发展中的人群流动性和环境污染增加而使病原体传播增加的等原因，结核病的发病率又重新不断上升。目前该病是全球尤其是发展中国家危害最为严重的慢性传染病之一，每年约有800万例新病例发生，每年死于结核病的人数达300万人之多，其中95%发生在发展中国家。近年来我国肺结核的发病率和死亡人数在27种法定报告传染病中排第一位，每年死于结核病的人数约25万人。

一、生物学性状

（一）形态与染色

结核分枝杆菌细长略弯曲，大小为（1～4）μm×0.4μm，呈单个或分枝状排列，无鞭毛、无芽孢。结核分枝杆菌一般常用萋-尼（Ziehl-Neelsen）抗酸染色，结核分枝杆菌染成红色，而其他非抗酸性细菌及细胞呈蓝色。

考点提示

结核分枝杆菌的形态与培养特点及抵抗力。

（二）培养特性

结核分枝杆菌为专性需氧菌，营养要求高。在含有蛋黄、马铃薯、甘油和天门冬酰胺的固体培养基上才能生长。最适 pH 为 6.5～6.8，最适温度为 37℃，生长缓慢，12～24 小时繁殖一代。菌落干燥、坚硬，表面呈颗粒状，乳酪色或黄色，形似菜花样。

（三）主要菌体成分及其作用

结核分枝杆菌无内毒素，也不产生外毒素和侵袭性酶类，其致病作用主要靠菌体成分，特别是胞壁中所含的大量脂质。

1. 脂质　结核分枝杆菌的脂质占菌体干重的 20%～40%，占胞壁干重的 60%，主要是磷脂、脂肪酸和蜡质 D，它们大多与蛋白质或多糖结合以复合物存在。

2. 蛋白质　结核分枝杆菌菌体内含有多种蛋白质，其中重要的是结核菌素（tubeiculin）。结核菌素与蜡质 D 结合，能引起较强的迟发性超敏反应。

3. 多糖（polysaccharide）　常与脂质结合存在于胞壁中，主要有半乳糖、甘露醇、阿拉伯糖等。

4. 核酸　结核分枝杆菌的核糖体核糖核酸（ribonucleic acid ribosome，rRNA）是该菌的免疫原之一，能刺激机体产生特异性细胞免疫。

5. 荚膜　结核分枝杆菌荚膜的主要成分为多糖，部分为脂质和蛋白质。

（四）抵抗力

结核分枝杆菌的脂类含量高，对某些理化因子的抵抗力较强。在干痰中可存活 6～8 个月，若黏附于尘埃上，可保持传染性 8～10 天。在 3% HCI、6% H_2SO_4 或 4% NaOH 溶液中能耐受 30 分钟，因而常以酸碱处理严重污染的样本，杀死杂菌和消化黏稠物质，以提高检出率。但是其对湿热、紫外线、乙醇的抵抗力弱。在液体中加热 62～63℃ 15 分钟或煮沸、直射日光下 2～3 小时、75% 乙醇数分钟即死亡。

（五）变异性

结核分枝杆菌可发生形态、菌落、毒力、免疫原性及耐药性等变异。目前临床上已发现多种抗结核药同时耐药的多重耐药（multiple drug resistance，MDR）菌株。

二、致病性

结核分枝杆菌可通过呼吸道、消化道和破损皮肤黏膜进入机体，侵犯多种组织器官，引起相应器官的结核病，以肺结核最为常见。

（一）肺部感染

通过飞沫和尘埃，结核分枝杆菌经呼吸道极易进入肺泡，故肺部感染最为多见。肺结核可分为原发感染和原发后感染两大类。

知识拓展

结核病是一种通过呼吸道传播的慢性传染病。结核分枝杆菌（简称结核杆菌或结核菌）是引起结核病的病原菌，是罪魁祸首。结核病是一种全身性疾病，除毛发、牙齿外，几乎全身任何组织器官均可发生结核病，其中肺结核最为多见，占结核病总病例数的 80% 以上。有人类存在，就有结核病存在，所以说结核病是一种古老的至今未消灭的疾病。在古代，中国称为“痨病”，在西方称为“消耗病”。

1. 原发感染 指首次感染结核分枝杆菌，多见于儿童。结核分枝杆菌随同飞沫和尘埃通过呼吸道进入肺泡，被巨噬细胞吞噬后，由于细菌细胞壁的硫酸脑苷脂和其他脂质成分抑制吞噬体与溶酶体结合，不能发挥杀菌溶菌作用，致使结核分枝杆菌在细胞内大量生长繁殖，最终导致细胞死亡崩解；释放出的结核分枝杆菌在细胞外繁殖或再被细胞吞噬，重复上述过程，如此反复引起渗出性炎症病灶，称为原发灶。随着机体抗结核免疫力的建立，原发灶大多可纤维化和钙化而自愈。但原发灶内可长期潜伏少量结核分枝杆菌，不断刺激机体强化已建立起的抗结核免疫力，也可作为以后内源性感染的来源。只有极少数免疫力低下者，结核分枝杆菌可经淋巴、血流扩散至全身，导致全身粟粒性结核或结核性脑膜炎。

2. 原发后感染 多见于成年人；大多为内源性感染，极少由外源性感染所致。由于机体已形成对结核分枝杆菌的特异性细胞免疫，对再次侵入的结核分枝杆菌有较强的局限能力，故原发后感染的特点是病灶局限，一般不累及邻近的淋巴结，主要表现为慢性肉芽肿性炎症，形成结核结节，发生纤维化或干酪样坏死；病变常发生在肺尖部位。

（二）肺外感染

部分肺结核患者体内的结核分枝杆菌可经血液、淋巴液扩散侵入肺外组织器官，引起相应的脏器结核，如脑、肾、骨、关节、生殖器官等脏器结核。艾滋病等免疫力极度低下者，严重时可造成全身播散性结核。痰菌被咽入消化道可引起肠结核、结核性腹膜炎等。通过破损皮肤感染结核分枝杆菌可导致皮肤结核。

三、免疫性和超敏反应

人类对结核分枝杆菌的感染率很高，但发病率却很低，这表明人体对结核分枝杆菌有较强的免疫力。结核分枝杆菌的免疫性与致病性均与结核分枝杆菌感染后诱发机体产生的由 T 细胞介导的两种免疫应答反应相关，即细胞免疫应答和迟发型超敏反应。

结核菌素试验是应用结核菌素来测定机体对结核杆菌是否有细胞免疫力及引起超敏反应的一种皮肤试验。

1. 结核菌素试剂 一种是旧结核菌素（old tubcrculin，OT），是结核分枝杆菌培养物经加热、浓缩、过滤而成，其主要成分是结核杆菌蛋白。另一种是纯蛋白衍生物（purified protein derivative，PPD），是结核分枝杆菌培养物经三氯醋酸沉淀析出的纯结核分枝杆菌蛋白，有人结核分枝杆菌制成的 PPD－C 和卡介苗制成的 BCG－PPD 两种。

2. 试验方法与结果分析 目前主要采用 PPD（5 单位/0.1ml）。分别取两种 PPD 5 个单位注入两前臂掌侧皮内（目前仍有沿用单侧注射 PPD 的方法），48～72 小时后观察注射局部反应情况。若注射部位红肿硬结直径大于 0.5cm 为阳性，大于 1.5cm 为强阳性，小于 0.5cm 为阴性反应。若 PPD －C 侧红肿大于 BCG － PPD 侧为感染，应进一步检查。反之，可能系卡介苗接种所致。阴性结果表明机体未感染过结核分枝杆菌，机体对其无免疫力。但应注意以下几种情况：①感染早期，T 细胞尚未致敏；②患严重结核病或其他传染病、恶性肿瘤或使用免疫抑制剂等使机体免疫功能受抑制者可出现假阴性反应。阳性结果表明机体感染过结核分枝杆菌或接种过卡介苗（BCG），机体对结核分枝杆菌有一定免疫力。强阳性结果表明机体可能有活动性结核，应进一步追查病灶。

3. 应用 结核菌素试验主要用于以下几个方面：①选择卡介苗接种对象以及卡介苗接种后免疫效果的测定，结核菌素试验阴性者应补种；②作为婴幼儿（未接种过卡介苗）结核病的辅助诊断；③肿瘤患者等患者的细胞免疫功能测定；④在未接种过 BCG 的人群中调查结核病的流行情况。

四、微生物学检查

根据结核分枝杆菌感染的类型，应采取病灶部位的适当样本。

（一）直接涂片染色

咳痰可直接涂片。用抗酸染色法进行染色后镜检后进一步分离培养鉴定。

（二）分离培养

结核分枝杆菌生长缓慢，培养期长，当浓缩集菌的沉淀物以酸碱中和，接种于固体培养基上后，应以蜡封口防止干燥。为了缩短培养时间，可采用液体快速玻片培养法。

（四）动物实验

将集菌后的材料注于豚鼠腹股沟皮下，3 ~ 4 周后若局部淋巴结肿大，结核菌素试验阳转，即可进行解剖。观察肺、肝、淋巴结等器官有无结核病变，并做形态、培养等检查。

（五）快速诊断

近年来已将聚合酶链反应（PCR）扩增技术应用于结核杆菌 DNA 鉴定，标本中只含几个细菌即可获得阳性，且 1 ~2 天得出结果，但操作中需注意实验器材的污染问题，以免出现假阳性。空洞患者痰中已不排细菌型者，仍有部分（8%）可检出 L 型。故有学者建议将多次检出 L 型菌亦作为结核病活动判断标准之一，细菌型及 L 型均转阴才能诊断为阴性。

五、防治原则

（一）预防接种

广泛接种卡介苗能大大地降低结核病的发病率。

（二）治疗

抗结核治疗的原则是早期、联合、足量、规范、全程用药，尤以联合和规范用药为重要。常用的药物有异烟肼、链霉素、对氨基水杨酸钠、利福平、乙胺丁醇、奎诺酮类等。

第二节　麻风分枝杆菌

扫码“学一学”

麻风分枝杆菌（*Mycobacterium leprae*）可引起麻风病。该病是一种慢性传染病，在世界各地均有流行。病菌侵犯皮肤、黏膜和外周神经组织，晚期还可侵入深部组织和脏器，形成肉芽肿病变。

知识拓展

目前全世界约有病例 1200 万，主要分布在亚、非和拉丁美洲。我国建国前流行较严重，估计约有 50 万例患者。1981 卫生部要求提出在 20 世纪末基本消灭麻风的指标是发病率≤0.01‰。目前，发病率已大幅度下降。1996 年统计尚有现病人 6200 余例，患病率为 0.0056‰。近 3 年病例已稳定在 2000 例左右。但治愈后有一定复发率（约 3.7%），应予重视。

一、生物学性状

麻风分枝杆菌形态上酷似结核分枝杆菌，亦表现明显的抗酸染色特性，常在患者破溃皮肤渗出液的细胞中发现，呈束状排列。该菌是典型的胞内寄生菌。麻风分枝杆菌是至今唯一仍不能人工培养的细菌。

二、致病性与免疫性

自然状态下麻风分枝杆菌只侵害人，细菌由患者鼻分泌物及其他分泌物、精液或阴道分泌液中排出，主要通过呼吸道、破损的皮肤黏膜和密切接触等方式传播，以家庭内传播多见。流行地区的人群多为隐形感染，幼年最为敏感。潜伏期长，平均 2 ~ 5 年，长者可达数十年。根据临床表现、免疫病理变化、细菌检查结果等可将大部分患者分为瘤型麻风（lepromatous type）和结核样型麻风（tuberculoid type）；介于两型之间的少数患者又可再分为两类，即界限类与未定类，两类可向两型转化。

（一）瘤型麻风

为疾病的进行性和严重临床类型，而且传染性强。细菌主要侵犯皮肤、黏膜，严重时累及神经、眼及内脏，病理镜检可见大量麻风细胞和肉芽肿。常在皮肤或黏膜下见有红斑或结节形成，称为麻风结节（leproma），是由于机体产生的自身抗体与破损组织抗原形成的免疫复合物沉积而致。面部的结节可融合呈“狮面容”，是麻风的典型病症。如不进行及时有效的治疗，患者往往发展至最终死亡。

（二）结核样型麻风

此型麻风常为自限性疾病，较稳定，损害可自行消退。细菌侵犯真皮浅层，病变主要在皮肤，早期病变为小血管周围淋巴细胞浸润，以后出现上皮样细胞和多核巨细胞浸润，也可累及神经，使受累处皮肤丧失感觉。患者体内不易检出麻风分枝杆菌，故传染性小。

三、微生物学检查法

麻风病的临床表现和类型多，易与其他类似疾病相混淆，所以实验诊断有实际意义。

四、防治原则

预防主要依靠早期发现、早期隔离及早期治疗患者，特别使对密切接触者要做定期检查。目前尚无特异性的疫苗。

治疗麻风的药物主要使砜类，如氨苯砜等。利福平也有较强的抗麻风分枝杆菌作用。

扫码“练一练”

目标检测

思考题

1. 结核菌素试验的原理及结果分析。
2. 结核分枝杆菌主要传播途径有哪些？说出临床常见感染类型。
3. 如何防治结核病？

（吕长坤）

第十章

厌氧性细菌

学习目标

1. 掌握破伤风梭菌的生物学形状、致病条件和防治原则。
2. 熟悉产气荚膜梭菌、肉毒梭菌的生物学特性、致病性及防治原则。
3. 了解无芽孢厌氧菌的致病性及防治原则。

厌氧性细菌（anaerobic bacterium），简称厌氧菌，是指一大群生长和代谢不需要氧气，利用发酵获取能量的细菌的总称。根据能否形成芽孢，可将厌氧性细菌分为两大类：有芽孢的厌氧芽孢梭菌属和无芽孢厌氧菌。厌氧芽孢梭菌属临床常见的有破伤风梭菌、产气荚膜梭菌、肉毒梭菌及艰难梭菌，主要引起外源性感染。无芽孢厌氧菌则包括多个属的球菌和杆菌，大多数为人体正常菌群的成员，主要引起内源性感染。近年来，随着科学研究条件的不断改善，对厌氧菌的研究日益深入，发现在临床上由无芽孢厌氧菌引起的感染很常见。

第一节　厌氧芽孢梭菌属

扫码“学一学”

厌氧芽孢梭菌属（*Clostridium*）的细菌是一群革兰染色阳性、能形成芽孢的大杆菌，由于芽孢直径比菌体宽，使菌体膨大呈梭形，故此得名。

一、破伤风梭菌

破伤风梭菌（*C. tetani*）是破伤风的病原菌，为外源性感染。在机体受到外伤，创口被污染，或分娩时使用不洁器械剪短脐带或脐部消毒不严格等情况下，该菌均可侵入，芽孢发芽，细菌开始分裂繁殖，释放毒素。发病后机体呈强直性痉挛、抽搐，可因窒息或呼吸衰竭死亡。

（一）生物学性状

菌体细长，大小（0.5～1.7）μm×（2.1～18.1）μm，革兰染色阳性。有周鞭毛、无荚膜。芽孢呈正圆形，直径大于菌体，位于菌体顶端，使细菌呈鼓槌状，为该菌典型特征（图 10－1）。在血平板上，37℃培养 48 小时后可见薄膜状爬行生长物，伴 β 溶血。不发酵糖类，不分解蛋白质。芽孢通常 100℃ 1 小时可被完全破坏，在干燥的土壤和尘埃中可存活数年。

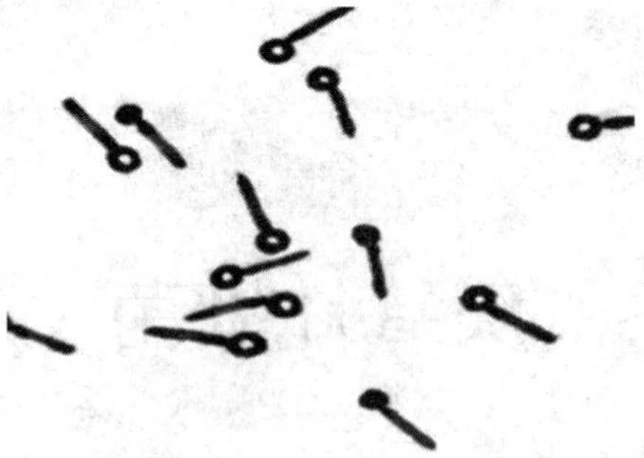

图 10－1　破伤风梭菌

（二）致病性与免疫性

1. 致病条件　破伤风梭菌经创伤感染。其感染的重要条件是伤口形成无氧环境：①伤口深而狭窄，混有泥土和异物污染；②局部坏死组织较多，组织缺血；③伤口内同时伴有需氧菌或兼性厌氧菌混合感染。上述三方面均易造成厌氧环境，有利于破伤风梭菌的生长繁殖。

2. 致病物质　破伤风梭菌芽孢在适宜的伤口环境中发育形成繁殖体，繁殖体在局部伤口生长繁殖，合成并释放破伤风痉挛毒素，为破伤风梭菌的主要致病物质。破伤风痉挛毒素为外毒素，化学成分为蛋白质，不耐热，可被蛋白酶破坏，所以在肠道内无致病作用。破伤风痉挛毒素毒性很强，极少量毒素（小于 1μg）即可致人死亡。破伤风痉挛毒素免疫原性很强，可刺激机体产生抗毒素。经甲醛处理后可失去毒性而保留免疫原性，成为类毒素。类毒素可用于人工自动免疫，是预防破伤风的有效生物制剂。

3. 致病机制　破伤风痉挛毒素是一种嗜神经毒素。毒素经局部伤口吸收入血后与运动神经末梢结合，沿神经鞘膜逆向运输进入脊髓前角，并可上行至脑干。当其与抑制性神经细胞突触末端结合，可阻止抑制性神经介质的释放，干扰了抑制性神经元的反馈调节作用，从而使得肌肉活动的兴奋与抑制功能失调，引起屈肌和伸肌同时强烈收缩，导致骨骼肌强直痉挛。

4. 所致疾病　引起破伤风。破伤风的潜伏期可从几天到几周，与原发感染部位距离中枢神经系统的长短有关。典型症状有牙关紧闭、苦笑面容、角弓反张、呼吸困难、面部发绀等。最后因呼吸和循环衰竭而死亡。新生儿可通过脐带断端感染，引起新生儿破伤风。因为新生儿破伤风的潜伏期一般是 7 天，又是通过脐带感染，故俗称为“七日风”或“脐带风”。

破伤风痉挛毒素因产生后迅速与神经细胞结合，血液中含量极微，不能有效刺激机体产生抗毒素，故病后不易获得有效的免疫力。

（三）微生物学检查

采用伤口直接涂片镜检和病菌分离培养的检查阳性率很低，故一般不进行。临床上根据典型的症状和病史即可做出诊断。

（四）防治原则

1. 非特异性防治原则　正确处理伤口，及时清创扩创，防止厌氧微环境的形成。

2. 特异性预防措施　目前我国采用含有百日咳、白喉类毒素和破伤风类毒素的百白破三联疫苗制剂，对 3～6 个月的儿童进行免疫，可同时获得对这三种常见病的免疫力。对伤口污染严重而又未经过基础免疫者，可立即注射破伤风抗毒素（tetanus antitoxin，TAT）以获得被动免疫作紧急预防。剂量为1500～3000单位。

3. 特异性治疗　对已发病者应早期、足量使用TAT，一旦毒素与细胞受体结合，抗毒素就不能中和其毒性作用。剂量为10万～20万单位，包括静脉滴注、肌内注射和伤口局部注射。使用前必须做皮肤过敏试验，测试有无超敏反应。同时注射青霉素等抗生素，以抑制局部细菌的生长繁殖。

二、产气荚膜梭菌

产气荚膜梭菌以芽孢形式存在于人和动物肠道以及自然界中，能引起人和动物多种疾病，其中最常见的是引起人类气性坏疽和食物中毒。

（一）生物学性状

为革兰阳性粗大杆菌，两端钝圆。芽孢呈椭圆形，位于菌体次极端，直径小于菌体横径，使细菌形似汤匙状。在机体内可形成明显荚膜。非严格厌氧。经培养在血液琼脂平板上可形成扁平、中等大小的光滑型菌落。在牛乳培养基中因分解糖类产酸产气，使牛乳中的酪蛋白凝固，产生的气体可冲散凝固的酪蛋白呈蜂窝状，气势凶猛，这种现象称为“汹涌发酵”。

（二）致病性

1. 致病物质　包括荚膜以及产生的多种外毒素和侵袭性酶类。侵袭性强。外毒素有α、β、γ等12种。①α毒素（卵磷脂酶）：最重要。能分解细胞膜上的磷脂，使得细胞受损，引起溶血、组织坏死。血管内皮细胞受损、血管通透性增加，导致组织水肿等。②κ毒素（胶原酶）：能分解肌肉及皮下胶原纤维，使组织崩解。③μ毒素（透明质酸酶）：能分解细胞间质中的主要成分透明质酸，使局部组织疏松，有利于细菌扩散。根据产生的外毒素种类不同，可将产气荚膜梭菌分为A、B、C、D、E五个型，对人致病的主要是A型。

2. 所致疾病　①气性坏疽：经创伤感染，多见于严重战伤、工伤、车祸等。本菌在局部伤口迅速生长繁殖，产生多种毒素和侵袭性酶类。细菌侵袭到周围正常组织，分解组织中的糖类而产生大量气体形成气肿，进而压迫组织及血管，影响血液供应，造成组织坏死、气肿、水肿、恶臭、剧痛，因水气夹杂触摸有捻发音。如治疗不及时，毒素吸收入血，引起严重的毒血症、休克等，死亡率可达40%～100%。②食物中毒：A型产气荚膜梭菌污染食物后，能产生肠毒素，人食入后可引起食物中毒，临床表现为腹痛、腹胀、水样腹泻等中毒症状，一般无发热和呕吐，1～2天可自愈。③坏死性肠炎：C型产气荚膜梭菌产生的β毒素可引起肠道运动神经麻痹和坏死。食入该毒素污染的食物后，可引起急性坏死性肠炎。发病急，主要表现为腹痛、腹泻、血便，可并发肠穿孔。

（三）防治原则

气性坏疽起病急骤，进展快，后果严重。所以应及时进行伤口的清创和扩创。早期使用多价气性坏疽抗毒素血清和大剂量青霉素等治疗，有条件的可采用高压氧舱疗法。目前尚无有效的人工自动免疫方法。

三、肉毒梭菌

肉毒梭菌（*C. botulinum*）主要存在于土壤中。食入污染该菌的食物后，在消化道厌氧环境中，可产生肉毒毒素，引起进食者中毒，出现神经中毒症状。病死率极高。

（一）生物学性状

1. 形态与染色 革兰阳性粗大杆菌，大小为（1～1.2）μm×（4～6）μm 无荚膜，有周鞭毛。芽孢为椭圆形，大于菌体，形似网球拍。

2. 培养特性 本菌严格厌氧，在血琼脂平板上菌落较大不规则，有β溶血环。在疱肉培养基中可消化肉渣，使之变黑，有腐败恶臭。

3. 抵抗力 芽孢抵抗力强，可耐煮沸一小时以上，高压蒸汽灭菌121℃ 30 分钟或干热180℃ 2 小时才能将芽孢杀死。不耐热，煮沸一分钟或56℃ 30 分钟即可破坏。

（二）致病性与免疫性

肉毒梭菌主要以其强烈的嗜神经外毒素致病。肉毒毒素是已知最剧烈的毒物，其毒性比氰化钾强一万倍。纯化结晶的肉毒毒素 1mg 能杀死 2 亿只小鼠，对人的致死量约为0.1μg。肉毒毒素主要作用于外周胆碱能神经，抑制神经肌肉接点处神经介质乙酰胆碱的释放，导致迟缓性麻痹。肉毒毒素不耐热，煮沸 1 分钟即被破坏。肉毒毒素一般存在于被肉毒梭菌芽孢污染、处于封闭保存或腌制的食品中，如罐头、火腿、发酵豆制品等。人因食用未经过加热含有该毒素的食品而发生中毒。食入含该毒素的食品后，数小时或十几小时后出现相应症状，出现斜视及眼睑下垂、眼球肌肉麻痹、舌肌麻痹，严重者可出现吞咽、语言、呼吸障碍，进而因呼吸肌、心肌麻痹而死亡。肉毒梭菌还可引起婴儿肉毒病、伤口型肉毒中毒等。

（三）实验室检查

（1）从患者粪便、呕吐物或残留食物中去标本，煮沸一小时后，接种于疱肉培养基进行病原菌的分离。

（2）检查患者粪便、血液、食物残留物中毒素活性。

（四）防治原则

加强食品卫生管理，注意对食品的加热消毒以及低温保藏，尤其加强发酵制品、罐头食品、肠制品的卫生检疫工作。对于患者应尽快诊断，及时注射多价肉毒毒素抗血清。加强护理，防止发生呼吸麻痹和窒息以降低病死率。

第二节　无芽孢厌氧菌

扫码"学一学"

无芽孢厌氧菌是一大类寄生于人和动物体内的正常菌群，包括革兰阳性和革兰阴性的球菌和杆菌。在人体正常菌群中厌氧菌占绝对优势，是其他非厌氧性细菌（需氧菌和兼性厌氧性）的10～1000倍。主要分布在皮肤、口腔、上呼吸道、泌尿生殖道。可作为条件致病菌引起内源性感染。在细菌感染中，无芽孢厌氧菌在口腔、肠道、泌尿生殖道等的感染率可达60%～100%。因其感染涉及各系统及各临床科室，而且对抗生素不敏感，细菌学诊断困难，故应引起高度重视。

一、常见无芽孢厌氧菌的种类

无芽孢厌氧菌种类繁多，常见的无芽孢厌氧菌种类及在人体分布见表10－1。在无芽孢厌氧菌感染中，以类杆菌属中脆弱类杆菌最为常见，临床分离的厌氧菌25%是脆弱类杆菌，其次为消化链球菌属。

表 10-1 人体正常菌群无芽孢厌氧菌的种类和分布

部位	杆菌							球菌		
	革兰阳性					革兰阴性		革兰阳性		革兰阴性
	放线菌属	双歧杆菌属	真杆菌属	乳酸杆菌属	丙酸杆菌属	类杆菌属	梭形杆菌属	消化球菌属	消化链球菌属	韦荣菌属
皮肤	0	0	?	0	+ +	0	0	+	+	0
上呼吸道	+	0	±	0	+	+	+	+	+	+
口腔	+	+	+	+	±	+ +	+ +	+ +	+ +	+ +
肠道	±	+ +	+ +	+	±	+ +	+ +	+ +	+ +	+
外生殖道	0	0	?	0	?	+	+	+	+	0
尿道	0	0	?	±	±	+	+	±	±	+
阴道	0	±	±	+ +	±	+	±		+ +	+ +

注：0，无或很少；±，不规则，+，常有，+ +，大量；?，不详

二、致病性

（一）致病条件

无芽孢厌氧菌多为人体正常菌群，在一定条件下引起内源性感染。①皮肤黏膜屏障损伤，使得细菌能够侵入非正常寄生部位；②局部组织坏死、缺血及需氧菌或兼性厌氧菌的混合感染，形成了厌氧微环境，有利于厌氧菌的生长；③机体免疫力下降；④长期使用广谱抗生素使正常菌群失调，拮抗厌氧菌的菌群减少或消失，使得对抗生素不敏感的无芽孢厌氧菌趁机得以繁殖。

（二）致病物质

无芽孢厌氧菌致病毒力主要表现在：①产生多种毒素、胞外酶和可溶性代谢物，如脆弱类杆菌某些菌株能产生肠毒素、产黑色素类杆菌能产生胶原酶、蛋白酶、纤溶酶、溶血素、DNA 酶、透明质酸酶等，可对抗局部免疫力，破坏组织结构，有利于细菌扩散等；②改变细菌对氧的耐受性，如类杆菌属中很多菌种能够产生超氧化物歧化酶，以适应新的致病生态环境；③能够与混合感染的需氧菌或兼性厌氧菌协同作用，产生有利于无芽孢厌氧菌生长的环境以及降低对抗生素的敏感性等；④通过菌毛、荚膜等细菌表面结构吸附和侵入组织上皮细胞及各种组织。

（三）感染特征

（1）多为内源性感染。无特定病型，以化脓性感染常见。感染部位多发生于黏膜或其相邻部位，但也可侵犯远离器官，甚至遍及全身，如入血可引起败血症。

（2）分泌物或脓液黏稠，带血性或呈黑色，有恶臭。

（3）分泌物显微镜检查可见细菌，但是普通的常规培养无菌生长。

（4）长期使用氨基糖苷类抗生素如链霉素、庆大霉素、卡那霉素治疗无效。

（5）多为慢性感染。

符合上述特征之一时，往往提示有无芽孢厌氧菌的感染，应结合厌氧培养以求确诊。

（四）所致疾病

无芽孢厌氧菌感染一般没有特定临床病型，以局部感染为主，也可以遍及全身。临床

常见感染见表10－2。

表10－2　无芽孢厌氧菌感染部位及所致疾病

感染部位	厌氧菌所占比例（%）	所致疾病
胸腔及盆腔感染	60～100	盆腔脓肿，肝脓肿，输卵管及卵巢脓肿，子宫内膜炎，脓毒性流产，产褥期败血症
鼻窦及颅内感染	60～90	鼻窦炎，慢性中耳炎，乳突炎，硬脑膜外及硬脑膜下脓肿，脑膜炎，脑脓肿，血栓性静脉炎
肺和胸膜感染	50～80	肺脓肿，坏死性肺炎，吸入性肺炎，脓胸
口腔及咽部感染	＞50	坏死性溃疡性牙龈炎，牙周炎，坏死性口腔炎，樊尚咽峡炎
皮肤及软组织感染	40～60	外伤、局部缺血引起厌氧菌感染，造成广泛的组织炎症和坏死
脓毒症	10～20	感染性心内膜炎，败血症，休克

三、微生物学检查

（一）标本采集及注意事项

主要采集血液、分泌物、脓汁或引流物等。因该类细菌对氧敏感，又多是人体正常菌群，故采集标本时应严格执行无菌操作，避免正常菌群的污染。标本应从感染中心采取，也可直接切取或活检获得组织标本。采集的标本应立即置于特制的厌氧标本瓶或注射器内，注射器排出空气，针头插入无菌橡皮塞中，迅速送检。

（二）检查方法

1. 直接涂片染色镜检　如有染色较浅，形态不规则的多形性细菌，可做初步诊断。

2. 分离培养与鉴定　厌氧菌的分离一般可采用厌氧袋法、厌氧箱法、焦性没食子酸法等。发现可疑菌落后可进行耐氧试验、形态染色和生化反应进行鉴定。此外，核酸杂交、PCR等分子生物学方法也可对无芽孢厌氧菌做出迅速而特异的诊断。

四、防治原则

目前尚无特异性的预防方法。避免正常菌群发生定居部位改变以及菌群失调等，防止伤口局部形成厌氧微环境。外科引流清创是预防无芽孢厌氧菌感染的重要措施。治疗可用甲硝唑、青霉素、头孢霉素等敏感药物。

目标检测

扫码“练一练”

思考题

1. 列出破伤风梭菌的致病条件。
2. 简述破伤风梭菌的致病物质、临床表现及特异性防治原则。

（吕长坤）

第十一章

动物源性细菌

学习目标

1. 掌握布鲁氏菌、炭疽芽孢杆菌、鼠疫杆菌的形态和所致疾病。
2. 熟悉布鲁氏菌、炭疽芽孢杆菌、鼠疫杆菌的培养特性和防治原则。
3. 了解布鲁氏菌、炭疽芽孢杆菌、鼠疫杆菌的微生物学检查方法。

以动物作为传染源，能引起动物和人类发生人兽共患病（zoonosis）的病原菌称为动物源性细菌。主要包括布鲁菌属、耶尔森菌属、芽孢杆菌属、柯克斯体属、巴通体属、费朗西斯菌属和巴斯德菌属等。

第一节　布鲁杆菌

布鲁菌属（*Brucellae*）的细菌是一类人兽共患传染病的病原菌，有 6 个生物种、19 个生物型，由英国医师 David Bruce 首先分离出。在我国流行的主要是羊布鲁菌病，其次为牛布鲁菌病。

扫码“学一学”

扫码“看一看”

一、生物学性状

1. 形态与染色　革兰阴性短小杆菌。大小为（0.5 ~ 1.5）μm ×（0.5 ~ 1.5）μm，无芽孢，无鞭毛，光滑型菌株有微荚膜。

2. 培养特性　需氧菌，牛布鲁菌在初分离时需 5% ~ 10% CO_2。营养要求较高，在普通培养基上生长缓慢，若加入血清或肝浸液可促进生长。最适生长温度为 35 ~ 37℃，最适 pH 为 6.6 ~ 6.8。

3. 生化反应　大多能分解尿素和产生 H_2S。

4. 抗原构造与分型　布鲁菌含有两种抗原物质，即 M 抗原（羊布鲁菌菌体抗原）和 A 抗原（牛布鲁菌菌体抗原）。

5. 抵抗力　抵抗力较强，在土壤、皮毛、病畜的脏器及分泌物、肉和乳制品中可生存数周至数月。但在湿热 60℃ 20 分钟，日光直接照射下 20 分钟可死亡；对常用消毒剂和广谱抗生素均较敏感。牛奶中的布鲁菌可用巴氏消毒法灭菌。

二、致病性与免疫性

1. 致病物质 内毒素是布鲁菌的主要致病物质。荚膜与其所产生的透明质酸酶和过氧化氢酶等，具有较强的侵袭力。可经完整皮肤、黏膜感染人体。

2. 所致疾病 布鲁菌感染家畜后可引起母畜的流产，随流产的胎畜和羊水排出大量的致病菌，隐性感染动物也可经乳汁、粪、尿等长期排菌。人类接触该分泌物或被其污染的畜产品后，经皮肤、黏膜、眼结膜、消化道、呼吸道等多种途径而感染。

布鲁菌侵入人体后，即被吞噬细胞吞噬，成为胞内寄生菌。并经淋巴管到达局部淋巴结，在其中生长繁殖形成感染灶，此为潜伏期（时间为 1～6 周）。当布鲁菌在淋巴结中繁殖到一定数量后，突破淋巴结屏障侵入血流出现发热等菌血症症状。布鲁菌随血流侵入肝、脾、淋巴结及骨髓等处，形成新的感染灶。血液中的布鲁菌逐渐消失，体温也逐渐正常。细菌在新的感染灶内繁殖到一定数量时，再次进入血流，反复出现菌血症并致体温升高。故患者出现不规则的波浪状热型，临床上称为波浪热。因布鲁菌为胞内寄生菌，抗菌药物及抗体等均不易进入细胞内。因此，本病较难根治，易转为慢性，反复发作。感染布鲁菌后，患者布鲁菌素皮肤试验常呈阳性。故认为布鲁菌的致病与迟发型超敏反应有关。

3. 免疫性 布鲁杆菌感染后，机体可形成以细胞免疫为主的带菌免疫，对再感染有较强的免疫力。细胞免疫主要是巨噬细胞的杀菌作用，还可引起Ⅳ型超敏反应，故病程中免疫保护和病理损伤往往交织存在。血液中也有抗体产生，并发挥调理作用。

三、微生物学检查

急性期取血，慢性期取骨髓。将标本接种双相肝浸液培养基（一半为斜面，一半为液体）置 37℃、10% CO_2 环境中培养。每隔 2～3 天检查一次，多数阳性培养物在 4～7 天长出菌落。若 30 天时仍无菌落生长，则为阴性。根据菌落特点、涂片检查、H_2S 产生能力、血清凝集试验等，确定是否为布鲁菌。

病后 1 周，患者血清中开始出现抗体，其含量逐渐增高，可用试管凝集试验进行测定。一般以 1∶160～1∶320 为阳性诊断标准。对慢性布鲁菌病可进行补体结合实验，一般以 1∶10 为阳性诊断标准。布鲁菌素皮肤试验可以辅助诊断，将布鲁菌素 0. 1ml 注入受试者前臂掌侧皮内，24～48 小时观察结果，局部出现红、肿、浸润直径在 1～2cm 者为弱阳性，大于 2cm 者为阳性，4～6cm 为强阳性。布鲁菌素皮肤实验为迟发型超敏反应，若红肿在 6～8 小时内消退者为假阳性。

四、防治原则

预防本病的根本措施在于控制和消灭畜间布鲁菌的流行、切断传播途径和预防接种。免疫接种以畜群为主。人群接种对象是牧场、屠宰场工作人员及有关职业人群，如兽医等。用冻干减毒 104M 株活疫苗做上皮划痕法接种有效期约 1 年。急性期患者以抗生素治疗为主，一般认为四环素与链霉素或磺胺联合治疗效果较好，需彻底治疗，防止转为慢性。慢性患者除适当延长抗生素治疗外，还可用特异性菌苗进行脱敏治疗。

第二节　耶尔森菌属

扫码“学一学”

耶尔森菌属（*Yersinia*）属于肠杆菌科，是一类革兰阴性小杆菌，现已知 13 个种和亚种。人类通过接触已感染的动物、食入污染食物或节肢动物叮咬等途径而被感染。

鼠疫耶尔森菌（*Y. pestis*）俗称鼠疫杆菌，是鼠疫的病原菌。鼠疫是一种自然疫源性的烈性传染病，人类历史上曾发生过三次世界性大流行，每次大流行的菌种在代谢特点方面都有所差别，据此又分别命名为三种生物型，即古典型、中世纪型和东方型。

一、生物学性状

1. 形态与染色　为两端钝圆，两极浓染的卵圆形短小杆菌，革兰染色阴性。有荚膜，无鞭毛，无芽孢。

2. 培养特性　兼性厌氧，最适生长温度为 27 ~ 30℃，pH 为 6.9 ~ 7.2。

3. 抵抗力　对理化因素抵抗力弱。鼠疫杆菌对寒冷、潮湿有较强抵抗力。

二、致病性与免疫性

鼠疫耶尔森菌的致病性主要与 F1 抗原、V/W 抗原、外膜抗原及鼠毒素等相关。鼠毒素主要对鼠类致病，但只有当细菌自溶裂解后才释放。鼠疫耶尔森菌的毒力很强，少量细菌即可使人致病。

鼠疫是自然疫源性传染病。啮齿类动物（野鼠、家鼠、黄鼠等）是鼠疫耶尔森菌的储存宿主，鼠蚤为其主要传播媒介。临床常见有腺鼠疫、肺鼠疫（黑死病）和败血症型鼠疫。

感染鼠疫耶尔森菌后能获得牢固的免疫力，再次感染罕见。

三、微生物学检查

因鼠疫是法定甲类传染病，标本应送到有严格防护措施的专用实验室检测。免疫荧光试验可用于快速诊断。也可采用 PCR 技术检测鼠疫耶尔森菌核酸，具有快速，敏感的特点。

四、防治原则

灭鼠灭蚤，切断传播途径是消灭鼠疫源的根本措施。一旦发现患者应尽快隔离，以阻止人间鼠疫进一步流行。另外，警惕生物武器，加强国境、海关检疫。我国目前使用无毒株 EV 活菌苗进行灾疫预防，接种方法为皮上划痕、皮下注射或皮内注射。免疫力可持续 8 ~ 10 个月。

第三节　芽孢杆菌属——炭疽芽孢杆菌

扫码“学一学”

芽孢杆菌属（*Bacillus*）细菌是一群需氧、能形成芽孢的革兰阳性的大杆菌。其中炭疽芽孢杆菌是引起动物和人类炭疽病的病原菌，蜡样芽孢杆菌可产生肠毒素引起人食物中毒。其他大多为腐生菌，主要以芽孢形式存在于土壤和尘埃中，一般不致病，当机体免疫力低下时，如枯草芽孢杆菌等偶尔可引起结膜炎、虹膜炎及全眼炎等。

该属细菌有鞭毛、无荚膜（炭疽芽孢杆菌除外）。营养要求不高，在普通琼脂平板上生长良好。炭疽芽孢杆菌能引起人、畜炭疽病。类炭疽杆菌（枯草芽孢杆菌、蜡样芽孢杆菌、多粘芽孢杆菌、巨大芽孢杆菌等）通常不治病，当机体免疫力低下时，偶尔也能致病。类炭疽杆菌广泛分布与土壤、水和空气中，是实验室内常见的污染菌。

一、生物学性状

（一）形态与染色

革兰染色阳性，是致病菌中最大的细菌，长 3 ~ 5μm，宽 1 ~ 2μm。两端截平，常呈长链状排列，状如竹节（图 11 – 1）。在机体内或含血清的培养基中形成荚膜，无鞭毛。在氧气充足、温度适宜（25 ~ 30℃）的外界环境中易形成芽孢，芽孢呈椭圆形，位于菌体中央，其宽度小于菌体。

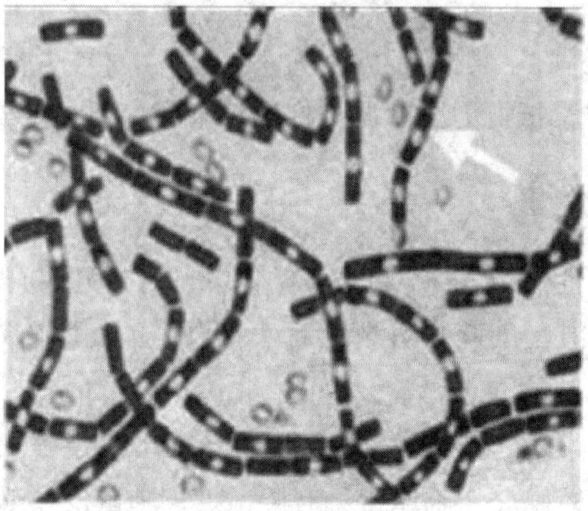

图 11 – 1　炭疽芽孢杆菌

（二）培养特性

需氧，营养要求不高，在普通培养基上生长良好。最适生长温度为 37℃，最适 pH 值为 7.2 ~ 7.4。在琼脂平板上培养 24 小时，生成灰白色、表面粗糙、不透明、无光泽、边缘不整齐似卷发状、大而扁平的菌落。在血琼脂平板菌落均有黏性，可出现拉丝现象。在肉汤中培养 24 小时，管底有絮状卷绕成团的沉淀生长。

（三）抗原构造

炭疽芽孢杆菌的抗原有 3 种：①荚膜抗原，由 *D* – 谷氨酸多肽组成，与毒力有关，具有抗吞噬作用；②菌体抗原，由等量的 *N* – 乙酰葡萄糖胺和半乳糖组成，与毒力无关，耐热，能与特异性抗体发生环状沉淀，称为 Ascoli 实验；③保护性抗原，是炭疽芽孢杆菌代谢过程中产生一种蛋白质，为炭疽毒素的组成部分，具有免疫原性，其相应抗体有抗炭疽芽孢杆菌感染的作用。

（四）抵抗力

炭疽芽孢杆菌繁殖体的抵抗力与一般无芽孢细菌相似，但其芽孢对外界因素的抵抗力很强。在室温干燥环境中能存活 20 余年，在皮革中能存活数年。牧场一旦被芽孢污染，其传染性可保持 20 ~ 30 年。芽孢对化学消毒剂抵抗力很强，新配制 20% 石灰乳、20% 漂白粉需浸泡 48 分钟，5% 苯酚需 5 天可杀死芽孢。炭疽芽孢杆菌的芽孢对碘敏感，1∶2500 的碘液经 10 分钟就可将芽孢破坏，对青霉素、先锋霉素、链霉素、卡那霉素和多西环素等较敏感。

二、致病性与免疫性

（一）致病物质

炭疽芽孢杆菌主要致病物质是荚膜和炭疽毒素。荚膜具抗吞噬作用，有利于炭疽芽孢杆菌在机体内生存、繁殖和扩散。炭疽毒素由水肿因子、保护性抗原和致死因子三种成分构成。任何一种单独存在都不能引起毒性反应，三种成分同时存在则引起炭疽中毒症状。炭疽毒素主要是损害微血管的内皮细胞，增强血管壁的通透性，使有效血容量不足，微循环灌注量减少，血液呈高黏滞状态，易发生 DIC 和感染性休克而导致死亡。

（二）所致疾病

炭疽芽孢杆菌主要为草食动物（牛、羊、马等）炭疽病的病原菌，可经皮肤、呼吸道和胃肠道进入机体引起人类炭疽病。临床类型有 3 种。

1. 皮肤炭疽　最多见，占炭疽病的 98%。经颜面、四肢等皮肤小伤口侵入机体，起初在局部形成小疖、水疱，继而成为脓疱，中心形成黑色坏死焦痂，故名炭疽。患者常伴有高热、寒战等全身症状，如不及时治疗可发展成败血症而死亡。

2. 肺炭疽　由于吸入本菌芽孢所致，多发生于从事皮毛加工的工人。患者常表现为寒战、高热、呼吸困难、胸痛及全身中毒症状。病情危重，死亡率高。

3. 肠炭疽　由于食入未煮熟的病畜肉而感染。起病急骤，以全身中毒症状为主，伴有呕吐、粪便带血、腹胀、腹痛等。2～3 天内发展为毒血症而死亡。

（三）免疫性

病后机体可获得持久免疫力，再次感染者甚少，主要与机体产生特异性抗体和吞噬细胞作用的增强有关。

三、微生物学检查

（一）标本

根据炭疽病型的不同类型分别采取渗出液、脓液、痰、粪便及血液送检。炭疽动物尸体严禁剖检，必要时可割取耳朵或舌尖组织送检。

（二）直接镜检

将标本直接涂片、干燥、固定后，再用 1∶1000 氧化汞固定 5 分钟以杀死芽孢。革兰染色后镜检，若发现有荚膜的典型竹节状革兰阳性粗大杆菌，结合临床症状即可初步诊断。

（三）分离培养与鉴定

将标本接种于普通琼脂平板、血琼脂平板和碳酸氢钠平板上，37℃培养 24 小时后，根据炭疽杆菌菌落特征，挑取可疑菌落进一步做青霉素串珠试验及动物实验等进行鉴定。炭疽芽孢杆菌在含有青霉素（0.5U/ml）的琼脂平板上，置 37℃培养 2～3 小时后菌体肿大呈圆形，状如串珠，类炭疽杆菌无此现象。必要时可做炭疽杆菌噬菌体裂解实验进行鉴定。

四、防治原则

预防炭疽病的根本措施是加强病畜的管制。病畜应严格隔离或处死深埋，死畜严禁剥皮或煮食，必须焚毁或深埋于 2m 以下。对疫区家畜应进行预防接种。在流行地区受感染威胁的人员（如牧民、屠宰工人、皮毛加工工人等）及易感染人群，进行炭疽芽孢杆菌减毒活菌疫苗的预防接种。青霉素是治疗炭疽病的首选药物，应早期应用，也可采用其他抗生素及抗炭疽血清的综合疗法。

目标检测

扫码“练一练”

思考题

1. 布鲁杆菌的致病机制有哪些？
2. 炭疽芽孢杆菌的传播途径有哪些？简述其所致疾病。
3. 何为“黑死病”，应当如何进行防治？
4. 鼠疫杆菌的致病有何特点？

（章能胜）

第十二章

其他细菌

学习目标

1. 掌握白喉棒状杆菌、百日咳鲍特菌、嗜肺军团菌的主要生物学性状。
2. 熟悉白喉棒状杆菌、百日咳鲍特菌、嗜肺军团菌的致病性与免疫性。
3. 了解白喉棒状杆菌、百日咳鲍特菌、嗜肺军团菌的微生物学检查与防治原则。

第一节　白喉棒状杆菌

扫码"学一学"

扫码"看一看"

案例

患儿，男，5岁，上幼儿园。主诉：发热、咽痛7天，伴有烦躁、哭闹及流涎，就诊入院。入院查体：患儿咽后壁和腭垂处有一灰白色假膜，呈片状，不易擦去，颌下及颈部淋巴结肿大。实验室检查：假膜涂片或培养白喉棒状杆菌（+）。心电图未见异常。

思考题：

1. 白喉棒状杆菌的形态特征有哪些？结合病例提出防护措施。
2. 其主要的致病因素是什么？
3. 对该患儿如何治疗？

棒状杆菌属（*Corynebacterium*）是一类革兰染色阳性、菌体一端或两端膨大呈棒状的杆菌。能引起人类疾病的主要是白喉棒状杆菌（*C. diphtheriae*），俗称白喉杆菌，是人类白喉的病原菌。白喉是一种急性呼吸道传染病。

一、生物学性状

（一）形态与染色

白喉棒状杆菌菌体为细长略弯曲的杆菌，一端或两端膨大呈棒状，排列不规则，呈L、V、Y形或栅栏状（图12－1）。无荚膜，无鞭毛，不产生芽孢。革兰染色阳性，用亚甲蓝或Albert染色后，可见着色较深的异染颗粒，是本菌的主要特征，有鉴定意义。

（二）培养特性

需氧或兼性厌氧。在含有凝固血清的吕氏培养基上生长迅速，培养 12 ~ 18 小时形成灰白色、光滑湿润的小菌落。在含有 0.03% ~ 0.04% 亚碲酸钾血琼脂平板上，能使亚碲酸钾还原为元素碲，菌落呈黑色。

（三）抵抗力

白喉棒状杆菌对湿热及一般消毒剂抵抗力弱，煮沸 1 分钟死亡、5% 苯酚 1 分钟、3% 来苏 10 分钟可杀死。但对干燥、寒冷和日光抵抗力强。在衣服、玩具上可存活数天至数周。对青霉素、红霉素敏感。

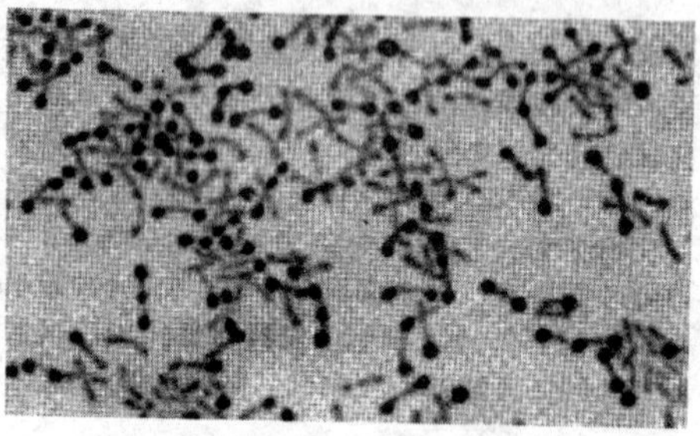

图 12－1　白喉棒状杆菌

二、致病性与免疫性

（一）致病物质

1. 白喉外毒素　由携带 β 棒状杆菌噬菌体的白喉棒状杆菌产生。毒素由 A、B 两个肽链构成，A 链是白喉外毒素的毒性功能区，B 链本身无毒性，但能与心肌细胞、神经细胞等表面受体结合，协助 A 链进入易感细胞内，A 链能使细胞内肽链合成中必需的延长因子 2（EF－2）灭活，从而抑制细胞蛋白质的合成。

> **考点提示**
>
> 白喉杆菌传染途径与致病特点及防治。

2. 索状因子　是菌体表面的一种毒性糖脂，能破坏细胞中的线粒体，影响细胞呼吸与磷酸化。

3. K 抗原　细胞壁外面的一种不耐热糖蛋白，具有抗吞噬作用。白喉棒状杆菌的 K 抗原有利于细菌在黏膜表面的定植。

（二）所致疾病

白喉的传染源是白喉患者和带菌者。主要经飞沫传播，也可经污染物品直接接触传播。白喉棒状杆菌随飞沫或污染物品经呼吸道进入人体后，通常在鼻、咽、喉部黏膜表面生长繁殖，产生白喉外毒素引起局部炎症，表现为黏膜上皮细胞坏死、血管扩张、炎性细胞浸润。由血管渗出的纤维蛋白将炎性细胞、黏膜坏死组织和细菌凝聚在一起，形成灰白色膜状物称为假膜。此假膜与黏膜下组织紧密粘连不易拭去，如强行剥离可引起出血。若病变逐渐扩展到支气管黏膜，由于黏膜上具有纤毛，假膜容易脱落，可引起呼吸道阻塞，甚至窒息死亡。白喉棒状杆菌一般不侵入血流，但白喉外毒素易被吸收入血，迅速与易感组织如心肌、外周神经、肾上腺、肝、肾等结合，引起多种临床表现，导致心肌炎、周围神经麻痹、软腭麻痹及肾上腺功能障碍等。

（三）免疫性

隐性感染、患病或预防接种后，均可产生白喉抗毒素而获得免疫力。抗毒素可阻止白喉外毒素B链与易感细胞结合，使A链不能进入细胞内发挥毒性作用。新生儿经胎盘自母体能获得被动免疫，出生后这种被动免疫逐渐消失，为此，5岁内儿童最易感。近年来，由于婴幼儿及学龄前儿童普遍进行预防接种，故儿童与少年发病率有所降低。

三、微生物学检查法

（一）直接涂片镜检

用无菌棉拭子从患者鼻咽部假膜边缘取材，直接涂片，用亚甲蓝、革兰染色法或Albert法染色后镜检。若发现典型的革兰阳性棒状杆菌，并有异染颗粒，结合临床表现可做初步诊断。

（二）分离培养

将标本接种于吕氏血清斜面及亚碲酸钾血平板上，培养后依据菌落特点、生化反应、涂片染色镜检等做出最后鉴定。

（三）毒力试验

毒力试验是鉴别白喉棒状杆菌与其他棒状杆菌的重要方法。检测方法体外法常用琼脂Elek平板毒力试验，也可用SPA协同凝集法、对流免疫电泳法。体内法可用豚鼠做体内中和试验。

四、防治原则

（一）人工主动免疫

采用白喉类毒素（常用百白破三联疫苗）进行人工主动免疫，效果良好。出生后3个月初接种，共接种3次，间隔4～6周，3～4岁和6～8岁时各加强注射1次。

（二）人工被动免疫

对密切接触白喉病人的易感儿童需肌内注射1000～2000U白喉抗毒素进行紧急预防，同时应注射白喉类毒素以延长免疫力。

对白喉患者应早期足量注射白喉抗毒素，一般用2万～10万单位做肌内注射。在注射白喉抗毒素前应先做皮肤试验。在抗毒素治疗的同时还应进行抗菌治疗，常用青霉素、红霉素等。

第二节　百日咳鲍特菌

扫码“学一学”

百日咳鲍特菌（*Bordetella pertussis*）俗称百日咳杆菌，是引起人类百日咳的病原菌。百日咳是儿童常见的急性呼吸道传染病。

一、生物学特性

（一）形态与染色

百日咳鲍特菌是革兰阴性卵圆形短小杆菌，大小为（0.2～0.5）μm×（0.5～2.0）

μm，有毒菌株有荚膜和菌毛，无鞭毛，不形成芽孢。

（二）培养特性

百日咳鲍特菌为专性需氧菌，营养要求高，初次分离培养时需用含甘油、马铃薯、血液的鲍－金培养基。在鲍－金培养基上培养2～3天后，形成细小、光滑、不透明、银灰色、珍珠状菌落，周围有不明显的溶血环。

（三）抗原构造

根据耐热性（100℃ 2小时）的不同，百日咳鲍特菌有耐热的菌体（O）抗原和不耐热的荚膜（K）抗原。

（四）变异性

百日咳鲍特菌常发生光滑型菌落至粗糙型菌落变异。这种变异有4个相：Ⅰ相相当于光滑型，菌落光滑，形态典型，有荚膜和菌毛，毒力强；Ⅳ相相当于粗糙型，菌落粗糙，失去荚膜和菌毛，无毒力；Ⅱ相和Ⅲ相为过渡相，毒力介于Ⅰ相和Ⅳ相之间。一般在急性期的细菌为Ⅰ相。因此，应该选择Ⅰ相菌株制备菌苗。

（五）抵抗力

百日咳鲍特菌抵抗力弱，对干燥和一般消毒剂敏感，56℃ 30分钟，日光照射1小时可致死亡。对多种抗生素敏感。

二、致病性与免疫性

（一）致病物质

百日咳鲍特菌致病物质有荚膜、菌毛及产生的多种毒素。毒素包括：①百日咳毒素：为外毒素，不耐热，加热56℃10分钟被破坏，此毒素能引起纤毛上皮细胞的炎症和坏死；②腺苷酸环化酶毒素：能使巨噬细胞内的cAMP增加，抑制巨噬细胞功能，抑制白细胞的趋化、吞噬和杀伤功能；③血凝素：有凝集红细胞的能力，并与黏附上皮细胞有关。

（二）所致疾病

> **考点提示**
>
> 百日咳鲍特菌致病性。

传染源为早期病人和带菌者，主要通过飞沫经呼吸道传播。潜伏期7～14天，百日咳鲍特菌侵入呼吸道后，在气管、支气管黏膜上生长繁殖并产生毒素，引起局部炎症和发热反应，破坏上皮细胞纤毛的清除作用，影响黏性分泌物的排出，在局部刺激支气管黏膜神经末梢，反射性引起剧烈的、连续性的痉挛性咳嗽。病程分为三期：①卡他期，从发病开始至出现痉咳，1～2周。此期症状类似感冒，传染性最大。②痉咳期，2～5周。出现阵发性、痉挛性咳嗽，伴有特殊的高音调鸡鸣样吼声，呼吸道中有大量黏稠分泌物不易排出。③恢复期，2～3周。由痉挛性咳嗽减轻，次数减少，鸡鸣样吼声消失。在整个病程中百日咳鲍特菌不侵入血流。临床上以痉挛性阵咳症状为主，病程较长，故名百日咳。

（三）免疫性

机体感染百日咳鲍特菌后能产生多种特异性抗体，有一定保护作用。但目前认为局部黏膜免疫起主要作用，局部sIgA具有抑制病菌黏附气管上皮细胞的作用。病后可获得持久免疫力，很少再次感染。

三、微生物学检查法

微生物学检查主要依靠细菌的分离鉴定。取鼻咽拭子接种于鲍－金培养基进行分离培养，观察典型菌落并进行涂片染色镜检和生化反应进行鉴定。也可用免疫学方法进行快速诊断。

四、防治原则

预防百日咳主要依靠疫苗接种进行人工主动免疫。我国选用百日咳死疫苗与白喉类毒素、破伤风类毒素混合，制成"百白破"（DPT）三联疫苗进行免疫，效果较好。对患者早发现、早隔离。治疗首选红霉素、氨苄西林等。

扫码"学一学"

第三节　嗜肺军团菌

嗜肺军团菌（*Lpneumophila*）属军团菌属。该菌属包括46个菌种。军团菌在自然界普遍存在，特别易存在于各种天然水源及人工冷、热水管道系统中。

一、生物学性状

（一）形态染色

嗜肺军团菌为革兰阴性杆菌，但不易着色。菌体形态易变，在组织中呈短杆菌，人工培养基上呈多形性。常用Giemsa染色（呈红色）或Dieterle镀银染色（呈黑褐色）。有菌毛和鞭毛，有微荚膜，无芽孢。

（二）培养特性

专性需氧菌，2.5%～5% CO_2可促进生长。最适生长温度35℃，适宜pH 6.4～7.2。营养要求较高，生长时需要半胱氨酸、甲硫氨酸和铁离子等。在活性炭酵母浸出液琼脂（BCYE）培养基上，3～5天可形成1～2mm灰白色有光泽的S型菌落。若在BCYE培养基中加入0.1%溴甲酚紫，菌落呈浅绿色。

（三）抗原组成

主要有菌体（O）抗原和鞭毛（H）抗原。根据O抗原将本菌分为14个血清型。我国主要流行的是1型和6型。

（四）抵抗力

嗜肺军团菌在适宜的环境中可较长期存活。对常用化学消毒剂、干燥、紫外线较敏感。但对氯或酸有一定抵抗力。

二、致病性与免疫性

（一）致病物质

嗜肺军团菌的致病机制目前尚不十分清楚。致病物质主要是产生多种酶类、毒素和溶血素，如蛋白水解酶、磷酸酶、核酸酶和细胞毒素等。这些物质可抑制吞噬体与溶酶体的融合，使嗜肺军团菌不仅不被吞噬细胞杀死，反而容易在吞噬细胞内生长繁殖而导致吞噬细胞死亡。此外，菌毛的黏附作用、微荚膜的抗吞噬作用及内毒素毒性作用也参与发病过程。

（二）所致疾病

嗜肺军团菌主要引起军团菌病，也可引起医院内感染。多流行于夏秋季节。主要经飞沫传播，带菌飞沫、气溶胶被直接吸入下呼吸道引起以肺炎为主的全身性感染。

军团菌病临床上有3种感染型，即流感样型、肺炎型和肺外感染型。流感样型临床症状较轻，仅有发热、头痛、肌痛等症状，一般经3~5天症状缓解，预后良好。肺炎型起病急骤，症状较重。经2~10天潜伏期后，患者出现轻度头痛、全身乏力，继而出现高热、寒战、干咳、胸痛，后出现脓痰和咯血，常伴有中枢神经系统和消化道症状，不及时治疗可导致死亡，死亡率高达15%~20%。肺外感染型为继发感染，出现脑、肾、肝等多脏器感染症状。

（三）免疫性

嗜肺军团菌是胞内寄生菌。细胞免疫在抗菌感染过程中起重要作用。抗体及补体能促进中性粒细胞对胞外细菌的吞噬和杀菌作用。

三、微生物学检查法

一般取下呼吸道分泌物、肺活检组织或胸腔积液等标本进行细菌学检查。可直接涂片，镀银法染色或特异荧光抗体染色后镜检。培养常用BCYE培养基，根据培养特性、菌落特征、生化反应作出鉴定。

四、防治原则

目前尚无嗜肺军团菌特异性疫苗。加强水源管理及人工输水管道和设施的消毒处理，防止嗜肺军团菌造成空气和水源的污染，是预防军团菌病扩散的重要措施。治疗可首选红霉素。

> **考点提示**
> 军团菌致病性。

目标检测

思考题

1. 叙述白喉棒状杆菌的生物学特性、致病性及防治原则。
2. 简述百日咳鲍特菌的主要生物学特性及致病性。
3. 简述嗜肺军团菌主要生物学特性及致病性。

扫码“练一练”

（章能胜）

第十三章

其他原核细胞型病原体

学习目标

1. 掌握螺旋体、支原体、立克次体和衣原体的概念及主要特点。
2. 熟悉常见病原性支原体、立克次体和衣原体的种类及所致疾病。
3. 了解支原体、立克次体和衣原体微生物学检查及防治原则。

第一节　螺旋体

扫码“学一学”

螺旋体（*Spirochete*）是一类细长、柔软、弯曲呈螺旋状、运动活泼的原核细胞型微生物。介于细菌与原虫之间。它与细菌的相似之处是：具有与细菌相似的细胞壁，内含脂多糖和胞壁酸，以二分裂方式繁殖，原核，对抗生素敏感；与原虫的相似之处有：体态柔软，借助轴丝伸缩而运动，易被胆汁或胆盐溶解。螺旋体分布广泛，种类繁多，根据螺旋体大小和形状、螺旋数目、规则程度及螺间距分为9个属，其中对人致病的螺旋体有3个属。

1. 疏螺旋体属（*Borrelia*）　有3～10个稀疏而不规则的螺旋，其中对人致病的有回归热螺旋体、伯氏螺旋体及奋森螺旋体。

2. 密螺旋体属（*Treponema*）　有8～14个较细密而规则的螺旋，对人有致病的主要是梅毒螺旋体、雅司螺旋体、品他螺旋体。

3. 钩端螺旋体属（*Leptospira*）　螺旋细密而规则，菌体一端或两端弯曲呈钩状，本属中有一部分能引起人及动物的钩端螺旋体病。

一、钩端螺旋体

钩端螺旋体简称钩体，种类很多，致病性钩体能引起人及动物的钩端螺旋体病，简称钩体病，是在世界各地都广泛流行的一种人畜共患传染病，我国绝大多数地区都有不同程度的流行，尤以南方各省最为严重，对人民健康危害很大，是我国重点防治的传染病之一。

（一）生物学特性

1. 形态与结构　菌体纤细，长短不一，大小为（6～20）μm×（0.1～0.2）μm，具有细密而规则的螺旋，菌体一端或两端弯曲呈钩状，常为“C”“S”等形状。在暗视野显微镜下可见钩体象一串发亮的微细珠粒，运动活泼，可曲屈，前后移动或围绕长轴做快速旋转，电镜下钩体由外至内分别为外膜，有2根内鞭毛、细胞壁、细胞膜和柱形原生质体。

2. 染色及培养 钩体革兰染色为阴性，不易被碱性染料着色，常用镀银染色法，把菌体染成棕褐色，也可用暗视野显微镜直接观察标本中钩端螺旋体的形态和运动方式。

钩体是唯一可用人工培养基培养的螺旋体，最适温度28～30℃，pH 7.2～7.4，常用柯氏（Korthof）培养基培养，生长缓慢，接种后3～4天开始繁殖，1～2周后，液体培养基呈半透明云雾状混浊生长。

3. 抗原构造与分型 致病性钩体的抗原组成比较复杂，与分型有关的抗原主要有两种：一种是表面抗原，为蛋白质多糖的复合物，具有型特异性，是钩体分型的依据；另一种是内部抗原，是类脂多糖复合物，具有群特异性，为钩体分群的依据。目前全世界已发现25个血清群，273个血清型；我国至少发现了19个血清群，161个血清型。

4. 抵抗力 钩体对理化因素的抵抗力较其他致病螺旋体强，在水或湿土中可存活数周至数月，这对本菌的传播有重要意义，该螺旋体对干燥、热、日光直射的抵抗力均较弱，56℃ 10分钟即可杀死，对常用消毒剂如0.5%来苏、0.1%苯酚、1%漂白粉等敏感，10～30分钟可杀死，对青霉素、多西环素等抗生素敏感。

（二）致病性与免疫性

> 考点提示
> 传染途径与致病特点。

1. 致病物质

（1）溶血毒素 不耐热，对氧稳定，具有类似磷脂酶的作用，能使细胞膜溶解，当注入体内时，可出现贫血、出血坏死、肝肿大与黄疸、血尿等。

（2）细胞毒因子 小鼠脑内接种1～2小时后出现肌肉痉挛，呼吸困难，最后死亡。

（3）内毒素样物质 其性质不同于一般细菌的内毒素，但也能使动物发热，引起炎症和坏死。

2. 致病过程及临床类型 钩体病为自然疫源性疾病，在野生动物和家畜中广泛流行。钩体在肾小管中生长繁殖，从尿中排出。肾长期带菌的鼠和猪是钩体的重要储存宿主和传染源。猪、鼠的尿污染的水源称为疫水，人在接触疫水时，由于钩体有较强的侵袭力，能穿过正常或破损的皮肤和黏膜，侵入人体，也可经胎盘感染胎儿引起流产。此外，钩体还可经吸血昆虫传播。

人群普遍对钩体易感，但发病率高低与接触疫水的机会和机体免疫力有关。钩体病主要有在多雨、鼠类等动物活动频繁的夏、秋季节流行。

钩体通过皮肤黏膜侵入机体，在局部迅速繁殖，然后进入血流引起早期钩体血症。患者出现发热、头痛、肌痛、眼结膜充血、浅表淋巴结肿大。钩体在血中约存在一个月左右，随后钩体侵入肝、脾、肾、肺、心、淋巴结和中枢神经系统等，引起相关脏器和组织的损害和体征。由于钩体的菌型、毒力、数量不同以及机体免疫力强弱不同，病程发展和症状轻重差异很大，临床上常有以下几种类型：①流感伤寒型，是早期钩体血症的症状，临床表现如流感，症状较轻，一般内脏损害也较轻。②黄疸出血型，除发热、恶寒、全身肌痛，还有出血、黄疸及肝肾损害症状。③肺出血型，有出血性肺炎症状，如胸闷、咳嗽、咯血、发绀等，病情凶险，常死于大咯血，死亡率高。

此外，尚有脑膜脑炎型、肾功能衰竭型、肠炎型等，钩体菌型与钩体临床分型无固定关系，临床分型随病情发展也可变动。

3. 免疫性 钩体隐性感染或病后可获得对同型钩体的持久免疫力，以体液免疫为主，细胞免疫作用不大。感染早期机体可通过非特异性免疫杀灭钩体，但作用不强。感染1～2周后血中可出现特异性抗体，具有调理、凝集和溶解钩体，增强吞噬细胞的吞噬作用。特异性抗体出现后可迅速清除血中钩体，一般7～10天可把器官中的钩体清除，但肾脏中钩体受抗体影响较小，维持时间长。故尿中可较长时间（数周至数年）排菌。

（三）微生物学检查

1. 病原学检查 发病一周内取血液，第二周以后取尿，有脑膜炎型症状者取脑脊液进行检查。

（1）直接镜检 将标本差速离心后取沉淀物暗视野显微镜检查，或涂片后用Fontana镀银染色镜检。另外，还可用免疫荧光法或免疫酶染色法检查。

（2）分离培养与鉴定 将标本接种于柯氏培养基28℃培养2周，用暗视野显微镜检查。培养时需加抑菌剂如5－氟尿嘧啶等，也可将标本接种于豚鼠腹腔进行分离。

2. 血清学试验 一般在病初及发病2～3周各采血一次进行下列试验。

（1）显微镜凝集试验 是目前常用的方法，以当地常见各群及各型活的钩体作抗原，分别与患者不同稀释度的血清混合，在37℃作用2小时，暗视野显微镜检查。若待检血清中有某型抗体存在，则在同型抗原孔中可见钩体凝集成团，形如小蜘蛛，一般患者单份血清凝集效价在1∶400以上或双份血清效价增长4倍以上有诊断意义。

（2）间接凝集试验 将钩体属特异性抗原吸附于活性炭、乳胶颗粒载体上成为具有钩体属特异性的颗粒抗原，然后检测血清中有无相应的凝集抗体。

（四）防治原则

大力灭鼠，加强病畜管理，保护好水源，避免或减少与疫水接触。对易感人群进行钩体血清型多价疫苗接种。钩体对多种抗生素敏感，但以青霉素效果最好，对青霉素过敏者可用庆大霉素或多西环素。

二、梅毒螺旋体

梅毒螺旋体（*Treponema pallidun*，TP）是引起梅毒的病原体，因其透明，不易着色，故又称苍白螺旋体。梅毒是一种广泛流行的性病，近几年在我国发病率又有所升高。

（一）生物学特性

1. 形态 梅毒螺旋体长6～15μm，宽0.1～0.2μm，平均8～14个致密规则的螺旋，两端尖直。电镜下观察，梅毒螺旋体有外膜、3～4根内鞭毛、细胞壁、细胞膜内有细胞质和核质，构成柱形原生质体，内鞭毛与梅毒螺旋体运动有关，一般染料不易着色。

2. 培养 1981年，Fieldsteel等采用棉尾兔单层上皮细胞，在微氧条件下培养成功，在人工培养基上尚不能培养。

3. 抵抗力 梅素螺旋体对温度、干燥特别敏感，离体干燥1～2小时或50℃加热5分钟死亡，对化学消毒剂敏感，1%～2%苯酚数分钟死亡，对青霉素、四环素、砷剂等敏感。

（二）致病性与免疫性

1. 致病物质 梅毒螺旋体有很强的侵袭力，尚未证明其有内毒素或外毒素。①荚膜样物质：是菌体表面的黏多糖和唾液酸，利于梅毒螺旋体的存活和扩散；②外膜蛋白：为黏附因子，利于其黏附于易感细胞；③透明质酸酶：分解组织、细胞基质内、血管基底膜的透明质酸酶，利于梅毒螺旋体扩散。

2. 所致疾病 人是梅毒的唯一传染源，由于感染方式不同可分先天性梅毒和后天性梅毒。前者是患梅毒的孕妇经胎盘传染给胎儿的；后者是出生后感染的，其中95%是由性接触感染，少数通过输血等间接途径感染。

> **考点提示**
>
> 梅毒螺旋体传染途径与致病特点。

先天性梅毒又称胎传梅毒。梅毒螺旋体经胎盘进入胎儿血循环，引起胎儿全身感染，螺旋体在胎儿内脏（肝、脾、肺及肾上腺）及组织中大量繁殖，造成流产或死胎，或出生后会出现锯齿形牙、间质性角膜炎、马鞍形鼻、神经性耳聋等症状。

后天获得性梅毒表现复杂，依其传染过程可分为3期。

一期梅毒：梅毒螺旋体侵入皮肤黏膜约3周后，在侵入局部出现无痛性硬结及溃疡，称硬性下疳，多发生于外生殖器，其溃疡渗出物含有大量梅毒螺旋体，传染性极强。下疳常可自然愈合，经2~3个月无症状的潜伏期后进入第二期。

二期梅毒：此期的主要表现为全身皮肤黏膜出现梅毒疹，全身淋巴结肿大，有时亦累及骨、关节、眼及其他器官。在梅毒疹及淋巴结中有大量梅毒螺旋体。不经治疗症状一般可在3周至3个月后自然消退而痊愈，二期梅毒因治疗不当，经过5年或更久的反复发作而进入三期。

三期梅毒：主要表现为皮肤黏膜的溃疡性损害或内脏器官的肉芽肿样病变（梅毒瘤），严重者在经过10~15年后引起心血管及中枢神经系统损害，导致动脉瘤、脊髓痨及全身麻痹等，此期的病灶中梅毒螺旋体很少，不易检出。

一、二期梅毒又统称为早期梅毒，此期传染性强而破坏性小。三期梅毒又称为晚期梅毒，该期传染性小、病程长、破坏性大。

3. 免疫性 抗梅毒的免疫是传染性免疫，以细胞免疫为主，体液免疫只有一定的辅助防御作用。当螺旋体从体内清除后机体仍可再感染梅毒，而且仍可出现一期梅毒症状。此病周期性潜伏与再发的原因可能与体内产生的免疫力有关，如机体免疫力强，螺旋体能变成颗粒形或球形，在体内某些部位潜伏起来，一旦机体免疫力下降，螺旋体又可侵犯体内某些部位而复发。

（三）微生物学检查

1. 检查螺旋体 取一期及二期梅毒硬性下疳、梅毒疹的渗出物等，用暗视野显微镜观察，如有运动活泼的密螺旋体即可诊断。

2. 血清学检查

（1）非螺旋体抗原试验 是用正常牛心肌脂质作为抗原，检测患者血清中的反应素。国际上常用性病研究实验室（VDRL）的玻片凝集试验法，快速血浆反应素试验（RPR），主要用于初筛，一期梅毒阳性率约70%，二期阳性率可达100%，三期阳性率较低。本试验所用抗原是非特异的，检测的抗体时应排除假阳性反应，并结合病史、临床表现及多次的试验结果进行分析。

（2）螺旋体抗原试验 抗原为梅毒螺旋体，以检测血清中的特异性抗体，该试验特异性高，目前常用方法：①荧光密螺旋体抗体吸收试验（FTA－ABS），为间接荧光抗体法，其敏感性及特异性均高，常用于梅毒的早期诊断。②梅毒螺旋体制动试验（TPI），用来检测血清中是否存在抑制螺旋体活动的特异性抗体。用活梅毒螺旋体加患者新鲜血清，35℃

培养16小时，同法作正常血清对照，然后用暗视野显微镜观察活动的螺旋体数目，如试验标本中活动的螺旋体数目小于或等于对照血清标本内的40%，即为阳性。

（四）防治原则

梅毒是一种性病，预防的主要措施是加强卫生宣传教育和社会管理，目前尚无疫苗预防。对患者应早期诊断、早期治疗，现多采用青霉素治疗3个月至1年后，以血清中抗体阴转为治愈指标。

三、伯氏螺旋体

属于疏螺旋体属，主要有伯氏螺旋体、回归热螺旋体和樊尚螺旋体。回归热螺旋体引起流行性回归热，樊尚螺旋体可与梭形杆菌协同引起樊尚咽峡炎、牙龈炎及口腔坏疽等。

伯氏螺旋体有3~10个稀疏而不规则的螺旋，呈波浪式，有鞭毛。革兰染色为阴性，但不易着色，常用Giemsa染色或Wright染色均呈紫红色。

伯氏螺旋体可引起莱姆（Lyme）病。莱姆病是自然疫源性传染病，传播媒介主要是某些硬蜱，主要储存宿主是鼠类和小型哺乳动物，多发生在户外工作者或旅行者，表现为慢性游走性红斑，并可累及心脏、神经和关节等。常可复发，晚期主要表现为慢性关节炎、神经系统与皮肤异常、心内膜炎等。

第二节　支原体

扫码“学一学”

支原体（*Mycoplasma*）是一类无细胞壁、呈多形性、可通过滤菌器、能在无生命培养基上生长繁殖的最小的原核细胞型微生物，因其能形成有分枝的长丝，故称为支原体。自然界分布广泛，种类繁多，主要有两个属，支原体属有132种，脲原体属有7种。其中与人类感染相关的主要是肺炎支原体和溶脲脲原体等。

一、生物学性状

（一）形态与结构

支原体体积微小，直径0.2~0.3μm，可通过滤菌器。因缺乏细胞壁，呈球形、杆状、丝状、分枝状等多种形态。二分裂繁殖为主，革兰染色不易着色，故常用Giemsa染色法将其染成淡紫色。细胞膜有三层，内、外层为蛋白质和糖类，中层为脂质，脂质中胆固醇含量较多，对保持细胞膜的完整性具有一定作用。某些支原体在细胞膜外还有一层荚膜或微荚膜，与支原体的致病性有关。肺炎支原体、生殖支原体、穿透支原体等有一种特殊的顶端结构，能黏附在宿主上皮细胞表面，与支原体的定植和致病有关。

（二）培养特性

大多数兼性厌氧，营养要求比一般细菌高，还需加入10%~20%人或动物血清以提供支原体所需的胆固醇，初次分离时需5% CO_2及10%的酵母浸膏生长较好。多数支原体最适pH为7.8~8.0（溶脲脲原体最适pH为6.0~6.5），低于7.0易死亡。最适温度为36~37℃。培养2~3天后出现中间厚而隆起，边缘薄而扁平的“油煎蛋”样菌落。此外，支原体还能在鸡胚绒毛尿囊膜或培养细胞中生长。

（三）生化反应

支原体可根据是否能分解葡萄糖、精氨酸、尿素进行鉴别（表13-1）。

表13-1　引起人类疾病的主要支原体的生物学特性

支原体	葡萄糖	精氨酸	尿素	还原四氮唑	吸附血细胞
肺炎支原体	+	-	-	+	+
人型支原体	-	+	-	-	-
生殖支原体	+	-	-	+	+
穿透支原体	+	+	-	+	+
溶脲脲原体	-	-	+	-	-/+

（四）抗原构造

支原体细胞膜上的抗原由蛋白质与糖脂组成，各种支原体都有型特异性表面抗原，很少有交叉，在支原体鉴定时有重要意义。

（五）抵抗力

不耐干燥、不耐热，50℃ 30分钟或55℃ 5～15分钟可致死，对酸及作用于胆固醇的物质，如二性霉素B、皂素等敏感；但对碱、醋酸铊、结晶紫有抵抗力，可用于分离培养去除杂菌。对干扰蛋白质合成的抗生素敏感，如多西环素、氯霉素、红霉素、螺旋霉素及链霉素敏感；对影响细胞壁合成的抗生素如青霉素不敏感。

（六）与L型细菌的区别

L型细菌是在抗生素、溶菌酶等作用下变成的一种细胞壁缺陷型细菌，其许多特性与支原体相似，如无细胞壁、呈多形性、能通过滤菌器、对渗透压敏感、形成“油煎蛋”菌落、引起泌尿生殖道炎症等。在鉴定时很有必要将二者区别开来（表13-2）。

表13-2　支原体与L型细菌生物学特性的比较

生物学特性	支原体	L型细菌
菌落形态	油煎蛋样，大小0.1～0.3mm	油煎蛋样，大小0.5～1.0mm
菌体形态	多种形态，直径0.2～0.3μm	多种形态，直径0.6～1.0μm
细胞壁缺失原因	菌种固有遗传	外界因素诱导表型变异
可否回复细胞壁	不能	去除诱导因素后，可回复细胞壁
细胞膜	1/3为胆固醇	不含胆固醇
培养特性	需要胆固醇	需要高渗
青霉素	不敏感	不敏感；回复细胞壁后，则敏感

二、主要病原性支原体

（一）肺炎支原体

肺炎支原体（*M. pneumoniae*）是人类支原体肺炎（也称为原发性非典型肺炎）的病原体。肺炎支原体的致病首先通过其顶端结构黏附在宿主细胞表面，并伸出微管插入胞内吸取营养、损伤细胞膜，继而释放出核酸酶、过氧化氢等代谢产物引起细胞的溶解，上皮细胞出现肿胀与坏死。支原体肺炎的病理改变以间质性肺炎为主，有时并发支气管肺炎，称为原发性非典型性肺炎。主要经飞沫传染，潜伏期2～3周，发病率以青少年最高。多发生在夏末、初秋，临床症状较轻，如头痛、咽痛、发热、咳嗽等一般的呼吸道症状，但也有个别死亡报道。

诱发机体产生的抗体也可能参与了上述病理损伤。呼吸道分泌的 sIgA 对再感染有一定防御作用，但不够牢固。

（二）溶脲脲原体

溶脲脲原体（*U. urealyticum*）因生长需要尿素而得名，能分解尿素产生氨气，使培养基 pH 上升，导致自身死亡。

溶脲脲原体可引起泌尿生殖道感染，并被认为是非淋球菌性尿道炎中仅次于衣原体的重要病原体。68% 自然流产的孕妇生殖道内带有溶脲脲原体，可通过胎盘感染胎儿而导致早产、死胎，或在分娩时感染新生儿，引起呼吸道感染。此外，溶脲脲原体还可引起不孕症。

（三）其他支原体

1. 人型支原体（*M. hominis*）　寄居于泌尿生殖道，主要通过性接触传播，引起宫颈炎、输卵管炎、盆腔炎、附睾炎、尿道炎、肾盂肾炎等。

2. 生殖支原体（*M. genitalium*）　基本形态为烧瓶状，主要通过性接触传播，与非淋菌性尿道炎、盆腔炎、阴道炎、前列腺炎等疾病有关。

3. 穿透支原体（*M. penetrans*）　形态为杆状或长烧瓶状，可借助其顶端结构黏附于人的红细胞、单核细胞、$CD4^+$ T 细胞、尿道上皮细胞，并穿入细胞内繁殖，导致宿主细胞受损或死亡。穿透支原体感染可能是艾滋病的一个辅助致病因素。

三、微生物学检查

（一）分离培养

肺炎支原体取可疑患者的痰或咽拭子，接种于含血清或酵母浸膏的琼脂培养基。用青霉素、醋酸铊抑制杂菌的生长，多次传代后可变为典型的“油煎蛋”样菌落，并能吸附多种动物红细胞和气管上皮细胞等，且此类吸附可被特异性抗体所抑制。分离的支原体经形态、溶血与生化反应做初步鉴定。溶脲脲原体可取患者中段尿、宫颈分泌物、前列腺液等接种于加尿素和酚红的含血清支原体肉汤进行分离，能分解尿素产生氨气，使培养基中的酚红变红。固体培养基培养，可用低倍镜观察微小“油煎蛋”样菌落。

（二）血清学试验

生长抑制试验（growth inhibition test，GIT）和代谢抑制试验（metabolic inhibition test，MIT）均有较高的敏感性和特异性。GIT 是将含有特异性抗体的滤纸片贴在接种有支原体的琼脂平板表面，若则纸片周围出现抑菌环为 GIT 阳性。MIT 是将支原体接种在含特异性抗体、酚红、葡萄糖的液体培养基中，若抗体与支原体相对应，则支原体的生长代谢受到抑制，不能分解葡萄糖产酸、pH 不降低、酚红不改变颜色为 GIT 阴性。

另外，患者的血清可与人 O 型红细胞在 4℃时产生非特异性凝集，称为“冷凝集试验”，37℃时消失，患病一周时达到高峰。此方法简便，有助于诊断。

（三）PCR 技术

可用 PCR 技术检测患者痰标本中肺炎支原体 DNA、从患者的泌尿生殖道标本中检测溶脲脲原体的尿素酶基因。此法快速、特异、敏感。

四、防治原则

预防泌尿生殖道支原体的感染，应加强宣传教育，注意性卫生，切断传播途径。支原体对青霉素、头孢菌素类抗生素不敏感，治疗用红霉素、四环素、多西环素等高度敏感的抗生素。支原体死疫苗和减毒活疫苗的制备仍在试验中。

第三节　立克次体

扫码“学一学”

立克次体（*Rickettsia*）是一类严格细胞内寄生、以节肢动物为传播媒介、革兰阴性原核细胞型微生物。为纪念研究斑疹伤寒而献身的美国医生 Howard Taylor Ricketts，将其命名为立克次体。立克次体介于细菌和病毒之间，具有以下共同特点：①有细胞壁，呈多形态性；②含有 RNA 和 DNA 两种核酸，专性活细胞内寄生，以二分裂方式繁殖；③与节肢动物关系密切，节肢动物可作为传播媒介或储存宿主；④多为人兽共患病的病原体；⑤对多种抗生素敏感。

对人类致病的立克次体主要有立克次体属、东方体属、无形体属、埃立克体属和新立克体属 5 个属。我国发现的致病性立克次体主要有普氏立克次体、莫氏立克次体、恙虫病东方体、嗜吞噬细胞无形体及查非埃立克体等，是流行性斑疹伤寒、地方性斑疹伤寒、恙虫病、人粒细胞无形体病和人单核细胞埃立克体病的病原体。

一、生物学性状

（一）形态与染色

立克次体呈多形态性，以短杆状为主，长 0.8 ~ 2.0μm，宽 0.25 ~ 0.6μm ，革兰染色阴性，着色较淡，Giemsa 染色立克次体呈紫色或蓝色和 Gimenza 法染成红色。在感染细胞内常聚集成致密团块状，也可成单或成双排列。不同立克次体在细胞内的位置不同，可供初步鉴别，如普氏立克次体多在胞质内分散存在，恙虫病立克次体多在胞质近核处成堆排列，斑点热立克次体可在胞质和胞核内生长。

（二）培养特性

多数立克次体只能在活的宿主细胞内生长，常用的培养方法有动物接种、鸡胚卵黄囊接种和细胞培养，生长最适温度为 32 ~ 35℃。

（三）抗原构造

立克次体抗原主要有群特异性抗原和型特异性抗原两种，前者与细胞壁中的脂多糖成分有关，耐热；后者与外膜蛋白有关，不耐热。斑疹伤寒等立克次体具有与变形杆菌某些 X 株的菌体抗原（O）共同的耐热多糖类抗原，因而临床上常用其代替相应的立克次体抗原进行非特异性凝集反应，作为人或动物血清中相关抗体的检查。这种交叉凝集试验称为外 - 斐反应（Weil - Felix reaction）。

（四）抵抗力

大多数立克次体（除贝纳柯克斯体外）对理化因素的抵抗力与细菌繁殖体类似。对低温、干燥的抵抗力强，在节肢动物粪便中可保持传染性半年以上。对氯霉素、四环素等抗菌药物敏感，但磺胺类药物能刺激其生长繁殖。

二、主要病原性立克次体

立克次体的致病物质已证实的有两种，一种为内毒素，由脂多糖组成，具有与肠道杆菌内毒素相似的多种生物学活性。另一种为磷脂酶 A，可分解脂膜而溶解细胞，导致宿主细胞中毒。立克次体经皮肤、呼吸道、消化道等途径侵入机体后，与局部淋巴组织或小血管内皮细胞表面的特异性受体结合，然后被吞入宿主细胞，大量繁殖后导致细胞破裂，释放出立克次体，二次入血后形成立克次体血症，同时立克次体产生的内毒素等毒性物质进入血流，引起毒血症，导致一系列病变和临床症状。

（一）普氏立克次体

普氏立克次体（*R. prowazekii*）是流行性斑疹伤寒（虱型斑疹伤寒）的病原体。该病多流行于冬春季，患者是唯一传染源，主要传播媒介为人虱。传播方式为虱－人－虱。人虱叮咬患者后，立克次体进入虱肠管上皮细胞内繁殖。当虱再去叮咬健康人时，立克次体即随粪便排泄在皮肤上，并经瘙痒抓伤的皮肤破损处侵入人体。偶有经呼吸道或眼结膜感染。

人感染立克次体后，经 2 周左右的潜伏期后急性发作，主要表现为高热、皮疹，伴有神经系统、心血管系统或其他脏器损害的症状。这些症状与普氏立克次体在体内的繁殖及其毒素样物质的作用有关。

病后免疫力持久，而且对斑疹伤寒群内其他立克次体感染有交叉免疫。

（二）斑疹伤寒立克次体

斑疹伤寒立克次体（*R. typhi*）或称莫氏立克次体（*R. mooseri*）是地方性斑疹伤寒（鼠型斑疹伤寒）的病原体。地方性斑疹伤寒的临床特征也同流行性斑疹伤寒相似，只是症状较轻，病程较短。很少累及中枢神经系统和内脏。

莫氏立克次体的传播方式与普氏立克次体有所不同。莫氏立克次体长期寄生于隐性感染鼠体，以鼠虱或鼠蚤为媒介在鼠中传播，鼠蚤吸鼠血后，立克次体进入其消化道并在肠上皮细胞内繁殖，并随粪便排出。鼠蚤只在感染鼠死亡后可转向叮吮人血而使人感染。如此时人体寄生有人虱，可通过人虱继发地在人群中传播。此外，带有立克次体的干燥蚤粪还可经口、鼻及眼结膜进入人体而致病。

病后可获得牢固的免疫力，与普氏立克次体有交叉免疫。

（三）恙虫病东方体

恙虫病东方体（*O. tsutsugamushi*）是恙虫病的病原体。恙虫病是一种自然疫源性疾病，主要在啮齿动物之间流行。啮齿动物内能长期保存病原体且多无症状，是本病的主要传染源。

恙虫病立克次体寄居于恙螨，并可经卵传代。恙螨幼虫需吸取人或动物的淋巴液或血液才能完成从幼虫到稚虫的发育过程。人若被恙螨叮咬则可感染致病。叮咬部位出现溃疡，周围红晕，上盖黑色痂皮（焦痂），为恙虫病特征之一。另外，本病还可有皮疹，神经系统、心血管系统以及肝、脾、肺等脏器损害症状。病死率随毒株不同而有很大差异。病后对同型同株有持久免疫力。

（四）嗜吞噬细胞无形体

嗜吞噬细胞无形体（*A. phagocytophilum*）是人粒细胞无形体病的病原体，呈球形、卵圆形等多形性，寄生于中性粒细胞的胞质空泡内，繁殖后形成桑椹状包涵体，储存宿主是鼠、鹿、牛、羊等哺乳动物，蜱是主要传播媒介，蜱叮咬携带病原体的动物后，再叮咬人时，病原体进入人体引发疾病，直接接触患者或带菌动物的血液等也可能导致感染。5～10月为发病高峰期，病原体感染中性粒细胞，经淋巴和血液扩散，诱导机体产生免疫应答，引起各种继发感染和免疫损伤，出现持续高热、全身不适、乏力、头痛、肌肉酸痛以及恶心、呕吐、厌食、腹泻等，可伴有心、肝、肾等多脏器功能损害。

（五）查菲埃立克体

查菲埃立克体（*E. chaffeensis*）是人单核细胞埃立克体病的病原体，形态结构与嗜吞噬细胞无形体相似，感染细胞为单核细胞和巨噬细胞，在吞噬小泡内增殖，形成桑椹状包涵体。多种哺乳动物为其储存宿主和传染源，包括鹿、鼠、马等，硬蜱是主要传播媒介，患者多由于携带病原体蜱叮咬后1～2周发病，出现高热、全身不适、乏力、头痛、肌肉酸痛，大部分伴恶心、呕吐、腹泻等，少数伴咳嗽、咽痛及呼吸窘迫综合征等，严重病例可伴心、肾等多脏器功能损伤，导致内脏出血和继发感染死亡。

知识拓展

贝纳柯克斯体和汉赛巴通体

贝纳柯克斯体是Q热（query fever）的病原体，Q热指原因不明的发热，1937年Burnet等科学家证明其病原体是一种立克次体，并命名为贝纳柯克斯体，原归为立克次体的柯克斯体属，现归类于军团菌目中柯克斯体科。

汉赛巴通体是猫抓病（cat scratch disease，CSD）的主要病原体，通过猫、狗等动物传播，引起帕里诺眼淋巴腺综合征，免疫功能低下者还可引起杆菌性血管瘤－杆菌性紫癜。原归为立克次体的巴通体属，现归类于根瘤菌目中巴通体科。

三、微生物学检查

（一）标本采集

主要采集患者血液作为标本，分离的标本应在发病的急性期应用抗生素之前采集，血清学试验需在急性期和恢复期分别采集血清，以观察抗体滴度是否增长。流行病学调查时可采集野生小动物和家畜的器官以及节肢动物等。

（二）直接染色镜检

脏器标本切片和皮肤病变活检标本可经免疫荧光染色或常规染色后直接镜检。

（三）分离培养与鉴定

可将标本（血液、组织悬液等）接种于易感动物（雄性豚鼠、小鼠）腹腔进行分离，若体温超过40℃或阴囊有红、肿则说明可能有立克次体感染。取接种部位腹壁刮片或睾丸鞘膜、肝、脾等涂片染色镜检，最后用免疫学试验进行鉴定。

（四）血清学试验

外斐反应抗体效价高于1∶160或恢复期抗体效价比急性期增高4倍或以上，在排除变形杆菌感染后，有诊断意义。也可用补体结合试验、间接凝集试验、免疫荧光试验和ELISA等方法检测血清抗体。

四、防治原则

预防措施以灭虱、灭蚤、灭鼠、灭螨及消除家畜感染为主，还要注意个人卫生及防止节肢动物叮咬，特异性预防主要是接种灭活或减毒活疫苗。治疗可用氯霉素和四环素等抗生素。

扫码“学一学”

第四节　衣原体

衣原体（*Chlamydia*）是一类严格在真核细胞内寄生、有独特的发育周期，能通过细菌滤器的原核细胞型微生物。介于立克次体与病毒之间，与革兰阴性细菌有很多相似之处。其特性为：①大小为250～500nm，具有细胞壁，革兰阴性，呈圆形或椭圆形；②具有独特的发育周期，二分裂繁殖；③有 DNA 和 RNA 两种核酸；④含有核糖体和较复杂的酶类，但缺乏能量来源，因而表现严格的细胞内寄生；⑤对多种抗生素、磺胺敏感。

衣原体广泛寄生于人、哺乳动物及禽类，仅少数致病，衣原体可分为衣原体和嗜衣原体2个属，使人致病的主要有衣原体属的沙眼衣原体、嗜衣原体属的肺炎嗜衣原体及鹦鹉热嗜衣原体。

一、生物学性状

（一）形态与染色

衣原体不同的发育周期其形态、大小和染色性不同，可分为：①原体（elementary body，EB），呈圆形、卵圆形或梨形，直径0.2～0.4μm，小而致密，是发育成熟的衣原体，具有感染性，为细胞外形式，Giemsa 染色呈紫色，Macchiavello 染色呈红色；②网状体（reticulate body，RB），也称为始体（initial body），呈圆形或卵圆形，直径0.5～1.0μm，大而疏松，是衣原体的繁殖型，无感染性，为细胞内形式，Giemsa 和 Macchiavello 染色均呈蓝色。

原体吸附于宿主细胞后，经宿主细胞的吞饮作用进入胞内，宿主细胞膜包绕于原体外形成空泡，原体在空泡内逐渐发育成为始体。始体在空泡内以二分裂方式繁殖，形成大量子代原体，并聚集成各种形态的包涵体。成熟的子代原体从破坏的宿主细胞中释出，再感染新的易感细胞，开始新的发育周期，每个发育周期为48～72小时。

（二）培养特性

大多数衣原体能在6～8天的鸡胚卵黄囊中繁殖，可在鸡胚卵黄囊膜中检查包涵体及特异性抗原。组织细胞培养如 HeLa 细胞、人羊膜细胞等中生长良好。某些衣原体可感染小白鼠，如腹腔接种鹦鹉热嗜衣原体、脑内接种性病淋巴肉芽肿衣原体。

（三）抗原构造

衣原体主要有三种抗原：①属特异性抗原，细胞壁中的脂多糖，可用补体结合试验检测；②种特异性抗原，细胞壁外膜上的外膜蛋白，用补体结合试验或中和试验检测；③型特异性抗原，不同亚种的外膜蛋白的特异性成分，用单克隆抗体微量免疫荧光试验检测。

（四）抵抗力

耐冷不耐热，60℃ 5～10分钟即可灭活，对紫外线敏感，75%乙醇0.5分钟、2%甲酚皂溶液 5 分钟、0.5% 苯酚 30 分钟均能杀死衣原体。对红霉素、多西环素、利福平等抗生素敏感，对磺胺耐药。

二、主要病原性衣原体

衣原体能产生不耐热的内毒素，该物质存在于衣原体的细胞壁中，这种毒素能被特异性抗体中和。并且各种衣原体表现不同的嗜组织性和致病性。

（一）沙眼衣原体

沙眼衣原体（*C. trachomatis*）根据某些生物学特性及所致疾病不同分为沙眼生物型（biovar trachoma）、生殖生物型（biovar genital）和性病淋巴肉芽肿生物型（biovar lymphogranuloma venereum，LGV）。根据抗原不同又分为 19 个血清型，将沙眼生物型包括 A、B、Ba、C，生殖生物型包括 D、Da、E、F、G、H、I、Ia、J、Ja 和 K，LGV 生物型包括 L1、L2、L2a、L3 血清型。

1. 沙眼 由沙眼生物型 A、B、Ba、C 血清型引起。主要通过眼－眼或眼－手－眼的途经传播。当沙眼衣原体感染眼结膜上皮细胞后，在其中增殖并在胞浆内形成包涵体。该病发病缓慢，早期出现眼睑结膜急性或亚急性炎症，表现流泪、有黏液脓性分泌物、结膜充血等症状。后期移行为慢性，出现结膜瘢痕、眼睑内翻、倒睫、角膜血管翳引起的角膜损害，影响视力，严重可导致失明。沙眼居致盲病因的首位。1956 年我国学者汤飞凡等人用鸡胚卵黄囊接种法，在世界上首次成功地分离出沙眼衣原体，从而促进了有关衣原体的研究。

2. 包涵体结膜炎 由沙眼生物型 B、Ba 和生殖生物型 D～K 血清型引起。包括婴儿及成人两种。前者系婴儿经产道感染，引起急性化脓性结膜炎（包涵体脓漏眼），不侵犯角膜，能自愈；成人感染经眼－手－眼的途径或者接触污染的游泳池水，引起滤泡性结膜炎。病变类似沙眼，但不出现角膜血管翳，也无结膜瘢痕形成，一般经数周或数月痊愈，无后遗症。

3. 泌尿生殖道感染 由生殖生物型 D～K 血清型引起，经性接触传播。男性多表现为尿道炎，未经治疗者多转变成慢性感染，并可合并附睾炎、前列腺炎等。女性能引起尿道炎、宫颈炎、输卵管炎和盆腔炎等。D～K 血清型有时也能引起沙眼衣原体性肺炎。

4. 性病淋巴肉芽肿 由 LGV 生物型引起。主要通过性接触传播。男性侵犯腹股沟淋巴结，引起化脓性淋巴结炎和慢性淋巴肉芽肿。女性可侵犯会阴、肛门、直肠，出现会阴－肛门－直肠组织狭窄或梗阻。

机体感染衣原体后，能诱导产生特异性细胞免疫和体液免疫。但通常免疫力不强，且维持时间短，因而常造成持续性感染、隐性感染和反复感染。此外，也可能出现免疫病理损伤，由迟发型超敏反应引起，如性病淋巴肉芽肿等。

（二）肺炎嗜衣原体

肺炎嗜衣原体（*C. pneumoniae*）只有一个血清型。主要致病物质为肺炎嗜衣原体的内毒素样物质，经飞沫或呼吸道分泌物传播，主要引起青少年，尤其儿童的急性呼吸道感染，如咽炎、鼻窦炎、支气管炎和肺炎等。潜伏期平均 30 天左右，临床表现为咳嗽、咽痛、声音嘶哑等症状，发热不常见，部分患者可发展为支气管炎和肺炎。也与肺外疾病有关，如心包炎、心肌炎、心内膜炎、红斑结节、甲状腺炎等。

抗肺炎嗜衣原体感染以细胞免疫为主，病后可获得相对牢固的免疫力。

（三）鹦鹉热嗜衣原体

鹦鹉热嗜衣原体（*C. psittaci*）可引起肺炎，也称鹦鹉热，野生鸟类及家禽自然感染，多为隐性持续性感染，甚至终身携带。人通过接触鸟粪或呼吸道分泌物而被感染，一般不在人与人之间传播。

三、微生物学检查

（一）直接涂片镜检

沙眼或包涵体结膜炎可取结膜分泌物或结膜刮片，泌尿生殖道感染可取泌尿生殖道拭子或宫颈刮片，性病淋巴肉芽肿可抽取淋巴结脓液，呼吸道感染者取痰液或咽拭子，涂片后采用 Giemsa、碘液或荧光抗体染色镜检，观察有无衣原体或包涵体。

（二）分离培养

用感染组织的渗出液或刮取物，接种鸡胚卵黄囊或传代细胞分离衣原体，鹦鹉热嗜衣原体和性病淋巴肉芽肿衣原体感染标本可接种小鼠进行分离，再用免疫学方法鉴定不同的衣原体和血清型。

（三）血清学试验

主要用于肺炎嗜衣原体、鹦鹉热嗜衣原体及性病淋巴肉芽肿衣原体的辅助诊断。常用补体结合试验，若取两份血清抗体效价升高 4 倍或以上者，有辅助诊断价值。也可用 ELISA、凝集试验检测。

（四）PCR 技术

可特异性诊断沙眼衣原体，敏感性高、特异性强，现已被广泛应用。

四、防治原则

注意个人卫生，不使用公共毛巾和脸盆，避免直接或间接接触传染，是预防沙眼的重要措施。泌尿生殖道衣原体感染的预防同其他性病一样。治疗一般用利福平、四环素、诺氟沙星、多西环素等药物。

第五节　放线菌属和诺卡菌属

扫码“学一学”

放线菌属与诺卡菌属同属放线菌目，为原核细胞型微生物，裂殖方式增殖，且大多为非致病菌，仅占少数为机会性致病菌，其在致病性方面也有很多相似之处。

一、放线菌属

（一）生物学特性

革兰阴性，无荚膜和鞭毛的丝状菌，厌氧或微需氧，多为口腔等外界相通腔道中正常菌群。

（二）致病性

对人致病的放线菌主要有衣氏放线菌、牛放线菌、内氏放线菌、黏液放线菌和龋齿放线菌等，当机体免疫力降低、口腔卫生不良、拔牙或受外伤时，可引起放线菌内源性感染并累及任何器官和组织，好发于面颊部、胸腹部、口腔及子宫内膜等部位，一般不经血播散。口腔疾病如牙周炎、牙周脓肿等往往混合感染放线菌。放线菌感染表现为慢性脓肿及形成瘘管，向外排出的黄色黏稠的脓液中，肉眼可见的黄色米粒大小颗粒，称作硫磺样颗粒，为放线菌病的指征。

（三）微生物学检查

检查脓或痰中的硫磺样颗粒，将可疑颗粒制成压片，显微镜下检查是否有放线状排列的菊花状菌丝，必要时做厌氧培养，标本接种于沙保培养基及血平板上，放线菌生长缓慢，需观察两周以上，检查菌落和涂片镜检。

（四）防治原则

注意口腔卫生，及时治疗口腔疾病，患者的脓肿和瘘管应进行清创处理，大剂量青霉素较长时间治疗，也可用磺胺、红霉素或林可霉素治疗。

二、诺卡菌属

（一）生物学特性

革兰阳性，需氧菌，是土壤中腐生菌，不属于人和动物体内的正常菌群，在普通培养基经1周左右培养后，可见白色或黄色或橙褐色的颗粒状菌落，表面干燥有褶或光滑呈蜡样。其形态类似于放线菌。

（二）致病性

使人致病的主要是星形诺卡菌，其次是巴西诺卡菌。星形诺卡菌主要经呼吸道或伤口感染人体，可引起肺部化脓性炎症及坏死，症状与结核相似，或皮下慢性化脓性肉芽肿，尤其在AIDS、肿瘤及其他免疫力低下患者，易通过血行播散引起脑膜炎、脑脓肿等并发症。

星形诺卡菌可以侵入肺部，引起肺炎、肺脓肿，慢性患者症状类似肺结核。

（三）微生物学检查

取脓或痰等标本涂片镜检，可见革兰阳性、抗酸性较弱的分枝菌丝，分离用沙保培养基及血平板或心脑浸液琼脂平板，5～7天有菌落出现。星形诺卡菌可在45℃生长，可初步鉴别，诺卡菌入侵肺部后可变为L型，需反复检查。

（四）防治原则

局部治疗主要为手术清创，切除坏死组织，感染可用抗生素或磺胺类药物治疗，一般治疗时间不少于6周。

目标检测

一、名词解释

1. 螺旋体
2. 支原体
3. 立克次体
4. 外斐反应
5. 衣原体

二、思考题

1. 后天获得性梅毒根据其传染过程可分为几期，哪期传染性最强？

2. 试比较支原体与 L 型细菌的有何主要异同点？
3. 试述立克次体有何主要特征？
4. 简述衣原体的发育周期。
5. 试述放线菌的形态特征及致病性。

（章能胜）

扫码“练一练”

第十四章

病毒学概述

扫码“学一学”

扫码“看一看”

学习目标

1. 掌握病毒、干扰现象、顿挫感染、缺陷病毒、垂直传播的概念。
2. 熟悉病毒的大小、结构组成、增殖方式及过程；病毒的感染方式及类型。
3. 了解病毒的致病机制及防治原则。

病毒（virus）是一类个体微小，结构简单，仅含有一种核酸类型（DNA 或 RNA），必须在活的易感细胞内以复制的方式进行增殖的非细胞型微生物。病毒对抗生素不敏感，但对干扰素敏感。

病毒在自然界分布广泛，并与人类疾病的关系密切。病毒在医学微生物中占有非常重要的地位，在微生物引起的疾病中，由病毒引起的约占 75%，且具有传染性强、传播迅速、传播途径广泛、并发症复杂、后遗症严重、诊治困难、尚无有效药物、死亡率高等特点。除急性感染外，有的病毒可引起持续性感染，也有的病毒与肿瘤、老年痴呆和自身免疫性疾病的发生有密切关系。

第一节　病毒的生物学特性

一、病毒的大小与形态

考点提示

病毒的测量单位。

病毒个体微小，能通过滤菌器，通常需借助电子显微镜观察，其大小以纳米（nm）作为测量单位。不同的病毒大小差别悬殊，范围在 20～300nm 之间，最大的病毒是天花病毒（现已消灭）和痘病毒，大小为 250～300nm，最小的病毒是口蹄疫病毒，只有 18～30nm。病毒的形态有球形或近似球形、砖形、杆状、子弹状和蝌蚪状，其中引起人和动物疾病的病毒多为球形或近似球形，如脊髓灰质炎病毒。植物病毒多为杆状、丝状，如烟草花叶病毒。细菌的病毒，多呈蝌蚪状，如细菌噬菌体（图 14－1）。

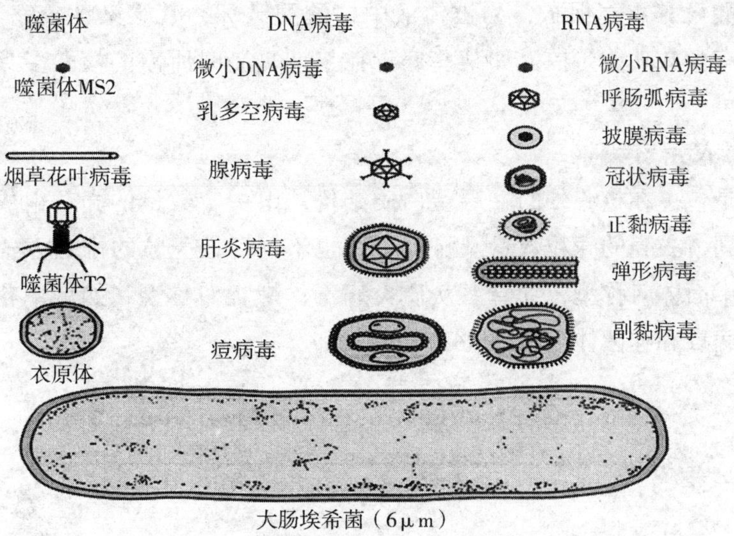

图 14－1　常见病毒的形态与大小比较

二、病毒的结构与化学组成

> **考点提示**
> 病毒的结构与成分。

完整成熟的病毒颗粒称为病毒体（virion），是病毒在细胞外的存在形式，具有典型的形态结构，并有感染性。病毒的基本结构由核心和衣壳构成，称为核衣壳或裸病毒。有些病毒在核衣壳外面有包膜和包膜子粒构成病毒的辅助结构，称为包膜病毒。核衣壳或核衣壳－包膜都是结构完整具有感染性的病毒颗粒，统称为病毒体（图 14－2）。

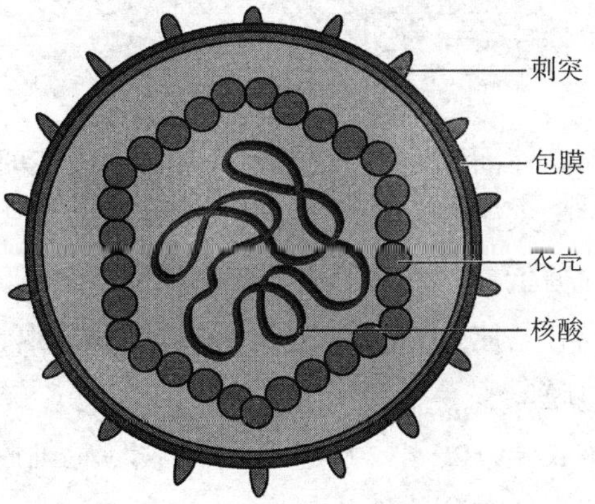

图 14－2　病毒体结构示意图

（一）病毒核心

病毒核心位于病毒体的中心，病毒只有一种类型的核酸（DNA 或 RNA），构成病毒的基因组，据此可将病毒分为 DNA 病毒和 RNA 病毒两大类。大多数病毒的核酸是完整的，有的病毒核酸是分节段的，如流感病毒。病毒核酸决定了病毒的遗传变异、复制增殖和传染等特性。有些病毒除去蛋白质衣壳后，裸露的核酸仍具有感染性，进入宿主细胞后能进行增殖，称感染性核酸。感染性核酸不受宿主细胞表面受体的限制，因而感染范围更广；

但由于裸露核酸没有衣壳保护，易被体液中核酸酶破坏，其感染性较完整的病毒体要低。此外，核心尚有少数功能蛋白，如某些病毒在早期复制时所需的核酸多聚酶、转录酶和反转录酶等。

（二）病毒衣壳

病毒衣壳是包裹在核心外的一层蛋白质结构，由一定数量的壳粒组成，由于病毒核酸的螺旋构形不同，衣壳的壳粒数量及排列方式也不同。按壳粒的排列方式不同而分为三种对称类型：二十面体对称型，如脊髓灰质炎病毒；螺旋对称型，如烟草花叶病毒；复合对称型，如痘类病毒和噬菌体等（图 14－3）。

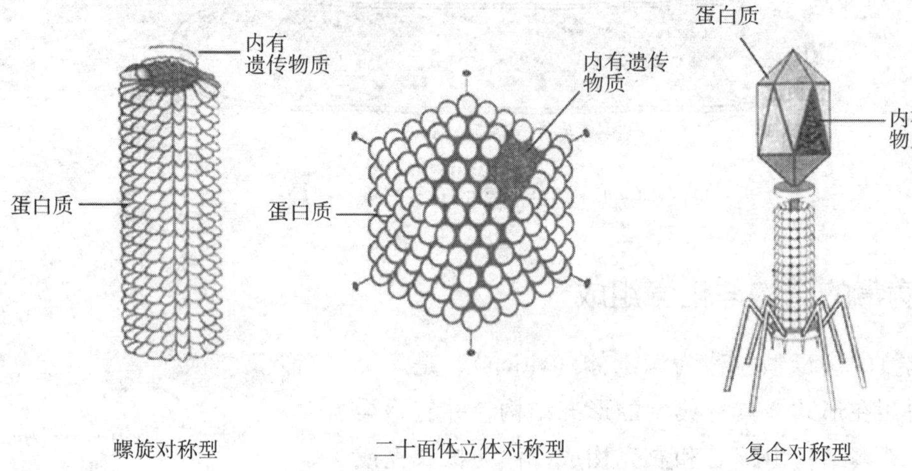

图 14－3　病毒衣壳对称结构

衣壳的作用：①具有抗原性，能刺激机体产生相应抗体；②保护核酸，防止病毒被核酸酶水解及被理化因子破坏；③介导病毒与宿主细胞结合，决定病毒感染的特异性，与易感染细胞表面存在的受体有特异亲和力。

（三）病毒包膜

包膜是包裹在病毒核衣壳外面的脂质双层膜，是病毒成熟时以出芽方式向宿主细胞外释放时获得，因此病毒的包膜来源于宿主细胞膜或核膜，不但含有宿主细胞的脂类多糖成分，又有病毒基因组编码的糖蛋白，后者在包膜表面形成不同形状的突起，成为刺突或包膜子粒。由于包膜的主要成分是脂类，对脂溶剂敏感，乙醚因能破坏包膜而灭活病毒，故常用乙醚来鉴定病毒有无包膜。

包膜的功能：①保护核衣壳；②引导病毒吸附传染易感细胞；③具有抗原性，诱发机体的免疫应答，与病毒的致病性和免疫性相关。

三、病毒的增殖

（一）病毒的复制周期

病毒缺乏增殖所需的酶系统，必须侵入易感的宿主细胞，以自我复制的方式进行增殖。即以病毒基因组为模板，在 DNA 聚合酶或 RNA 聚合酶作用下，利用宿主细胞的酶系统、原料和能量复制病毒的核酸，借助宿主细胞的核糖体翻译病毒的蛋白质，然后组装成完整的病毒颗粒，最后释放出子代病毒，这个过程称为一个复制周期。复制周期主要包括吸附、穿入、脱壳、生物合成、组装成熟和释放六个阶段（图 14－4）。

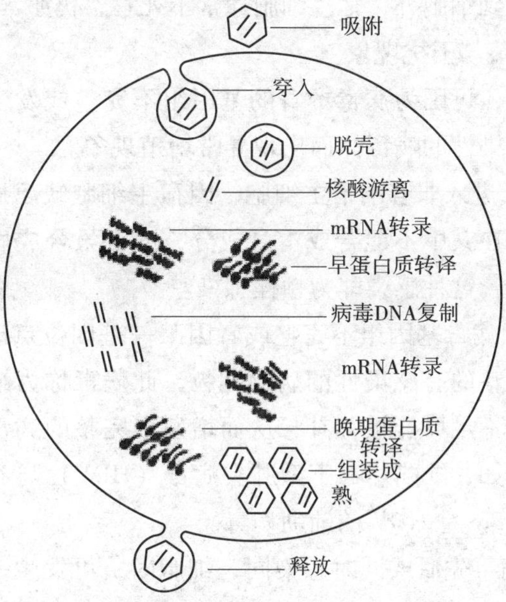

图 14－4　病毒复制周期示意图

1. 吸附　病毒通过扩散和分子运动与细胞接触并附着在细胞表面的过程称为吸附。吸附分两个阶段：①病毒与细胞的静电结合，这种结合是非特异的，是可逆的。②宿主细胞表面受体与病毒表面结构成分的特异结合是决定病毒感染的真正开始，吸附是特异的、不可逆的。吸附过程可在几分钟到几十分钟内完成。例如，流感病毒包膜上的血凝素蛋白只能与宿主呼吸道黏膜细胞表面唾液酸寡糖支链结合。因此，有人通过消除细胞表面的病毒受体或利用受体类似物阻止病毒与受体的结合，以开发抗病毒药物的研究。

2. 穿入　吸附在易感细胞上的病毒通过一定的方式使核衣壳进入细胞内的过程称为穿入。穿入方式随病毒不同而异，裸露病毒多以吞饮形式进入易感细胞内；包膜病毒则通过包膜与细胞膜融合，使病毒核衣壳进入胞质内。有的包膜病毒表面位点与细胞受体结合后，由细胞表面的酶类协助病毒脱壳，使病毒核酸直接进入宿主细胞内，如噬菌体。

3. 脱壳　穿入胞质中的核衣壳脱去衣壳蛋白，使核酸裸露的过程，称为脱壳。这是病毒能否在细胞内复制的关键。病毒体必须脱去蛋白质衣壳，核酸才能发挥作用。不同的病毒脱壳方式不同，多数病毒脱壳靠细胞溶酶体酶的作用。

4. 生物合成　病毒基因组一经释放，就利用宿主细胞提供的低分子物质和能量合成大量的病毒核酸和结构蛋白等，该过程为生物合成。此阶段用血清学方法和电镜检查宿主细胞，在生物合成阶段找不到有感染性的病毒颗粒，故称其为隐蔽期。多数 DNA 病毒在细胞核内合成 DNA，在细胞质内合成蛋白质；绝大多数 RNA 病毒其全部组分均在细胞质内合成。

5. 组装与成熟　新合成的子代病毒核酸和病毒蛋白在宿主细胞内组合成新的病毒体。DNA 病毒除痘类病毒外，均在细胞核内组装；RNA 病毒与痘类病毒则在胞质内组装。裸露病毒组装成核衣壳即为成熟的病毒体；包膜病毒组装成核衣壳后以出芽方式释放时再包上核膜或胞质膜后才成为成熟病毒。

6. 释放　成熟病毒从宿主细胞游离出来的过程称为释放。病毒释放的方式有二种。①破胞释放：裸露病毒常随着宿主细胞破裂而把病毒全部释放到周围环境中；②出芽释放：

包膜病毒以出芽方式释放到细胞外，宿主细胞通常不死亡，仍照常分裂繁殖。

（二）病毒的异常增殖与干扰现象

病毒在细胞内复制时，可因为病毒本身的基因组不完整或发生改变，不能在细胞内完成增殖的过程并复制出感染性的病毒体而出现异常增殖现象。

1. 顿挫感染 若病毒进入非容纳宿主细胞，因宿主细胞缺乏病毒复制所需要的酶或能量等必需条件，致使病毒在其中不能合成本身成分，或者虽合成病毒核酸和蛋白质成分却不能组装成完整的病毒体，这种感染即为顿挫感染。

2. 缺陷病毒 是指因病毒基因组不完整或者因某一基因位点改变，致使病毒不能进行正常增殖，不能复制出完整的有感染性的病毒颗粒，此病毒称为缺陷病毒。但当与另一种病毒共存时，缺陷病毒的不足可能被弥补，从而增殖出完整的病毒体，这种有辅助作用的病毒被称为辅助病毒。例如，缺陷病毒丁型肝炎病毒（HDV）与乙型肝炎病毒（HBV）共存时，HDV 就能复制，HBV 是 HDV 的辅助病毒。

3. 干扰现象 两种病毒先后或同时感染同一细胞时，可发生一种病毒抑制另一种病毒增殖的现象，称为干扰现象。干扰现象可发生在不同种病毒之间，也可发生在同种、同型、同株病毒之间，甚至灭活病毒也能干扰活病毒。通常先进入的病毒干扰后进入的病毒，死病毒干扰活病毒，缺陷病毒干扰完整病毒。

病毒干扰现象的机制尚不完全清楚，可能与以下因素有关：①病毒诱导细胞产生干扰素，抑制被干扰病毒的生物合成；②竞争干扰，病毒破坏宿主细胞的表面受体，阻止另一种病毒的吸附或穿入，或两种病毒竞争同一作用底物；③改变宿主细胞的代谢途径，一种病毒感染可能改变宿主细胞代谢，从而阻止另一种病毒 mRNA 的翻译，或消耗宿主细胞的生物合成原料、酶等，抑制被干扰病毒的生物合成。

干扰现象是机体非特异性免疫的重要组成部分，能够终止病毒的感染。另一方面，在预防接种时应避免同时使用有干扰现象的两种病毒疫苗，防止降低免疫效果。有时病毒疫苗会被宿主体内的病毒干扰，因此，患病毒性疾病者应暂停接种病毒疫苗。

四、病毒的抵抗力

病毒受到外界理化因素作用后失去感染性称为病毒的灭活。理化因素主要通过破坏病毒包膜、使病毒蛋白变性或损伤病毒核酸以灭活病毒。灭活的病毒仍可保留其抗原性、红细胞吸附、血凝及细胞融合等特性。不同的病毒对理化因素的敏感性各有不同。

（一）病毒对物理因素的抵抗力

1. 温度 大多数病毒（肝炎病毒例外）耐冷不耐热，50～60℃加热 30 分钟或 100℃几秒钟内即被灭活。病毒对低温的抵抗力较强，通常在 -196～-20℃仍不失去活性，但对反复冻融则敏感。

2. 酸碱度 大多数病毒一般在 pH 5.0～9.0 范围内稳定，强酸或强碱可灭活病毒。病毒种类不同对 pH 的稳定性不同，例如，呼肠孤病毒能抗 pH 3.0；口蹄疫病毒在 pH 6.0～6.5 及 pH 8.0～9.0 可迅速失活。

3. 盐类对病毒的稳定作用 一定浓度的盐可提高病毒对热的抵抗力。$MgCl_2$ 对脊液灰质炎病毒、$MgSO_4$ 对正粘和副粘病毒、Na_2SO_4 对疱疹病毒具有稳定作用。因此，在减毒活疫苗中须加这类稳定剂。有包膜病毒即使在 -90℃也不能长期保存，但加入保护剂如二甲基亚砜（DMSO）可使之稳定。

4. 射线　紫外线、X射线和高能量粒子可灭活病毒。射线可使病毒核酸链发生断裂或使核苷酸结构形式发生改变，从而影响核酸的复制。

（二）病毒对化学因素的抵抗力

1. 脂溶剂　有包膜病毒可迅速被脂溶剂如乙醚、三氯甲烷、去氧胆酸钠破坏。这类病毒通常不能在含有胆汁的肠道中引起感染。病毒对脂溶剂的敏感性可作为病毒分类的依据之一。

2. 化学消毒剂　大多数病毒对高锰酸钾、次氯酸盐等氧化剂都敏感，氧化汞、酒精、碘及碘化物均能迅速杀灭病毒，β-丙内脂和及环氧乙烷可杀灭各种病毒；但0.5%～1%苯酚仅对少数病毒有灭活作用。

3. 抗生素与中草药　现有的抗生素对病毒无抑制作用。近年来的研究发现，一些中草药如大青叶、板蓝根、大黄等对病毒有一定的抑制作用。

五、病毒的变异

病毒的变异与其他微生物一样，可自然发生，亦可人工诱导。病毒基因组发生改变（突变）或基因重组时，病毒则表现为变异。外界环境（如宿主种类和细胞变化）发生一定的改变或理化因素（如温度、紫外线、γ射线、亚硝酸盐）的作用等，可增加病毒的突变率。病毒的变异可表现在多方面，在医学实践中重要的有以下三种。

（一）抗原性变异

在自然界中，有些病毒容易发生抗原性变异，如甲型流感病毒包膜表面的血凝素和神经氨酸酶均较容易发生变异；而有些病毒如麻疹病毒和腮腺炎病毒等则较稳定，迄今尚未发现其抗原性有明显变异。

（二）毒力变异

毒力变异是指病毒对宿主致病性的变异，即病毒从强毒株变为弱毒株或无毒株，或从无毒株或弱毒株变为强毒株。在自然条件下或用人工方法将某种病毒通过一定的动物体或组织培养后，可使毒力下降，如从自然感染动物新分离出的狂犬病病毒（野毒株），对人和犬致病力较强，经在家兔脑内连续传代后，其致病力减弱，不再引起人和犬发病，预防狂犬病所用的疫苗就是根据此种原理制备而成的。

有的病毒在人群中传播引起流行病时，其致病力往往由弱变强、逐渐升高，以引起广泛流行。

（三）耐药性变异

在人类运用各种药物治疗病毒感染时，病毒会发生耐药性变异，从而产生对抗病毒药物及干扰素的耐受，如长期使用拉米夫定治疗，使乙肝病毒对其产生耐药。

第二节　病毒的感染与免疫

病毒侵入机体并在易感细胞内复制增殖，与机体发生相互作用的过程称为病毒感染。病毒与宿主相互作用的结果，直接关系到疾病的发生与发展。

一、病毒感染的途径与类型

（一）病毒感染的传播方式

病毒传播方式有水平传播和垂直传播两类。

1. 水平传播 病毒在人群中不同个体间的传播方式称为水平传播。病毒通过水平传播而侵入机体的途径如下。

（1）呼吸道传播 如流感病毒、麻疹病毒、风疹病毒等。

（2）消化道传播 如甲肝病毒、脊髓灰质炎病毒、肠道病毒等。

（3）动物咬伤传播 如狂犬病病毒等。

（4）节肢动物叮咬传播 如流行性乙型脑炎病毒、登革病毒等。

（5）性传播 如人类免疫缺陷病毒、疱疹病毒、人乳头瘤病毒等。

（6）接触传播 如埃博拉病毒、疱疹病毒、人乳头瘤病毒等。

（7）输血、注射或器官移植传播 如乙肝病毒、丙肝病毒、人类免疫缺陷病毒等。

2. 垂直传播 病毒通过胎盘或产道，由亲代直接传给子代的方式称为垂直传播。这种传播方式是病毒感染的特点之一，其他微生物少见。现已知十余种病毒可经胎盘传播，其中以乙型肝炎病毒、风疹病毒、巨细胞病毒以及人类免疫缺陷病毒为常见，可引起死胎、早产、先天畸形或先天性感染。因此，应注意预防，尤其是妊娠3个月内。

（二）病毒感染的类型

病毒入侵机体后，因病毒种类、毒力和机体免疫力不同，可表现出不同的临床类型。依据有无临床症状，分为显性感染和隐性感染。

1. 隐性感染 是指病毒侵入机体后，不引起临床症状。这可能只因为病毒毒力弱、病毒数量少、机体免疫力强，使得病毒不能大量增殖，不能对组织细胞造成明显的损伤；也可能是病毒并没有入侵靶细胞，所以不表现出明显的临床症状。

隐性感染者虽然不表现出临床症状，但仍然可获得特异性的免疫力而终止感染。部分隐性感染者不产生免疫力，病毒在其体内增殖并向外界播散，这种隐性感染者也叫病毒携带者，成为重要的传染源。

2. 显性感染 病毒在宿主细胞内大量增殖引起细胞破坏、死亡，使机体出现临床症状即为显性感染。显性感染可以是局部感染，也可以是全身感染。根据发病缓急及病毒持续时间又可分为急性感染和持续性感染。

（1）急性感染 病毒侵入机体后，在细胞内增殖，经数日乃至数周的潜伏期后发病。潜伏期短、发病急，病程数日至数周，恢复后机体内不再存在病毒。病后常获得特异性免疫力，如流行性感冒、甲型肝炎等。

（2）持续性感染 病毒可在机体持续存在数月至数年，甚至数十年，潜伏期长，发病慢、恢复也慢。可出现症状，也可不出现症状而长期带毒，成为重要的传染源，如HIV、HBV等。持续性病毒感染的致病机制不同，且临床表现各异，根据患者的疾病过程可分为以下三类：①慢性感染，病毒可持续存在于血液或组织中并不断排出体外，或经输血、注射而传播。病程长达数月至数十年，病毒在整个持续存在的过程中可被检出，一般在机体免疫功能低下时发病，患者表现轻微或无临床症状，如乙型肝炎。②潜伏感染，急性感染或隐性感染后，病毒基因存在于一定组织或细胞内，但并不能增殖产生感染性病毒。在某些条件下病毒被激活发生增殖而引起临床症状，称急性发作，病毒仅在临床出现间歇性急性发作时才能被检出，如水痘－带状疱疹病毒、单纯疱疹病毒等。③慢发感染，为慢性发展的进行性加重的病毒感染，病毒感染后，有很长的潜伏期，达数月、数年甚至数十年之久。一旦出现临床症状，多呈进行性发展，最终导致死亡。如麻疹病毒引起的亚急性硬化性全脑炎，是儿童期感染麻疹病毒而到成年期才出现的中枢神经系统症状。

二、病毒的致病机制

（一）病毒对宿主细胞的直接作用

1. 杀细胞效应　病毒在宿主细胞内复制后，在短时间内一次性释放大量子代病毒，导致细胞裂解死亡，称杀细胞效应，主要见于无包膜病毒，如脊髓灰质炎病毒、腺病毒等。杀细胞效应发生的机制主要有：①病毒蛋白的毒性使细胞死亡；②阻断细胞核酸和蛋白质合成；③病毒感染使细胞溶酶体遭到破坏，释放溶酶体酶引起细胞自溶；④病毒核酸指导合成的抗原表达在细胞膜上，引起宿主细胞膜抗原成分的改变，发生自身免疫性细胞损伤；⑤病毒感染对宿主细胞的细胞核、内质网、线粒体等均可造成损伤。

2. 包涵体形成　用普通光学显微镜可看到在某些受病毒感染的细胞的胞质或胞核内有与正常细胞结构和着色不同的圆形或椭圆形斑块，称为包涵体，是细胞被病毒感染的标志。因为不同病毒在宿主细胞内形成的包涵体形状、位置和染色性不同，故可用于某些病毒性疾病的诊断。

3. 细胞膜改变　包膜病毒感染细胞后，其子代病毒以出芽方式释放，短时间内宿主细胞不裂解，宿主病变较轻，这种感染方式称为稳定状态感染。其引起的细胞变化一方面导致感染细胞与邻近正常细胞相互融合，形成多核巨细胞，并借此使病毒扩散；另一方面病毒在细胞内复制，可导致宿主细胞膜组分的改变，形成自身抗原，或者由病毒基因编码的抗原在宿主细胞膜上表达，构成新的抗原。细胞膜上新抗原的出现，可诱发免疫应答，使宿主细胞受到损伤或破坏。

4. 细胞转化　有些病毒 DNA 或其片段整合到宿主细胞 DNA 中，使宿主细胞遗传性状发生改变，引起细胞转化。宿主细胞可被激活出现恶性增殖，因此，转化与病毒的致肿瘤性常有密切关系，但转化并非都能引起肿瘤。

5. 细胞凋亡　病毒侵入易感细胞后，病毒本身或病毒编码的蛋白可以激活宿主细胞的凋亡基因，引起细胞进入基因控制的程序化死亡。

（二）病毒对宿主细胞的免疫病理作用

病毒具有较强的免疫原性，能诱导机体产生免疫应答，其结局既可表现为抗病毒的保护作用，也可导致对机体的免疫病理损伤，这也是病毒的致病机制之一。

1. 体液免疫损伤　许多病毒，如狂犬病病毒、单纯疱疹病毒、流感病毒等侵入细胞后，能诱发细胞表面出现新抗原，其诱导机体产生相应的抗体，与细胞表面的新抗原特异性结合，在补体参与下可引起Ⅱ型超敏反应，使细胞溶解。有些病毒（如乙肝病毒）感染后，病毒抗原与相应抗体结合形成的免疫复合物沉积在肾小球基底膜，激活补体后可引起Ⅲ型超敏反应，出现蛋白尿、血尿等症状，若沉积在关节滑膜部位则形成关节炎。

2. 细胞免疫损伤　细胞免疫在某些病毒感染的恢复期起着重要作用。但 CTL 可以同时损伤受病毒感染出现新抗原的靶细胞，致敏 Th1 细胞释放多种淋巴因子，也能造成组织细胞的损伤。病毒蛋白亦可因与宿主细胞的某些蛋白间存在共同抗原而导致自身成分的破坏。

3. 免疫抑制 某些病毒感染可抑制免疫功能，甚至使整个免疫系统全部缺陷，如人类免疫缺陷病毒（HIV）感染，这是病毒复杂的特殊致病机制。艾滋病患者因免疫功能缺陷，最终因多种机会感染和恶性肿瘤而死亡。许多病毒如麻疹病毒、风疹病毒、巨细胞病毒的感染均能引起免疫功能的抑制，从而激活体内潜伏的病毒或促进某些肿瘤的生长，使疾病复杂化，亦可能成为病毒持续性感染的原因之一。

当机体在胚胎期或初生期感染某些病毒，可以诱导机体对此病毒抗原产生免疫耐受性，即不产生抗体和（或）细胞免疫，使机体终身携带该病毒，如乙肝病毒、巨细胞病毒等。

三、抗病毒免疫

机体的抗病毒免疫包括非特异性免疫和特异性免疫两部分。

（一）非特异性免疫

屏障结构、吞噬细胞、NK 细胞、补体、某些细胞因子、干扰素均参与机体的抗病毒免疫。干扰素和 NK 细胞在抗病毒免疫中起着重要作用。

1. 干扰素 是机体受病毒后或在干扰素诱导剂作用下，由宿主细胞（主要是巨噬细胞、单核细胞、淋巴细胞）产生的一组具有高度活性及多种功能的糖蛋白，主要功能是抗病毒、抗肿瘤和免疫调节等。目前干扰素的类型有α、β、γ三种，抗病毒作用主要由α、β干扰素承担。受染细胞产生并释放的干扰素不能直接杀伤病毒，而是通过作用于邻近的细胞产生多种抗病毒蛋白阻断病毒的增殖。

2. NK 细胞 凡是被病毒感染的细胞，NK 细胞都能杀灭。它可以通过直接与受病毒感染的细胞接触，释放穿孔素导致受染细胞死亡，也可以通过 ADCC 作用间接杀伤受染细胞。NK 细胞还可通过释放肿瘤坏死因子，引起细胞凋亡。

（二）特异性免疫

特异性免疫包括细胞免疫和体液免疫。病毒感染后，机体通过体液免疫应答产生具有保护作用的中和抗体 IgG 和 IgM。中和抗体与病毒结合后，能阻止病毒的吸附、穿入和扩散，因此在杀细胞外的游离病毒起主要作用。病毒与抗体形成的免疫复合物易被吞噬细胞吞噬或通过激活补体导致病毒感染的靶细胞裂解。当病毒侵入细胞后，机体通过细胞免疫应答产生的特异性 CTL、T 细胞释放的细胞因子（如γ-干扰素、肿瘤坏死因子、巨噬细胞活化因子等）和 NK 细胞发挥的 ADCC 作用来杀伤受病毒感染的细胞。

总之，在机体的抗病毒感染免疫过程中，机体的非特异性免疫和特异性免疫协同作用，共同发挥抗病毒作用。不同病毒感染机体所获得免疫力维持时间不同，一般认为，病毒结构单纯且稳定或引起病毒血症的病毒，感染后机体可获得持久或终身免疫，如麻疹病毒。反之，如果病毒仅在细胞间扩散而不侵入血流，或抗原易变异的病毒，机体感染后只获得短暂的免疫力，如流感病毒。

第三节　病毒感染的检查方法与防治原则

一、病毒感染的检查方法

病毒感染的实验室检查包括病毒分离与鉴定、病毒核酸与抗原的直接检出以及特异性抗体的检测。

（一）标本的采集与送检

病毒感染临床标本的采集与送检对检查结果有直接影响，因此应引起特别重视。在标本的采集与送检中应注意以下原则。

1. 采集急性期标本　用于分离病毒或检测病毒及其核酸的标本应采集患者急性期标本，以提高阳性检出率。标本采集时必须严格无菌操作，避免杂菌污染标本。

2. 采集部位　根据感染病毒的不同采集不同部位的标本。如呼吸道感染采集鼻咽洗漱液、咽拭子、鼻拭子等；肠道感染采集粪便标本；脑内感染采集脑脊液；皮肤感染采取病灶组织，如疱疹液体；有病毒血症时采集血液；对某些病毒尿液标本的分离率也比较高。

3. 标本的送检　由于病毒在室温下很易被灭活，应在采集和运送标本中注意冷藏并及时送检。不能立即送检的标本可置于含抗生素的50%甘油盐水中，低温保存送检。暂时不能检查或分离培养时，应将标本置于－70℃冰箱内保存。

4. 采集双份血清　如欲检测抗体，早期单份血清可用于检测 IgM 抗体，而欲检测早期与恢复期的抗体效价的变化，则需采集早期与恢复期双份血清。

（二）病毒的分离与鉴定

由于病毒具有严格细胞内寄生的特性，因此，根据病毒的种类选用相应的活体细胞内进行病毒的分离与鉴定，是病毒病原学诊断的金标准。目前实验室分离培养病毒主要有动物接种、鸡胚培养和组织培养三种方法。但是由于方法所需时间长、步骤多，因此，不适合临床诊断，只适用于病毒的实验室研究和流行病学调查。

（三）病毒核酸的检测

主要有核酸杂交和聚合酶链反应。由于多数病毒的基因已成功地被克隆及进行了核苷酸序列测定，因此，利用核酸在体外一定条件下可发生双链解离和重组的特性，把已经被同位素或非放射性物质标记的单链核酸作为探针，可与标本中相应的单链核酸配对，形成核酸杂交体，然后通过测定标记物来检查标本中待测的病毒核酸。聚合酶链反应是一种体外基因扩增方法来检测标本中的病毒基因，它在短时间内就可将目的基因扩增数百万倍，用这种方法检测可检测出标本中极微量的病毒核酸，具有灵敏度高、特异性强、简便快速的特点，目前已广泛应用于病毒基因的检查。

需要注意的是，病毒核酸阳性并不等于标本中存在有感染性的活病毒。此外，对于未知病毒及可能出现的新病毒则因不了解病毒核苷酸序列不能采用这些方法。

（四）病毒抗原与抗体的检测

根据抗原与抗体特异性结合的原理，可用已知抗体来鉴定未知抗原，也可用已知病毒抗原检测患者血清中有无相应抗体。免疫荧光法、酶联免疫吸附试验、放射免疫法、免疫印迹法、血凝抑制试验、补体结合试验、中和试验目前在临床上广泛使用，对病毒感染的早期诊断具有重要意义。因 IgM 抗体出现早、消失快，故检测特异性 IgM 抗体可辅助诊断急性病毒感染。而 IgG 抗体出现晚、持续时间久，检测 IgG 抗体可作为曾经感染过某种病毒的指标。

二、病毒感染的防治原则

（一）病毒感染的预防

1. 人工主动免疫　目前对大多数病毒感染尚无特效药物，因此对病毒感染的预防显得尤为重要，接种疫苗使机体产生主动免疫，是预防和控制病毒性疾病的有效措施。用作预防病毒感染的人工主动免疫生物制品主要有减毒活疫苗、灭活疫苗、亚单位疫苗、多肽疫苗、基因工程疫苗和核酸疫苗等。

2. 人工被动免疫 是指注射含有抗病毒成分的免疫血清、丙种球蛋白、白细胞介素以及与细胞免疫有关的转移因子等，使机体立即获得特异性免疫力。人工被动免疫的生物制剂注入机体后可立即生效，但免疫力维持时间短，为一个月左右。常用于甲型肝炎、麻疹、脊髓灰质炎、狂犬病等紧急预防和治疗，往往可减轻症状。与人工主动免疫制剂、抗病毒药物联合使用，效果更佳。近年来有人应用含有高效价的 HBIg 来阻断乙肝母婴传播，有一定效果。

（二）病毒感染的治疗

1. 药物治疗 由于病毒必须进入宿主细胞内复制方显示其生命活性，因此，阻断病毒复制周期如抑制病毒基因复制、转录及蛋白质翻译的药物和制剂是开发抗病毒药物的热点，并已取得较好的效果。目前主要有下列抗病毒药物：①核苷类药物。是最早应用于临床的抗病毒药物。主要通过抑制病毒复制或复制出失去感染性的病毒达到抗病毒的作用。②蛋白酶抑制剂。抑制或阻断病毒编码的特定基因产物的抗病毒药物是设计的另一热点。将病毒的酶蛋白作为靶分子，有利于减少药物的副作用，同时增加药物的特异性和效力。目前，英迪纳瓦和瑞拖纳瓦是新一代病毒蛋白酶抑制剂，用于 HIV 的抗感染治疗。③中草药。大量研究表明，板蓝根、大青叶等中草药能抑制多种病毒的增殖。

2. 免疫治疗 一些免疫制剂如干扰素、干扰素诱生剂、胸腺肽以及白介素 -2、肿瘤坏死因子等细胞因子对病毒都具有抑制作用。

3. 基因治疗 针对病毒基因组中的靶基因而设计的抗病毒基因治疗目前尚处于研究阶段。

目标检测

一、名词解释

1. 病毒
2. 干扰现象
3. 顿挫感染
4. 缺陷病毒
5. 垂直传播

二、思考题

1. 简述病毒的结构、化学组成。
2. 简述病毒的传播方式有哪些？
3. 简述病毒的致病机制。

扫码“练一练”

（张海艳）

第十五章

呼吸道感染病毒

扫码"学一学"

学习目标

1. 熟悉常见呼吸道感染病毒的致病性；流感病毒的抗原分型、变异与流行性的关系。
2. 了解常见呼吸道感染病毒的传播途径与防治原则。

呼吸道病毒是指一大类以呼吸道为侵入门户引起呼吸道或呼吸道以外组织器官病变的病毒。临床上的急性呼吸道感染中有90%以上是由这些病毒引起的。这类病毒的传染源为患者及病毒携带者，通过飞沫传播，传播速度快，传染性强。所致疾病潜伏期短，发病急，病后免疫力不牢固。常见的呼吸道病毒有流行性感冒病毒、冠状病毒、麻疹病毒、腮腺炎病毒、风疹病毒、腺病毒、呼吸道合胞病毒等。

第一节　流行性感冒病毒

案　例

某患者，男性，26岁，咽痒、发热1天，伴咳嗽、咳淡黄色痰、量少。查体：体温37.5℃，神清，双肺闻及干、湿性啰音；心、肝、肾功能均正常。RT-PCR阳性。

思考题：

1. 可初步诊断为哪种疾病？
2. 采用哪种方法能进行快速诊断？

流行性感冒病毒（influenza virus），简称流感病毒，是流行性感冒（简称流感）的病原体，分为甲（A）、乙（B）、丙（C）三型，引起人类流感和动物（猪、马、禽类等）的感染。其中甲型流感病毒多次引起世界性大流行。例如1918～1919年的"西班牙流感"，是人类历史上危害最严重的流感疫情，全世界50%的人口被感染，至少有2000万死亡，高于第一次世界大战死亡总人数；乙型流感病毒对人类致病性较低，一般呈局部流行或小流行；丙型流感病毒只引起人类不明显的或轻微的上呼吸道感染，很少造成流行。

一、生物学性状

（一）形态与结构

流感病毒为单链 RNA 包膜球形病毒，核衣壳呈螺旋对称，直径为 80～120nm，新分离的毒株则多呈丝状，长度可达 400nm（图 15－1）。流感病毒结构主要包括病毒核衣壳和包膜（图 15－2）。

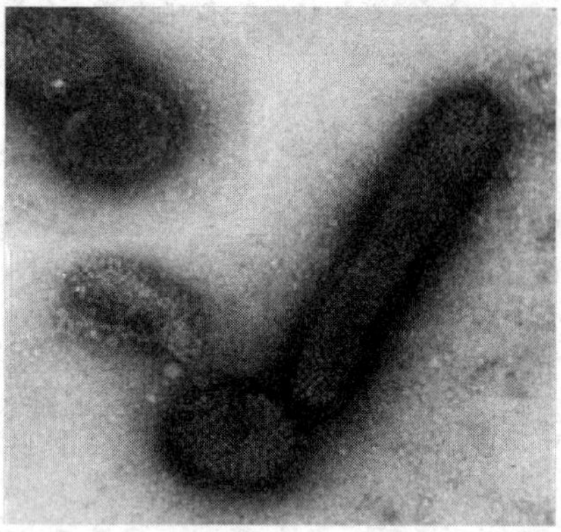

图 15－1　病毒形态电镜图

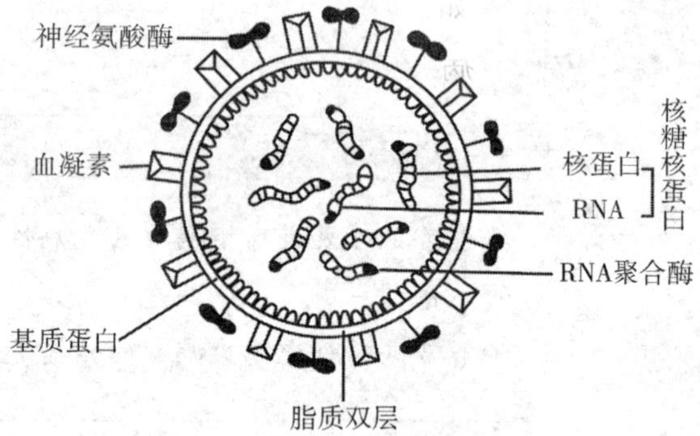

图 15－2　流感病毒结构模式图

1. 核衣壳病毒　核心由 RNA、核蛋白和 RNA 多聚酶组成。病毒的核酸为单股负链分节段 RNA，有 7～8 个节段，每一个节段即为一个基因组，能编码一种结构或功能蛋白，这一特点使病毒在复制中易发生基因重组，导致基因编码的蛋白抗原发生变异而出现新的亚型。病毒 RNA 与一个或几个含有 RNA 依赖的聚合酶结合，并被核蛋白（NP）覆盖，形成核糖核蛋白体（RNP），即核衣壳，呈螺旋对称排列。

2. 包膜　流感病毒包膜有内层基质蛋白 M 和外层脂蛋白组成。M 蛋白抗原性稳定，具有型特异性，常为流感病毒的分型依据。包膜外层是包裹在基质蛋白之外的一层磷脂双分子层膜，这层膜来源于宿主的细胞膜。包膜上还有两种刺突血凝素（HA）和神经氨酸酶（NA）。HA 和 NA 的抗原结构很不稳定，易发生变异，是划分甲型流感病毒亚型的主要依据。

（1）血凝素（HA）　呈柱状，成分为糖蛋白。能引起红细胞凝集，可辅助检测和鉴定流感病毒等。HA 与细胞表面特异性受体结合从而促进流感病毒与宿主细胞的吸附，与病毒组织嗜性和病毒进入细胞的过程有关。HA 具有免疫原性，由 HA 刺激机体产生的特异性抗体可以中和流感病毒和抑制凝血作用，为保护抗体。

（2）神经氨酸酶（NA）　呈蘑菇状的四聚体糖蛋白，具有酶活性，有利于成熟病毒的出芽释放和促进病毒的扩散。NA 具有免疫原性，可刺激机体产生特异性抗体，能中和 NA 的酶活性，但不能中和病毒感染。

（二）分型与变异

1. 分型　根据核蛋白和基质蛋白 M 抗原性的不同，流感病毒可将流感病毒分为甲、乙、丙三型，甲型根据 HA 和 NA 的抗原性不同，再分为若干亚型。至今发现 HA 有 16 种（1～16）抗原，NA 有 9 种（1～9）抗原。目前，在人群流行的只有 H1、H2、H3 及 N1、N2 等抗原构成的亚型。乙型、丙型流感病毒至今尚未发现亚型。1997 年以来发现 H5N1、H7N2、H7N7、H7N9、H9N2 等禽流感病毒也可引起感染。

2. 变异　流感病毒变异有抗原性变异、温度敏感性变异、宿主范围以及对非特异性抑制物敏感性等方面的变异，抗原性变异是流感病毒变异的主要形式，表面抗原 HA 和 NA 是主要的变异成分。流感病毒的抗原性变异有两种形式，即抗原漂移和抗原转换（表 15 –1）。

（1）抗原漂移　变异幅度小或连续变异，是由病毒基因点突变，属于量变，即亚型内变异，所引起的流行是小规模的。

（2）抗原转换　变异幅度大，由基因组重组产生，属于质变，即病毒株表面抗原结构一种或两种发生变异，形成新亚型（如 H1N1→H2N2、H2N2→H3N2），由于人群缺少对变异病毒株的免疫力，从而引起流感大流行。如果两种不同病毒同时感染同一细胞，则可发生基因重组形成新亚型。甲型流感病毒的高变异性增大了人们应对流行性感冒的难度，人们无法准确预测即将流行的病毒亚型，便不能有针对性地进行预防性疫苗接种；另一方面，每隔十数年便会发生的抗原转换更会产生根本就没有疫苗的流感新毒株。

考点提示

变异与流行的关系。

表 15 –1　甲型流感病毒抗原变异情况

亚型名称	抗原结构	流行年代	代表病毒株
原甲型（A0）	H0N1	1930 ~ 1946	A/PR/8/34（H0N1）
亚甲型（A1）	H1N1	1946 ~ 1957	A/FM/1/4/（H1N1）
亚洲甲型（A2）	H2N2	1957 ~ 1968	A/Singapore/1/57（H2N2）
香港甲型	H3N2	1968 ~ 1977	A/HongKong/1/68（H3N2）
香港甲型与新甲型	H3N2 H1N1	1977 ~	A/USSR/90/77（H1N1）

*代表病毒株命名法：型别/分离地点/毒株序号/分离年代（亚型）

（三）培养特性

流感病毒可在鸡胚的羊膜腔和尿囊腔中增殖，不引起鸡胚出现病变，需取羊水或尿囊液做血凝试验和血凝抑制试验证实病毒的存在并进行种的鉴定。细胞培养一般用原代猴肾或狗肾传代细胞，也不引起明显的细胞病变，可用红细胞吸附试验判定有无病毒增殖。

（四）抵抗力

流感病毒抵抗力较弱，不耐热，56℃ 30 分钟即可使病毒灭活。室温下传染性很快丧失，但在 0 ~4℃能存活数周，–70℃以下或冻干后能长期存活。病毒对干燥、日光、紫外线以及乙醚、甲醛、乳酸等敏感。

二、致病性与免疫性

（一）致病性

传染源主要是患者，其次为隐性感染者。主要传播途径是带有流感病毒的飞沫，经呼吸道进入体内，冬春季为流行季节。流感病毒感染呼吸道上皮细胞后，在上皮细胞内增殖，细胞变性、坏死乃至脱落，造成黏膜充血、水肿和分泌物增加，从而产生鼻塞、流涕、咽喉疼痛、干咳以及其他上呼吸道感染症状，当病毒蔓延至下呼吸道，则可能引起毛细支气管炎和间质性肺炎。人群普遍易感，潜伏期长短取决于侵入的病毒量和机体的免疫状态，一般为 1 ~4 天。起病后患者有畏寒、头痛、发热、浑身酸痛、乏力、鼻塞、流涕、咽痛及咳嗽等症状。在症状出现的 1 ~2 天内，随分泌物排出的病毒量较多，以后则迅速减少。无并发症患者发病后第 3 ~4 天就开始恢复；如有并发症，则恢复期延长。流感的特点是发病率高、病死率低，死亡通常由并发细菌性感染所致。并发症多见于婴幼儿，老年人和慢性病（心血管疾病、慢性气管炎和糖尿病等）患者。

（二）免疫性

机体在感染流感病毒后或疫苗接种后可产生特异性的细胞免疫和体液免疫。体液免疫应答主要是抗 HA 抗体和抗 NA 抗体。不同型别流感病毒感染不能诱导交叉性保护抗体的产生。细胞免疫应答主要是特异性 $CD4^+$ T 淋巴细胞能帮助 B 淋巴细胞产生抗体、$CD8^+$ T 细胞能溶解感染细胞，减少病灶内的病毒量，有助于疾病的恢复。

三、微生物学检查

在流行期结合临床症状诊断流感并不困难，但要确诊或流行监测时必须进行实验室检查，主要包括病毒分离培养、血清学诊断和快速诊断方法。

1. 病毒的分离与鉴定 通常采取发病 3 天内患者的咽洗液或咽拭子，经抗生素处理后接种于 9～11 天龄鸡胚羊膜腔和尿囊腔中培养，可收集羊水和尿囊液进行血凝试验。

2. 血清学诊断 采取患者急性期（发病 5 天内）和恢复期（病程 2～4 周）双份血清，检测抗体效价，如抗体效价增高 4 倍或 4 倍以上，有诊断意义。

3. 快速诊断 对患者进行快速诊断，主要是采用间接或直接免疫荧光法、ELISA 法检测病毒抗原。PCR、核酸杂交或序列分析等方法也被用于检测流感病毒核酸或进行分型。

四、防治原则

流行期间尽量避免人群聚集，公共场所应通风换气，必要时可用乳酸溶于水中，加热熏蒸进行空气消毒。接种流感疫苗可获得对同一亚型病毒的免疫力。流感尚无持效疗法以对症治疗和预防继发性细菌感染为主。对于流感患者，可以使用干扰素、金刚烷胺、奥司他韦等药物进行治疗；草药板蓝根、大青叶亦有一定疗效。

知识链接

扫码"看一看"

冬季预防幼儿流感的方法

1. 接种流感疫苗 流感疫苗对人体的保护可达 70%～90%，即使在接种后患上流感，也能减轻其症状并降低并发症机率。

2. 保持室内通风及湿度 保持室内环境适当的湿度，可以有效抑制细菌、病毒的繁殖，降低流感等疾病的发生和传播。定时开窗通风是预防流感的重要一环。每天应开窗通风数次，保持室内空气新鲜。

3. 流感高发期外出戴口罩 在流感高发期，佩戴口罩无疑是隔离病毒的有效防范措施之一。

4. 注意保暖 幼儿防寒能力差，需根据气候的冷暖及儿童的身体状况添衣加被，注意不要着凉。

5. 要勤洗手 感冒病毒在手上能存活 70 个小时，所以勤洗手十分关键。幼儿应养成饭前便后洗手的习惯。

6. 营养要均衡 平衡饮食是保障健康的基础。每日应摄入谷类、蔬菜与水果类、奶制品类、禽畜肉鱼及蛋类、豆及豆制品类等食物，做到食物多样、食效互补。

第二节 副黏病毒

案例

患儿，女性，4 个月，于发病前 1 周曾接触过麻疹患儿。就诊前 4 天开始出现发热，无一定热型，体温波动在 38～40℃。伴喷嚏、流涕、干咳，咳嗽渐加重，呈刺激性咳嗽。眼结膜充血，流泪畏光，精神萎靡，食欲减退。病程持续 3 天后，患儿耳后、发际出现玫瑰红色斑丘疹，渐波及额部、面颈部而到我科就诊。查体：T 39.5℃，P 121 次/分钟，R 29 次/分钟，咽部充血明显，两侧颊黏膜上可见密集的麻疹黏膜斑。颈部淋巴结轻度肿大。双肺呼吸音增粗，无干湿啰音，心率 121 次/分钟，节律齐、无杂音。

思考题：

1. 可初步诊断为哪种疾病？
2. 该疾病由何种病原体引起？

副黏病毒科（paramyxoviridae）包括副流感病毒、麻疹病毒、腮腺炎病毒、呼吸道合胞病毒等，它们可经呼吸道感染引起相关疾病。

一、麻疹病毒

麻疹病毒（measles virus）是引起麻疹的病原体。麻疹是儿童常见的一种急性传染病，其传染性很强，以皮丘疹、发热及呼吸道症状为特征。若无并发症，预后良好。自应用减毒活疫苗以来，儿童的发病率显著下降。

麻疹病毒为球形有包膜的 RNA 病毒。抗原性强且稳定，只有一个血清型。抵抗力较弱，加热 56℃ 30 分钟可被灭活，对紫外线、一般消毒剂以及脂溶剂等均敏感。病毒可在许多原代或传代细胞（如人胚肾、猴肾细胞）中增殖，并产生细胞融合或形成多核巨细胞病变等。

人是麻疹病毒唯一的自然宿主，传染源是急性期患者，在出疹前 6 天和出疹后 3 天都有传染性，易感者接触后几乎全部发病。冬春季发病率最高，主要通过飞沫传播，也可通过玩具或亲密接触传播。感染早期，患者表现为中度以上发热、咳嗽、流涕、流泪、咽部充血等类似上呼吸道感染症状和眼结膜充血症状。大多数患者口腔颊黏膜上形成特征性的中间灰白、周围红色的柯氏斑，对麻疹的早期诊断具有意义。发热 3～4 天后，体温可突然升高至 40～40.5℃，并出现皮疹，红色斑丘疹始见于耳后、颈部，24 小时内向下发展，遍及面部、躯干及上肢，第 3 天皮疹累及下肢及足部。出疹期病情最严重。4 天后疹块消退，脱屑。麻疹一般可自愈，部分年幼体弱的患儿，易并发细菌性感染，是麻疹患儿死亡的主要原因。极少数麻疹患者疾病恢复后数年内可发生亚急性硬化性全脑炎（SSPE），表现为大脑功能发生渐进性衰退，病程 6～9 个月，最后导致昏迷死亡。

麻疹愈后可获得终生免疫力。出生后 6 个月内的婴儿从母体获得 IgG 抗体，故不易感染。细胞免疫有很强的保护作用，在麻疹恢复中起主导作用，细胞免疫缺陷者可出现麻疹病毒持续感染，导致死亡。

预防麻疹的主要措施是隔离患者，对易感人群进行人工主动免疫。对 6 个月以上未患麻疹的儿童应接种麻疹减毒活疫苗（初次接种在8个月龄），免疫力可维持10～15年。在麻疹流行期间，对没有接种过疫苗的年幼、体弱易感者，在接触患者5天以内，肌内注射丙种球蛋白或胎盘球蛋白，可能免于患病或减轻病情。

二、腮腺炎病毒

腮腺炎病毒（mumps virus）是流行性腮腺炎的病原体，为单负链RNA有包膜的球形颗粒，仅有一个血清型。抵抗力较弱，56℃ 30分钟可被灭活，对紫外线及脂溶剂敏感。

考点提示

麻疹的预防措施。

人是腮腺炎病毒唯一宿主，病毒经飞沫传播，易感者为学龄期儿童，好发于冬春季节。本病潜伏期2～3周，病毒侵入呼吸道上皮细胞和面部局部淋巴结内增殖后，进入血流，引起病毒血症，经血流侵犯靶器官，引起一侧或两侧腮腺发炎、肿胀，伴发热、乏力、肌肉疼痛等，约30%的感染无症状。一般经1～2周消肿而痊愈。青春期感染者易并发睾丸炎、卵巢炎和病毒性脑膜炎。并发睾丸炎者可导致男性不育症，腮腺炎也是导致儿童期获得性耳聋的常见原因。

预防腮腺炎以隔离患者，防止传播和接种疫苗为主。接种疫苗是唯一有效的预防措施，目前我国使用的麻疹-腮腺炎-风疹三联疫苗进行接种，免疫效果良好。尚无有效药物治疗，中草药有一定治疗效果。

三、呼吸道合胞病毒

呼吸道合胞病毒（respiratory syncytial virus）为RNA有包膜的球形病毒颗粒。病毒抵抗力较弱，对热、酸、胆汁以及冻融敏感，因此，标本最好直接接种至培养细胞中，避免冻存处理。

呼吸道合胞病毒是在婴幼儿中引起严重呼吸道感染的重要的病原因子。经空气飞沫和密切接触传播，好发于冬季。至4岁时，几乎每个人都受过感染。主要引起新生儿和6个月以内的婴儿患细支气管炎和肺炎等下呼吸道感染。潜伏期3～7天，婴幼儿症状较重，可有高热、鼻炎、咽炎及喉炎，以后表现为细支气管炎及肺炎。少数病儿可并发中耳炎、胸膜炎及心肌炎等。成人和年长儿童感染后，主要表现为上呼吸道感染。

呼吸道合胞病毒所致疾病在临床上与其他病毒或细菌所致类似疾病难以区分，确诊需分离病毒及做血清补体结合试验和中和试验。应用免疫荧光技术检查鼻咽分泌物中病毒抗原，可做快速诊断。目前尚无特异性的治疗药物和预防疫苗。

第三节　冠状病毒

一、冠状病毒概述

冠状病毒（Coronavirus）是一类正单链RNA有包膜病毒，核衣壳呈螺旋对称。电镜下，包膜上有排列间隔较宽的突起，形如花冠而得名（图15-3）。

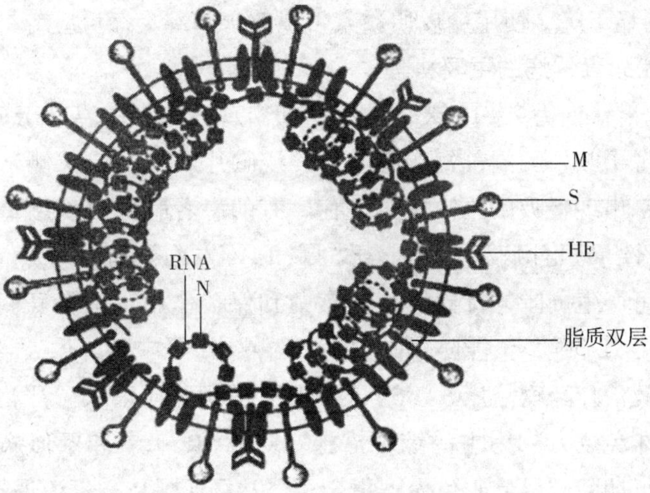

图 15-3 冠状病毒形态与结构

抵抗力弱，病毒对乙醚、三氯甲烷、酯类、紫外线、来苏水以及 0.1% 过氧乙酸较敏感，37℃数小时便丧失感染性。

冠状病毒通过飞沫传播，感染高峰在秋冬和早春。冠状病毒是成人普通感冒的主要病原之一，儿童感染率较高，主要是上呼吸道感染，一般很少波及下呼吸道。某些毒株可引起婴儿和新生儿急性肠胃炎，SARS 冠状病毒可引起严重急性呼吸系统综合征。冠状病毒感染的潜伏期一般为 2~5 天，平均为 3 天。典型的冠状病毒感染呈流涕、不适等感冒症状。

结合临床症状及实验室检验可辅助诊断。一般用细胞培养、器官培养、自鼻分泌物、咽漱液等标本进行病毒分离。用双份血清做中和试验、ELISA 等进行血清学诊断。快速诊断可用免疫荧光技术、酶免疫技术和 RT-PCR 技术检测病毒抗原或核酸。尚无特异性治疗药物和预防疫苗。

二、SARS 冠状病毒

SARS 冠状病毒（SARS-CoV）是引起严重急性呼吸综合征（severe acute respiratory syndromes，SARS）又称为传染性非典型肺炎的病原体，是一种新型冠状病毒。2002 年 11 月，在我国广东首先发生了一类临床表现类似肺炎，但症状及体征不典型的传染性疾病。截至 2003 年 8 月，全球 32 个国家和地区出现疫情，累计病例 8465 例，死亡 919 例。

SARS 冠状病毒电镜下形态与冠状病毒类似，颗粒呈多形性，直径 60~220nm，核心为螺旋状排列的单股正链 RNA 及衣壳组成的核衣壳，有包膜，包膜表面有向四周伸出的突起，形如呈日冕状。

病毒在易感细胞内增殖并引起细胞病变，病毒复制可被 SARS 患者恢复期血清所抑制。病毒抵抗力较弱，但比其他人类冠状病毒抵抗力强，对湿热、酸、脂溶剂、消毒剂敏感，可用 0.2%~0.5% 过氧乙酸溶液或 10% 次氯酸钠进行消毒，10% 甲醛、75% 乙醇 5 分钟可灭活病毒。在粪便和尿液中至少存活 1~2 天。

SARS 传染源主要为 SARS 患者，通过飞沫传播，接触患者的呼吸道分泌物、消化道排泄物或其他体液或接触被患者分泌液污染的物品均可导致感染。人类对新出现的 SARS-CoV 无天然免疫力，故人群普遍易感。

目前，SARS 的发病机理尚不清楚。由于患者在发病期间存在淋巴细胞减少、$CD4^+$ 和

CD8^{+} T细胞数量明显下降，使用糖皮质激素可以改善肺部炎症反应等，故目前认为免疫病理损伤是SARS冠状病毒致病的主要机理。

SARS起病急，潜伏期为2~10天，发病初期出现发热，体温高于38℃，常伴有头痛、关节痛等，而后出现干咳、胸闷气短等症状。X线胸片双侧（成单侧）出现肺部阴影。严重者病情进展很快，出现呼吸困难，低氧血症。有的患者肺部出现严重的渗出、多器官衰竭，此种患者传染性极强且病死率高，死亡率14%左右。有基础病者死亡率达40%~50%。恢复期患者可产生抗体，特异性抗体有中和保护作用。用恢复期血清治疗患者，有一定疗效。病后免疫力不强，不能防御同型病毒再感染。

目前，尚无特效治疗药物治疗SARS。对SARS的预防应采取“严格管理传染源、切断传播途径和提高机体免疫力”为主的综合措施。对SARS患者和疑似病例要及时进行严格的隔离和治疗。流行期间应尽量避免大型集会，公共场所保持空气流通。

第四节　其他呼吸道病毒

其他呼吸道病毒包括副流感病毒、风疹病毒、腺病毒、鼻病毒（表15-2）。

表15-2　其他呼吸道感染病毒

病毒名称	主要致病性	防治原则
副流感病毒	引起轻型流感样症状，婴幼儿可引起严重的下呼吸道感染，引起细支气管炎和肺炎	目前尚无理想疫苗
风疹病毒	儿童风疹；孕妇感染可引起胎儿畸形、流产、死胎、智力低下等（先天性风疹综合征）	接种风疹病毒减毒活疫苗，孕妇与患者接触应立即注射丙种球蛋白
腺病毒	引起多种疾病，如急性呼吸道感染、眼结膜感染、婴幼儿肠炎、急性出血性膀胱炎等	目前尚无理想疫苗
鼻病毒	普通感冒、急性咽炎、支气管炎等	干扰素有一定作用

目标检测

思考题

1. 简述常见呼吸道感染病毒的致病性。
2. 简述流感病毒的抗原分型、变异与流行性的关系。
3. 简述常见呼吸道感染病毒的传播途径与防治原则。

扫码“练一练”

（罗秀针）

第十六章

消化道感染病毒

扫码"学一学"

学习目标

1. 掌握常见消化道感染病毒的致病性。
2. 熟悉常见消化道感染病毒的传播途径与防治原则。

消化道感染病毒指经消化道感染和传播、能在肠道中复制并引起人类相关疾病的胃肠道感染病毒。病毒种类繁多，包括小 RNA 病毒科（*Picornaviridae*）中的人类肠道病毒和呼肠病毒科中的轮状病毒属、肠道腺病毒、杯状病毒、星状病毒等。这些病毒传播途径为粪 - 口途径，引起消化道传染病和肠道外疾病。

第一节　肠道病毒

肠道病毒（enterovirus）属于小 RNA 病毒科的肠道病毒属，是一类生物学性质相似，颗粒非常小的单正链 RNA 病毒。肠道病毒的共同特征：①衣壳呈二十面体立体对称，直径 24 ~ 30nm，无包膜。②对理化因素的抵抗力较强，在污水、粪便中能存活数月；耐乙醚和其他脂溶剂，耐酸；对各种抗生素、抗病毒药、去污剂有抵抗作用。③主要经粪 - 口传播途径，多见隐性感染。多数病毒在细胞培养中产生细胞病变。虽然这类病毒在肠道中增殖，却引起多种肠道外疾病，如脊髓灰质炎、无菌性脑膜炎、心肌炎、急性出血性结膜炎等多种临床表现。

人类肠道病毒主要包括脊髓灰质炎病毒（poliovirus），柯萨奇病毒（coxsachievirus），人肠道致细胞病变孤儿病毒（enteric cytopathic human orphan virus，ECHO，或简称埃可病毒 echovirus），新肠道病毒（new enteroviruses）68 ~ 71 型等。

一、脊髓灰质炎病毒

脊髓灰质炎病毒属于小 RNA 病毒科（picornaviridae）的肠道病毒属（enterovirus），是引起脊髓灰质炎的病原体。脊髓灰质炎病毒主要侵犯中枢神经系统，损害脊髓前角运动神经细胞，导致肢体弛缓性麻痹，多见于儿童，故又名小儿麻痹症。脊髓灰质炎病毒有三个血清型，85% 左右的脊髓灰质炎患者由 Ⅰ 型病毒引起，各型间没有交叉免疫反应。该疾病传播广泛，是一种急性传染病，通过接种相应疫苗可有效预防脊髓灰质炎发生，世界卫生组织把脊髓灰质炎列为继天花之后第二个消灭的传染病。

（一）生物学性状

1. 形态与结构 脊髓灰质炎病毒具有典型肠道病毒形态。在电镜下呈球形颗粒（图16－1），相对较小，直径27nm，病毒颗粒中心为单股正链RNA，病毒衣壳由60个壳粒组成，呈二十面体立体对称，无包膜。核衣壳含4种结构蛋白VP1、VP2、VP3和VP4。VP1、VP2、VP3为病毒衣壳表面的结构蛋白，可诱导中和抗体的产生，诱生的抗体还可用于对病毒的分型。VP1可吸附于人体细胞膜上的受体，与病毒的致病性和毒性有关。位于衣壳内部的VP4只有在病毒VP1与细胞表面受体结合后才释放，有利于病毒基因组穿入细胞。

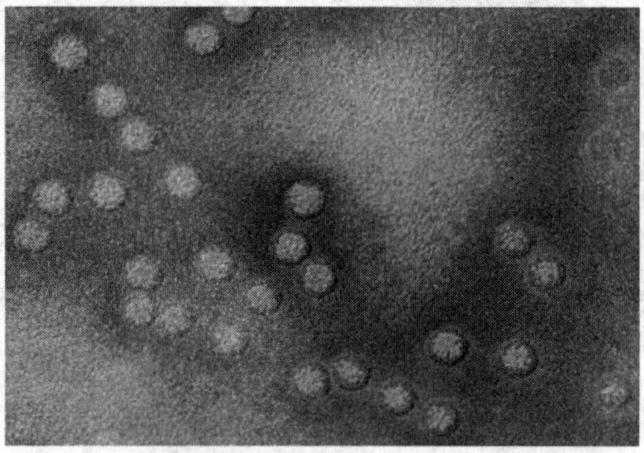

图16－1 脊髓灰质炎病毒电镜图

2. 培养特性 人是脊髓灰质炎病毒的唯一天然宿主，人细胞膜表面有一种受体对病毒VP1具有特异亲和力。实验感染发现猩猩和猴对其易感。某些毒株可使乳鼠发病。越低级的灵长类动物越不易发生神经系统感染，而易得肠道感染。组织培养以人胚肾、人胚肺、人羊膜及猴肾细胞最为敏感，在Hela细胞中也易培养，病毒引起细胞圆缩、脱落等病变。

3. 抵抗力 与其他肠道病毒一样，脊髓灰质炎病毒对理化因素的抵抗力较强。可抵抗乙醚、乙醇和胆盐。在pH 3～9病毒可保持稳定，对胃液、肠液具有抵抗力，利于病毒在肠道生长繁殖。病毒在人体外生活力很强，污水及粪便中可存活4～6个月，低温下可长期存活，但对高温及干燥甚敏感，煮沸立即死亡，加温56℃ 30分钟可灭活，对紫外线、氧化剂等消毒剂敏感。

（二）致病性与免疫性

传染源为脊髓灰质炎患者或无症状带毒者。主要经粪－口途径传播，也可通过患者的鼻咽部飞沫传播。夏秋季是主要流行季节，1～5岁儿童为主要易感者。

脊髓灰质炎病毒自口、咽或肠道黏膜侵入人体后，到达局部淋巴组织，如扁桃体、咽壁淋巴组织、肠壁集合淋巴组织等处生长繁殖，并向局部排出病毒。若此时人体产生大量特异抗体，可将病毒控制在局部，形成隐性感染，或仅有轻微发热、咽痛、腹部不适等；少数感染者，病毒进一步侵入血流（第一次病毒血症），随后扩散至带有受体的靶组织，在淋巴结、肝、脾的网状内皮细胞中再次增殖，并释放入血液（第二次病毒血症），导致全身症状加重。如果此时血循环中的特异抗体已足够将病毒中和，则疾病发展至此为止，形成顿挫型脊髓灰质炎，仅有上呼吸道及肠道症状，而不出现神经系统病变。少部分患者可因病毒毒力强或血中抗体不足以将其中和，病毒可随血流经血脑屏障侵犯中枢神经系统，感染脊髓前角运动神经元、脑干和脑膜组织等，导致弛缓型肢体肌肉麻痹，多见于儿童，称为小儿麻痹症。

脊髓灰质炎病毒感染人体后，机体免疫力的强弱明显影响感染的转归和结局。大约90%的感染表现为隐性感染；约5%的感染表现为顿挫型脊髓灰质炎感染，只出现发热、头痛、乏力等非特异性症状，并迅速恢复；1% ~2%的感染者免疫力较差，病毒侵入中枢神经系统和脑膜，产生非麻痹型脊髓灰质炎或无菌性脑膜炎；只有0.1%左右的患者产生最严重的结局，包括暂时性肢体麻痹或永久性弛缓型肢体麻痹，其中下肢麻痹较为多见。极其少数患者因病毒侵犯延髓发展为延髓麻痹，导致呼吸、心脏衰竭而死。

人体被脊髓灰质炎病毒感染后，患者可获得长期而牢固的型特异性免疫，主要以体液免疫的中和抗体为主。中和抗体水平在起病后2~3周到达高峰，1~2年内渐下降，但一直保持一定水平，不仅可保护患者免遭同型病毒感染，对异型病毒也具低保护力。血液中特异抗体（IgG）可通过胎盘由母体传给胎儿，在出生后6个月中渐渐消失，故出生6个月内的婴儿较少发病。

（三）微生物学检查

1. 病毒分离与鉴定　取粪便标本经抗生素处理后，接种于原代猴肾细胞或人源性传代细胞，培养7~10天后，可出现典型的细胞病变，再用中和试验进一步鉴定病毒的血清型别。

2. 血清学试验　取患者发病早期和恢复期双份血清做中和试验，检测血清中的抗体效价，若恢复期血清特异性抗体效价有4倍或以上增长，有诊断意义。也可检测血清中特异性IgM抗体，作为早期诊断的依据。

3. 快速检测法　用核酸杂交、PCR等方法，可检测患者咽拭子、粪便等标本中的病毒基因组。

（四）防治原则

目前尚无特异的治疗脊髓灰质炎病毒感染的药物。一般性的预防应搞好环境卫生，消灭苍蝇，培养良好的卫生习惯等。本病流行期间，儿童应少去人群聚集场所，避免过度疲劳和受凉，推迟各种预防注射和不急需的手术等，以免促使顿挫型感染变成瘫痪型。

> **考点提示**
>
> 脊髓灰质炎病毒的预防措施。

对该病的控制主要依赖于疫苗的使用。现在有两种疫苗可以使用，一种是口服脊髓灰质炎减毒活疫苗（也就是大家熟悉的“糖丸”）；而另一种为脊髓灰质炎灭活疫苗，通过肌内注射接种。随着疫苗的问世并推广使得脊髓灰质炎发病率急剧下降，绝大多数发达国家已经消灭了脊髓灰质炎野毒株。1998年我国全国监测未发现野毒株，2001年10月WHO宣布我国为亚太地区消灭脊髓灰质炎的第二批国家之一。

紧急预防可采用人免疫球蛋白来保护脊髓灰质炎病毒的接触者。此球蛋白往往含有三型病毒的抗体，及时给予可中和血液中的病毒。被动免疫仅用于做过扁桃腺切除的儿童，未经过免疫接种而又必须接触脊髓灰质炎患者的医务人员和亲属，以及未进行免疫接种的孕妇等。免疫效果保持3~5周。

二、柯萨奇病毒与埃可病毒

柯萨奇病毒和埃可病毒的生物学性状、传播途径和致病机制与脊髓灰质炎病毒相似，以幼儿发病多见。其致病特点是病毒在肠道中增殖，除引起肠道疾病外，还可引起中枢神经系统感染、呼吸系统感染、心肌疾病等不同肠道外病毒性疾病。

1. 无菌性脑膜炎 几乎所有的肠道病毒都与无菌性脑膜炎、脑炎和轻瘫有关。主要临床表现包括发热、头痛、呕吐和颈项强直。肠道病毒性脑膜炎几乎每年夏天都会发生。有些型别（埃可病毒3、11、18、19型，新型肠道病毒71型）所致病毒性脑膜炎曾引起爆发流行。

2. 疱疹性咽峡炎 主要由柯萨奇A组病毒某些血清型引起以急性发热和咽峡部疱疹溃疡为特征的疾病。该病主要表现为急骤发热，可持续高热或反复高热；咽痛，吞咽时尤甚；有时诉头痛、腹痛或肌痛。血常规检查大多是血细胞计数正常或略低。起病2天内口腔黏膜出现少数（很少多于12个）小的（直径1～2mm）灰白色疱疹，周围绕以红晕，多见于扁桃体前部，但也可位于软腭、扁桃体、悬雍垂、舌部等，在以后的24小时内水疱破溃变为浅溃疡，直径一般在5 mm以下，1～5天内愈合。

3. 手足口病 是由肠道病毒引起的传染病，引发手足口病的肠道病毒有20多种（型），其中以柯萨奇病毒A16型（Cox A16）和肠道病毒71型（EV 71）最为常见。多发生于5岁以下儿童，表现口痛、厌食、低热，手、足、口腔等部位出现小疱疹或小溃疡，多数患儿一周左右自愈，少数患儿可引起心肌炎、肺水肿、无菌性脑膜炎等并发症。个别重症患儿病情发展快，导致死亡。目前缺乏有效治疗药物，主要对症治疗。

4. 流行性胸痛 病原微生物为肠道病毒，大多由柯萨奇病毒B组1～6型引起，也可由A组1、4、6、9、10型及埃可病毒1、2、6、9型引起，夏秋多发，国内曾报道散发病例。本病突出症状为突发胸、腹部肌痛。疼痛轻重不一，呈刺痛、刀割痛、烧灼感、压榨样、绞痛等，咳嗽、翻身等加剧，胸痛严重时可感觉“透不过气”。疼痛另一特点是转移性，出现于胸、腹、颈、肩、腰、四肢，最后转移到膈肌部位；肌肉压痛阳性。患者有高热和其他病毒感染的全身表现。

5. 心肌炎和心包炎 主要由柯萨奇B组病毒引起，散发流行于成人和儿童，但对新生儿威胁最大，新生儿感染后出现发热和突然的、不明原因的心力衰竭，病死率高。多数患者出现短暂的发热、感冒症状，继而出现心脏病的相应症状。

6. 眼病 见于柯萨奇病毒A24型引起的急性结膜炎和肠道病毒70型引起的急性出血性结膜炎。

此外，肠道病毒感染可能还与病毒感染后疲劳综合征、糖尿病有关。

柯萨奇病毒和埃可病毒感染人体后，可刺激机体产生特异性抗体。中和抗体在感染早期，临床症状出现前就已经产生，此时病毒局限于肠道和深部淋巴组织中增殖，未侵犯靶器官组织。血清中的中和抗体IgG、IgM可阻止病毒向靶组织扩散和随后引起的疾病。局部sIgA可阻止病毒在咽喉部、肠道内的吸附和初步增殖，阻断病毒经粪便进行播散。母体中的IgG抗体可经胎盘由母亲传给胎儿，故出生6个月内的婴儿较少发病。肠道病毒感染后，患者可形成针对同型病毒长期而牢固的免疫力。

第二节　轮状病毒

案例

患者，女性，1岁，呕吐、腹泻3天，伴有发热，体温最高达39℃，服退热药后发热可消退。随之出现呕吐，呕吐物为胃内容，每日3～5次。大便变稀，量多，淡黄色，渐转为水样，蛋花汤样，无特殊臭味，每日10余次。服“消炎药”未见好转。查体：体温36.5℃，浅表淋巴结无肿大。眼窝明显凹陷，口唇干燥。心音有力，节律规则，心率136次/分钟。腹平软，未触及包块，无压痛及反跳痛，肝脏于肋下2.0cm，脾脏未触及，肠鸣音活跃。辅助检查：血常规示白细胞总数8.5×10^9/L，中性粒细胞45%，淋巴细胞55%。便常规示水样便，白细胞0～3个/HP。血HCO_3^-为18 mmol/L。

思考题：

1. 可初步诊断为哪种疾病？
2. 该疾病由何种病原体引起？致病物质有哪些？

轮状病毒（Rotavirus）是双链RNA病毒，分类学上归属于呼肠孤病毒科。电镜下病毒颗粒双层衣壳的内衣壳呈放射状排列，形态酷似“车轮状”。它是引起人类、哺乳动物和鸟类腹泻的重要病原体。根据病毒结构蛋白VP6的抗原性，将轮状病毒分为A～G 7个组，其中A组轮状病毒是世界范围内婴幼儿重症腹泻最常见的病原体，也是婴幼儿死亡的主要原因之一；B组轮状病毒引起成人腹泻，病死率低；C组轮状病毒对人的致病性类似A组，但发病率很低，多呈散发流行。全世界每年因轮状病毒感染导致的婴幼儿死亡的人数大约为90万人，其中大多数发生在发展中国家。在我国，0～2岁以内的婴幼儿人数约为4000万人（含新生儿），每年大约有1000万婴幼儿患轮状病毒感染性胃肠炎，占婴幼儿人数的1/4，是引起婴幼儿严重腹泻的最主要病原体。

一、生物学性状

（一）形态与结构

病毒体呈球形，形似“车轮状”，直径60～80nm，核酸为分节段的双链RNA，病毒衣壳呈二十面体立体对称，具有内外两层衣壳，无包膜。病毒可编码6种结构蛋白（VP1、VP2、VP3、VP4、VP6与VP7）和6种非结构蛋白（NSP1～NSP6）。VP1～VP3位于核心，分别为病毒依赖RNA的RNA多聚酶，转录酶成分和与帽状RNA转录子形成有关的蛋白；VP4和VP7位于外衣壳，决定病毒的血清型，VP4与病毒吸附和穿入易感细胞有关系；VP6抗原性具有组和亚组特异性，是轮状病毒分组的依据。病毒的非结构性蛋白为功能性酶或调节蛋白，在病毒复制和致病性中发挥着重要作用，如NSP1、NSP2是核糖核酸结合蛋白；NSP4是一种病毒性肠毒素（enterotoxin），会引起腹泻的症状。此蛋白质是首种发现的病毒性肠毒素。

（二）组织培养

轮状病毒可在原代猴肾细胞、传代猴肾上皮细胞MA－104中增殖，但培养较困难。

（三）抵抗力

轮状病毒对理化因素抵抗力较强，耐热，耐酸碱，能在 pH 3.5～10 的环境中存活。可在粪便中存活数天到数周，20℃左右气温下活跃，56℃ 30 分钟可被灭活。

二、致病性与免疫性

传染源为患者和无症状带毒者，传播途径为粪－口途径，也可通过呼吸道传播。好发于深秋和初冬季节，由此，在我国常称为“秋季腹泻”。

轮状病毒经胃肠道入侵人体后，在小肠黏膜绒毛细胞内增殖，并释放感染肠腔内其他的细胞，造成小肠上皮细胞微绒毛萎缩、脱落和细胞溶解死亡，肠道吸收功能受损。病毒非结构蛋白 NSP4 为病毒性肠毒素，可引起肠液过度分泌，水和电解质分泌增加，重吸收减少，出现严重腹泻。

轮状病毒感染潜伏期 24～48 小时，表现为突然发病、发热、水样腹泻，每日腹泻次数多达 5～10 次，伴呕吐，持续 3～8 天。病情严重可出现脱水和酸中毒，如未及时治疗，患儿常因严重脱水和电解质紊乱而死亡。病毒感染后可刺激机体产生特异性抗体 IgM、IgG 和 sIgA，对同型病毒感染具有保护作用。轮状病毒感染多为自限性，可完全恢复。

三、微生物学检查

（一）检测病毒颗粒或病毒抗原

腹泻高峰时，可直接取粪便做电镜或免疫电镜检测，易检出轮状病毒颗粒。也可用放射免疫技术检测粪便上清液中的轮状病毒抗原，具有较高的敏感性和特异性；还可对病毒进行分型。

（二）检测病毒核酸

可用 RT－PCR 法检测轮状病毒核酸，具有高灵敏度特点。

（三）病毒分离培养

病毒培养过程较为复杂，较少用于轮状病毒感染的临床诊断。

四、防治原则

预防以控制传染源和切断传播途径为主，包括消毒污染物和做好个人卫生；对初冬感染轮状病毒的婴幼儿患者，目前临床尚无特效药物快速治疗，一般都是对症治疗，纠正孩子的脱水、酸中毒，减少病死率。对于腹泻症状轻的患儿可用口服补液的方法进行纠正，症状重患儿可用静脉输液的方法纠正脱水和酸中毒，同时配以双嘧达莫口服。近年来，干扰素（IFN）也被用来治疗轮状病毒感染，这种药可以抑制病毒在人体内的繁殖，从而减轻症状、缩短病程。有专家特别提醒，家长在小儿患病期间切忌乱用抗生素治疗，以防引起不良后果。

第三节　其他病毒

其他消化道感染病毒主要有肠道腺病毒、杯状病毒和星状病毒等（表 16－1）。

表 16－1　其他消化道感染病毒

病毒名称	主要致病性	核酸类型	所致疾病
肠道腺病毒	衣壳为二十面体立体对称，无包膜，大小为70～80nm	双链 DNA	婴儿病毒性腹泻，很少有发热或呼吸道症状
杯状病毒	衣壳为二十面体立体对称球形颗粒，无包膜，大小为26～38nm	正股链 RNA	无菌性急性胃肠炎，可伴有头痛、寒战、肌痛
星状病毒	球形颗粒，无包膜，大小为28～30nm，电镜下表面结构呈星形，有5～6个角	单股正链 RNA	病毒性肠炎，类似于轮状病毒胃肠炎

目标检测

思考题

1. 简述常见消化道感染病毒的致病性。
2. 简述常见消化道感染病毒的传播途径与防治原则。

（罗秀针）

扫码“练一练”

第十七章

肝炎病毒

扫码“学一学”

学习目标

1. 掌握甲型、乙型、丙型肝炎病毒的传播途径与防治原则。
2. 熟悉甲型、乙型肝炎病毒的主要生物学性状；乙型肝炎的检测指标与临床意义。

肝炎病毒指以侵害肝脏为主引起病毒性肝炎的一组病原体。在我国，病毒性肝炎是危害人类健康最严重的疾病之一。目前证实引起人类肝炎的病毒有甲型肝炎病毒、乙型肝炎病毒、丙型肝炎病毒、丁型肝炎病毒及戊型肝炎病毒。这些病毒在分类学上隶属不同病毒科的不同病毒属，传播途径和致病性也不尽相同。其中甲型肝炎病毒与戊型肝炎病毒由消化道传播，引起急性肝炎，不转为慢性肝炎或慢性携带者。乙型与丙型肝炎病毒均由输血、血制品或注射器污染而传播，除引起急性肝炎外，可致慢性肝炎，并与肝硬化及肝癌相关。丁型肝炎病毒为一种缺陷病毒，必须在乙型肝炎病毒等辅助下方能复制，故其传播途径与乙型肝炎病毒相同。

除上述肝炎病毒外，目前尚有10%～20%的肝炎病因不明，提示可能存在尚未发现的肝炎病毒。近年又发现一些与人类肝炎相关的病毒，如庚型肝炎病毒（hepatitis G virus，HGV）、TT型病毒（transfusion transmitted virus，TTV）。此外，还有一些病毒如巨细胞病毒、EB病毒、黄热病病毒等也可引起肝炎，但不列入肝炎病毒范畴。

第一节　甲型肝炎病毒

甲型肝炎病毒（hepatitis A virus，HAV）是甲型肝炎的病原体。1973年由Feinslone首先用免疫电镜技术在急性期患者的粪便中发现，1983年国际病毒分类命名委员会将HAV归类为小RNA病毒科新型肠道属72型。后研究发现，HAV大小、形态虽然与肠道病毒相似，但其基因组序列及生物学性状与肠道病毒明显不同，1993年国际病毒分类命名委员会将其重新归属为小RNA病毒科嗜肝病毒属（*Hepatovirus*）。人类感染HAV后，大多表现为亚临床或隐性感染，仅少数人表现为急性甲型肝炎。

一、生物学性状

（一）形态与结构

病毒呈球形，直径 27～32nm。病毒的核心部位为单股正链 RNA，具有感染性，衣壳蛋白由 4 种不同的多肽即 VP1、VP2、VP3 和 VP4 所组成。衣壳呈二十面体立体对称，无包膜。基因组为线状单正链 RNA，全长 7478b（图 17－1）。从世界各地分离的 HAV 毒株抗原性稳定，仅有一个血清型。

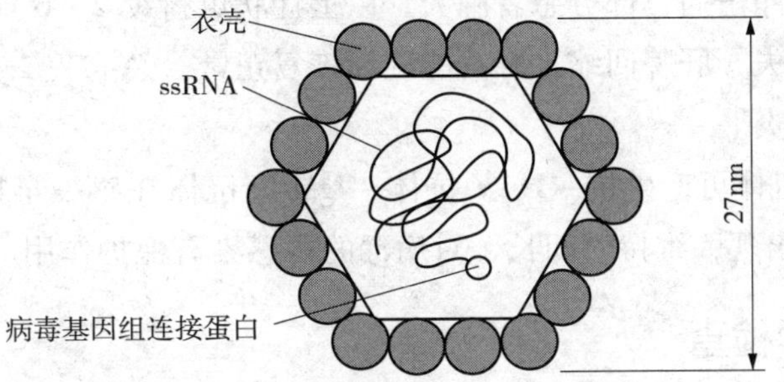

图 17－1　甲型肝炎病毒结构模式图

（二）培养特性

HAV 的主要宿主为人类和灵长类动物。黑猩猩和狨猴对 HAV 易感，且能传代，经口或静脉注射可使动物发生肝炎，并能在肝细胞中检出 HAV。病毒在组织培养细胞中虽可增殖，但不引起细胞病变，且增殖与细胞释放均甚缓慢。感染后可在粪便中检出病毒颗粒，恢复期血清中能检出 HAV 的相应抗体。

（三）抵抗力

HAV 抵抗力较强，可在污水中存活一段时间。对乙醚、60℃加热 1 小时及 pH 3.0 的作用均有相对的抵抗力（在 4℃可存活数月）。在淡水、海水、泥沙和毛蚶等水生贝类中可存活数天至数月。但 100℃加热 5 分钟、甲醛溶液、乙醇、苯酚等处理，可使之灭活。

二、致病性与免疫性

（一）传染源与传播途径

> **考点提示**
>
> 甲型肝炎病毒的传播途径。

甲型肝炎病毒传染源为患者和隐性感染者，主要通过粪－口途径传播。潜伏期为 15～50 天，平均 30 天。在潜伏期末、临床症状出现前，有大量 HAV 病毒随患者粪便排出体外，通过污染水源、食物、海产品（如毛蚶等）、食具等传播可造成散发性流行或大流行。1988 年上海市由于食用受粪便所污染的毛蚶而引起建国以来最大一次甲型肝炎流行，在 4 个月内共发生 30 余万例甲型肝炎患者。

（二）致病性与免疫性

HAV 经口进入体内后，先在口咽部或唾液腺中初步增殖，而后在肠黏膜及局部淋巴结中大量增殖，并侵入血流，引起病毒血症，约过一周后到达肝脏，随后通过胆汁排入肠道并出现在粪便中。HAV 引起肝细胞损伤的机制尚未明确，一般认为 HAV 不直接引起肝细胞病变，肝脏损害是 HAV 感染肝细胞的免疫病理反应所引起的。在感染早期，自然杀伤细胞

(NK 细胞) 杀伤受感染的肝细胞，特异性细胞免疫被激活后，杀伤性 T 淋巴细胞杀伤肝细胞，肝细胞受到损伤后出现肿胀、变性、溶解。IFN－γ 在甲型肝炎病毒的感染和免疫损伤机制中也起到重要的作用。临床表现早期有畏寒、发热、全身乏力、食欲不振、厌油腻、恶心、呕吐、腹痛、肝区痛、腹泻、尿色逐渐加深渐呈浓茶色。少数病例以发热、头痛、上呼吸道症状为主要表现，此时易误诊为上呼吸道感染，黄疸出现前，早期消化道症状明显容易误诊为胃炎或消化不良。随着病程进展，上诉症状减轻，发热减退，但尿色继续加深，巩膜、皮肤出现黄染，约于 2 周达高峰。可伴有大便颜色变浅，皮肤瘙痒，肝肿大，有充实感、有压痛及叩击痛，部分患者脾大，以上症状可持续 2～6 周。到恢复期黄疸逐渐消退，症状减轻至消失，肝脾回缩，肝功能逐渐恢复正常。总病程 2～4 月。甲型肝炎预后良好，不转为慢性肝炎。

感染 HAV 后，机体可产生抗－HAV 抗体。IgM 型抗体在感染早期出现，维持时间短；IgG 型抗体在恢复期出现，维持时间长，对病毒的再感染有保护作用。

三、微生物学检查

目前，HAV 的实验室检测以血清学检查和病原学检查为主。一般不做病原体的分离培养。血清学检测抗 HAV IgM 是确诊甲型肝炎的依据，检测抗 HAV IgG 主要用于了解过往感染史或流行病学调查。病原学检查可采用粪便标本，用 RT－PCR 检测 HAV RNA，ELISA 法检查 HAV 抗原。

四、防治原则

HAV 一般性预防应搞好饮食卫生，保护水源，加强粪便管理，并做好卫生宣教工作。特异性预防可接种甲型肝炎病毒减毒活疫苗和灭活疫苗。注射丙种球蛋白及胎盘球蛋白，应急预防甲型肝炎有一定效果。

第二节　乙型肝炎病毒

案　例

某男性患者，32 岁。4 年前发现 HBsAg（＋），ALT 偶尔升高，近 2 年来 ALT 长时间持续升高，近 2 个月感到乏力、食欲较差。查体：巩膜无明显黄染，未见蜘蛛痣及肝掌，肝肋下 0.5～1cm，脾未及。ALT 180U/L，TBIL 26μmol/L，HBsAg（＋），HBeAg（＋），抗－HBc（＋），HBV DNA 2.5×10^{9}/ml。

思考题：

1. 可初诊断为哪种疾病？
2. 该疾病由何种致病菌引起？

乙型肝炎病毒（hepatitis B virus，HBV）是引起乙型肝炎的病原体，是一种双链 DNA 病毒，属于嗜肝 DNA 病毒科（*Hepadnavividae*）。主要通过输血、注射和母婴传播。乙型肝炎的危害性远比甲型肝炎大，HBV 感染后临床呈多样性，可表现为重症肝炎、急性肝炎、慢性肝炎或无症状携带者，其中部分慢性肝炎可演变为肝硬化或肝癌。乙肝病毒在世界范围内传播，估计全世界乙型肝炎患者和无症状 HBV 携带者达 3.5 亿，中国人群 HBV 携带率约为 10%，携带者超过 1.2 亿。

一、生物学性状

> **考点提示**
> 乙型肝炎病毒抗原组成及其意义。

（一）形态与结构

电镜下乙型肝炎患者的血清中存在三种不同的颗粒，即大球形颗粒、小球形颗粒、管形颗粒（图 17-2）。

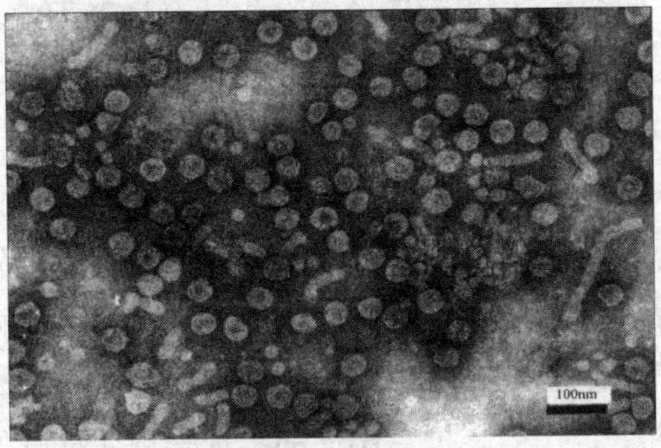

图 17-2　HBV 电镜图

1. 大球形颗粒　又称 Dane 颗粒，由 Dane 于 1970 年首次发现，是具有感染性的完整的 HBV 颗粒。呈球形，直径约 42nm，含有双层衣壳结构。外层由脂质双层和病毒所编码的蛋白质组成，相当于病毒的包膜，含有乙肝病毒表面抗原（HBsAg）。内层衣壳相当于病毒的核衣壳，直径为 27nm，呈二十面立体对称排列，其表面含有乙型肝炎病毒核心抗原（HBcAg）和乙型肝炎病毒 e 抗原（HBeAg）。病毒核心内部为双股未闭合的环状 DNA 和 DNA 聚合酶（图 17-3）。

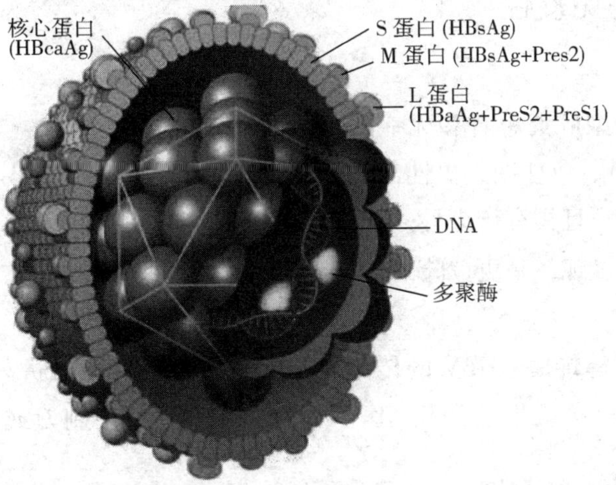

图 17-3　乙型肝炎病毒结构示意图

2. 小球形颗粒　直径 22nm，是病毒组装后过剩的衣壳蛋白，不含 DNA 和 DNA 聚合酶，没有传染性。大量存在于 HBV 感染者血清中，主要成分为 HBsAg。

3. 管形颗粒　由小球形颗粒串联而成，直径与小球形颗粒相同，长度为 100~150nm，颗粒无核酸，存在于血液中。

（二）抗原组成

1. HBsAg 分布于上述三种形态的颗粒上，大量存在于感染者的血液中，是 HBV 感染的主要标志。HBsAg 具有抗原性，可刺激机体产生相应的抗体（抗 - HBs），抗 - HBs 是 HBV 的中和抗体，具有免疫保护作用，可使病毒失去感染性。HBsAg 是制备疫苗的主要成分。

2. HBcAg 为 HBV 内衣壳蛋白，主要存在于 Dane 颗粒核心结构表面，被外衣壳包裹，也可存在于乙型肝炎患者的肝细胞核内，一般不游离于血液循环中，不易从患者血清中检出。HBcAg 可刺激机体产生抗体（抗 - HBc），此抗体对病毒无中和作用，对机体无免疫保护作用。体内如发现 HBcAg 或抗 - HBc 表示 HBV 在肝内持续复制，此时感染者血液的传染性高。

3. HBeAg 存在于 Dane 颗粒核心结构表面，是一种可溶性抗原，可游离于感染者血清中。由于 HBeAg 与病毒体及 DNA 聚合酶在血液中的消长基本一致，故 HBcAg 的存在可作为体内有 HBV 复制及血清具有强传染性的指标之一。HBeAg 可刺激机体产生抗体（抗 - HBe），该抗体可与受染肝细胞表面的 HBeAg 结合，通过补体介导的细胞毒作用破坏受染的肝细胞，对于清除 HBV 有一定作用。抗 - HBe 的出现是预后良好的征象。

（三）培养特性

黑猩猩是 HBV 的易感动物，国外常用黑猩猩研究 HBV 的发病机理，检测主动免疫、被动免疫的效果以及 HBV 疫苗的安全性。HBV 的体外培养尚未成功。

（四）抵抗力

HBV 对外界的抵抗力较强，能耐受低温、干燥、紫外线及一般化学消毒剂（如不被 75% 的乙醇灭活）；100℃ 加热 10 分钟、高压蒸汽灭菌、0.5% 过氧乙酸、5% 氯酸钠和环氧乙烷等能使 HBV 灭活，常用于 HBV 消毒。

二、致病性与免疫性

（一）传染源

传染源主要是乙型肝炎患者和无症状 HBV 携带者。潜伏期（30～160 天）、急性期、慢性活动期患者血液和多种体液均含有病毒，且具有传染性。无症状 HBV 携带者因无症状，不易被发现，是更危险的传染源。

> **考点提示**
>
> 乙型肝炎病毒传播途径。

（二）传播途径

1. 血液、血制品等传播 HBV 的传染性很强，微量的污染血进入机体即可导致感染。输血、输液、注射、外科或牙科手术、医学检查、针刺、共用剃刀或牙刷、皮肤黏膜的微小损伤均可造成感染。

2. 母婴传播 主要围产期感染，即在分娩过程中，新生儿微小伤口，经产道接触含 HBV 的血液、羊水、阴道分泌物而感染，少数来自宫内感染；也可通过哺乳传播。

3. 性传播及密切接触传播 由于乙型肝炎患者和 HBsAg 携带者的精液、阴道分泌物均可检出 HBsAg，因此，可通过日常生活密切接触或者性接触传播。

（三）致病性与免疫机制

乙肝病毒的致病机制至今未完全明了，研究表明 HBV 感染未直接损害肝细胞，宿主的免疫病理反应以及病毒与肝细胞之间的相互作用是肝细胞损伤的主要原因。

1. 细胞免疫及其介导的免疫病理反应 病毒感染肝细胞后，病毒致敏的CTL对细胞膜表面带有病毒抗原的肝细胞具有杀伤效应以清除病毒。CTL通过释放穿孔素、颗粒酶直接杀死靶细胞。特异性CTL介导的细胞免疫效应在清除病毒的同时对肝细胞造成损失，过度的细胞免疫反应可引起大面积的肝细胞破坏，导致重症肝炎；若特异性细胞免疫功能低下则不能有效清除病毒，病毒在体内持续存在，形成慢性乙肝或慢性活动性肝炎。另外，特异性T细胞产生和分泌多种细胞因子发挥抗病毒效应。

2. 体液免疫形成的免疫复合物介导的免疫病理反应 HBV感染可诱导机体产生一系列抗体。抗-HBs与肝细胞表面抗原HBsAg结合后，可阻断病毒对肝细胞的黏附作用。因此在抗病毒免疫和清除病毒过程中具有重要作用。但是HBsAg与抗-HBs特异性结合可形成免疫复合物，引起Ⅱ、Ⅲ型超敏反应，出现如肾小球肾炎、皮疹、关节炎等肝外表现或导致重症肝炎。

3. 自身免疫反应引起的病理损伤 HBV感染后，引起肝细胞表面自身抗原发生改变，诱导机体产生针对肝细胞组分的自身免疫反应，损害肝细胞。

乙肝病毒感染可表现为无症状病毒携带者、急性肝炎、慢性肝炎及重症肝炎等。乙型肝炎的临床表现主要取决于病毒与机体的免疫状态两个方面。一般认为，机体免疫功能正常时，表现为隐性感染或急性乙肝，HBV最终被清除；机体免疫低下时，对HBV产生的CTL和抗体不足以完全清除HBV，则对肝细胞的损害持续存在，形成慢性乙肝或慢性活动性肝炎；机体免疫过强迅速引起大量受染肝细胞损伤，呈暴发性肝炎，即重症肝炎；对HBV形成免疫耐受，不诱发免疫应答，病毒持续存在，表现为无应答状态，成为HBV无症状携带者，大多数终生无肝损害，是重要的传染源。

另外，部分患者可因HBV的DNA与肝细胞的DNA整合，导致细胞转化而发展成为原发性肝细胞癌。

三、微生物学检查

HBV感染的实验室诊断方法主要是检查血清标志物。HBV的血清标志物主要包括抗原抗体系统和病毒核酸等。

（一）HBV抗原、抗体检测

HBV最常用的检查方法是用ELISA等检测患者血清中的HBsAg、抗-HBs、HBeAg、抗-HBe和抗-HBc，俗称乙肝五项检查或“两对半”检查。

> **考点提示**
>
> 乙肝五项指标检测结果分析。

1. HBsAg和抗-HBs 血清中检测到HBsAg，表示体内感染了HBV，因而是一种特异性标志。HBsAg阳性见于：①急性乙型肝炎的潜伏期或急性期（大多短期阳性）。②HBV所致的慢性肝病、慢性活动性肝炎、肝炎后肝硬化或原发性肝癌等。③无症状携带者。HBsAg是筛选供血人员的必检指标。抗-HBs是HBV特异性中和抗体，见于乙型肝炎恢复期、既往感染者或者接种HBV疫苗后，抗-HBs出现意味着机体已得到恢复，并且对HBV有一定的免疫力。

2. HBcAg与抗-HBc 由于HBcAg主要存在于肝细胞核内，并仅存在于Dane颗粒中，不易在患者血清中检出，故不用于常规检测。抗-HBc无中和作用。抗-HBc产生早，滴度高，持续时间长，几乎所有急性期病例均可检出。抗－HBc IgM 阳性表示 HBV 处于复制状态，具有强的传染性；抗－HBc IgG 在血中持续时间长，是感染过 HBV 的标志，检出低效价的抗－HBc IgG 提示既往感染，效价高提示急性感染。

3. HBeAg 和抗－HBe HBeAg 的存在表示 HBV 在体内复制活跃，有较强的传染性，如转为阴性，表示病毒复制减弱或者停止。若 HBeAg 持续阳性揭示患者肝脏可能有慢性损害，对预后判断有一定帮助。抗－HBe 阳性对患者可能有一定的保护力，HBV 复制减弱，传染性降低。

HBV 抗原、抗体的血清学标志与临床关系较为复杂，必须对几项指标同时分析，才能做出正确的诊断，结果分析如下（表 17－1）。

表 17－1　HBV 抗原、抗体检测结果的临床分析

HBsAg	HBeAg	抗－HBs	抗－HBe	抗－HBc IgM	抗－HBc IgG	结果分析
+	－	－	－	－	－	HBV 感染或无症状携带者
+	+	－	－	+	－	急、慢性乙肝（传染性强，俗称“大三阳”）
+	－	－	+	－	+	急性感染趋于恢复（俗称“小三阳”）
+	+	－	－	+	+	急性或慢性乙型肝炎或无症状携带者
－	－	+	+	－	+	既往感染
－	－	－	－	－	+	既往感染
－	－	+	－	－	－	既往感染或接种疫苗

（二）血清 HBV 的 DNA 检测

目前一般采用荧光定量 PCR 法检测 HBV 的 DNA。感染者血清 HBV 的 DNA 出现早，在慢性感染者中 HBV 的 DNA 可持续阳性，检出 HBV DNA 是病毒复制和传染性的最可靠指标，因此已被广泛应用于临床诊断和药物效果评价。

四、防治原则

预防乙型肝炎要采取以切断传播途径为主的综合性措施。①加强供血人员的筛查，降低输血后的乙型肝炎发病率。②对医疗器械、乙型肝炎患者及携带者的血液、分泌物和用具等严格消毒灭菌，防止医源性感染。③加强对育龄妇女 HBsAg 检测，阻断母婴传播。④人工主动免疫，对高危人群注射乙型肝炎基因工程疫苗进行主动免疫。我国已将乙肝疫苗接种纳入计划免疫，新生儿分别于出生时及出生后 1 个月、6 个月各注射 1 次，共 3 次，可获得良好的预防效果。⑤人工被动免疫，注射含有高效价抗－HBs 制备的人免疫球蛋白（HBIg），可用于与乙型肝炎患者密切接触者及意外事故的紧急预防或 HBV 阳性母亲所生的新生儿。一般在接触 HBV 后的 8 天内注射有预防效果。HBIg 可与乙肝疫苗联合应用。

对乙型肝炎尚无特效疗法。慢性肝炎患者可用免疫调节剂、护肝药物及广谱抗病毒药物联合治疗。常用的抗病毒药物有 IFN－α、逆转录酶或 DNA 聚合酶抑制剂如拉米夫啶、阿德福韦酯等。清热解毒、活血化瘀的中草药对 HBV 感染有一定的疗效。

知识链接

抗 HBV 药物研究

1. 干扰素（IFN）　分为 α、β 和 γ 三型，其中 IFN－α 和 IFN－β 具有直接抗病毒作用。IFN－α2b 是被 FDA 批准的治疗病毒性肝炎的首选药物。IFN 的抗病毒机制包括免疫调节作用和直接抗病毒作用。近年发现，IFN 在还有抗肝纤维化的作用。目前均倾向于采用重组干扰素，激素撤除合并干扰素疗法以及干扰素与其他抗病毒药物结合疗法 HBV 感染，如聚乙二醇 IFN－α。

2. 核苷类似物　可抑制 HBV－DNA 逆转录酶活性，从而达到破坏病毒的作用。此类药物有拉米夫定、阿德福韦、恩替卡韦、替比夫定等。

3. 中草药及其有效成分　1982 年印度学者首次报道苦味叶下珠体外对 HBsAg 有灭活作用，而且未显示明显的细胞毒性。此外，广泛的临床应用已证明垂盆草及其制剂具有显着的抗肝炎作用。还有多糖类如猪苓多糖、香菇多糖、云芝多糖等，它们都有一定的抑制 HBV 复制的作用，并且在治疗中安全，无明显不良反应，但其作用机制尚待研究。

4. 免疫调节药物　应用免疫调节剂对 HBV－DNA 和 HBeAg 的阴转率尚未见报道，目前多作为辅助或与其他抗 HBV 药物联合治疗。

第三节　丙型肝炎病毒

丙型肝炎病毒（hepatitis C virus，HCV）是丙型肝炎的病原体，于 1989 年方被命名，1991 年被归属于黄病毒科（*Flaviviridae*）。虽然丙型肝炎作为疾病早被发现，但因本病毒不能在体外培养，在血流中的含量又很少，故对 HCV 的认识主要来自黑猩猩实验及分子生物学研究所得的结果。

HCV 感染呈全国性分布，主要经血或血制品传播。HCV 感染易慢性化，急性期后易于发展成慢性肝炎，部分患者可进一步发展为肝硬化或肝癌。

一、生物学性状

HCV 病毒体呈球形，直径 55～65nm，为单股正链 RNA 病毒，有包膜，包膜上还有高度糖基化的蛋白 E1、E2（图 17－4），编码这两种蛋白的基因具有高度变异性，导致包膜蛋白的抗原性发生快速变异。这种变异引起的免疫逃逸作用是病毒在体内持续存在，感染易于慢性化的主要原因，也是 HCV 疫苗研制的一大障碍。HCV 体外培养尚未找到敏感有效的细胞培养系统，但黑猩猩对 HCV 很敏感，病毒可在其体内连续传代，是目前常用的动物模型。

HCV 对三氯甲烷、乙醚等脂溶剂敏感，100℃加热 5 分钟、紫外线照射、20% 次氯酸、甲醛均可灭活病毒。

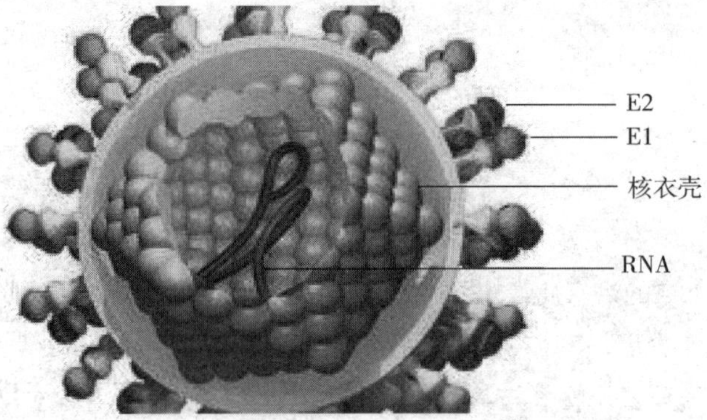

图 17－4　丙型肝炎病毒结构模式图

二、致病性与免疫性

人类是 HCV 的天然宿主。丙型肝炎的传染源为患者和隐性感染者。传播途径与 HBV 相似，主要为血源传播，此外还可通过其他方式如母婴传播和性接触等密切接触传播。

> **考点提示**
>
> HCV 的传染途径与致病特点。

HCV 感染可表现为急性肝炎、慢性肝炎或无症状的携带者。HCV 感染易慢性化，40% ~50% 的丙型肝炎患者发展为慢性肝炎，慢性肝炎患者约 20% 可发展为肝硬化。HCV 感染与肝癌的发生密切相关。

丙型肝炎发病机理仍未完全明了，认为 HCV 的致病机制与病毒的直接致病作用、免疫病理反应及细胞凋亡有关。HCV 在肝细胞内复制引起肝细胞结构和功能改变或干扰肝细胞蛋白合成，造成肝细胞变性坏死，直接损害肝细胞。细胞免疫病理反应可能起重要致病作用。HCV 诱导机体产生特异性 CTL，CTL 通过释放穿孔素、颗粒酶直接杀死靶细胞，或是通过诱导肝细胞膜表面表达 Fas 抗原，CTL 细胞膜上的 FasL 与肝细胞表面的 Fas 抗原结合，诱导肝细胞凋亡。

临床观察资料表明，人感染 HCV 后不能诱导有效的免疫保护反应。机体感染 HCV 后，虽然可刺激机体产生特异性抗体，但由于病毒易于变异，不断出现突变株，因此抗体的免疫保护作用不强。HCV 感染后虽产生细胞免疫，但主要作用可能是参与肝细胞损伤，而不能提供有效的免疫保护。

三、微生物学检查

1. 检测抗体　采用放射免疫诊断（RIA）或 ELISA 检测血清中抗 HCV，此法简单、快速、特异性强，可用于丙型肝炎的诊断、筛选供血人员和流行病学调查。

2. 检测病毒 RNA　可用 RT－PCR、荧光定量 PCR 法等检测 HCV RNA，此法敏感性高，血清中微量的 HCV RNA 即可被检出，是判断 HCV 感染及传染性的可靠指标。

四、防治原则

丙型肝炎的预防方法基本与乙型肝炎的相同。加强对供血人员的管理，目前我国已规定，必须对供血人员以及血制品进行抗 HCV 检测，以减少 HCV 的感染和传播；加强消毒隔离制度，防止医源性传播。

HCV 免疫原性不强，且易于变异，由此疫苗的研制较为困难。目前尚无疫苗用于特异性预防。HCV 分子克隆的成功，为本病的疫苗预防提供了可能性，未来的丙型肝炎疫苗应包括各种不同重组的 HCV 毒株，或根据各地流行的 HCV 毒株来构建丙型肝炎疫苗。

丙型肝炎病毒尚无特效药，目前干扰素治疗丙型肝炎，可缓解病情。美国疾病控制中心报告称，经皮肤感染丙型肝炎患者血液者，于暴露后立即注射免疫蛋白（0.06ml/kg）可能有预防作用。

第四节 其他肝炎病毒

其他肝炎病毒如表 17－2 所示。

表 17－2 其他肝炎病毒

病毒型别	主要性状	核酸类型	所致疾病	传播途径	防治原则
丁型肝炎病毒（HDV）	球形，有包膜，直径 35～37nm。属于缺陷病毒，必须与 HBV 共同感染或重叠感染才能复制增殖	单负链 RNA	丁型肝炎，可加重乙型肝炎患者的症状	传播途径与 HBV 相似	防治同 HBV，预防的重点是防止 HBV 的感染
戊型肝炎病毒（HEV）	球形，无包膜，直径 32～34nm	单正链 RNA	戊型肝炎，临床症状与甲型肝炎相似，不发展为慢性肝炎	经粪－口途径传播	加强粪便管理，保护水源，注意个人与环境卫生
庚型肝炎病毒（HGV）	现认为 HGV 属于黄病毒科，基因组结构与 HCV 相似	单正链 RNA	庚型肝炎，常与 HBV 或 HCV 合并感染，较少转为慢性肝炎	传播途径与 HBV 相似	目前尚无理想疫苗，防治同 HBV
TT 型肝炎病毒（TTV）	球形，无包膜，直径 30～50nm	单负链 DNA	临床症状与乙型肝炎相似，可转为慢性肝炎或肝硬化	主要为血液或血制品传播，也见于粪－口途径传播、唾液、精液、乳汁等分泌液传播	严格筛选供血人员和管理血制品

目标检测

思考题

1. 简述甲型、乙型肝炎病毒的主要生物学性状。
2. 简述甲型、乙型、丙型肝炎病毒的传播途径与防治原则。
3. 简述 HBV 血清学主要抗原抗体标志物，并列表说明其在疾病诊断中的意义。

扫码“练一练”

（罗秀针）

扫码“学一学”

第十八章

反转录病毒

学习目标

1. 掌握 HIV 的主要生物学特性。
2. 熟悉 HIV 的传染源、传播途径和防治原则 。
3. 能够简述 HIV 的致病机制与感染过程。

反转录病毒（retroviridae）是一组含有反转录酶的 RNA 病毒。按其致病特点可分为 3 个亚科：①肿瘤病毒亚科，包括引起哺乳类、禽类及灵长类动物白血病、肉瘤、淋巴瘤等肿瘤的病毒；②慢病毒亚科，包括人类免疫缺陷病毒及多种对动物致病的慢病毒；③泡沫病毒亚科，包括灵长类、牛、猪及人泡沫病毒。

第一节 人类免疫缺陷病毒

案 例

患者，男性，30 岁，有 3 年同性恋和静脉吸毒史。近半年来乏力、发热、盗汗、体重明显减轻。近 1 周出现不明原因的慢性腹泻、全身淋巴结肿大、口腔内出现毛状白斑。体检：消瘦、多汗、体温 37.7℃。实验室检查抗 - HIV（+）。

思考题：

1. 指出该患者可能患有哪种疾病？
2. 说出其病原体及传播途径。

人类免疫缺陷病毒（human immunodeficiency virus，HIV）是获得性免疫缺陷综合征（acquired immunodeficiency syndrome，AIDS，艾滋病）的病原体。AIDS 于 1981 年由美国疾病控制与预防中心首次报道。HIV 是 1983 ~ 1984 年先后由法国巴斯德研究所和美国国立卫生研究所发现的一种反转录病毒，1986 年国际病毒分类委员会将其命名为人类免疫缺陷病毒。我国自 1985 年发现首例 AIDS 患者以来，感染人数逐年快速增长，严重威胁着人类的身心健康，受到人们的广泛关注。

HIV 主要有 HIV - 1 和 HIV - 2 个型别，两型别病毒的核苷酸序列差异在 40% 以上。HIV - 1 型是引起全球艾滋病流行的病原体，HIV - 2 型毒力较弱，只在西非呈地区性流行。

一、生物学性状

（一）形态结构

HIV 为球形有包膜病毒，直径 100 ~ 120nm。电镜下可观察到 HIV 最外层为脂质双层包膜，其中嵌有两种病毒特异性糖蛋白，即 gp120 和 gp41；gp120 构成包膜表面的刺突，gp41 则形成跨膜蛋白。包膜内是内膜，由内膜蛋白 p17 构成。内膜内侧是由核蛋白 p24 组成的衣壳。衣壳内为病毒核心，核心由两条相同的单股正链 RNA、反转录酶、整合酶、蛋白酶等组成。核心和衣壳共同构成圆柱状的核衣壳（图 18－1）。

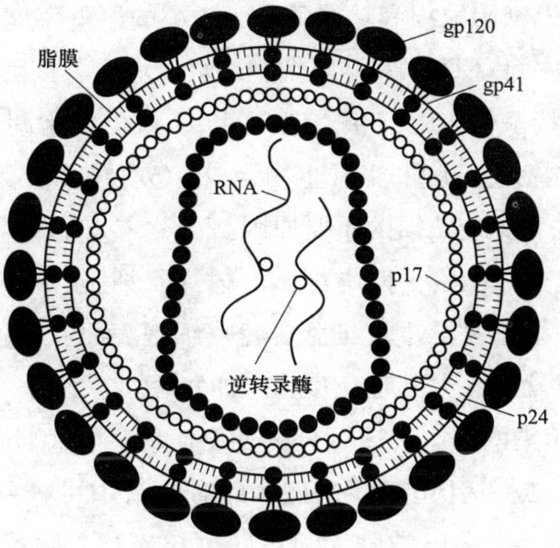

图 18－1　人类免疫缺陷病毒（HIV）结构示意图

（二）培养特性

HIV 仅感染表面有 CD4 分子的细胞，只在激活的细胞中才能发生增殖性感染，故实验室常用正常人 T 细胞经植物血凝素（PHA）激活后与疑似 HIV 感染者或 AIDS 患者自身分离出的 T 细胞混合培养 2 ~ 4 周后从中分离病毒，也可用成人淋巴细胞白血病患者的 T 细胞来分离培养病毒。

（三）变异性

HIV 具有高度变异性，不同毒株间基因的变异率各不相同。包膜糖蛋白 gp120 抗原变异有利于 HIV 逃避免疫清除，也给 HIV 疫苗研制带来困难。

（四）抵抗力

HIV 的抵抗力较弱。HIV 对热敏感，56℃加热 10 分钟可被灭活。冻干血制品须 68℃加热 72 小时才能确保灭活其中的 HIV。室温下可存活 7 天。HIV 对多种消毒剂敏感，如 70% 乙醇、0.3% 过氧化氢、0.2% 次氯酸钠、0.1% 漂白粉、35% 异丙醇、0.5% 来苏儿等消毒处理 10 分钟即可灭活 HIV。

二、致病性与免疫性

> **考点提示**
>
> HIV 的传染途径与致病特点。

（一）传染源与传播途径

1. 传染源　AIDS 的传染源主要是 AIDS 患者和 HIV 无症状携带者。两者的外周血液、精液、阴道分泌液、乳汁、唾液、脑脊液、骨髓、皮肤及中枢神经组织等标本中均可检测到病毒。

2. 传播方式 HIV 的传播途径主要有三种。①性接触传播：可经同性间或异性间性接触而感染，是最常见的传播方式；②血液传播：包括输入含 HIV 的血液、血液制品，使用被 HIV 污染的注射器、内窥镜、手术器械等，移植被 HIV 污染的组织器官、人工授精等；③母婴传播：孕期经胎盘，分娩时经产道，出生后经哺乳等方式传染。

（二）HIV 的致病机制与临床表现

1. 致病机制 HIV 选择性地侵犯表达 CD4 分子的细胞，主要感染 $CD4^+$T 淋巴细胞和单核 - 巨噬细胞。HIV 对表达 CD4 分子的细胞的损害主要表现为对 $CD4^+$T 淋巴细胞的损害，可引起以 $CD4^+$T 淋巴细胞缺损和功能障碍为中心的严重免疫缺陷。HIV 可通过多种机制损害 $CD4^+$ T 淋巴细胞：① $CD4^+$ T 淋巴细胞融合，形成多核巨细胞而死亡；②CTL 细胞对 $CD4^+$T 淋巴细胞的直接杀伤作用；③诱导 $CD4^+$ T 淋巴细胞凋亡；④HIV 复制产生大量未整合的病毒 DNA，抑制宿主细胞的正常生物合成；⑤HIV 可作为超抗原激活大量 $CD4^+$ T 淋巴细胞，亦是细胞死亡和免疫缺损的重要原因。

除 $CD4^+$ T 淋巴细胞外，单核 - 巨噬细胞、树突状细胞、神经胶质细胞（主要是小胶质细胞）及肠道黏膜的杯状、柱状上皮细胞等免疫细胞表面有少量 CD4 分子，HIV 也可侵犯上述细胞，影响其正常功能，尤其是免疫功能的发挥。

2. 临床表现 HIV 感染的临床表现可分为四个阶段。①急性感染期：HIV 感染人体细胞后即开始大量增殖和释放，引起病毒血症，此时血清中可查到 HIV 抗原。表现为感染 2～4 周后，出现发热、咽炎、淋巴结肿大、皮肤斑丘疹和黏膜溃疡等症状，持续 1～2 周后，HIV 感染进入无症状潜伏期。②无症状潜伏期：此期通常可持续 6 个月到 10 年甚至更长，一般无临床症状，有的患者出现无痛性淋巴结肿大。此期病毒持续在体内进行低水平的复制，外周血中 HIV 抗原含量很低或检测不到，需用敏感的方法才能检测出来。③AIDS 相关综合征期：当机体受到各种因素刺激使潜伏感染的病毒大量增殖而引起免疫损害时，才出现临床症状，进入 AIDS 相关综合征期。临床表现为发热、盗汗、全身倦怠、体重下降、慢性腹泻及持续性淋巴结肿大等症状。④典型 AIDS 期：约 50% 的感染者在感染后 7～10 年内发展为艾滋病，此期可在患者血液中检测出较高水平的 HIV。因为严重的细胞免疫缺陷，临床表现为各种机会性感染、恶性肿瘤和中枢神经系统损坏。如病毒（巨细胞病毒、EB 病毒），细菌（结核分枝杆菌），真菌（白假丝酵母菌、卡氏肺孢菌）等引起的感染；部分患者可出现 Kaposi 肉瘤和恶性淋巴瘤等。此外部分患者出现头痛、癫痫、进行性痴呆等神经系统症状。死亡多发生于临床症状出现后的 2 年之内。

（三）免疫性

HIV 感染机体后可刺激机体产生特异性抗体和效应 CTL 细胞发挥特异性免疫作用。

在 HIV 感染后，一般需要 2 周时间才能逐渐产生病毒抗体，其中抗 gp120 的中和抗体有一定保护性，急性期可降低血清中病毒抗原量，但不能清除体内病毒。

HIV 感染也可刺激机体产生细胞免疫，包括 CTL 的细胞毒反应和 NK 细胞介导的 ADCC 作用。细胞免疫对杀伤 HIV 感染的细胞和阻止 HIV 经细胞接触而扩散有重要作用，但也不能彻底清除体内潜伏感染的细胞。因此，一旦感染 HIV 便终生携带病毒。

三、微生物学检查

（一）检测抗体

检测抗体是目前最常用的方法。一般 HIV 感染 2～3 个月后或更长时间可检出 HIV 抗体。①初筛：一般采用 ELISA、放射免疫测定法进行 HIV 感染的初筛。②确认：对初筛阳性者须进行确认试验。常用的确认试验为免疫印迹试验，此法可检出针对 HIV 不同结构蛋白的抗体，一般情况下，在同时检测到两种抗体（p24、gp120）呈阳性时方可确认 HIV 感染。

（二）抗原检测

用 ELISA 法检测衣壳蛋白 p24 抗原，在 HIV 感染早期尚未出现 HIV 抗体时，就可在血中检出。

（三）核酸检测

常用 RT－PCR 法或原位杂交法检测病毒核酸，具有快速、高效和特异等优点，目前该法已被应用于 HIV 感染的早期诊断及艾滋病的研究中。

（四）病毒分离

从正常人外周血中分离淋巴细胞，用 PHA 刺激并培养3～4 天后，接种患者的血浆、外周血单个核细胞、骨髓细胞或脑脊液等标本培养 2～4 周后，如出现不同程度的病变，尤其是检出多核巨细胞，即表明有病毒增殖，再用免疫印迹试验法检测 HIV 的 p24 抗原、电镜下检测有无 HIV 颗粒等进行鉴定。

> **考点提示**
> HIV 防治措施。

四、防治原则

AIDS 是一种严重危害人类健康的全球性疾病，具有高度的致死性和惊人的蔓延速度，目前尚无安全、有效的疫苗问世。目前主要采取综合性预防措施：①广泛开展宣传教育，普及预防知识，认识 HIV 的传染方式及其严重危害性，杜绝吸毒和性滥交等；②建立 HIV 感染的监测网络，对艾滋病患者及 HIV 感染者加强管理，控制疾病的流行蔓延；③对医护人员加强防护，防止感染；④对献血、献器官、献精液者进行 HIV 抗体检查，加强对血制品的检测与管理，确保输血和血液制品的安全性；⑤加强国境检疫，严防艾滋病的传入；⑥禁止共用注射器、注射针头、牙刷和剃须刀等，对穿刺针、内窥镜等器械进行严格的消毒灭菌，防止医源性感染；⑦ HIV 抗体阳性妇女，应避免怀孕或母乳喂养等。

目前用于治疗 AIDS 的药物有：①核苷类反转录酶抑制剂，如齐多夫定（AZT）、拉米夫定（3TC）等；②非核苷类反转录酶抑制剂，如奈韦拉平；③蛋白酶抑制剂，如赛克纳瓦、瑞托纳瓦、英迪纳瓦等，可抑制 HIV 蛋白水解酶，干扰病毒的成熟与装配；④联合抑制剂，临床上常采用核苷类和非核苷类反转录酶抑制剂以及蛋白酶抑制剂两种以上药物联合治疗，治疗效果较好。

知识链接

世界艾滋病日

世界卫生组织将每年的12月1日定为世界艾滋病日，是因为第一例艾滋病患者是在1981年12月1日诊断的，世界艾滋病日的标志是红丝带。

自1981年世界第一例艾滋病病毒感染者被发现至今，艾滋病在全球肆虐流行，已成为重大的公共卫生问题和社会问题，引起世界卫生组织及各国政府的高度重视。为号召全世界人民行动起来，团结一致共同对抗艾滋病，世界卫生组织于1988年11月在伦敦召开了一个有100多个国家参加的“全球预防艾滋病”部长级会议，会上宣布每年的12月1日为“世界艾滋病日”，从此，这个概念被全球各国政府、国际组织和慈善机构采纳。1996年1月，联合国艾滋病规划署（UNAIDS）在日内瓦成立，1997年联合艾滋病规划署将“世界艾滋病日”更名为“世界艾滋病防治宣传运动”，使艾滋病防治宣传贯穿全年。

第二节　人类嗜T细胞病毒

1978年，从T细胞白血病患者的淋巴结和外周血淋巴细胞中，分离到一种新的病毒，并证实与人T细胞白血病发病有关，遂命名为人类嗜T细胞病毒（human T cell viruses, HTLV）。HTLV分HTLV-Ⅰ和HTLV-Ⅱ两型，二者的基因组约有50%同源性。

一、生物学性状

HTLV是直径约100nm的球形有包膜病毒。包膜上的糖蛋白刺突能选择性地与$CD4^+$T细胞结合并侵入细胞内。HTLV的核心由两条相同单链RNA、反转录酶和Gag蛋白组成。

二、致病性与免疫性

HTLV的传染源为患者和HTLV的感染者。HTLV-Ⅰ可通过性接触、输血及注射等途径传播，亦可经胎盘、产道或哺乳等途径将病毒传给婴儿。HTLV侵入$CD4^+$T细胞后，使受感染的T细胞发生转化，最后发展为T细胞白血病。临床主要表现为T细胞大量增生、转化、癌变，淋巴结及肝脾肿大，并发高钙血症、皮肤红斑、皮疹、结节等，预后不良。除此之外，HTLV-Ⅰ还可引起HTLV-Ⅰ型相关脊椎病（HAM）及热带下肢痉挛性瘫痪（TSP），两者相似，故总称为HAM/TSP。HAM以女性居多，主要症状为慢性进行性步行障碍和排尿困难，有时伴有感觉障碍，HTLV-Ⅱ还可引起毛细胞白血病和慢性$CD4^+$T细胞淋巴瘤。

HTLV-Ⅰ和HTLV-Ⅱ引起细胞恶变的机制还未完全清楚。目前认为，HTLV侵入$CD4^+$T细胞后，其基因组反向转录并以前病毒的形式整合于宿主细胞DNA中。在病毒复制过程中，可激活$CD4^+$T细胞，使其IL-2基因与IL-2受体基因大量表达，以致感染病毒的$CD4^+$T细胞大量增殖，但并不出现细胞破坏，在细胞增殖过程中，个别细胞的染色体发生突变，成为异常的白血病细胞，这些细胞无限增殖便可发展成T细胞白血病。

HTLV-Ⅰ感染机体后，受染者血清中可出现HTLV-Ⅰ抗体，但抗体产生后导致

HTLV－Ⅰ抗原表达减少，进而影响细胞免疫清除受染细胞的作用。

三、微生物学检查

（一）抗体检测

检测 HTLV 特异性抗体的常用方法有：ELISA、间接免疫荧光法。

（二）病毒分离与鉴定

采集患者外周血分离淋巴细胞，经 PHA 刺激，加入含 IL－2 的营养液培养 3～6 周，对细胞培养物上清液检测，呈反转录酶活性阳性的标本需电镜观察有无病毒颗粒，并用 HTLV 单抗或 HTLV 免疫血清做病毒鉴定。

四、防治原则

目前尚未研发出有效的 HTLV 疫苗，故对 HTLV 感染无特异的防治措施，可采用IFN－α和反转录酶抑制剂等药物进行治疗。

目标检测

思考题

1. 叙述 HIV 的传染源、传播途径及发病机制。
2. 简述艾滋病（AIDS）的防治原则。
3. 简述 HTLV－Ⅰ的传播途径与致病机制。

扫码“练一练”

（严家来）

第十九章

其他病毒

扫码“学一学”

学习目标

1. 掌握狂犬病病毒的生物学性状、致病性、防治原则。
2. 说出流行性乙型脑炎病毒的传染源、传播媒介和防治原则。
3. 说出汉坦病毒的传染源、传播途径和所致疾病特征。
4. 简述单纯疱疹病毒、水痘-带状疱疹病毒、EB 病毒、巨细胞病毒的致病性。
5. 熟悉人乳头瘤病毒的致病性。

第一节　虫媒病毒

虫媒病毒是一大类能在节肢动物体内增殖，并通过蚊、蜱等吸血节肢动物叮咬易感的脊椎动物而传播疾病的病毒。由于节肢动物的分布消长和活动与自然环境和季节密切相关，故虫媒病毒所致疾病具有明显的地方性和季节性。在我国流行的虫媒病毒主要有流行性乙型脑炎病毒、登革病毒和森林脑炎病毒等。

一、流行性乙型脑炎病毒

流行性乙型脑炎病毒（epidemic type B encephalitis virus）简称乙脑病毒，国外又称日本脑炎病毒，是流行性乙型脑炎（乙脑）的病原体。乙脑多发生于夏秋季，10 岁以下儿童多发。该病的临床表现轻重不一，死亡率高，幸存者可留下神经系统后遗症。

（一）生物学性状

乙脑病毒呈球形，直径约 40nm。核心为单股正链 RNA，衣壳呈二十面体对称，有包膜。包膜表面有血凝素刺突，能凝集雏鸡、鸽、鹅等的红细胞。乙脑病毒可在动物、鸡胚及组织培养细胞中增殖。易感动物是乳鼠，脑内接种多于 3～5 天出现明显脑膜脑炎病变。在鸡胚细胞、地鼠肾、猪肾细胞中增殖，可引起明显的细胞病变。该病毒抗原性稳定，只有一种血清型。

乙脑病毒抵抗力弱。对热敏感，56℃ 30 分钟或 100℃ 2 分钟可被灭活。乙醚、1∶1000 去氧胆酸钠以及常用消毒剂均可灭活病毒。

（二）致病性与免疫性

> **考点提示**
> 乙脑病毒的传染途径与致病特点。

1. 传染源和传播媒介　乙脑病毒的传染源主要是带病毒的蚊子叮咬过的家畜或家禽。幼猪对乙脑病毒易感性高，是最重要的传染源和中间宿主或扩散宿主。乙脑病毒的传播媒介主要是三带喙库蚊。蚊虫可携带病毒越冬，并可经卵传代，蚊不仅是传播媒介，也是重要的储存宿主。

2. 致病性　病毒侵入人体后，首先在皮下毛细血管内皮细胞和局部淋巴结等部位增殖，随后病毒入血，形成第一次病毒血症。病毒随血流播散至肝、脾、淋巴结等处的单核－巨噬细胞中继续增殖，并再次入血，导致第二次病毒血症，出现发热、全身不适等症状。极少数（约0.1%）患者因机体免疫力不强或血脑屏障发育不完善，病毒可突破血脑屏障，进入脑组织损伤脑实质及脑膜，临床表现为高热、剧烈头痛、频繁呕吐、惊厥或昏迷等中枢神经症状，死亡率达10%～30%。部分患者恢复后可有失语、精神障碍、运动障碍等严重后遗症。

3. 免疫性　病后或隐性感染后均可获得牢固免疫力。

（三）微生物学检查

乙脑早期快速诊断是检测患者血清或脑脊液中的特异性IgM抗体，主要采用血凝抑制试验、ELISA或乳胶凝集试验等方法。

（四）防治原则

防蚊、灭蚊和预防接种是预防乙脑的关键。对易感人群（重点是9个月至10岁的儿童）接种乙脑灭活疫苗可有效预防感染，目前我国已研制成功的减毒活疫苗具有安全、价廉、免疫效果好的特点，正在逐渐取代灭活疫苗。在流行季节，对猪等家畜进行疫苗接种，也可降低人群的发病率。

二、登革病毒

登革病毒（dengue virus）是由伊蚊传播，引起登革热、登革出血热和登革热休克综合征的病原体。登革热广泛流行于全球热带和亚热带地区，特别是东南亚、西太平洋、中南美洲地区。其中，2014年秋冬季广东爆发登革热疫情，各地累计报告登革热病例4万余例，其中重症病例20例，死亡病例6例。本次登革热疫情是广东省最近十余年来的最高峰年份。

该病毒形态结构与乙脑病毒相似，大小为17～25nm。根据抗原性不同可分为4个血清型，其中2型传染最广泛。该病毒对热、紫外线等敏感，56℃ 30分钟可灭活，氯仿、乙醇、1%碘酒等脂溶剂和消毒剂均可灭活。

伊蚊是登革病毒的传播媒介，人和猴是自然宿主。病毒通过蚊虫叮咬进入人体后，先在毛细血管内皮细胞和单核细胞内增殖，后经血流播散形成病毒血症，引起登革热、登革出血热、登革热休克综合征。

登革病毒感染多为隐性感染。普通登革热的主要临床表现为发热、畏寒、剧烈头痛、疲乏、恶心、呕吐、肌肉痛、骨和关节酸痛，伴有轻微的皮肤出血点。登革出血热与登革热休克综合征病情较重，还伴有明显皮肤和黏膜出血、血小板减少、循环衰竭、血压降低和休克等症状。

登革病毒感染的免疫主要以体液免疫为主，可产生同型免疫抗体并可保持终身。

防蚊灭蚊是控制登革病毒感染的重要措施。目前登革疫苗正在研究中。

三、森林脑炎病毒

森林脑炎病毒（forest encephalitis virus）首先于1934年在俄罗斯远东地区发现，故又名俄罗斯春夏型脑炎病毒，是森林脑炎的病原体，该病毒曾经在我国东北和西北的一些林区流行。

该病毒呈球形，大小为30～40nm。包膜上有血凝素糖蛋白刺突。

蜱是森林脑炎病毒的主要传播媒介亦是长期储存宿主。病毒在蜱体内增殖，并经卵传代。在自然情况下，病毒通过蜱叮咬，在森林中松鼠、刺猬和野鸟等动物之间传播。当易感人群进入林区，被带有病毒的蜱叮咬而感染。此外，病毒亦可通过胃肠道传播。人被病毒感染后，经10～14天潜伏期，突然发病，出现高热、头痛、恶心、呕吐、颈项强直，继之出现昏睡、肢体弛缓性麻痹等症状。病死率高达30%。病后部分患者残留有后遗症。感染后可获持久免疫力。

预防应以灭蜱、防蜱叮咬为重点，接种灭活疫苗是有效的预防措施。

第二节　出血热病毒

出血热病毒是指由节肢动物或啮齿类动物等传播，引起以出血、发热为主要临床症状的一类病毒的总称。我国目前已发现的出血热病毒主要有汉坦病毒（Hantaan virus）和新疆出血热病毒等。近年在非洲流行的出血热，主要由埃博拉病毒（Ebola virus）引起，该病由于发病快、传播迅速、病情严重和死亡率高而受到世界各国的关注。

一、汉坦病毒

汉坦病毒可引起肾综合征出血热（HFRS）和汉坦病毒肺综合征（HPS），我国以汉坦病毒肾综合征出血热为多见，以发热、出血和严重的肾功能衰竭等为主要症状，习惯上又称为流行性出血热。

（一）生物学性状

汉坦病毒呈球形或卵圆形，大小为122nm，核酸为单负股RNA。包膜表面有血凝素，能凝集鹅红细胞。汉坦病毒根据抗原性分为10个血清型，我国流行的主要为有Ⅰ型和Ⅱ型。

汉坦病毒对多种脂溶剂敏感，对热、酸的抵抗力弱，60℃ 60分钟可被灭活，在pH＜3.0的溶液中很快被灭活。在4～20℃较稳定，可较长时间维持其感染性。

（二）致病性与免疫性

汉坦病毒的传染源为携带病毒的啮齿动物，如姬鼠属、家鼠属、田鼠属等。病毒通过带毒动物的唾液、尿液及粪便污染食物、水、空气等，人经呼吸道、消化道或直接接触等方式被感染。

汉坦病毒肾综合征出血热以高热、出血及肾脏损害为主。发病初期，患者眼结膜、咽部、软腭等处充血，常伴有“三痛”（头痛、眼眶痛、腰痛）和“三红”（面、颈、上胸部潮红），重症病例往往有多脏器出血及肾功能衰竭。典型的临床表现可分为发热期、低血压休克期、少尿期、多尿期及恢复期五个阶段。

汉坦病毒肺综合征是以非心源性肺水肿和高病死率为特征的急性呼吸衰竭，重症者 3 ~ 7 天死亡，病愈后无后遗症。

病毒感染后可产生 IgM 和 IgG，其中 IgG 可持续多年，使机体获得持久免疫力，再次感染发病者极少。

（三）微生物学检查

用 IFA、ELISA 等方法检测病毒特异性抗体，如恢复期 IgG 抗体效价比急性期增高 4 倍或以上，或单份血清 IgM 阳性，即有诊断意义。

（四）防治原则

加强防鼠、灭鼠工作，改善环境卫生、食品卫生和加强个人防护，避免感染。对疫区进行疫情监测。我国应用灭活疫苗进行预防接种，保护率达 90% 以上。

二、新疆出血热病毒

新疆出血热病毒是 1966 年首次从我国新疆塔里木盆地出血热患者血液、尸体脏器及硬蜱中分离出的一种 RNA 病毒，主要经硬蜱传播，引起新疆出血热。

新疆出血热病毒颗粒呈球形，直径为 90 ~ 120nm，有包膜，核酸为单负链 RNA。

新疆出血热是一种自然疫源性疾病，有严格的地区性和明显的季节性，主要分布于有硬蜱活动的荒漠牧场。野生啮齿类动物和家畜（如羊、牛、马和骆驼等）是病毒主要的自然宿主和传染源，硬蜱是传播媒介和储存宿主。人因被带病毒的硬蜱叮咬或通过破损皮肤与带毒动物直接接触而感染。病毒进入人体后，经 5 ~ 7 天潜伏期，出现以发热和出血为主的临床表现。人感染该病毒后可获得持久免疫力。

防治原则主要包括防蜱叮咬，对患者的分泌物和排出物等要消毒处理，疫区人群可接种新疆出血热灭活疫苗。

三、埃博拉病毒

埃博拉病毒（Ebola virus）最早于 1976 年发生于非洲的苏丹和扎伊尔（即现在的刚果民主共和国），是世界上最致命的病毒性出血热，病死率为 50% ~ 90%，因其极高的致死率而被世界卫生组织列为对人类危害最严重的病毒之一，已造成 10 次具有规模的爆发流行，2014 年西非爆发埃博拉病毒疫情，全球接近两万人感染，死亡人数近 8000 例。

埃博拉病毒呈长丝状（图 19 – 1），直径大约 80nm，核酸为单股负链 RNA，外有包膜。埃博拉病毒在常温下稳定，56℃ 不能完全灭活，60℃ 30 分钟方能破坏其感染性，紫外线照射 2 分钟可使之完全灭活，对化学药品敏感，乙醚、去氧胆酸钠等消毒剂可灭活。

埃博拉出血热是一种自然疫源性疾病。埃博拉病毒主要通过体液，如汗液、唾液或血液经密切接触传播。感染潜伏期从 2 ~ 21 天不等，发病时表现为流感样综合征，如发热、肌肉痛等，4 ~ 5 天后出现口腔、鼻、结膜、胃肠道、阴道及皮肤等处严重的出血，伴有腹泻、呕吐。严重的出血可导致患者休克、肝肾功能衰竭，甚至死亡。

该病毒尚无特效的预防和治疗方法。对患者的分泌物和排泄物要严格处理。病毒的分离与鉴定必须在专门的实验设施内进行。治疗以支持及对症治疗为主。

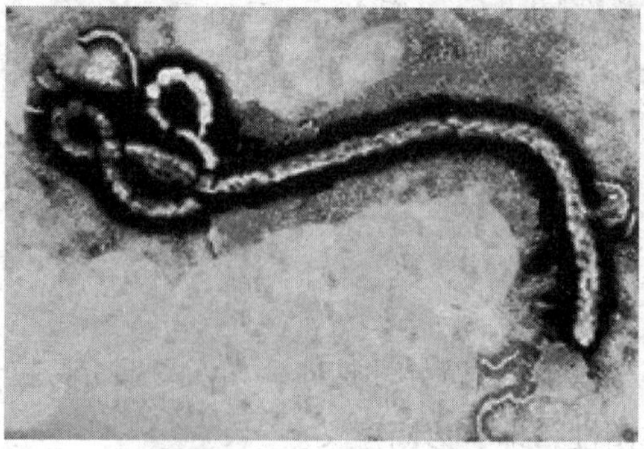

图 19－1　埃博拉病毒

第三节　疱疹病毒

疱疹病毒（*Herpesviridae*）是一群中等大小、有包膜的 DNA 病毒。现已发现 100 种以上。引起人类疾病的疱疹病毒称为人类疱疹病毒，主要有单纯疱疹病毒、巨细胞病毒、水痘－带状疱疹病毒、EB 病毒等。

一、单纯疱疹病毒

（一）生物学性状

单纯疱疹病毒（herpes simplex virus，HSV）呈球形，直径 120～150nm，核心为双股线型 DNA，核衣壳呈二十面体立体对称，有包膜。HSV 有两个血清型，即 HSV－1 型和 HSV－2 型，两型病毒的 DNA 有 50% 同源性。HSV 能在多种细胞中增殖，复制周期短。

（二）致病性与免疫性

人群中 HSV 感染非常普遍，感染率可达 80%～90%。传染源是患者和健康带毒者，主要传播途径是直接密切接触和性接触，也可经飞沫传播。

1. 原发感染　HSV－1 型的原发感染多见于 6 个月至 2 岁的婴幼儿，多数无明显症状，少数表现为牙龈炎，还可引起疱疹性角膜结膜炎、皮肤疱疹性湿疹或疱疹性脑炎。HSV－2 型的原发感染主要引起生殖器疱疹。HSV－2 型感染与宫颈癌的发生密切相关。

2. 潜伏感染与复发感染　HSV 原发感染后，HSV－1 型主要潜伏于三叉神经节和颈上神经节，HSV－2 型潜伏于骶神经节。当机体受到各种非特异性刺激（如发热、寒冷、某些病原体感染）或机体免疫功能降低时，可导致局部疱疹复发。

3. 先天性及新生儿感染　HSV－1 可通过胎盘感染胎儿，引起流产、早产、死胎或先天性畸形。HSV－2 型可通过产道感染新生儿，引起疱疹性脑膜炎和疱疹性角膜结膜炎等。

HSV 原发感染后，血液中可出现中和抗体，中和抗体可持续多年，但不能阻止病毒复发。特异性细胞免疫可以限制病毒扩散。

（三）微生物学检查

免疫标记技术、免疫组化染色等可检测细胞内特异性抗原和血清中的特异性抗体；亦可用 PCR 方法或核酸杂交方法检测病毒的 DNA。

（四）防治原则

目前 HSV 感染尚无特异预防方法。避免同患者接触可减少感染机会。临床上常用阿昔洛韦（无环鸟苷，ACV）、阿糖腺苷、碘苷等进行治疗。

二、水痘－带状疱疹病毒

水痘－带状疱疹病毒（varicella－zoster virus，VZV）在儿童初次感染时引起水痘，潜伏多年后在成人或老年人时复发则表现为带状疱疹，故称为水痘－带状疱疹病毒。

（一）生物学性状

VZV 的生物学特性与 HSV 基本相似，但只有一个血清型。

（二）致病性与免疫性

1. 原发感染 人是 VZV 的唯一自然宿主，皮肤是病毒的主要靶细胞。传染源主要是患者，病毒通过飞沫经呼吸道传播，多在冬春季节流行。无免疫力的儿童初次感染约经 2 周后，全身皮肤出现斑丘疹、水疱疹，并可发展为脓疱疹。皮疹分布呈向心性，躯干比四肢和面部要多。疱疹水痘病情一般较轻，偶可并发病毒性脑炎或肺炎。成人首次感染 VZV，常发生病毒性肺炎，一般病情较重，死亡率较高。妊娠妇女患水痘表现亦较严重，并可以导致胎儿畸形、流产或死胎。

2. 复发性感染 原发感染后，VZV 潜伏于脊髓后根神经节或颅神经的感觉神经节中。成年以后，当机体细胞免疫功能下降，可复发疱疹。由于疱疹沿感觉神经支配的皮肤分布，串联成带状，故称带状疱疹。

儿童患水痘后，机体产生持久的特异性细胞免疫和体液免疫，极少再患水痘。但特异性免疫不能有效地清除潜伏于神经节中的病毒及阻止带状疱疹的发生。

（三）微生物学检查

水痘和带状疱疹临床症状典型，一般不需要实验室诊断。

（四）防治原则

对免疫力低下的儿童接种 VZV 减毒活疫苗，可以有效预防水痘的感染和流行。临床使用无环鸟苷及大剂量干扰素能限制病情的发展，缓解局部症状。

三、巨细胞病毒

（一）生物学性状

巨细胞病毒（cytomegalovirus，CMV）是新生儿巨细胞包涵体病的病原体，形态结构与 HSV 相似。CMV 只能在人成纤维细胞中增殖，且病毒增殖缓慢，复制周期长。由于感染 CMV 的细胞发生肿胀、核变大并有巨大的核内包涵体，故称为巨细胞病毒。

（二）致病性与免疫性

CMV 在人群中感染极为普遍，常呈隐性感染，大多数无症状或潜伏感染，60% ~90% 的成人体内有巨细胞病毒抗体。CMV 通过口腔、胎盘、产道、哺乳、输血及器官移植等多种途径传播，引起多种类型的感染。

1. 先天性感染 CMV 是引起先天性感染的主要病毒之一。孕妇感染 CMV 后，病毒可通过胎盘感染胎儿，引起子宫内感染，发生率为 0.5% ~2.5%，其中 5% ~10% 的新生儿出现临床症状，表现为黄疸、肝脾肿大、血小板减少性紫癜、溶血性贫血和不同程度的神经系统损害，重者可导致流产、早产或死胎。

2. 新生儿感染 在分娩时新生儿可经产道感染，出生后由母体经哺乳或唾液也能引起新生儿感染。多数无明显临床症状，少数表现为轻度呼吸困难、肝功能损害，通常全身症状轻，无神经损伤。

3. 免疫功能低下者的感染 免疫功能低下者可引起严重的CMV感染。器官移植、艾滋病、白血病和淋巴瘤等患者，或长期使用免疫抑制剂治疗的患者，由于机体免疫功能低下，除引发原发感染外，还可激活体内潜伏的病毒，引起肺炎、视网膜炎、食管炎、结肠炎及脑膜炎等严重感染。

4. 儿童和成人原发感染 通常呈隐性感染，感染后多数可长期携带病毒，表现为潜伏感染。

5. 细胞转化与致癌潜能 近年来在宫颈癌、结肠癌、前列腺癌、Kaposi肉瘤中，CMV核酸检出率显著高于正常人，CMV抗体滴度亦高于正常人，提示CMV具有致癌潜能。但有关CMV的致癌潜能还需进一步研究证实。

（三）微生物学检查

应用ELISA法检测患者血清中的特异性IgM抗体，可帮助诊断CMV近期感染。核酸杂交技术和PCR法可检测病毒的DNA。

（四）防治原则

目前尚无安全有效的疫苗用于预防。临床应用丙氧鸟苷及膦甲酸治疗CMV有一定效果。

四、EB病毒

（一）生物学性状

EB病毒（Epstein Barr virus，EBV）的形态结构与其他疱疹病毒相似。EBV基因组可编码多种抗原，主要有早期抗原（EA）、衣壳抗原（VCA）、核抗原（EBNA）、潜伏感染膜蛋白（LMP）、膜抗原（MA）。

（二）致病性与免疫性

EBV在人群中感染非常普遍，我国3～5岁儿童EBV/VCA IgG抗体阳性率达90%以上，多为隐性感染。EB病毒的传染源主要是患者和隐性感染者，病毒主要通过唾液传播，偶见经输血传播。与EBV感染有关的疾病主要有三种。

1. 传染性单核细胞增多症 是一种急性全身淋巴细胞增生性疾病。典型临床表现为发热、咽炎、淋巴结炎、脾大、肝功能紊乱，外周血液中单核细胞和异型淋巴细胞显著增多。

2. 非洲儿童恶性淋巴瘤 发生在中非、新几内亚、南美洲等某些温热带地区，呈地方性流行。多见于6岁左右的儿童，好发部位为颜面、腭部。

3. 鼻咽癌 是我国广东、广西和湖南等地的一种常见的恶性肿瘤，多发生在40岁以上的中老年人。鼻咽癌的发生与EB病毒感染密切相关。

（三）微生物学检查

采用酶免疫测定法或免疫荧光法进行检测EB病毒特异性抗体，若待测血清中VCA－IgA或EA－IgA抗体效价≥1:5～1:10或效价持续上升，对鼻咽癌有辅助诊断意义。

（四）防治原则

预防EBV感染的疫苗正在研制中。

第四节　狂犬病病毒

☞案 例

患者，男性，28 岁，因“发热、头痛、咳嗽、流泪、饮水时恶心并伴有咽喉紧缩感，烦躁不安”而入院治疗，6 天后死于呼吸衰竭。该患者 2 年前有过被狗咬伤的历史。

思考题：

1. 该患者可能患有狂犬病吗？
2. 被狗咬伤后应该采取什么措施？
3. 如何确诊狂犬病？

狂犬病病毒（rabies virus）是人和动物狂犬病的病原体。狂犬病是一种急性传染病，死亡率 100%，是世界上病死率最高的疾病，全球每年约 5.5 万人死于狂犬病。

一、生物学性状

狂犬病病毒外形似子弹状，大小为 75nm × 180nm，核酸为单股负链 RNA。核衣壳为螺旋对称型，外有包膜，包膜上有许多糖蛋白刺突。

狂犬病病毒在易感动物或人的中枢神经细胞中增殖时，细胞质内可形成圆形或椭圆形的嗜酸性包涵体，称内基小体（Negri body），具有诊断价值（图 19 – 2）。

狂犬病病毒的抵抗力弱。56℃ 加热 30 分钟可被灭活。对干燥、紫外线敏感，易被酸、碱、甲醛、乙醇、碘酊、乙醚等灭活。肥皂水、去垢剂等亦有灭活病毒的作用。

> **考点提示**
> 狂犬病病毒的传染途径与致病特点。

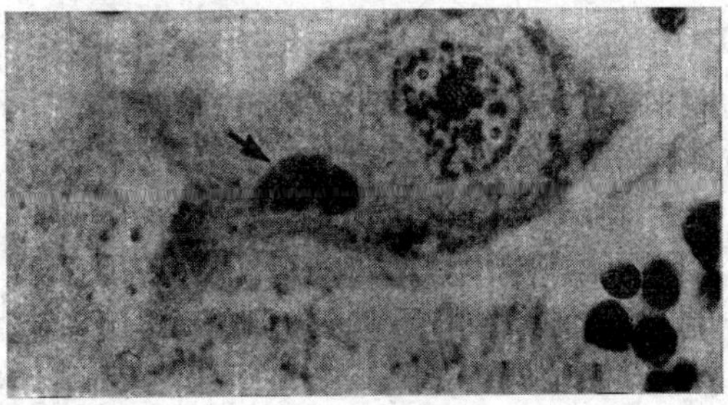

图 19 – 2　狂犬病病毒内基小体（↑）

二、致病性与免疫性

狂犬病病毒主要在多种野生动物（狼、狐狸、蝙蝠等）及家畜（犬、猫）中传播，我国狂犬病的传染源主要是病犬。人因被带狂犬病病毒的犬咬伤，也可因被犬挠抓、舔舐皮肤或黏膜破损处而感染。

病毒从咬伤部位侵入后，首先在伤口处肌细胞中增殖，由神经末梢沿神经轴索上行至中枢神经系统，主要侵犯脑干及小脑等处的神经元，引起脑和脊髓广泛性病理损伤。然后病毒又沿传出神经扩散至唾液腺和其他组织。

狂犬病潜伏长短不一，通常为1～3个月，但亦有短至1周或长达数年的。患者早期症状为发热、头痛、乏力、伤口周围刺激感和蚁走感、流涎等，继而出现神经兴奋性增强。吞咽或饮水喉头肌痉挛，甚至闻水声或轻微刺激均可引起痉挛，故又称“恐水症”；发作3～5天后，患者转入麻痹、昏迷，最终因呼吸和循环衰竭而死亡，病死率几乎达100%。

三、微生物学检查

人被犬或其他动物咬伤后，应立即将犬或动物捕获隔离观察。若连续观察7～10天不发病，一般认为该动物不是狂犬病或咬人时唾液中尚无狂犬病病毒。如观察期间发病，应将其杀死，取脑海马回部位组织切片，寻找内基小体，或用免疫荧光法检查病毒抗原。对可疑患者可用免疫荧光法等技术，检测其唾液、分泌物、尿沉渣、角膜印片等标本中的病毒抗原。也可用反转录PCR法检测标本中的狂犬病病毒RNA。

四、防治原则

捕杀野犬，加强家犬管理，对家犬注射犬用疫苗是预防狂犬病的主要措施。人被动物咬伤或抓伤后，立即用20%肥皂水、0.1%新洁尔灭或清水反复清洗伤口，再用2%碘酒及70%乙醇擦洗。人被动物咬伤后应及时接种狂犬病疫苗。对可疑的患者和严重咬伤者，在使用疫苗前注射抗狂犬病病毒血清（40U/kg），一半剂量在伤口周围浸润注射，另一半做肌内注射，注射前应做皮试。

第五节　人乳头瘤病毒

人乳头瘤病毒（human papillomavirus，HPV）属乳头瘤病毒属，主要侵犯人的皮肤和黏膜上皮细胞，导致不同程度的增生性病变，引起疣和良性纤维乳头瘤，某些型别还可引起组织发生癌变。

HPV呈球形，直径为52～55nm，衣壳为二十面体立体对称，无包膜。病毒核酸为双股环状DNA。

HPV主要通过直接接触感染者的病损部位或间接接触被病毒污染的物品而传播。生殖器感染主要通过性接触传播，新生儿可在通过产道分娩时被感染。

HPV对皮肤和黏膜上皮细胞有高度的亲嗜性。根据感染部位不同，可将HPV分为嗜皮肤性和嗜黏膜性两大类。前者主要感染皮肤，引起各种类型的疣，如寻常疣、跖疣、扁平疣等；后者主要感染生殖道和呼吸道黏膜，引起生殖器尖锐湿疣、喉乳头瘤等。近年研究发现，HPV还与宫颈癌的发生密切相关，如HPV16、18型。

加强性安全教育和社会管理，对于控制感染、减少生殖器疣和宫颈癌的发生有重要意义。目前尚无有效疫苗可供预防。

目标检测

思考题

1. 简述乙脑病毒的传染源、传播媒介、感染类型与预防原则。

2. 肾综合征出血热病毒的传染源、传播媒介、所致疾病及预防措施分别是什么？

3. 叙述疱疹病毒的致病性。

4. 人被犬咬伤后应采取哪些预防措施以防止发生狂犬病？对咬人动物应做何处理？

（严家来）

扫码"练一练"

第二十章

病原性真菌

扫码"学一学"

学习目标

1. 掌握真菌的形态与结构的特点，明确真菌对哪些因素敏感；真菌的致病类型和特点。
2. 熟悉皮肤与皮下组织感染真菌的种类和所致疾病。
3. 了解真菌感染的检测方法和防治原则。

真菌（fungus）属于真核细胞型微生物。其细胞结构较完整，有细胞壁和典型细胞核，无根、茎、叶，不含叶绿素。大多数为多细胞，少数为单细胞。真菌在自然界分布广泛，种类繁多，有10万多种，多数对人类有益，如用于制酱、酿酒、产生抗生素、酶类等；少数可引起人类疾病，称病原性真菌。真菌病发病率近年来有明显上升趋势，尤其是滥用抗生素引起菌群失调、经常应用激素、免疫抑制剂以及抗癌药物导致免疫功能下降而引起真菌感染较为常见，应引起足够的注意。

第一节　生物学性状

一、形态与结构

真菌比细菌大几倍至几十倍，在放大几百倍的光学显微镜下清晰可见。真菌形态呈多样性。

按形态可将真菌分为单细胞和多细胞两大类。单细胞真菌呈圆形或卵圆形，常见于酵母菌或类酵母菌，对人类致病的主要有白假丝酵母菌和新生隐球菌，这类真菌以出芽方式繁殖。多细胞真菌由菌丝和孢子组成，菌丝伸长并分支，交织成团，称丝状菌，又称霉菌，如皮肤癣菌。多细胞真菌的菌丝和孢子随真菌种类不同而异，是鉴别真菌的重要标志。

1. 菌丝　在适宜的环境中，由孢子长出芽管，逐渐延长呈丝状，称菌丝。菌丝可长出许多分支并交织成团，称菌丝体。菌丝按功能可分为：①营养菌丝，菌丝向下生长，深入被寄生的物体或培养基中，吸收与合成营养以供生长。②气生菌丝，菌丝向空间生长。③生殖菌丝，为能产生孢子的气生菌丝。菌丝按结构可分为有隔与无隔菌丝两类：①无隔菌丝，菌丝中无横隔分段，整条菌丝就是一个细胞，在一个细胞内含有许多核，是一个多核单细胞。②有隔菌丝，大部分真菌的菌丝在一定间距形成横隔，称隔膜，将菌丝分成一连串的细胞。隔膜中有小孔，可允许胞浆流通。

菌丝有多种形态，可形成螺旋体状、球拍状、结节状、鹿角状和梳状等。不同种类的真菌有不同形态的菌丝，故菌丝形态有助于鉴别菌种（图 20－1）。

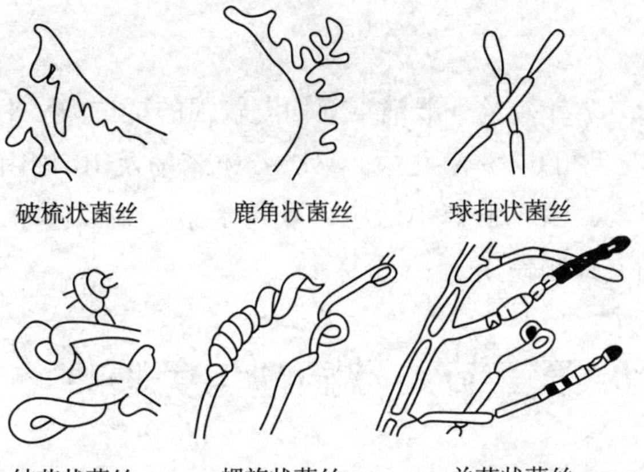

图 20－1　真菌的各种菌丝

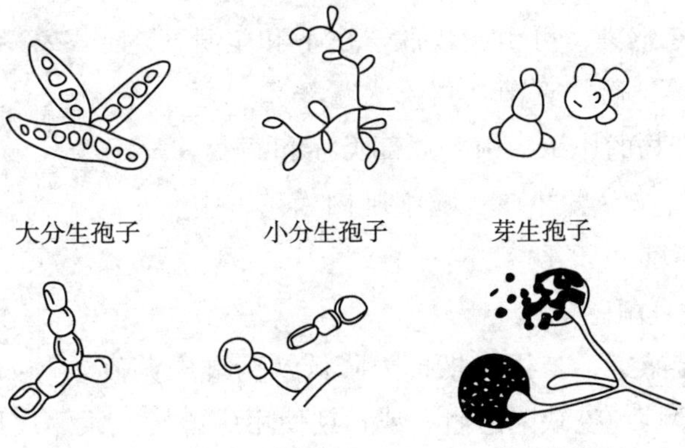

图 20－2　真菌的无性孢子

2. 孢子　是真菌的繁殖结构，一条菌丝上可长出多个孢子。在适宜的环境下，孢子又可发芽形成菌丝，并发育成菌丝体。真菌孢子与细菌芽孢不同，它抵抗力不强，加热 60～70℃，可将其杀死，而细菌芽孢为细菌的休眠状态，与细菌繁殖无关，且抵抗力强。

真菌孢子分有性孢子与无性孢子两类。有性孢子由两个细胞融合而成；无性孢子直接由菌丝上的细胞分化生成。病原性真菌多为无性孢子。无性孢子根据形态可分为叶状孢子、分生孢子和孢子囊孢子。叶状孢子分为芽生孢子、厚膜孢子和关节孢子；分生孢子分为大分生孢子与小分生孢子（图 20－2）。

二、培养特性

真菌营养要求不高，常用沙保培养基进行分离培养，培养基中主要含蛋白胨、丰富的葡萄糖（或麦芽糖）和琼脂。最适酸碱度为 pH 4～6，最适温度为 22～28℃，但深部感染真菌则在 37℃中生长最好。多数病原性真菌生长缓慢，特别是丝状菌，需培养 1～4 周才能形成典型菌落，故常在培养基中加入一定量的抗生素抑制细菌生长，防止污染。酵母型真菌生长较快，一般经24～48小时可形成肉眼可见的菌落。单细胞真菌形成酵母型菌落或类酵母型菌落；多细胞真菌常形成棉絮状、绒毛状或粉末状的有色（白、黄、红）丝状菌落。

真菌以出芽、形成菌丝、产生孢子、菌丝分支与断裂等多种方式进行繁殖。

三、抵抗力

真菌对干燥、日光、紫外线及一般消毒剂均有较强的抵抗力。对热抵抗力不强，60℃ 1小时可被杀死。对2.5%碘酊、1%氧化汞、1%～3%苯酚及10%甲醛等比较敏感。对常用抗生素如青霉素、链霉素、四环素等不敏感。灰黄霉素、制霉菌素、克霉唑、酮康唑、二性霉素B等对多种真菌有抑制作用。

第二节　致病性与免疫性

一、致病性

（一）病原性真菌感染

主要为外源性真菌感染，可引起皮肤、皮下和全身真菌感染。浅部真菌感染后，真菌在局部大量繁殖，通过机械性刺激和代谢产物的作用，引起局部炎症和病变。深部真菌感染后，真菌被吞噬并在吞噬细胞内繁殖，引起组织慢性肉芽肿性炎症和坏死。

> **考点提示**
>
> 病原性真菌的传染途径与致病特点。

（二）条件致病性真菌感染

主要为内源性真菌感染，与机体抵抗力降低及菌群失调有关，如肿瘤、糖尿病、各种营养不良及先天或获得性免疫缺陷患者，或长期使用广谱抗生素、皮质激素、免疫抑制剂、放射治疗等过程中易于伴发这类真菌感染。

（三）超敏反应性疾病

主要通过呼吸道、消化道或皮肤黏膜接触真菌孢子、菌丝或代谢产物而引起各种类型的超敏反应。如蘑菇菌孢子吸入后引起的过敏性间质性肺泡炎；曲霉、青霉、根霉、镰刀菌引起的过敏性鼻炎、支气管哮喘等。

（四）真菌性中毒症

包括真菌中毒和真菌毒素中毒，如食用毒菇或霉变的食物可引起急性中毒。真菌毒素还可导致肝、肾、心、脑等器官受损，甚至影响神经系统功能。

（五）真菌毒素与肿瘤

现已证实真菌毒素有致癌作用，如黄曲霉毒素。玉米、花生等粮食作物易受黄曲霉污染，动物实验证明，少量的黄曲霉毒素即可诱发肝癌。

二、免疫性

机体抗真菌感染的免疫包括非特异性免疫和特异性免疫。

（一）非特异性免疫

1. 皮肤黏膜屏障　健康的皮肤黏膜对皮肤癣菌具有一定的屏障作用，皮肤黏膜一旦受损，真菌即可入侵。皮脂腺分泌的不饱和脂肪酸有杀菌作用，由于儿童的皮脂腺发育不够完善，故易患头癣。成人掌趾部缺乏皮脂腺，且手、足汗多潮湿，故易患手足癣。人体的正常菌群对寄生部位（如口腔、肠道、阴道）的白假丝酵母菌等有拮抗作用，可防止其大量繁殖，若长期应用广谱抗生素，破坏了菌群的拮抗作用，则白假丝酵母菌大量繁殖而引起机会性感染。

2. 吞噬细胞　中性粒细胞与巨噬细胞在抗真菌感染中起重要作用。中性粒细胞通过其髓过氧化物酶、卤化物系统可有效杀伤白假丝酵母菌、曲霉等，防止播散性感染的发生。IFN－γ、TNF 等细胞因子能增强中性粒细胞、巨噬细胞对真菌的杀灭作用。

（二）特异性免疫

1. 细胞免疫　一般认为，真菌感染的恢复主要依赖细胞免疫。Th1 细胞产生 IFN－γ、IL－2 等激活巨噬细胞，增强其对真菌的杀伤力。$CD4^+$ Th1 细胞还可诱发迟发型超敏反应，控制真菌感染的扩散。患恶性肿瘤、艾滋病或长期应用免疫抑制剂导致细胞免疫功能低下者，均易发生真菌感染，甚至发生播散性真菌感染。

2. 体液免疫　真菌感染也能刺激机体产生抗体，但抗体的抗真菌作用尚难肯定，即使有补体存在也不能将真菌完全杀灭。已有研究证明抗体可阻止某些深部真菌（如白假丝酵母菌）的再感染。

第三节　微生物学检查

一、标本采集

浅部真菌感染可取病变部位皮屑、毛发、指（趾）甲屑等标本检查，深部真菌感染可根据具体病情取痰、脑脊液等标本检查。

二、检查方法

（一）直接镜检

皮屑、毛发、指（趾）甲屑等标本经 10% KOH 微加温处理，使标本软化，加盖玻片，置显微镜下检查，低倍或高倍镜下如看见菌丝和成串的孢子可初步诊断为真菌感染。液体标本须先离心沉淀，取沉渣直接镜检，或染色后检查。如疑为新生隐球菌感染，则取脑脊液沉淀物做墨汁负染色后镜检，镜下见有肥厚荚膜的酵母型细胞即可诊断。

（二）分离培养

皮肤、毛发等标本先经杀死杂菌处理后，接种于含抗生素的沙保培养基进行培养，根据菌落以及镜下菌丝、孢子的特征进行鉴定。液体标本须先行增菌；脑脊液则取沉淀物培养。

（三）血清学试验

可用 ELISA 夹心法、免疫酶斑点法等方法检查患者血清中白念珠菌甘露聚糖抗原和新生隐球菌荚膜多糖抗原，以辅助诊断。

第四节　防治原则

真菌性疾病目前尚无特异性预防方法。对皮肤癣菌感染的预防，应以避免和去除诱因，提高机体免疫力为主要措施。应注意：①避免与患者直接或间接接触，以切断传播途径；②保持皮肤清洁，注意皮肤卫生；③保持皮肤黏膜完整性，阻止皮肤癣菌感染致病。深部感染的真菌多为条件致病菌，常在机体免疫力低下或使用抗生素不当等情况下致病，故应增强机体免疫力，合理使用抗生素。

治疗癣病以局部治疗为主，可用水杨酸、苯甲酸、咪康唑霜、克霉唑软膏等进行治疗。深部真菌感染治疗的常用药物有二性霉素 B、酮康唑、咪康唑等。

目标检测

思考题

扫码“练一练”

1. 简述皮肤感染真菌的种类及致病特点。
2. 简述皮下组织感染真菌的种类及致病特点。
3. 简述新生隐球菌的致病特点。
4. 简述白假丝酵母菌的致病特点。

（严家来）

第二十一章

人体寄生虫

扫码“学一学”

学习目标

1. 掌握寄生虫、宿主、生活史及感染阶段的含义；寄生虫感染的来源、类型及感染的方式与途径。
2. 熟悉寄生虫与宿主的相互作用。
3. 了解寄生虫与人类的关系。

第一节　概　述

一、寄生、寄生虫、宿主及生活史

（一）寄生与寄生虫的概念

1. 寄生（parasitism）　两种生物共同生活，其中一方受益，另一方受害，后者为前者提供营养物质和居住场所，这种生活方式称为寄生生活。受益的一方称为寄生物，受害的一方称为宿主。例如蛔虫寄生于人体小肠，从肠腔中获取营养并损害人体，蛔虫受益，人体受害。

考点提示

寄生虫、宿主及生活史的概念。

2. 寄生虫（parasite）　永久或暂时地生活在其他动物的体内或体表，获取营养，使对方受损害的多细胞无脊椎动物或单细胞原生生物，称为寄生虫。寄生于人体的寄生虫称为人体寄生虫或医学寄生虫。根据寄生虫与宿主的关系，可将寄生虫分为以下几类。

（1）体内寄生虫（endoparasite）　寄生于宿主体内器官或组织细胞内的寄生虫，又可称为永久性寄生虫（permanent parasite）。如蛔虫寄生于人体肠道、疟原虫寄生于人体的肝细胞和红细胞内。

（2）体外寄生虫（ectoparasite）　寄生于宿主体表的寄生虫。主要是一些节肢动物，如虱、蚤等。有些吸血节肢动物如蚊，在刺吸宿主血液时与宿主体表接触，吸血后便离开，因此又可称为暂时性寄生虫（temporary parasite）。

（3）专性寄生虫（obligatory parasite）　生活史各阶段都营寄生生活，如丝虫；或生活史某个阶段营寄生生活，如钩虫。

（4）兼性寄生虫（facultative parasite） 既可营自生生活，又可营寄生生活。如粪类圆线虫，既可寄生于宿主的肠道，也可在土壤中营自生生活。

（5）偶然寄生虫（accidental parasite） 因偶然机会进入非正常宿主体内寄生的寄生虫。如某些蝇卵进入消化道内孵出后以蝇蛆寄生。

（6）机会致病寄生虫（opportunistic parasite） 在宿主体内常处于隐性感染状态，但当宿主免疫功能减退时，可异常增生且致病力增强。如刚地弓形虫、卡氏肺孢子虫、隐孢子虫等。

（二）宿主的概念

被寄生虫寄生并遭受其损害的人或动物，称为宿主（host）。寄生虫在其生活史过程中所需宿主的数目不尽相同，有的只需一个宿主，有的则需两个或两个以上宿主，根据寄生虫不同发育阶段寄居宿主情况，可将宿主分为以下几种。

1. 终宿主（definitive host） 指寄生虫成虫或有性生殖阶段所寄生的宿主。例如血吸虫，其成虫寄生于人体的门脉、肠系膜静脉系统并在其中产卵，故人是血吸虫的终（末）宿主。

2. 中间宿主（intermediate host） 指寄生虫的幼虫或无性生殖阶段所寄生的宿主。有两个以上中间宿主的寄生虫，按其寄生顺序依次称为第一、第二中间宿主等。如华支睾吸虫，某些淡水螺和淡水鱼虾分别是其第一、第二中间宿主。

3. 保虫宿主（reservoir host） 某些寄生虫既可寄生于人，又可寄生于某些脊椎动物，后者在一定的条件下可将其体内的寄生虫传播给人。在流行病学上将作为人体寄生虫病传染来源的受染的脊椎动物称为保虫宿主或储存宿主。例如血吸虫成虫既可寄生于人，又可寄生于牛，牛为其保虫宿主。

（三）寄生虫的生活史

1. 寄生虫的生活史（life cycle） 寄生虫完成一代生长、发育和繁殖的全过程及其所需的环境，称为寄生虫的生活史。不同寄生虫生活史各不相同，有的比较简单，只需要一个宿主，如蛔虫、钩虫；有的生活史比较复杂，需要两个或两个以上的宿主，如肺吸虫等。

寄生虫完成其生活史除需要适宜的宿主外，尚需有适宜的外界环境条件。寄生虫整个生活史过程一般包括感染人体、体内移行、定位寄生、排离人体和外界发育五个基本阶段。了解和掌握寄生虫的生活史，不仅可以认识人体是如何感染某种寄生虫的，而且还可针对生活史的不同发育阶段采取有效的防治措施，达到控制或消灭寄生虫病的目的。

2. 感染阶段（infective stage） 在寄生虫生活史中，具有感染人体能力的某一特定发育阶段，称为寄生虫的感染阶段。例如华支睾吸虫有虫卵、毛蚴、胞蚴、雷蚴、尾蚴、囊蚴及成虫等发育阶段，只有囊蚴经口进入人体才能使人感染，因此囊蚴是华支睾吸虫的感染阶段。

（四）寄生虫感染的类型

1. 寄生虫感染与寄生虫病 寄生虫病（parasitosis）是指出现明显临床症状和体征的寄生虫感染。寄生虫病也可表现为急性感染和慢性感染。寄生虫感染（parasitic infection）是指寄生虫侵入人体并能长期或暂时在人体内生存，而不引起明显临床症状的现象，也可称为隐性感染。宿主被寄生虫感染后，随着机体抵抗力的增强或药物治疗，处于隐形感染状态，体内仍存留着一定数量的虫体，这种宿主即为带虫者（Parasite carrier），又称带虫宿主。

2. 多寄生现象 是指人体同时感染两种或两种以上寄生虫的现象。这种混合感染常见于鞭虫和溶组织内阿米巴、钩虫或蛔虫等肠道寄生虫。

3. 幼虫移行症 是指寄生于动物的某些蠕虫幼虫侵入非正常宿主后，不能发育为成虫，而以幼虫的状态长期存活，在皮下组织或器官内移行窜扰，造成局部或全身损害，并引起临床症状的现象。幼虫移行症可分为皮肤幼虫移行症和内脏幼虫移行症。

4. 异位寄生 是指寄生虫在常见寄生部位以外组织器官寄生的现象。如血吸虫的虫卵通常沉积在结肠壁和肝，若出现在脑组织或肺即为异位寄生。

二、寄生生活对寄生虫形态、生理的影响

寄生虫从自生生活演化为寄生生活，经历了漫长的适应宿主的体内体外环境的过程，并发生了形态、结构和生理功能的变化。这些变化有以下几个方面。

1. 形态结构的改变 ①形成适应寄生部位的体型：如寄生在肠道的蠕虫多为长形，以适应窄长的肠腔。②某些器官退化或消失：如肠内绦虫依靠体壁吸收营养，其消化器官完全消失。③某些器官高度发达：如某些体内寄生虫生殖器官高度发达，以增强产卵能力；某些吸血节肢动物消化道长度大大增加，以利吸血。④新器官的产生：如为避免因肠蠕动而被排出，吸虫和绦虫演化产生吸盘等附着器官。

2. 生理功能的改变 ①抗消化液能力增强：如肠道寄生虫可分泌抗胃蛋白酶和抗胰蛋白酶等物质，保护虫体免受宿主肠内蛋白酶的消化作用；②适应无氧环境能力增强：消化道内的寄生虫，能适应在低氧环境中以酵解方式获得能量；③繁殖能力增强：雌蛔虫日产卵 24 万个，日本血吸虫毛蚴进入螺体，经无性增殖可产生无数尾蚴，有利于其种族繁衍。

三、人体寄生虫学的概念

人体寄生虫学（human parasitology）是研究与人体健康有关的寄生虫的形态结构、生活活动和生存繁殖规律，阐明寄生虫与人体及外界因素的相互关系的科学。它是预防医学和临床医学的一门基础学科。人体寄生虫学由医学原虫学（medical protozoology）、医学蠕虫学（medical helminthology）和医学节肢动物学（medical arthropodology）三部分内容组成。人体寄生虫学是一门独立的医学基础课，属于病原学范畴，学习本学科的目的是为了控制或消灭病原寄生虫所致人体寄生虫病，以及防治与疾病有关的医学节肢动物，保障人类健康。

第二节 寄生虫对人体的损害作用

寄生虫对人体的损害，主要包括其作为病原对宿主引起的损伤导致寄生虫病及作为疾病的传播媒介两方面。

一、寄生虫对宿主的损害作用

> **考点提示**
>
> 寄生虫对宿主的损害作用方式。

寄生虫侵入宿主机体后，其抵御宿主的防御功能，在宿主体内移行到达寄生部位生长发育的过程中，定居、

发育和繁殖，可以多种方式对宿主造成不同程度的损伤和毒害。寄生虫对宿主的损害主要表现在以下三个方面。

1. 夺取营养 寄生虫在宿主体内生长、发育及繁殖所需的营养物质均来自于宿主，寄生的虫体越多，对营养的夺取也越严重。如蛔虫、绦虫寄生在宿主肠道，夺取营养物质并影响肠道吸收功能，引起宿主营养不良；钩虫附于肠壁吸食血液可引起宿主贫血。

2. 机械性损伤 寄生虫在宿主体内移行和定居，可对寄生部位及邻近组织和器官产生机械性刺激，并引起损伤、压迫、阻塞作用。如蛔虫可阻塞胆管或引起肠梗阻；布氏姜片虫发达的吸盘造成肠壁损伤；猪囊尾蚴寄生人脑、眼，压迫脑组织或眼底，引起癫痫和失明；疟原虫等寄生在红细胞并繁殖，可导致红细胞的破坏。有些寄生虫侵入人体可造成异位寄生，虫体在体内的移行及定居所造成的组织损伤，一般比寄生虫在正常寄生部位造成的组织损伤要更严重。

3. 毒性及免疫损伤 寄生虫的排泄物、分泌物及虫体、虫卵死亡的崩解物和其他新陈代谢的产物对宿主均有毒性及免疫损害，可引起组织损害或免疫病理反应。如溶组织内阿米巴分泌的溶组织酶可溶解破坏肠黏膜及黏膜下层组织，引起肠壁溃疡；钩虫成虫能分泌抗凝素，使受损肠黏膜伤口流血不止；日本血吸虫卵内毛蚴分泌物作为变应原，刺激周围组织形成虫卵肉芽肿。

二、疾病的传播媒介

有些寄生虫不仅本身的寄生生活会对宿主造成损害，也可在寄生的同时传播其他的传染病。在我国常见的有流行性乙型脑炎、鼠疫、莱姆病、疟疾、登革热等危害性较强的传染病。常见的病媒昆虫有蚊子、苍蝇、蟑螂、跳蚤、蜱、白蛉等均属于寄生虫范畴。如蚊是登革热、疟疾、流行性乙型脑炎的传播媒介；苍蝇、蟑螂可携带多种病原体，通过污染食物和餐具而传播消化系统传染病；跳蚤可传播鼠疫和斑疹伤寒；蜱作为森林脑炎、莱姆病的传播媒介；白蛉是利什曼病的传播媒介。

第三节 人体抗寄生虫免疫

一、人体抗寄生虫感染免疫应答的类型

寄生虫及其代谢产物等对人体来说可作为抗原性异物，引起一系列免疫反应，表现为免疫系统识别及清除寄生虫的作用，包括非特异性免疫和特异性免疫。

1. 非特异性免疫 健康的机体可通过自身的非特异性免疫抵御某些寄生虫的入侵。主要表现为皮肤黏膜的屏障作用；单核吞噬细胞的吞噬作用；胃液等消化液的杀灭作用；体液中补体和溶菌酶的溶细胞作用等。

2. 特异性免疫 由寄生虫抗原刺激宿主免疫系统产生的免疫应答。当宿主再次接触或不断接触这些特定的寄生虫时，其免疫应答的强度则有所增强，对同种寄生虫再感染有一定的免疫力。由于寄生虫抗原的复杂性、多源性和特异性等特点，有虫体抗原、代谢抗原、分泌抗原和表面抗原等，故抗寄生虫免疫的效应远不如抗微生物免疫显著。由于寄生虫与宿主种类、以及宿主与寄生虫之间相互关系的不同，寄生虫感染的免疫大致分以下三种

类型。

（1）缺少有效的免疫 宿主感染某种寄生虫后，不能产生有效免疫力。寄生虫可在宿主体内发育甚至大量繁殖，引起寄生虫病。

（2）消除性免疫 指宿主感染寄生虫后所产生的获得性免疫能清除体内寄生虫，并对再感染产生完全的抵抗力，如热带利什曼原虫引起的皮肤利什曼病，患者痊愈后对同种病原体的再感染具有牢固的免疫力。这是寄生虫感染中很少见的一种免疫状态。

（3）非消除性免疫 指寄生虫感染后虽可诱导宿主对再感染产生一定的免疫力，但对体内已有的寄生虫不能完全消除，维持在低虫荷水平，大多数寄生虫感染的免疫属于此类。包括：①带虫免疫（premunition）。人体感染寄生虫后，产生一定程度的免疫力，可杀伤体内原有的寄生虫，使其数量明显下降，维持在一个低水平上，临床症状消失，呈带虫状态，但不能完全清除体内的寄生虫。可抵抗同种寄生虫的再感染，体内无寄生虫时此免疫力即消失，这种免疫状态叫带虫免疫。如疟原虫感染后，维持在带虫状态时，宿主对同种疟原虫的再感染具有一定的抵抗力，但如服药完全清除体内残存的疟原虫后，宿主的这种抵抗力即消失。②伴随免疫（concomitant immunity）。人感染血吸虫后可获得部分免疫力，这种免疫力无损于体内的成虫，患者门静脉内仍有成虫寄生和产卵，但对再感染的童虫具有一定的抵抗力。

二、寄生虫的免疫逃避

寄生虫侵入免疫功能正常的宿主体内，能够逃避宿主的免疫攻击，在具有免疫力的宿主体内生存，这种现象称为免疫逃避（immune evasion）。其发生机理复杂，主要与下列因素有关。

1. 抗原变异 寄生虫在不同的发育阶段，一般都会有其特异性抗原，有些在同一发育阶段也可发生变化。如恶性疟原虫表面抗原变异，可逃避免疫系统的识别，不受宿主体内抗体的作用，而在体内长期存活。

2. 抗原伪装 寄生虫可将宿主的成分结合在体表，从而避免了免疫系统识别和清除抗原性异物的作用。如血吸虫肺期童虫能结合人血型抗原，从而逃避免疫系统的监视。

3. 抑制宿主的免疫应答 如疟原虫、血吸虫抗原可直接诱导宿主产生免疫抑制作用，逃避宿主对其免疫损伤。

4. 释放可溶性抗原 寄生虫释放的可溶性抗原可与特异性抗体结合，形成免疫复合物，可阻断特异性抗体对虫体的免疫作用。

5. 解剖位置的隔离 寄生虫一般寄生部位较为固定，其寄生的细胞、组织和腔道所固有的生理屏障可使其和免疫系统隔离，从而避免受到免疫系统的攻击。如肠道寄生虫因不易与血液中的抗体和免疫细胞接触，寄生于眼部和脑部的猪囊尾蚴和寄生于人体红细胞内的疟原虫等可逃避免疫系统的攻击。

三、寄生虫感染的超敏反应

宿主对寄生虫感染所产生的免疫效应，既可表现为对宿主的保护性免疫，又可诱导宿主发生超敏反应，引起宿主组织损伤和（或）生理功能紊乱。寄生虫导致的超敏反应有四型：疟疾患者的贫血为Ⅱ型超敏反应；疟疾和血吸虫患者出现的肾小球肾炎是Ⅲ型超敏反应；血吸虫虫卵引起的虫卵性肉芽肿则属于Ⅳ型超敏反应等。

1. Ⅰ型超敏反应 常见于蠕虫感染，如蛔虫的幼虫引起的Ⅰ型超敏反应（哮喘）、日本血吸虫尾蚴导致的尾蚴性皮炎。

2. Ⅱ型超敏反应 在黑热病和疟疾患者中，虫体抗原吸附于红细胞表面，引起Ⅱ型超敏反应，出现溶血，这是导致患者贫血产生的重要原因。

3. Ⅲ型超敏反应 急性血吸虫感染时有时会出现类血清病的Ⅲ型超敏反应。疟疾和血吸虫患者出现的肾小球肾炎为免疫复合物性肾炎也是此种类型。

4. Ⅳ型超敏反应 血吸虫虫卵肉芽肿的形成是T细胞介导的迟发型变态反应。

在寄生虫感染中，有的寄生虫病可存在多种类型的变态反应，如血吸虫病，可引起Ⅰ型、Ⅲ型和Ⅳ型超敏反应。

第四节 寄生虫病的流行环节

寄生虫病能在一个地区流行，必须具备寄生虫病流行过程所需的三个基本环节，即传染源、传播途径和易感人群。此外也受自然因素、生物因素和社会因素的影响。

一、寄生虫病流行的基本环节

（一）传染源

传染源指感染了寄生虫的人和动物，包括患者、带虫者和保虫宿主。作为传染源，其体内存在并可排出寄生虫生活史中的某个发育阶段，且能在外界或另一宿主体内继续发育。如感染多种蠕虫的带虫者或患者从粪便排出蠕虫卵，可在适宜的外界环境中发育到感染阶段。

（二）传播途径

> **考点提示**
> 寄生虫的传播途径。

传播途径指寄生虫从传染源排出，借助某种传播因素侵入易感宿主的全过程。人体寄生虫常见的传播途径如下。

1. 经口感染 许多寄生虫的感染阶段可通过食物、饮水等经口食入而感染，是寄生虫感染中最常见的途径。如溶组织内阿米巴、蛔虫、鞭虫、蛲虫、华支睾吸虫、猪囊尾蚴等；如食入感染期蛔虫卵后可感染蛔虫。

2. 经皮肤感染 有些寄生虫的感染阶段是主动经皮肤侵入宿主体内。如钩虫的丝状蚴和血吸虫的尾蚴均可经皮肤侵入人体引起相应的感染。

3. 经节肢动物媒介感染 某些寄生虫需在媒介节肢动物体内发育至感染阶段，然后通过叮刺吸血的方式侵入宿主体内。例如疟原虫的子孢子、丝虫的丝状蚴均由蚊虫叮咬感染。

4. 接触感染 某些寄生虫通过直接或间接接触方式而感染宿主。如阴道毛滴虫通过性接触传播、疥螨可因皮肤接触传播。

5. 垂直感染 某些寄生虫感染孕妇后，可通过胎盘侵入胎儿体内，引起胎儿先天感染。如弓形虫的感染。

6. 自体感染 寄生虫通过体内或体外途径使宿主发生反复感染。如猪带绦虫虫卵的体内自体感染。

寄生虫感染除了上述较常见的传播途径外，尚有其他传播途径，如疟原虫除经蚊虫叮咬感染外，还可经输血感染；蛲虫卵可由空气吸入后经吞咽入消化道感染等。

（三）易感者

易感者是指对某种寄生虫缺乏免疫力或免疫力低下，容易被感染的人。人体对寄生虫感染的免疫力多属带虫免疫，因此，人对人体寄生虫普遍易感。处于带虫免疫状态的人，当其体内的寄生虫因药物驱虫而被清除后，这种免疫力也会逐渐消失，重新处于易感状态。人体对寄生虫的易感性还与其年龄、地域等有关，在流行区儿童以及从非流行区进入流行区的人群尤其易感。此外，人们的生活习惯与生产方式也会影响其对寄生虫的易感性。如喜食生鱼片的人易感华支睾吸虫；接触含尾蚴疫水的人容易感染血吸虫；从事旱地种植业的人，因接触疫土而易感钩虫。

二、寄生虫病流行的特点

1. 地方性　寄生虫病的流行常有明显的地方性，这种特点与当地的气候条件，中间宿主或媒介节肢动物的地理分布，人群的生活习惯和生产方式有关。如血吸虫病的流行区与钉螺的分布一致，具有明显的地方性；如华支睾吸虫病的流行，与当地居民的饮食习惯密切相关。

2. 季节性　由于温度、湿度、雨量、光照等气候条件会对寄生虫及其中间宿主和媒介动物的生长产生影响，因此，寄生虫病的流行往往呈现出明显的季节性。如温暖、潮湿的条件有利于钩虫卵及钩蚴在外界的发育，因此钩虫感染多见于春、夏季节；疟疾的传播需要媒介按蚊，因此其感染季节与按蚊出现的季节一致；如血吸虫病，常因农业生产或下水活动而接触疫水，急性血吸虫病往往发生在夏季。

3. 自然疫源性　以动物作为传染源的人畜共患寄生虫病可存在于某些地区，由于该地区具有该病的动物传染源、传播媒介及病原体在动物间传播的自然条件，这些地区称为自然疫源地，这些疾病称为自然疫源性疾病。这类不需要人的参与而存在于自然界的人兽共患寄生虫病具有明显的自然疫源性。当人类进入这种地区时可以被感染得病，这类疾病的病原体能在自然界动物中生存繁殖，在一定条件下，可传播给人。在涉及到野外活动，如地质勘探、探险和开发新的旅游区时，了解当地寄生虫病的自然疫源性是必要的。此外，自然保护区的建立，也可能形成新的自然疫源地。

三、影响寄生虫病流行的因素

寄生虫病的流行除了与上述三个流行环节有关外，还受自然因素（地理环境和气候因素）、生物因素（宿主的分布或传播媒介的存在）和社会因素（社会制度、经济状况、科学水平、文化教育、医疗卫生、生产方式和生活习惯等）的影响。如疟疾的传播与流行与蚊种、温湿度、季节等因素有关；血吸虫病的传播与流行与钉螺的分布、人群的生活方式与生活习惯等因素有关。

1. 自然因素　包括地理环境和气候条件，如温度、湿度、雨量、光照等。地理环境会影响到中间宿主的滋生与分布，气候条件会影响到寄生虫在外界的生长发育及其中间宿主和媒介昆虫的滋生。如血吸虫的中间宿主钉螺的生长、毛蚴的孵化和尾蚴的逸出除需要水外，还与温度、光照等条件有关，而适宜的温度又增加了人群接触疫水的机会，因而有利于血吸虫病的流行。

2. 生物因素 有些寄生虫在其生活史过程中需要中间宿主或作为传播媒介的节肢动物的存在，它们的存在与否，决定了这些寄生虫能否流行。如日本血吸虫的中间宿主钉螺在我国的分布不超过北纬33.7°，因此我国北方地区无血吸虫病流行。

3. 社会因素 包括社会制度、经济状况、生活条件和习惯、文化传统、医疗卫生以及生产方式等。如我国不少地区均以未经处理的人粪作为肥料，虫卵污染外界环境；如生食或半生食含感染期幼虫的猪肉可感染猪带绦虫，生食或半生食含囊蚴的鱼、虾可感染华支睾吸虫。

社会因素、自然因素和生物因素三者常常相互作用，共同影响寄生虫病的流行。但由于自然因素和生物因素一般是相对稳定的，而社会因素往往是可变的，因此社会的稳定、经济的发展、医疗卫生的进步和防疫保健制度的完善以及人民群众科学、文化水平的提高，对控制寄生虫病的流行起主导作用。

第五节　寄生虫病防治原则

根据不同寄生虫生活史、针对不同寄生虫病的流行环节和因素，对寄生虫病采取综合性的防治措施，才能有效地控制和消灭寄生虫病。寄生虫病防治的基本原则是控制寄生虫病流行的三个环节。

1. 控制或消灭传染源 在流行区，普查普治寄生虫患者、带虫者及保虫宿主是防治的重要措施。在非流行区，监测和控制流行区传染源输入和扩散是做好防治工作的必要手段。

2. 切断传播途径 加强粪便和水源的管理，搞好环境和个人卫生，控制和杀灭媒介节肢动物及中间宿主是切断寄生虫病传播途径的重要方法。不同寄生虫病的传播途径各不相同，防治重点也有所不同。如对肠道寄生虫病要加强粪便和水源的管理；对有中间宿主的寄生虫要针对性的处理，消灭钉螺来防治血吸虫，圈养猪可防治猪带绦虫；防蚊灭蚊可防治疟原虫和丝虫感染。

3. 保护易感人群 人类对各种人体寄生虫的感染大多缺乏特异性抵抗力，因此，对易感人群采取必要保护措施是防止寄生虫感染的最直接方法。加强健康教育，普及卫生知识，改变不良的饮食习惯和行为方式，提高人群的自我保护意识，均能有效地保护易感者。必要时可进行预防服药、皮肤涂抹驱避剂或防护剂等。

大多数人体寄生虫的生活史比较复杂，同时影响寄生虫病流行的因素较多，因此，采取单一的防治措施往往难以收到很好的效果。目前我国对寄生虫病采取的是对控制寄生虫病的流行切实有效的综合防治措施，即根据流行区的实际情况和流行规律，将控制传染源、切断传播途径和保护易感人群三者有机地结合起来。

目标检测

一、名词解释

1. 寄生虫

2. 中间宿主
3. 终宿主
4. 感染阶段
5. 生活史

二、思考题

1. 寄生虫对机体的致病作用有哪些？
2. 寄生虫可通过哪些方式与途径感染人体？
3. 寄生虫对宿主的损害作用有哪些？其流行要具备哪些条件？
4. 寄生虫与宿主（人体）间的相互关系如何？

扫码“练一练”

（陈晓玲）

第二十二章

医学蠕虫

学习目标

1. 掌握医学蠕虫的特点及分类，并能分辨不同线虫之间的区别；寄生虫的生活史全过程。
2. 熟悉寄生虫（医学蠕虫）的致病。
3. 了解寄生虫的防治。

蠕虫（heiminth）是软体的多细胞无脊椎动物，身体左右对称，无肢体，无体腔，借肌肉伸缩而蠕动。蠕虫种类繁多，可营自生生活和寄生生活。它包括环节动物门、扁形动物门、棘头动物门和线形动物门。能寄生于人体的蠕虫称为医学蠕虫，由蠕虫引起的疾病称蠕虫病。

根据生活史中是否需要中间宿主，可将蠕虫分为两大类。一类为直接型，不需要中间宿主（如蛔虫和钩虫），直接在外界发育成感染阶段，人们通过食入被其污染的食物或接触被其污染的土壤而感染，称为土源性蠕虫，大多数线虫属于土源性蠕虫；另一类为间接型，需要中间宿主（如猪带绦虫和日本血吸虫），必须经过中间宿主体内的发育，然后才能感染人，称为生物源性蠕虫。所有吸虫、大部分绦虫和个别线虫属于生物源性蠕虫。

第一节　线虫纲

线虫属于线形动物门的线虫纲，是无脊椎动物中的一个很大的类群。种类繁多，数目也极大，在自然界中分布广泛，有自生生活，有寄生生活。可寄生于动物及植物，在自然界里线虫多达1万多种，寄生于人体的线虫有10余种。

扫码“学一学”

一、似蚓蛔线虫

案例

常有一些孩子经常脐周疼痛，粪便中可见长圆柱形、淡红色的虫体，这是蛔虫症。这样的孩子往往有厌食、恶心、营养不良，有时出现过敏反应和并发症。

思考题：

1. 蛔虫病是如何传播的？

2. 感染蛔虫后主要临床表现及常见并发症有哪些?

3. 如何预防蛔虫感染?

似蚓蛔线虫（*Ascaris lumbricoides*）简称蛔虫，是一种大型线虫，是祖国医学最早记载的人体“三虫”之一。寄生于人体的小肠中，引起蛔虫病。本虫呈世界性分布，遍布全国各地，感染率农村高于城市，儿童高于成人，是我国最常见的寄生虫之一。

（一）形态

1. 成虫　虫体呈长圆柱形，两端较尖细，形如蚯蚓，活虫常呈粉红色或微黄色，死后呈灰白色。体表有横纹，虫体两侧有明显的侧索。口孔位于虫体顶端，周围有三片排列呈“品”字形的唇瓣。雌虫长（20～35）cm，个别达49cm，尾端呈圆锥状。雄虫为15～31cm，尾端向腹面卷曲。蛔虫是人体肠道最大的寄生线虫（图22－1）。

扫码“看一看”

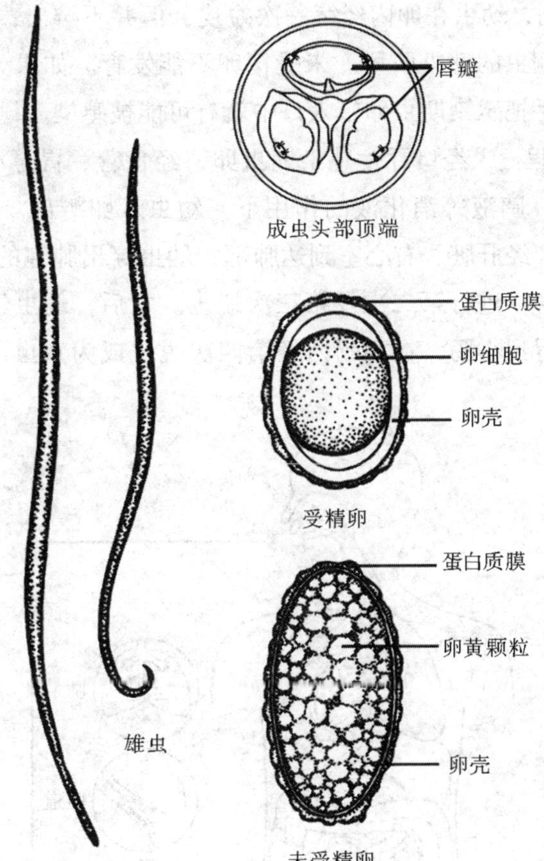

图22－1　蛔虫成虫及虫卵形态示意图

2. 虫卵　自人体排出的蛔虫卵分受精卵和未受精卵。

（1）受精蛔虫卵　为宽椭圆形，大小为（45～75）μm×（35～50）μm，卵壳厚而透明，自外向内分三层，即受精膜、壳质层与蛔甙层，蛔甙层使虫卵具有较强的抵抗力。其表面常带有一层由子宫分泌的、凸凹不平的蛋白质膜，常被胆汁染成棕黄色。卵内含1个未分裂的圆形卵细胞，在卵细胞与两端卵壳之间，有新月形的间隙。

（2）未受精卵　多为长椭圆形，较狭长，大小为（88～94）μm×（39～44）μm，形状不规则，呈棕黄色卵壳与蛋白质膜均较薄，无蛔甙层。卵内含有许多大小不等的折光性卵黄颗粒。

（3）脱蛋白质膜卵　有时受精卵或未受精卵的蛋白膜可脱落，而显现出透明无色的卵壳，检查时应注意与钩虫卵相区别。

（二）生活史

蛔虫不需要中间宿主，属于土源性蠕虫。生活史简单，分为人体内和人体外两个过程。成虫寄生于人体小肠中，以肠道内半消化的食物为营养。雌雄交配后产卵，虫卵随着粪便排出体外。

考点提示

蛔虫的感染及移行途径。

1. 在人体外发育过程　成虫寄生于人体小肠中，雌雄交配后产卵，虫卵随粪便排出体外，入土。受精卵在外界抵抗力很强，虫卵在荫蔽的土壤中或蔬菜上可活数月至1年。受精卵在潮湿、荫蔽、温度适宜（22～33℃）和氧气充足的外界环境中，约需2周，卵细胞发育成含蚴卵。再经1周，幼虫在卵内经第一次蜕皮，但并不孵出，此时虫卵具有感染性，又称为感染期虫卵，是蛔虫的感染阶段。未受精卵不能发育。如果人吃了污染有感染期虫卵的食物，或经污染的手把感染期虫卵带入口中就有可能被感染。

2. 在人体内发育过程　人经口吞食感染期虫卵，经食管、胃至小肠。在小肠内，在幼虫释放的孵化液及胃液、胰液等消化液的作用下，幼虫从卵孵出。孵出的幼虫钻入肠壁，进入小血管和小淋巴管，经肝脏、右心室到达肺部，幼虫穿出肺泡的毛细血管，进入肺泡，在肺泡内经约2周的发育，进行第二次及第三次蜕皮。之后，幼虫经支气管、气管到达咽部，被吞咽入食管，经胃到小肠，在小肠内经第四次蜕皮成为童虫，再经数周，发育为成虫（图22－2）。

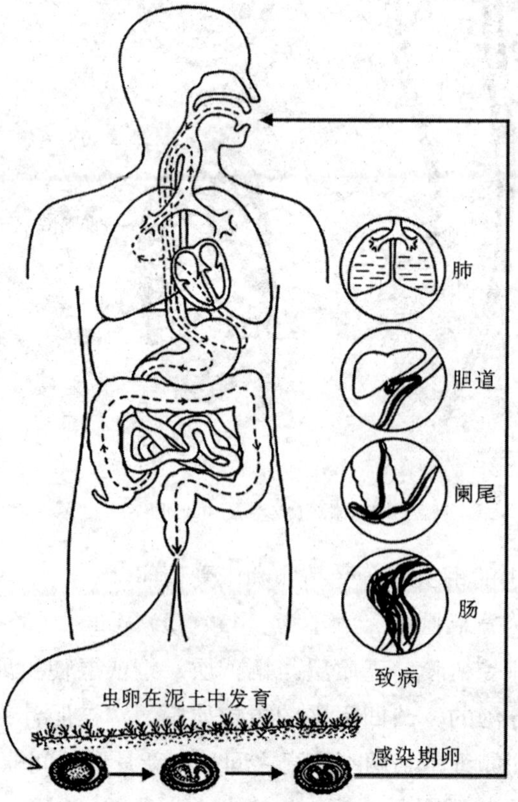

图22－2　蛔虫生活史

自虫卵感染人体至雌虫开始产卵，需 60 ~ 75 天。成虫的寿命一般为 1 年左右。每条雌虫每天可产 24 万个虫卵，成虫寄生数量通常为一至数十条，多时可达上千条。

（三）致病

> **考点提示**
>
> 蛔虫致病的主要阶段及所致疾病。

1. 幼虫的致病性　幼虫钻入肠壁，在肝、肺等组织移行，造成机械性损伤，尤其在肺部移行穿过肺泡毛细血管时，引起组织损伤，嗜酸粒细胞及中性粒细胞的浸润，黏液分泌增加，引起蛔虫性肺炎。同时，幼虫在移行过程中，发育、蜕皮、释放变应原，还可引起宿主局部或全身的过敏反应。临床表现为咳嗽、哮喘、痰中带血、发热、呼吸困难及血液中嗜酸粒细胞增高等，即蛔蚴性肺炎。

2. 成虫的致病性　成虫寄生于人体小肠中，引起蛔虫病。成虫的致病因素主要表现为机械性损伤、夺取营养和毒素及变应原作用。常引起腹痛、消化不良、腹泻、便秘和荨麻疹等。有夺取营养、损伤肠黏膜影响肠道吸收功能，常导致机体营养不良。儿童重度感染，可出现发育障碍。成虫有钻孔习性，如钻入胆道、胰管、阑尾等处，可引起胆道蛔虫症、蛔虫性胰腺炎和阑尾炎，严重者可穿通肠壁引起肠穿孔，导致腹膜炎。此外，大量成虫如扭结成团，可堵塞肠管或蛔虫寄生部位的肠段蠕动障碍，可引起肠梗阻。

（四）寄生虫学检查

病原学诊断，检获虫卵或虫体是蛔虫感染或蛔虫病确诊的依据。

1. 虫卵的检查　蛔虫产卵量多，一般用直接涂片法检查粪便即可查获蛔虫卵，必要时也可采用沉淀法和饱和盐水漂浮法检查虫卵。

2. 成虫的检查　由粪便排出、吐出或由其他部位取出的成虫，可根据虫体的形态特征进行确诊。若粪中查不到虫卵时，可用驱虫治疗性诊断，如驱出蛔虫，便能诊断。

（五）防治原则

1. 加强卫生宣传教育　普及卫生知识，纠正不良生活习惯和行为，饭前便后洗手或不喝生水，不吃不洁食物，防止食入蛔虫卵，减少感染机会。

2. 做好粪便管理及粪便无害化处理　改善环境卫生，用经无害化处理的粪便施肥，防止粪便污染环境，改善环境卫生，减少土壤及地面上的虫卵。消灭传播媒介苍蝇与蟑螂，是阻断传播途径的重要措施。

3. 药物治疗　对病人及感染者进行驱虫治疗，是控制和消灭传染源的重要措施。驱虫治疗既可降低感染率，减少传染源，又可改善儿童的健康状况。驱虫时间宜在感染高峰之后的秋、冬季节，学龄儿童可采用集体服药。对有并发症的患者，应及时送医院诊治，不要自行用药，以免贻误病情。常用药物有阿苯达唑、甲苯达唑、左旋咪唑 、枸橼酸哌嗪。驱虫效果较好，且副作用小。

二、十二指肠钩口线虫及美洲板口线虫

案　例

农民赤脚到田间干活，脚趾间、手指间有时出现针刺感奇痒。有的还表现出头昏、疲乏、食欲不振、胸紧、活动后气促，是否有肠道钩虫感染。

思考题：

1. 钩虫病是如何传播的？

2. 感染钩虫后主要临床表现有哪些？

3. 如何预防钩虫感染？

寄生人体的主要钩虫有十二指肠钩口线虫（*Ancylostoma duodenale*），简称十二指肠钩虫；美洲板口线虫（*Necator americanus*），简称美洲钩虫。钩虫寄生于人体小肠，引起钩虫病。钩虫感染和钩虫病呈世界分布，在我国流行广泛，淮河及黄河一线以南的广大地区，钩虫感染和钩虫病流行极为严重，东北、华北、西北地区钩虫的感染率较低，农村高于城市，南方高于北方，北方以十二指肠钩虫为主，南方以美洲钩虫为主，多数地区可见两种钩虫混合感染，是我国危害人民健康的重要寄生虫病之一。

（一）形态

1. 成虫 虫体圆柱形，细长略弯曲，活时为淡红色，半透明死后为灰白色。雄虫长（5～11）mm，雌虫长（9～13）mm，虫体前端较细略向背侧弯曲。虫体前端为一发达的角质口囊，呈圆形或椭圆形。十二指肠钩虫口囊腹侧前缘有钩齿两对，美洲钩虫口囊有板齿一对。咽管较长，管壁肌肉发达，后端膨大，肌纤维的交替收缩与松弛使咽管具有唧筒样作用，有利于吸食并挤入肠道。虫体前端有一对头腺，能合成和分泌抗凝素，阻止宿主肠壁伤口的血液凝固，有利于钩虫的吸血。虫体末端膨大形成膜质交合伞，内有肌肉性状辐肋支持，分别称背辐肋、侧辐肋和腹辐肋。辐肋的形状是鉴定虫种的特征结构。雄性生殖系统为单管型，而雌性生殖系统为双管型（图 22－3）。

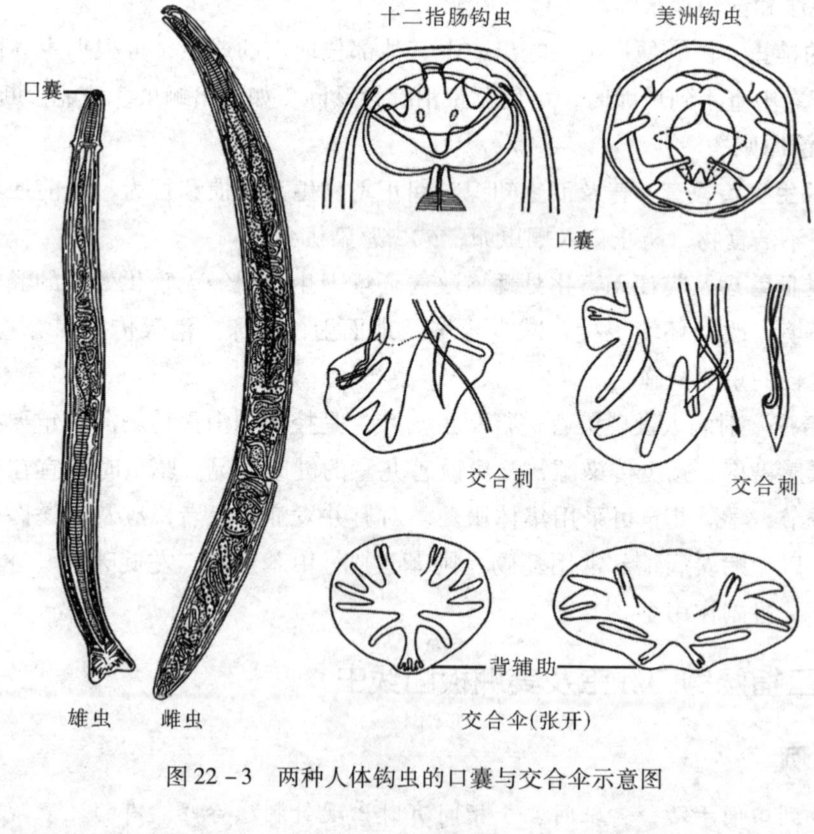

图 22－3　两种人体钩虫的口囊与交合伞示意图

十二指肠钩虫与美洲钩虫主要以虫体外形的特态、口囊特点、雄虫交合伞外形及其背辐肋分支、交合刺形状作为鉴别虫种依据（表 22－1）。

表 22－1　两种寄生于人体的钩虫成虫的鉴别

鉴别要点	十二指肠钩虫	美洲钩虫
大小	♀：(10～13) mm×0.6mm ♂：(8～11) mm×(0.4～0.5) mm	(9～11) mm×0.4mm (7～9) mm×0.3mm
体形	头与尾均向背侧弯曲，体呈"C"形	头向背侧仰曲，尾向腹面弯曲，体呈"S"形。
口囊	腹侧前缘有 2 对钩齿	腹侧前缘有 1 对板齿
背辐肋	远端分 2 支，每支远端再分 3 小支	基部分 2 支，每支远端再分 2 小支
交合刺	两刺呈长鬃状，末端分开	两刺末端合并形成钩状
尾刺	有	无

2. 虫卵　两种钩虫卵的形态相似不易区别，均为椭圆形，大小为 (56～76)μm×(36～40)μm，平均大小为 60μm×40μm。卵壳薄，无色透明，卵内含有 2～4 个卵细胞。卵壳与卵细胞之间有明显的空隙。如便秘的患者或粪便放置过久，卵内的卵细胞可发育至桑葚期或胚胎期，甚至可发育为幼虫。钩虫卵与脱蛋白膜的受精蛔虫卵，卵壳都是无色透明，大小形状相似易混淆，但钩虫卵壳薄，内含多个卵细胞，而脱蛋白膜的受精蛔虫卵壳厚，一般只含 1 个卵细胞，两者可以区别（图 22－4）。

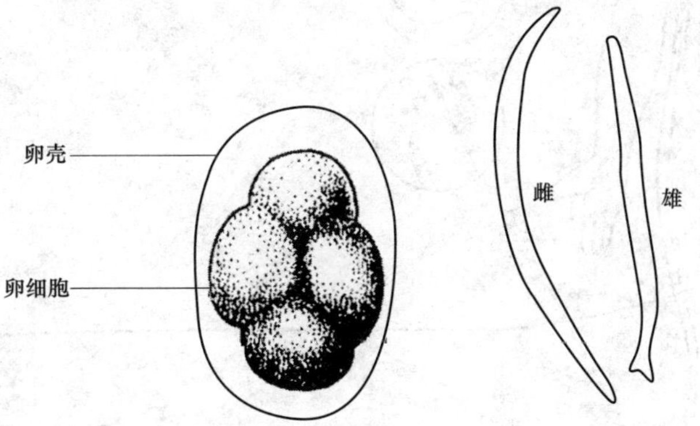

图 22－4　钩虫虫卵和成虫

（二）生活史

钩虫不需要中间宿主，属于土源性蠕虫。生活史简单，分为人体内和人体外两个过程。成虫寄生于人体小肠中，以宿主血液、淋巴液及脱落的肠上皮细胞为营养。雌雄交配后产卵，虫卵随着粪便排出体外。

> **考点提示**
> 钩虫的感染方式。

1. 在人体外发育过程　成虫寄生在人体小肠内，雌虫成熟交配后产卵，虫卵随粪便排出体外，在潮湿、阴暗、含氧充分、肥沃松软的土壤中，温度在 25～30℃时，卵内细胞不断分裂，经 1～2 天，幼虫即可孵出，为杆状蚴。杆状蚴以土壤中细菌和有机物为食物，在 7～8 天内蜕皮两次发育为丝状蚴，具有感染宿主的能力，即感染期幼虫。丝状蚴不进食，靠体内贮存营养，在距地表面1～6cm 深的土层中生活。丝状蚴抵抗力较强，一般可存活 1 天至 2 个月，在适宜环境中，可存活 15 周或更久。直射的阳光，干燥或较深的积水和寒冷的外界环境都不利于钩虫卵和幼虫的发育与孵化。丝状蚴有向湿性和向温性，与人体皮肤接触后，受到皮肤温度的刺激，就可依靠其机械的穿刺运动侵入人体。

2. 在人体内发育过程　丝状蚴可通过毛囊、汗腺、皮肤破损或较薄处或经口腔、食道黏膜感染人体。约 24 小时后进入小静脉或淋巴管，随血流经右心到肺，穿过肺毛细血管进入肺泡。再循支气管、气管到达咽部，然后被咽下，经胃到小肠蜕皮两次，发育为成虫（图 22－5）。

自感染期蚴虫钻入皮肤至成虫交配产卵，一般需 5 天至 7 周。每条十二指肠钩虫日平均产卵为 10000～30000 个，美洲钩虫为 5000～10000 个。成虫在人体内一般可存活 3 年左右，个别报道十二指肠钩虫可活 7 年，美洲钩虫可活 15 年。寄生人体钩虫数量自 1 条至数千条，甚至上万条不等。

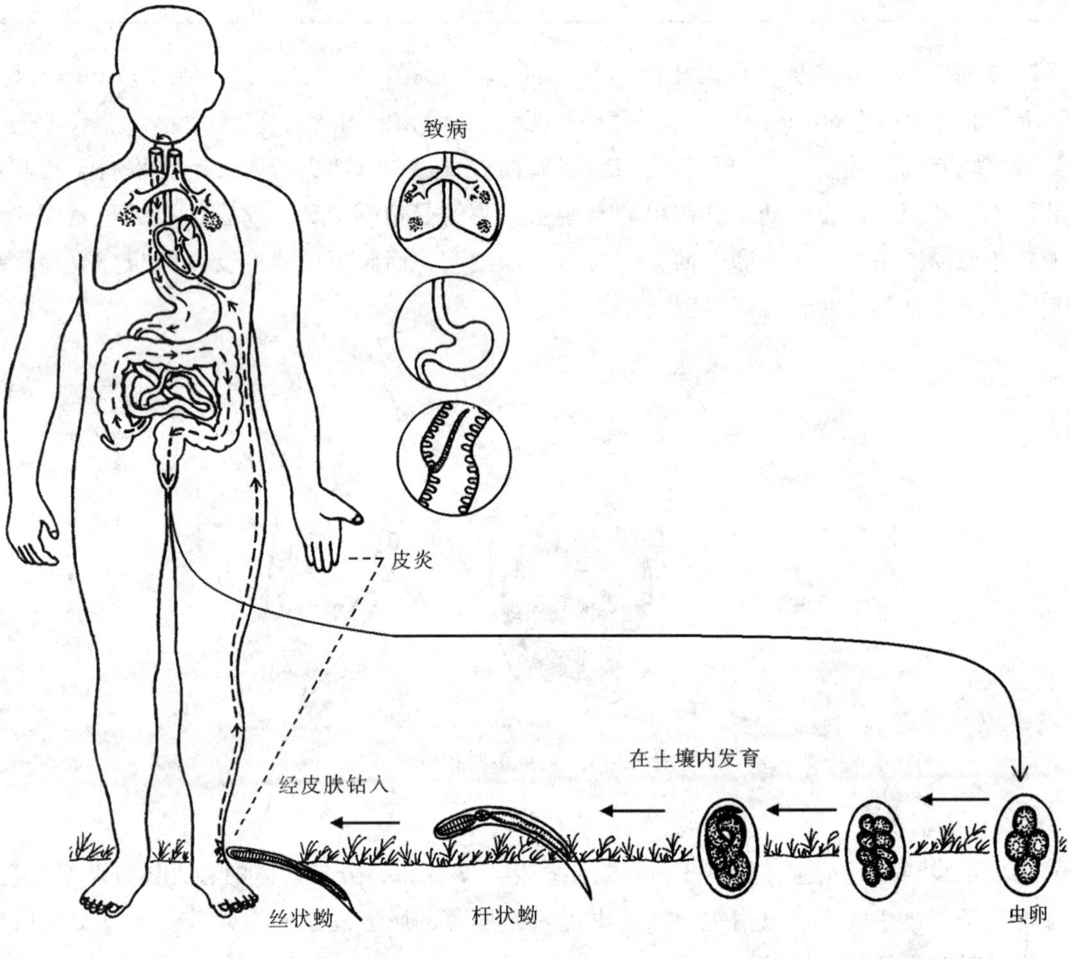

图 22－5 钩虫生活史

（三）致病

人体感染钩虫后是否出现临床症状，除与钩蚴侵入皮肤的数量及成虫在小肠寄生的数量有关外，也与人体的健康状况、营养条件及免疫力有密切关系。虽然在粪便中检获虫卵，但无任何临床症状者，称为钩虫感染或带虫者。由钩虫寄生引起不同程度的临床症状和体征者，称钩虫病 。

1. 幼虫致病

（1）钩蚴性皮炎（俗称粪毒或地痒疹） 丝状蚴钻入皮肤后，穿刺活跃，因机械穿刺和化学性分泌物的作用，数十分钟内患者局部皮肤即可有针刺、烧灼和奇痒感，进而出现充血斑点或丘疹，1～2 天内出现红肿及水疱，搔破后可有浅黄色液体流出。若有继发细菌感染则形成脓疱，最后经结痂、脱皮而愈，此过程俗称为“粪毒”。皮炎部位多见于与泥土接触的足趾、手指间等皮肤较薄处，也可见于手、足的背部。

（2）肺部损害　一般来讲肺部损害较轻，钩蚴移行至肺、穿破微血管进入肺泡时，可引起局部出血及炎性病变。患者可出现咳嗽、痰中带血，并伴有畏寒、发热等全身症状，此时嗜酸性粒细胞增多，重症患者可表现持续干咳和哮喘，多不需治疗自愈。若一次性大量感染钩蚴，则有引起暴发性钩虫性哮喘的可能。

2. 成虫致病

（1）肠道病变及症状　成虫咬附于人体小肠黏膜，可造成散在性出血点及小溃疡，有时也可形成片状出血性瘀斑，引起肠功能的紊乱，影响小肠消化与吸收营养的功能，加速贫血的发生。主要临床表现为上腹部疼痛、食欲不振、胃肠胀气、腹泻等消化道症状，食欲增加而体重减轻。钩虫病引起的消化道出血以柏油样便、血便或血水便为主。

> 考点提示
> 钩虫对人体主要危害。

（2）贫血　钩虫对人体的危害主要是由于成虫的吸血活动，致使患者长期慢性失血，铁和蛋白质不断耗损，加上患者营养不良，铁和蛋白质不能得到有效补充，造成血红蛋白的合成速度比细胞新生速度慢，则使红细胞体积变小、着色变浅，故而呈低色素小细胞型贫血。钩虫寄生引起患者慢性失血的原因主要是：①钩虫以血液为食；②钩虫吸血时分泌抗凝素，使血液不凝固，致使伤口不断渗血，有利钩虫吸血加重失血；③钩虫有不断更换咬附部位的习性，以致肠黏膜多处渗血；④同时吸附肠黏膜时，由于机械和溶解破坏组织，导致肠黏膜损伤影响消化和吸收功能，进一步加重贫血。每条十二指肠钩虫每天所致的失血量为0.14～0.40ml，每条美洲钩虫每天所致的失血量为0.02～0.10ml。

临床表现为皮肤黏膜苍白、乏力、心悸、气促、全身水肿等，重度患者症状加重，并可丧失劳动能力。儿童重度感染可引起严重贫血及发育障碍。妇女严重感染可出现闭经、流产。婴儿钩虫病常表现为黑便或柏油样便、腹泻、食欲减退等，贫血严重，并发症多，严重影响发育，病死率高。

（3）异嗜症　有少数患者出现喜食生米、生豆甚至泥土、煤渣、石块等异常表现，称为“异嗜症”，似与患者体内铁的耗损有关。大多数患者经服铁剂后，症状可自行消失。

（四）寄生虫学检查

病原学诊断，钩虫病的诊断主要依赖虫卵的鉴别。美洲钩虫和十二指肠钩虫卵相似，不易区分。

1. 生理盐水直接涂片法　方法简便易行，但检出率低，轻度感染者常易漏诊，适于感染率较高的地区。

2. 饱和盐水浮聚法　钩虫卵较轻，比重约为1.06，在饱和盐水（比重1.20）中，容易上浮。此法操作简便，检出率较高，检出率较直接涂片法提高5～6倍，对轻度感染者不易漏检，是诊断钩虫感染最常见的方法。

3. 钩蚴培养法　此法检出率与饱和盐水浮聚法相近似，且在光镜下可鉴别寄生人体的两种钩虫的虫种，在选用驱虫药物上有意义。但需经培养5～7天后才可能得出结果。

（五）防治原则

对钩虫病防治要采用综合性防治措施，主要包括控制传染源、加强粪便管理和无害化、注意个人防护和防止感染。

1. 控制传染源 钩虫患者和带虫者是钩虫病的传染源，常用药物有阿苯达唑和甲苯达唑。对钩虫患者要适当补充铁剂和维生素。用噻苯达唑配制成15%软膏局部涂敷，同时辅以透热疗法，可以治疗钩蚴性皮炎。

2. 管理粪便 采用粪尿混合贮存，密封式沼气池、三坑式沉淀密封粪池等杀灭粪便中的钩虫卵。在易感季节，应尽量不用未经处理的人粪施于旱地作物，必要时可用蓄粪或化肥代替。

3. 加强个人防护和防止感染 提倡穿鞋下地，手、脚皮肤上涂抹防护剂，如1.5%左旋咪唑硼酸酒精溶液或噻苯达唑15%软膏等可显著减少感染机会。

三、其他线虫

寄生于人体的其他线虫见表22－2。

表22－2 寄生于人体的其他线虫

寄生虫	蠕形住肠线虫	毛首鞭形线虫	班氏丝虫与马来丝虫	旋毛形线虫
简称	蛲虫	鞭虫	丝虫	旋毛虫
寄生部位	小肠末、盲肠和结肠	盲肠	淋巴系统	小肠和肌细胞内
终宿主	人	人	人	人
中间宿主	/	/	蚊	受染动物
感染阶段	含蚴卵	含蚴卵	丝状蚴	幼虫囊包
感染途径	经口感染	经口感染	蚊媒叮咬	经口感染
主要致病	蛲虫病	鞭虫病	丝虫病	旋毛虫病
寄生虫检查	肛门拭檫法检查虫卵	粪便查虫卵	淋巴结节查成虫、血液查微丝蚴	肌肉活检、免疫学诊断
治疗药物	甲苯达唑、外用蛲虫膏	阿苯达唑、甲苯达唑	海群生、呋喃嘧酮	阿苯达唑、甲苯达唑
预防措施	注意公共卫生、家庭卫生及个人卫生以防止感染	注意个人和饮食卫生，做好水源和粪便管理	普查普治、卫生宣教、防蚊灭蚊	改变饮食习惯，肉类熟食；加强肉类检查

第二节 吸 虫

吸虫属扁形动物门的吸虫纲，下有单殖目、盾腹目和复殖目。寄生人体的吸虫都属于复殖目。复殖目的吸虫种类繁多，生活史复杂、具有有性世代和无性世代交替的生活方式，无性世代在软体动物体内寄生，有性世代大多在脊椎动物体内寄生。

扫码“学一学”

一、日本血吸虫

案 例

王某，男，46岁，2011年11月4日因“持续发热三天、乏力、咳嗽、黄疸、肝区疼痛，腹胀及腹泻、肝脏肿大且有压痛”入院。追问既往史得知，患者发病前个2个月全家曾到洪湖地区旅游，因天气炎热王某到湖中游泳，事后全身还出现了痒疹。后经医院确诊为急性血吸虫病。

思考题：

1. 日本血吸虫病的临床表现有哪些？
2. 血吸虫病如何防治？
2. 人是如何感染日本血吸虫的？
3. 如何诊断日本裂体吸虫病？

扫码“看一看”

日本裂体吸虫（*Schistosoma japonicum*），简称血吸虫（blood fluke）。属扁形动物门，吸虫纲，复殖目，裂体科。成虫寄生于人、畜体内的门静脉和肠系膜静脉系统，引起血吸虫病。寄生于人体的血吸虫有5种：日本裂体吸虫、埃及裂体吸虫、曼氏裂体吸虫、间插裂体吸虫和湄公裂体吸虫等，我国只有日本裂体吸虫。日本血吸虫病流行于世界上76个国家和地区，全球约2亿人遭受感染，而受到血吸虫病威胁的人口多达6亿。在我国流行于长江流域及长江以南的12个省、市、自治区。血吸虫病属人兽共患寄生虫病，患者及其动物保虫宿主，如黄牛、水牛、猪、狗、猫、羊、兔、鹿、鼠类、猴等均为传染源。其中水牛、黄牛和鼠类为重要的动物传染源。

（一）形态

1. 成虫　雌雄异体，虫体呈圆柱状，外观似线虫。雄虫较粗短，呈圆柱状，乳白色或微灰白色，体长（12～20）mm，宽（0.5～0.55）mm，腹背扁平，有口、腹吸盘位于虫体前端，腹吸盘之后的虫体略扁平，其两侧向腹面卷曲，形成沟槽称抱雌沟。睾丸多为7个呈串珠状排列。雌虫较雄虫细长呈圆柱形，暗褐色，口、腹吸盘不发达，体长（12～28）mm，宽（0.1～0.3）mm，生殖系统有卵巢、卵黄腺等（图22－6）。

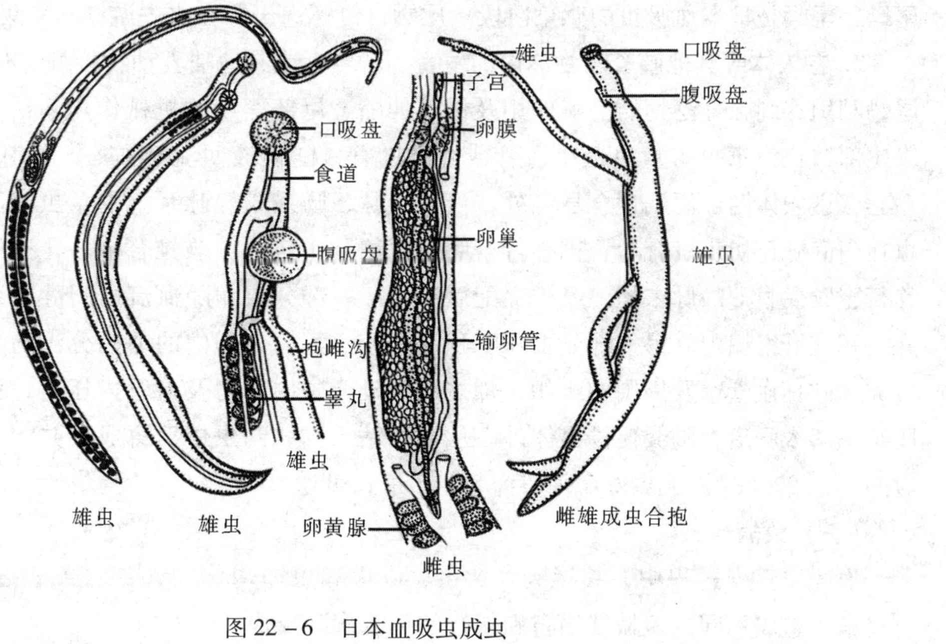

图22－6　日本血吸虫成虫

2. 虫卵　椭圆形，淡黄色，大小为（70～106）μm×（55～80）μm，卵壳厚薄均匀，无卵盖，卵壳一侧有一小棘。卵壳内有一薄层胚膜，内含一成熟的毛蚴，毛蚴和卵壳之间可见一些大小不等圆形或椭圆形的油滴状毛蚴头腺分泌物。随粪便排出的虫卵，卵壳周围常附有许多宿主组织残留物（图22－7）。

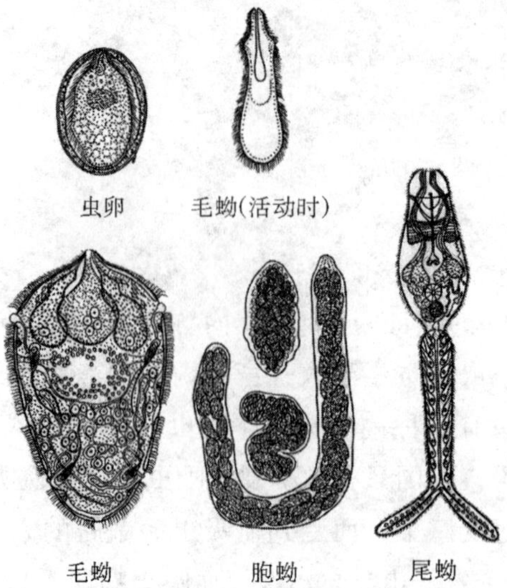

图 22－7　日本血吸虫虫卵、毛蚴及尾蚴

（二）生活史

> 考点提示
> 血吸虫感染方式。

血吸虫的生活史需要终宿主和中间宿主。终宿主为人和其他多种哺乳动物（如牛），中间宿主为钉螺。血吸虫的生活史包括卵、毛蚴、母胞蚴、子胞蚴、尾蚴、童虫和成虫等阶段。成虫寄生于门脉和肠系膜静脉系统，以血液为食。雌雄交配后产卵，卵随粪便排出体外。

1. 在钉螺内的发育　虫卵随粪便入水中，在水温为25℃左右时，孵出毛蚴。毛蚴在水中游动，并钻入钉螺体内。在钉螺体内经母胞蚴、子胞蚴的无性生殖阶段后，发育成大量尾蚴，尾蚴是日本血吸虫的感染阶段。尾蚴自钉螺逸出，在水中游动，多集中于水面。

2. 在人体或其他哺乳动物体内的发育　若当人或其他哺乳动物接触含有尾蚴的疫水后，尾蚴利用穿刺腺分泌物的溶解作用及体部伸缩、尾部摆动的机械作用，钻入宿主皮肤，脱去尾部转化为童虫。童虫经小血管或小淋巴管，随血液回流至右心。经肺动脉、肺静脉、左心，进入体循环而到达全身各处。仅达门脉、肠系膜静脉系统的童虫才能发育成熟。童虫在门静脉经初步发育后，再移行至肠系膜静脉中定居，雌雄合抱。合抱的虫体可逆血流移行至肠黏膜下静脉末梢，雌雄交配后产卵。一部分虫卵随血流由门静脉系统入肝门静脉并沉积在肝组织内，另一部分虫卵沉积在肠壁小血管，卵内的毛蚴分泌的溶组织物质可透过卵壳破坏血管壁及周围的组织，加之肠蠕动，腹内压力及血管内压力，虫卵或随坏死的肠组织落入肠道，随粪便排出体外。从尾蚴钻入皮肤到虫体发育成熟并产卵约需一个月的时间（图 22－8）。成虫寿命一般为 5 年，最长可达 40 年。

（三）致病

> 考点提示
> 血吸虫主要的致病机制及所致疾病。

血吸虫感染过程中，其尾蚴、童虫、成虫和虫卵均可对宿主造成不同的机械性损害和复杂的免疫病理反应。一般而言，尾蚴、童虫和成虫引起较轻微的或一过性病变，而虫卵引起的虫卵肉芽肿是主要的病变，依虫卵沉积的部位、病期长短、感染程度及人体的免疫应答不同，临床表现各异。

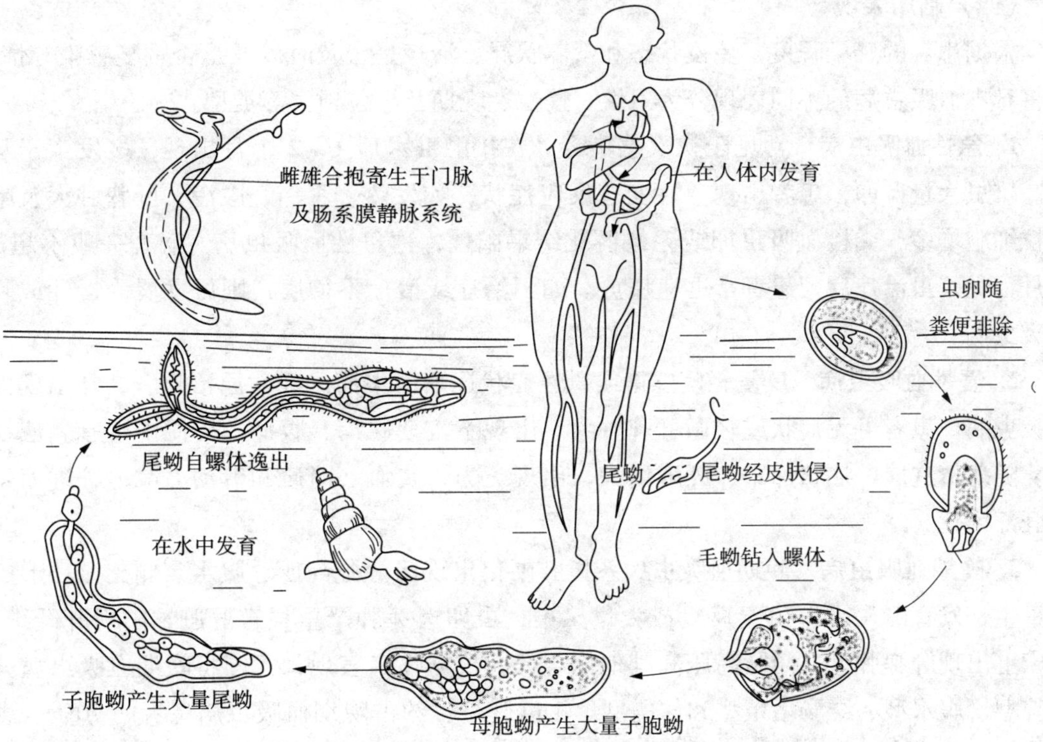

图 22－8 日本血吸虫生活史

1. 幼虫致病

（1）尾蚴性皮炎 尾蚴穿过皮肤时，其穿刺腺分泌物可引起Ⅰ型和Ⅳ型超敏反应。在尾蚴侵入皮肤的部位出现粟粒样红色丘疹或荨麻疹、水肿、瘙痒等，数小时至 2～3 天内消失。初次接触尾蚴者，反应较轻，反复接触时，反应加重，严重者可伴有全身水肿及多型红斑。

（2）童虫所致损害 童虫在体内移行时，其活动及代谢产物等可引起血管炎和肺炎，肺组织点状出血，白细胞浸润等。重度感染者，可发生出血性肺炎。患者发热、咳嗽、痰中带血、嗜酸粒细胞增多。

2. 成虫致病 成虫在门静脉和肠系膜静脉内寄生，可引起机械性损害，如静脉内膜炎和静脉周围炎等。由于成虫大量摄取红细胞为食，可引起患者贫血。

3. 虫卵致病 虫卵是血吸虫病的主要致病阶段。虫卵沉积在宿主的肝和肠壁等组织，卵内毛蚴分泌可溶性虫卵抗原，经卵壳微孔渗透到组织中，被巨噬细胞吞噬、处理、呈递，激活 T 淋巴细胞。致敏的 T 细胞再次受到抗原刺激，可产生多种淋巴因子，趋化淋巴细胞、嗜酸粒细胞、中性粒细胞及浆细胞等集聚在虫卵周围，形成虫卵肉芽肿，属于Ⅳ型超敏反应。日本血吸虫产卵量大，虫卵常成簇聚集，所形成虫卵肉芽肿体积较大。急性期虫卵肉芽肿常出现中心坏死，称嗜酸性脓肿。虫卵肉芽肿的形成，一方面有利于隔离和清除虫卵释放的抗原，减少血液循环中抗原抗体复合物的形成和对机体的损害；另一方面，虫卵肉芽肿的形成破坏了宿主的正常组织，导致以肝硬化和肠纤维化为主的血吸虫病典型病变。

4. 抗原致病 主要是虫体的代谢产物、分泌物、排泄物及虫体更新脱落的表膜等可溶性抗原与人体产生的抗体结合成免疫复合物，沉积在宿主的组织和器官产生Ⅲ型超敏反应。

（四）临床表现

根据患者的感染程度、免疫状态和营养状况、治疗是否及时以及是否重复感染等情况，可将日本血吸虫病的不同表现分为急性、慢性、晚期及异位损害等类型。

1. 急性血吸虫病 常见于初次感染者，在接触疫水后1～2个月出现，多发生于夏秋季。雌虫大量产卵，患者出现急性变态反应症状，如发热、腹痛、腹泻、肝脾肿大及嗜酸性粒细胞增多，粪检血吸虫卵或毛蚴孵化结果阳性，称急性血吸虫病。病程一般不超过6个月，经杀虫治疗后，患者常迅速痊愈。如不治疗或治疗不彻底，则可发展为慢性或晚期血吸虫病。

2. 慢性血吸虫病 反复轻度感染或急性症状逐渐消失而未经病原治疗者，常出现慢性血吸虫病。患者可无症状或轻微肝脾肿大。出现不定期腹泻、腹痛，粪便中带有黏液及脓血。随病情进展，症状加重，肝脾增大，出现乏力、贫血、消瘦和劳动力减退，进而发展为肝纤维化。

3. 晚期血吸虫病 晚期血吸虫病系指肝硬化出现门静脉高压、腹水、侧支循环形成及严重生长发育障碍者。由于反复或大量感染，虫卵肉芽肿严重损害肝脏，出现肝纤维化，临床上出现肝脾肿大、门脉高压和其他综合征。根据临床表现，我国将晚期血吸虫病分为巨脾型、腹水型、结肠增殖型和侏儒型。①巨脾型：约占晚期血吸虫病患者的70%。患者脾肿大超过脐平线，或其横径超过腹中线，伴脾功能亢进，胃底、食管下端静脉曲张，易发生消化道出血。②腹水型：腹水是门脉高压、肝功能失代偿和水钠代谢紊乱等诸多因素所致。随病情发展腹水逐渐形成，亦可因并发感染、严重腹泻、上消化道出血、劳累及手术等而诱发。③结肠增殖型：是一种以结肠病变为突出表型的临床类型。表现为腹痛、腹泻、便秘或便秘与腹泻交替出现。结肠镜检见黏膜增厚、粗糙、息肉形成或肠腔狭窄，严重者可出现不完全肠梗阻。易并发结肠癌。④侏儒型：患者在儿童期反复感染血吸虫后，其性腺和垂体等内分泌腺出现不同程度萎缩和功能减退。表现为垂体性侏儒。患者身材矮小，性器官不发育，第二性征缺如，但智力正常。

4. 异位损害 重度感染时，日本血吸虫成虫也可能在门脉系统以外寄生，称异位寄生。其产出的虫卵沉积于肝脏、肠壁以外的器官或组织沉着形成虫卵肉芽肿所造成的损害称异位损害或异位血吸虫病。人体常见的异位损害部位在肺和脑。

（五）寄生虫学检查

病原学诊断是确诊血吸虫病的依据。从粪便中检出虫卵、毛蚴孵化及活检直肠黏膜内的虫卵是确诊和考核疗效的主要依据。但轻度感染或晚期患者，检出率较低，故粪检阴性不能排除血吸虫病。

1. 直接涂片法 操作简便，但虫卵检出率低，适用于急性或感染较重的早期患者。

2. 毛蚴孵化法 血吸虫卵内毛蚴在适宜温度（20～30℃）的清水中，经4～6小时，可孵出毛蚴，在水体表面运动，可用肉眼或放大镜观察。因此，将患者整份粪样沉渣孵化，可提高检出率，优于直接涂片法。

3. 肠黏膜活体组织检查 多用于粪检阴性者。乙状结肠镜或直肠镜刮取小块可能有病变的黏膜压片镜检，可发现沉积在黏膜组织内的虫卵。检出虫卵可证明其感染过血吸虫，但不能说明体内有活虫，只有查见活卵或近期变性卵才有诊断意义。

4. 免疫学检查 患者血清中血吸虫抗原或抗体阳性可作为本病的辅助诊断依据。常用的有皮内试验、环卵沉淀试验、间接血凝试验、间接荧光抗体试验、酶联免疫吸附试验、检测循环抗原等。

（六）防治原则

1. 消灭和控制传染源　治疗血吸虫病患者及病畜，吡喹酮是当前治疗血吸虫病的首选药物。在流行区开展人群普查普治。

2. 消灭钉螺，切断传播途径　灭螺是切断血吸虫病传播的关键。灭螺应根据钉螺生态特点和地理条件，因地制宜，采取改变钉镙滋生环境，结合物理和化学药物灭螺方法。物理灭螺方法有铲草、火烧、土埋等；化学灭螺药物有氯硝柳胺、五氯酚钠、烟酰苯胺等。加强粪便管理，避免虫卵入水可有效控制其传播。做好安全供水，水体避免污染，减少流行区居民直接接触疫水的机会。

3. 加强个体防护，保护易感者　加强健康教育，做好个人防护工作。尽量避免与疫水接触，如必须在疫水中作业时应采取皮肤涂抹防护药物（氯硝柳胺或邻苯二甲酸二丁酯油膏、乳剂）或穿防水胶鞋、塑料防护裤等防护措施。

二、华支睾吸虫

华支睾吸虫（clonorchis sinensis），简称肝吸虫（liver fluke），可引起华支睾吸虫病，又称肝吸虫病。本虫首次于1874年在一印度华侨的肝胆管内发现。本病在我国流行至少有2300年以上的历史。肝吸虫病主要分布于亚洲，如中国、日本、朝鲜和越南等国家。我国除西北省区外已有24个省、市、自治区有不同程度流行。猫、狗以及鼠类、野猫、狐狸、貂、水獭及獾等均是该虫的保虫宿主，也是本虫的传染源。

（一）形态

1. 成虫　体型狭长，外形如葵花子状，背腹扁平，前端较窄，后端钝圆。虫体大小为(10～25)mm×(3～5)mm。口吸盘位于虫体的前端，腹吸盘位于虫体前1/5处，口吸盘略大于腹吸盘。消化道分为口、咽、食管及分叉的肠支。雌雄同体，2个睾丸前后排列，呈分支状，位于虫体的后1/3处。卵巢位于睾丸之前，边缘分叶，睾丸与卵巢之间可见椭圆形的受精囊。卵黄腺呈滤泡状，分布于虫体的两侧。腹吸盘与受精囊之间可见盘曲的子宫，内含大量的虫卵，其开口于腹吸盘前缘的生殖腔（图22－9）。

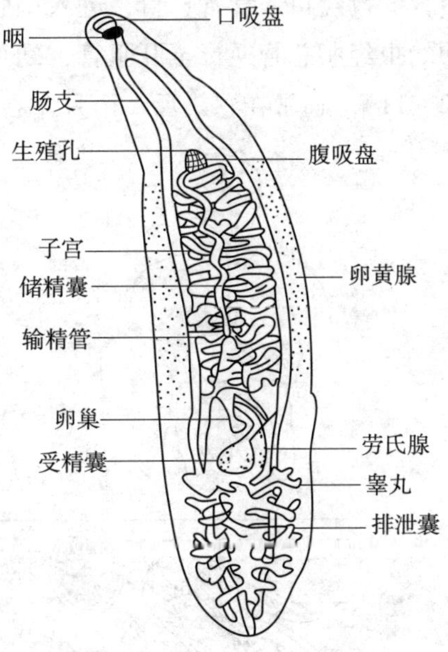

图22－9　肝吸虫成虫

2. 虫卵　卵呈黄色，低倍镜下形似芝麻粒，平均大小为(27～35)μm×(12～20)μm，是人体蠕虫卵中最小的一种虫卵。前端较窄且有盖，卵盖周围卵壳增厚，形成肩峰，卵盖的对侧有一疣状突起。卵内含一成熟的毛蚴（图22－10）。

（二）生活史

肝吸虫的生活史需要终宿主和中间宿主，终宿主为人和多种哺乳动物；第一中间宿主为淡水螺，第二中间宿主为淡水鱼、虾。血吸虫的生活史包括卵、毛蚴、胞蚴、雷蚴、尾蚴、囊蚴和成虫等阶段。成虫寄生于人或哺乳动物（猫、狗）的肝胆管内，以肝胆管黏膜、分泌物和血细胞为食。虫卵随胆汁进入消化道，之后随粪便排出。

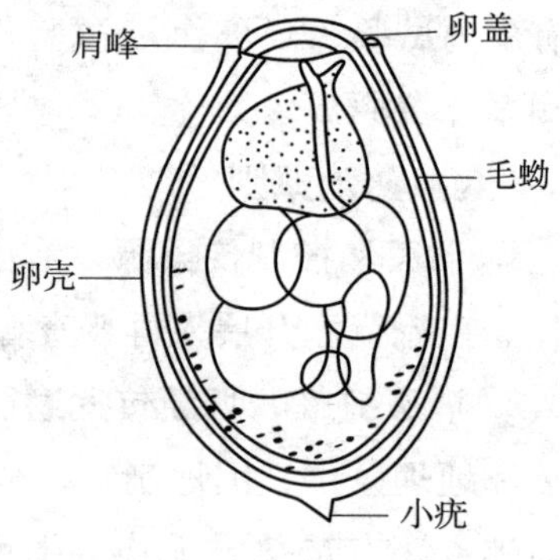

图 22－10　肝吸虫卵

1. 在淡水螺体内的发育　虫卵随胆汁进入消化道，随粪便排出入水，被第一中间宿主淡水螺（如豆螺、沼螺）吞食，在螺体的消化道内孵出毛蚴，随后经过胞蚴、雷蚴等无性生殖阶段，形成大量尾蚴。成熟尾蚴自螺体内逸出在水中游动。

2. 在淡水鱼或淡水虾体内的发育　尾蚴在水中遇到适宜的第二中间宿主淡水鱼、虾，则侵入其肌肉组织内经20～30天，发育成为囊蚴。囊蚴为圆形或椭圆形，大小为0.138mm × 0.115mm，囊内含活动的幼虫，可见口、腹吸盘和暗黑色的排泄囊。囊蚴是肝吸虫的感染阶段。

考点提示

肝吸虫的感染方式。

3. 在人或其他哺乳动物体内的发育　人或猫、狗等哺乳动物食入含有活囊蚴的鱼、虾后，囊蚴经口、食管、胃，进入小肠。经消化液的作用，在十二指肠内幼虫脱囊，脱囊后的幼虫经胆总管逆行至肝胆管，幼虫也可经血管或穿过肠壁达肝，最后寄生在肝胆管（图22－11）。通常在感染后一个月左右发育为成虫。成虫的寿命为20～30年。

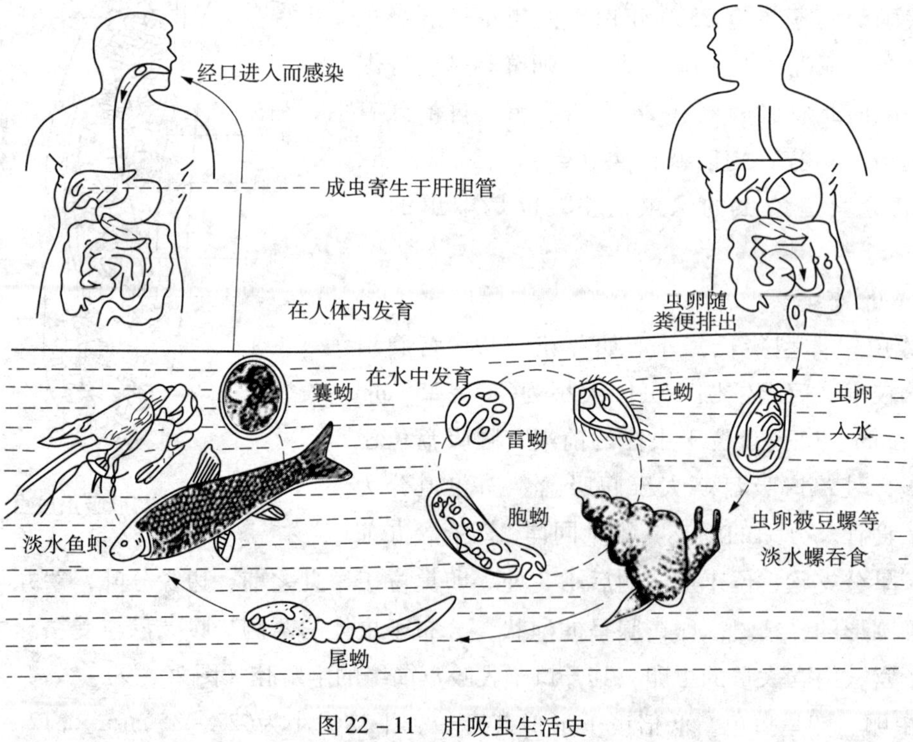

图 22－11　肝吸虫生活史

（三）致病

1. 致病机制　华支睾吸虫病的危害性主要是患者的肝脏受损。成虫寄生于肝胆管内，虫体对胆道上皮细胞机械性的损害和分泌物、代谢产物的刺激，使胆管上皮脱落、增生、管壁增厚、管腔狭窄，加之虫体的阻塞作用，引起胆汁淤积和管腔扩张，导致阻塞性黄疸。

感染严重时在门脉区周围可出现纤维组织增生和肝细胞的萎缩变性，甚至形成胆汁性肝硬化。虫体碎片、虫卵及脱落的胆管上皮细胞可作为核心形成胆管结石，引起胆石症。胆汁引流不畅，易合并细菌感染，可发生较为典型的胆囊炎、胆管炎。此外，有报告认为华支睾吸虫感染与胆管上皮细胞癌和肝细胞癌有一定的关系。

2. 临床表现 本病一般为慢性过程，临床表现根据感染的虫数、病程及机体的反应而异。轻度感染时无明显的临床表现，仅在粪便中查出虫卵，为带虫者。一般患者以消化道症状为主，可有上腹部不适、腹痛腹胀、厌油、消化不良、腹泻、肝区隐痛、肝脏轻度肿大等症状和体征。严重感染者急性期可出现发热、胃肠道症状明显、水肿伴有肝肿大伴压痛等。晚期患者可出现黄疸、肝硬化的症状，如肝脾肿大、腹水、门脉高压等。儿童和青少年感染后，除消化道症状外，常有营养不良、贫血、低蛋白血症、肝肿大和发育障碍，极少数患者甚至可致侏儒症。

（四）寄生虫学检查

病原学检查在粪检中找到肝吸虫卵是确诊的依据。一般感染后1个月，粪便中可检出虫卵。对有肝胆疾病临床表现和体征的患者询问其是否居住或到过流行区及有无生食或半生食鱼、虾史，有助于确定诊断。本病应与病毒性肝炎、胆囊炎、胆石症及肝硬化相鉴别。

1. 直接涂片法 操作简便，但检出率不高，且虫卵小容易漏诊。

2. 集卵法 此法检出率较直接涂片法高，有漂浮集卵法和沉淀集卵法两种。

3. 十二指肠引流胆汁检查 引流胆汁进行离心沉淀检查也可查获虫卵，虫卵检出率高。但一般患者难以接受。肝胆手术检获成虫也可确诊。

4. 免疫学诊断 患者血清华支睾吸虫抗原或抗体阳性可作为本病的辅助诊断依据。较为常用的免疫学诊断方法有皮内试验、间接血凝试验、间接荧光抗体试验、酶联免疫吸附试验等。

（五）防治原则

1. 开展卫生宣传教育 提高群众对华支睾吸虫病传播途径的认识。改变饮食习惯和烹调方法，不食生的或不熟的鱼虾，不混用生、熟食砧板及器皿，把住“虫从口入”这一关。

2. 加强粪便管理，切断传播途径 杀灭中间宿主螺类，改变养鱼习惯，避免未经无害化处理的粪便进入鱼塘。

3. 积极治疗病人病畜 治疗患者的首选药物为吡喹酮。治疗保虫宿主，不用生鱼喂猫、狗等动物以免引起感染。

三、其他吸虫

寄生于人体的其他吸虫见表22－3。

表22－3 寄生于人体的其他吸虫

寄生虫	布氏姜片虫	卫氏并殖吸虫
简称	姜片虫	肺吸虫
寄生部位	小肠	肺
终宿主	人、猪	人、猫
中间宿主	扁卷螺	川卷螺、蝲蛄和石蟹
传播媒介	水生植物菱角、茭白	/

续表

寄生虫	布氏姜片虫	卫氏并殖吸虫
感染阶段	囊蚴	囊蚴
感染途径	经口感染	经口感染
主要致病	姜片虫病	肺吸虫病
寄生虫检查	粪便查虫卵及免疫学检查	粪便查虫卵及免疫学检查
治疗药物	吡喹酮、槟榔煎服	吡喹酮、硫氯酚
预防措施	不生食水生植物 加强粪便管理，保护水体 管理家畜，防止感染	不食不熟的蝲蛄、石蟹 加强粪便管理 治疗病畜

扫码“学一学”

第三节　绦　虫

绦虫（tapeworm）属于扁形动物门绦虫纲。寄生于人体的绦虫主要有链状带绦虫、肥胖带绦虫。我国的个别地区发现有亚洲带绦虫。

一、链状带绦虫

链状带绦虫（*Taenia solium*）也称猪带绦虫、猪肉绦虫或有钩绦虫。我国医学称之为寸白虫或白虫。成虫寄生于人体的小肠内，引起绦虫病；幼虫寄生于猪或人体的皮下、肌肉、眼、脑等处引起猪囊尾蚴病（囊虫病）。猪带绦虫在全世界分布广泛，感染率各地差异较大。我国东北、华北、云南等少数地区感染率也较高，呈区域性流行。

案　例

王某，男，32岁，山东省某县农民。因头胀痛半个月，加重3天伴有癫痫发作而入院就诊。查体：无异常。核磁共振检测可见脑灰白质间有多个1cm大小的囊性结节病灶，诊断为脑囊虫病。追问病史，半年前有大便排出“寸白虫”。

思考题：

1. 描述猪带绦虫对人体的危害性有哪些。
2. 人体如何感染猪囊虫病，怎样预防？
3. 应怎样诊断猪带绦虫病和猪囊尾蚴病？

（一）形态

1. 成虫　带状，分节，体长2～4m，乳白色，背腹扁平，前端较细，向后渐扁渐阔，雌雄同体。虫体由头部、颈部和链体组成。

（1）头节　呈圆球形，直径0.6～1mm。头节上有四个吸盘，顶端有一个能伸缩的顶突，顶突上有内外两圈小钩，吸盘和小钩是猪带绦虫的附着器官。

（2）颈部　位于头节之后，细小而不分节，长5～10mm，颈部具有很强的生发功能，不断生长出节片。

（3）链体　颈部之后，是由700～1000节片组成的链体。依生殖器官的发育情况，可将节片分为三类。①幼节：连接颈部之后的节片，宽度大于长度，生殖器官尚未发育成熟，仅有雄性器官。②成节：略呈正方形，内部具有发育成熟的雌雄性生殖器官各一套，成节内有3000～4000个滤泡状的睾丸分布于节片两侧。卵巢有三叶。③孕节：长度大于宽度，雌雄性生殖器官已大部萎缩或消失，但子宫却很发达，呈分枝状，两侧各有7～13个侧支。子宫内充满虫卵。

2. 幼虫 称猪囊尾蚴或猪囊虫，卵圆形，黄豆状，白色半透明囊状物，大小为(8～10) mm×5mm。外被囊壁，囊内充满透明的囊液，囊内有一向内翻卷收缩的白色头节。

3. 虫卵 呈球形或近似球形，直径为（31～43）μm。卵的最外层是无色透明的卵壳，卵壳甚薄，易脱落。卵壳内为胚膜，胚膜较厚呈棕黄色，上有放射状条纹。胚膜内是球形的六钩蚴，有三对小钩（图22－12）。

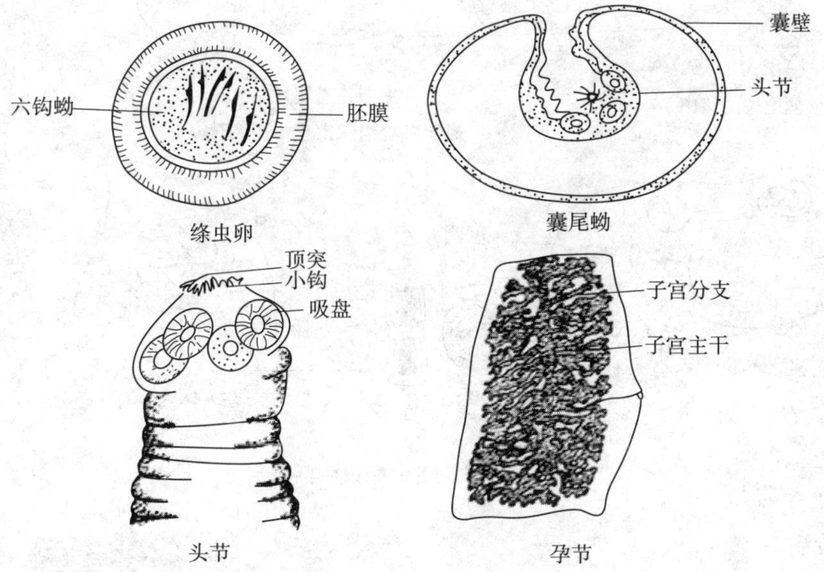

图22－12 猪带绦虫各期形态

（二）生活史

猪带绦虫的生活史需要终宿主和中间宿主，人是猪带绦虫惟一的终宿主，同时也可以作为中间宿主；猪和野猪是主要的中间宿主。成虫寄生于人的小肠内，以头节上的吸盘和小钩附着在肠黏膜上，靠体表吸收肠腔的营养物质为食，脱落的孕节及虫卵随粪便排出体外。

> **考点提示**
>
> 猪带绦虫两种不同的感染方式。

1. 在猪体内的发育 孕节及虫卵被中间宿主猪食入，经消化道至小肠，在胃液、胰液等消化液的作用下，胚膜破裂，六钩蚴逸出，钻入肠壁进入血管或淋巴管，随血循环或淋巴循环到达猪的全身各部位，经10周左右囊尾蚴发育成熟。囊尾蚴是猪带绦虫的感染阶段之一，含囊尾蚴的猪肉称为“米猪肉”或“豆猪肉”。猪囊尾蚴在猪体内可存活数年。

2. 在人体内的发育 人若食入生的或半生的含有活囊尾蚴的猪肉而受染。囊尾蚴经消化道到达人的小肠后，在肠内胆汁的刺激下，头节翻出，利用吸盘和小钩附着在肠壁上，并从颈部不断长出链体，2～3个月发育为成虫。在人体寄生的成虫一般为一条，偶尔也有两条以上。成虫在人体可活10～20年，有的可长达25年。

从孕节散出的虫卵也是猪带绦虫的一种感染阶段。人如误食或经其他方式感染虫卵，也可作为中间宿主被猪囊尾蚴寄生。囊虫病的感染方式有3种。①自体内感染：由于肠道的逆蠕动，将脱落在小肠中的孕节带入胃内，在消化液的作用下，释放出大量虫卵，造成严重感染。②自体外感染：由于自身有成虫寄生，误食自己排出的虫卵而感染。③异体感染：食入外界虫卵污染的食物而感染。

孕节或虫卵经消化道至小肠，在消化液的作用下，孵出六钩蚴。六钩蚴穿过肠壁进入血液，随血液循环到达全身各处，经6周左右发育为囊尾蚴，囊尾蚴一般寄生于人体的皮下组织、脑、眼、肌肉、肝、肺、腹膜等各处。囊尾蚴寿命一般3～5年，有的可长达15年（图22－13）。

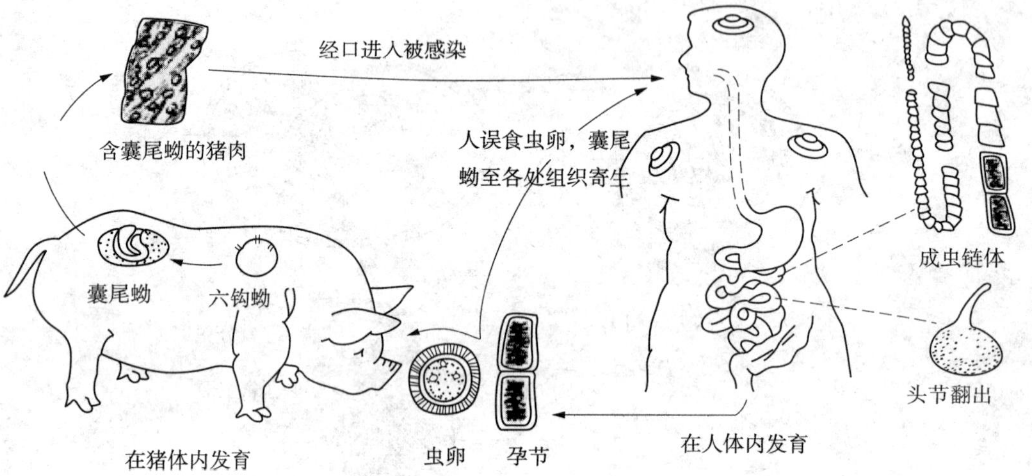

图22－13　猪带绦虫生活史

（三）致病

考点提示

绦虫病和囊虫病的危害性。

1. 成虫致病　成虫寄生于人体小肠，引起猪带绦虫病。成虫可夺取肠腔中的大量营养物质，同时头节上的吸盘、小钩附着肠黏膜引起的炎症及虫体毒素和代谢产物的吸收，临床上可出现腹部不适、腹痛、腹泻、消化不良、腹胀及消瘦等症状。偶尔可致肠梗阻、肠穿孔导致腹膜炎。

2. 幼虫致病　囊尾蚴的致病性较成虫强，寄生于人体，引起猪囊尾蚴病，简称囊虫病。其危害远大于成虫。其危害程度因猪囊尾蚴寄生的部位和数量不同而异。好发部位主要是皮下、肌肉、脑、眼等处。通过压迫周围组织，囊液渗出物及虫体死亡后崩解产物等毒素，引起组织炎症和诱发变态反应，导致囊虫病。根据寄生部位囊虫病可分为三型。

（1）皮肌型囊虫病　最为常见。寄生在皮下时呈结节状，结节数目可从一个至数千个不等，以头部及躯干较多见，四肢较少。结节呈圆形或椭圆形，硬如软骨，可在皮下稍有移动，无压痛。寄生在肌肉时，可引起局部肌肉酸痛、发胀，轻者也可无症状。

（2）脑囊虫病　对人体危害最为严重。由于寄生部位、数量和发育程度不同，其症状复杂，有的可无症状，有症状严重甚至突然死亡。本型病程缓慢，以癫痫发作最为常见。其他可有头痛、神志不清、视力模糊、颅压增高等症状，也可出现偏瘫、失语、眼底病变等，还可出现精神症状。

（3）眼囊虫病　猪囊尾蚴可寄生于眼的任何部位，以眼球深部玻璃体及视网膜下最为常见。通常累及单眼，症状轻者可出现视力障碍，眼底镜检查有时可见头结蠕动。眼内囊尾蚴存活时，患者尚能忍耐，一旦囊尾蚴死亡，虫体的分解物可产生强烈的刺激，造成眼内组织变性，导致玻璃体浑浊、视网膜脱离、视神经萎缩，并发白内障、青光眼，最终眼球萎缩导致失明。

（四）寄生虫学检查

1. 猪带绦虫病的检查

（1）询问病史　针对绦虫患者应询问食肉方式及有无节片排出史。

（2）病原检查　病原学检查是确诊的依据。①孕节检查：有绦虫感染时，粪便中常可见到孕节，观察子宫侧分支数目，即可确诊。②虫卵检查：可用粪便直接涂片法、饱和盐水漂浮法或沉淀法检查虫卵。对可疑者，应连续数天进行检查。

2. 囊虫病的检查　检查方法视囊尾蚴寄生部位而异。

（1）皮肌型囊虫病　当触摸到皮下结节时，可以手术摘除做活组织检查。

（2）眼囊虫病　可用眼底镜检查，有时可看到囊虫头节的伸缩活动。

（3）脑囊虫病　可用 X 线、CT、核磁共振进行辅助诊断。

3. 免疫学诊断　免疫学试验具有辅助诊断价值，尤其是对无明显临床体征的脑型患者具有重要的参考意义 。如酶联免疫吸附试验、间接血凝试验、对流免疫电泳试验等。

（五）防治原则

1. 加强卫生宣传　注意个人卫生和饮食卫生，不吃生肉或半生猪肉。切生肉、熟肉或蔬菜的刀和砧板要分开。饭前便后要洗手。如有节片排出，应尽早驱虫，防止自体感染囊虫病。

2. 改善养猪方法　改善养猪方法和条件。厕所与猪圈应分开，改放养为圈养等。粪便要经无害化处理才能用于施肥。

3. 加强肉食的检疫　严格肉类的检验，严禁出售“米猪肉”。

4. 治疗患者

（1）绦虫病治疗　由于本虫寄生于肠道常可导致囊虫病，需尽早并彻底驱虫治疗。常用的药物有吡喹酮、氯硝柳胺、槟榔和南瓜子等。驱虫后应检查有无头节排出，若头节排出，表明虫体已驱净。如未获得头节应继续随访，2～3 个月后复查，无孕节、虫卵发现可视为治愈，如有孕节、虫卵发现，还需进行复治。

（2）囊虫病的治疗　①手术摘除：治疗囊尾蚴病常用的方法为手术摘除囊尾蚴，特别对眼囊尾蚴病是唯一合理的方法，若虫体死亡，引起剧烈的炎症反应，必须摘除整个眼球。但在特殊部位或深处的囊尾蚴不易施行手术，只能给予对症治疗。②药物治疗：脑囊虫病患者应在医生的密切观察下进行治疗，可用吡喹酮、阿苯哒唑和甲苯达唑，可使囊尾蚴变性和坏死，特别是前者具有疗效高、药量小、给药方便等优点。对绦虫病也有较好的效果。

二、其他绦虫

寄生于人体的其他绦虫见表 22－4。

表 22－4　寄生于人体的其他绦虫

寄生虫	肥胖带绦虫	微小膜壳绦虫	细粒棘球绦虫
简称	牛带绦虫	短膜壳绦虫	包生绦虫
寄生部位	小肠	小肠	肺、肝
终宿主	人	人、鼠	犬、狼等食肉动物
中间宿主	牛	蚤类或无	人及羊、牛等食草动物
感染阶段	牛囊尾蚴	似囊尾蚴或虫卵	虫卵
感染途径	经口感染	经口感染	经口感染
主要致病	牛带绦虫病	微小膜壳绦虫病	包虫病
寄生虫检查	粪便查虫卵	粪便查虫卵	询问病史、免疫学诊断、
粪便查孕节	粪便查孕节	影像学检查	
治疗药物	吡喹酮	吡喹酮、丙硫达唑	阿苯达唑 吡喹酮
预防措施	加强粪便管理、肉检，不吃生的或未煮熟的牛肉	加强健康教育、注意个人卫生，消灭鼠类、蚤类	注意个人卫生，不喝生水，或生奶。定期为牧犬驱虫，严格处理病畜内脏

目标检测

思考题

1. 医学蠕虫的定义和分类。

2. 所学过的蠕虫有哪些？哪些可能引起贫血？

3. 列表归纳不同蠕虫的生活史要点（宿主种类、感染阶段、感染途径、体内移行、寄生部位）。

4. 简述所学蠕虫的致病性及所致疾病。

5. 简述所学蠕虫病的防治原则。

扫码“练一练”

（陈晓玲）

第二十三章

医学原虫

扫码"学一学"

学习目标

1. 掌握病原虫、溶组织内阿米巴原虫的基本形态、生活史过程。
2. 熟悉原虫的生殖方式；溶组织内阿米巴病的种类。
3. 了解预防阿米巴病。

原生动物又称原虫，为单细胞真核生物。原虫虽然仅由单个细胞构成，却能完成生命活动的全部功能，如摄食、代谢、呼吸、排泄、运动及生殖等。原虫的种类繁多，分布极其广泛，目前已发现约65000余种，其中少数为寄生生活。寄生在人体内（管腔、体液、组织或细胞）的原虫称医学原虫。

医学原虫包括致病性和非致病性原虫，约40余种，其中致病性原虫对人类健康造成严重危害，在寄生虫学中占有重要的地位。

第一节　溶组织内阿米巴

溶组织内阿米巴（*Entamoeba histolytica*），即痢疾阿米巴，为侵袭型阿米巴病的病原体，主要寄生于结肠。溶组织内阿米巴全球分布，多见于热带与亚热带。据统计，在全球超过5亿的阿米巴感染者中，侵袭型的年发病率高达4千万例以上，至今每年死于阿米巴病的人数不少于4万，当前在医学上的重要性已被认为仅次于疟疾与血吸虫病。

一、形态

溶组织内阿米巴可分包囊和滋养体两个不同时期，成熟的4核包囊为感染期。

（一）滋养体

滋养体为溶组织内阿米巴活动、摄食及增殖阶段，通常在结肠腔内以二分裂法繁殖。有大滋养体和小滋养体之分（图23－1）。

大滋养体为组织致病型滋养体，直径为20～60μm，内、外质界限分明，运动活泼，常伸出指状或舌状伪足，做定向的阿米巴运动；内质中可见被吞噬的红细胞，虫体经铁苏木素染色后，核被染成蓝黑色；核仁小而圆，多位于核中央，核膜内缘有大小均匀、排列整齐的染色质颗粒。大滋养体常见于急性患者的粪便和病灶中。在新鲜粪便中有明显的活动

扫码“看一看”

力，但在室温下数小时即死亡。由于大滋养体在体外极易死亡，且易被胃酸杀灭，故无传播作用。

小滋养体为肠腔共栖型滋养体，以细菌及肠内容物为营养。虫体较小，直径为 10～30μm。内、外质分界不明显，无伪足，运动缓慢，不吞噬红细胞，可变为包囊；在条件合适时，也可侵入肠壁，转变为大滋养体。

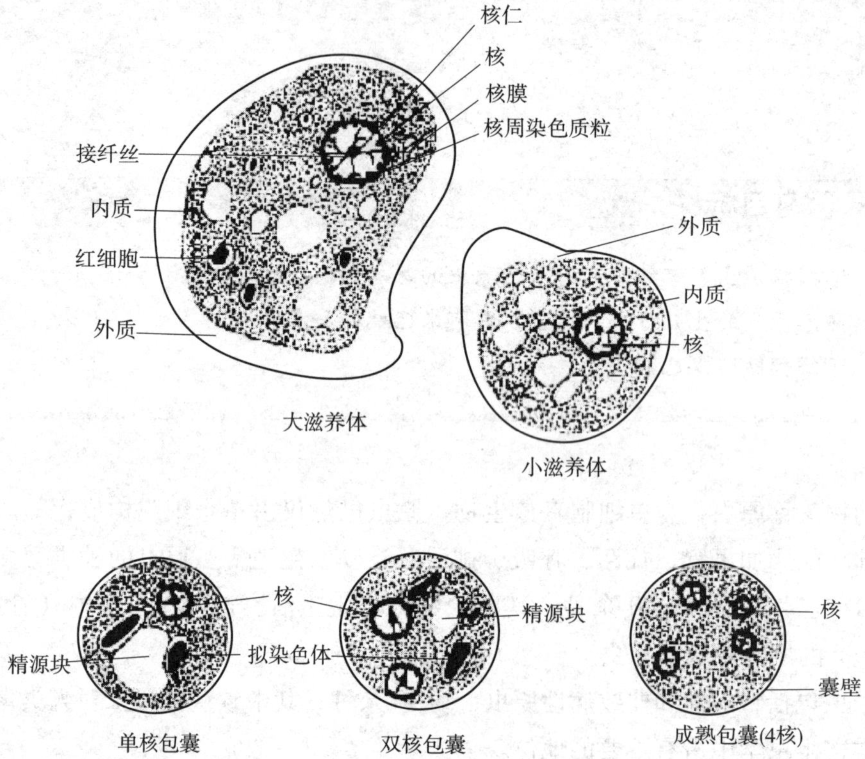

图 23－1　溶组织内阿米巴

（二）包囊

球形，直径为 10～20μm，为溶组织内阿米巴不活动、不摄食阶段。

经碘液染色的包囊呈淡黄色，包质内含 1～4 个核，其核结构与滋养体相同（图 23－1）。其中，四核成熟包囊具有传染性，为溶组织内阿米巴的感染阶段。在 1～2 核的包囊中可见糖原泡和棒状的拟染色体，随着包囊的发育成熟而逐渐消失。

包囊在外界环境中有较强的抵抗力，在大便中能存活 10 天左右，在水中可存活 9～30 天，一般消毒饮用水的氯浓度不能将其杀死。但对热和干燥较敏感，加热 50℃几分钟即被杀死，在干燥环境中存活亦不超过数分钟。

二、生活史

人为溶组织内阿米巴的适宜宿主，含 4 个核的成熟包囊为感染期。溶组织内阿米巴生活史的基本过程是包囊－小滋养体－包囊。当 4 核包囊经口感染人体后，在小肠下端经碱性消化液作用后，囊壁变薄，虫体活跃，随即脱囊而出形成 4 个滋养体。小滋养体附着在回盲部的黏膜表面，以宿主肠腔黏液、细菌及已消化食物为营养，进行二分裂繁殖。在肠腔内增殖的小滋养体可随肠内容物下移，随着肠内环境的变化，如水分逐渐被吸收等，停止活动，团缩，排出未消化食物，分泌囊壁形成单核包囊，经 2 次核分裂形成 4 核包囊随粪便排出。

小滋养体在某种因素影响下可不同程度地入侵肠壁，可吞噬红细胞和组织细胞转变为大滋养体，并大量繁殖导致肠壁破坏，引起肠壁溃疡。侵入肠组织的滋养体可随血流至肝或其他部位进行增殖，引起肠外阿米巴病；也可能随坏死组织脱落入肠腔，在急性期肠蠕动增加的情况下，大滋养体无成囊的充分时间，致使大量排出体外（图 23－2）。由于滋养体对外环境的抵御力很弱，在外界自然环境中只能短时间存活，即使被吞食也会在通过上消化道时被消化液所杀灭，故在传播上不起作用。而在无症状带虫者的正常粪便中可排出大量包囊，成为流行病学上的重要传染源。据估计，一个带虫者每天排出的包囊可逾 5000 多个。

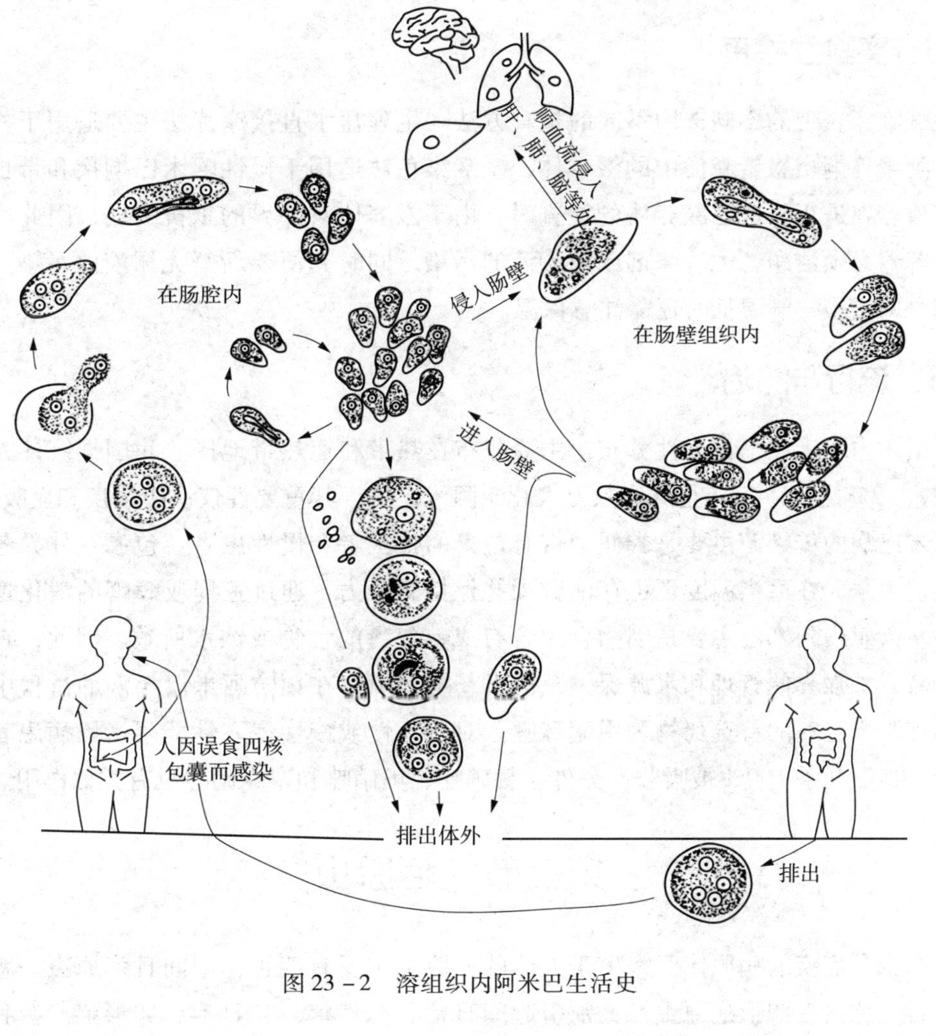

图 23－2 溶组织内阿米巴生活史

三、致病性

溶组织内阿米巴的致病机制比较复杂，与虫株致病力、宿主的机体免疫力以及寄生环境等因素有关。根据临床表现可分为无症状的带虫者、肠阿米巴病和肠外阿米巴病。

考点提示

溶组织阿米巴的感染阶段与致病。

（一）无症状带虫者

人体感染溶组织内阿米巴后大多数成为带虫者，占感染者的90%。在适当条件下即可侵袭组织，引起病变，出现症状。

（二）肠阿米巴病

即阿米巴痢疾。大滋养体侵入肠壁组织后，通过分泌溶组织酶和毒素，破坏肠壁组织，引起液化性坏死，形成口小底大的烧瓶样溃疡。病变部位多见于回盲部和升结肠。典型的阿米巴痢疾患者可出现腹痛、腹泻、里急后重，粪便呈褐色果酱状，有特殊的腥臭味，严重者可并发肠穿孔和继发性细菌性腹膜炎。

（三）肠外阿米巴病

肠壁组织内的大滋养体侵入血管内，随血流扩散至肝、肺、脑、皮肤及泌尿生殖器，引发相应部位的脓肿或溃疡，如肝脓肿、肺脓肿、脑脓肿等，其中以肝脓肿最常见。

四、实验室检查

根据临床表现的不同选用不同的检查方法。生理盐水直接涂片法主要适用于检查急性和慢性阿米巴痢疾患者粪便中的滋养体，碘液染色法适用于慢性阿米巴痢疾和带虫者粪便中的包囊。在进行阿米巴滋养体的检查时，由于滋养体对外界的抵抗力弱，因此在采集标本时，容器必须洁净，无洗涤剂或消毒液的污染，同时粪便要新鲜无尿液的污染。标本采集后应立即送检，气温低时还需注意保温。

五、流行与防治

溶组织内阿米巴呈世界性分布，主要分布在热带和亚热带地区。我国据统计人群感染率在1% ~2%之间。每年全球有数万人死于阿米巴病，其重要性仅次于疟疾和血吸虫病。

阿米巴病的传染源主要是粪便中带有包囊的带虫者和慢性患者。包囊在外界各种理化因素抵抗力强，在适当温度下可存活数周并保持感染力，通过苍蝇或蟑螂的消化道仍具有感染性。人感染阿米巴主要是因为食用含有成熟包囊的食物或饮水所致。因此，查治患者和带虫者，加强粪便管理和水源保护，消灭苍蝇和蟑螂在预防阿米巴疾病的过程中至关重要。治疗阿米巴病的首选药物为甲硝咪唑。对于急性或慢性侵入性肠阿米巴病患者，该药均适用，口服几乎100%被吸收。另外，替硝唑、奥硝唑和塞克硝唑也有类似作用。

第二节　疟原虫

疟原虫是疟疾的病原体。寄生于人体的疟原虫主要有四种，即间日疟原虫、恶性疟原虫、三日疟原虫、卵形疟原虫，分别引起间日疟、恶性疟、三日疟、卵形疟。在我国，主要是间日疟原虫和恶性疟原虫，三日疟原虫少见，卵形疟原虫罕见。

一、形态

疟原虫的基本结构包括核、胞质和胞膜。四种人体寄生的疟原虫的基本结构相同，但发育各期的形态又各有不同，可用于鉴别。四种疟原虫的鉴别主要根据红细胞内虫体的形态及被寄生红细胞的变化。经姬氏或瑞氏染液染色后，核呈紫红色，胞质为天蓝至深蓝色，疟色素呈棕黄色、棕褐色或黑褐色（表23－1）。疟原虫在红细胞内生长、发育、繁殖，形态变化很大，一般分为四个主要发育期。现以间日疟原虫为例，对各期形态进行描述。

（一）早期滋养体

是疟原虫侵入红细胞内发育的最早时期。胞核小，胞质少，中间有空泡，虫体多呈环状，故又称环状体。

（二）晚期滋养体

也称大滋养体。由环状体发育而来，核增大，胞质增多，有伪足，环状不规则，有空泡，胞质内开始出现疟色素。

（三）裂殖体

晚期滋养体发育成熟，核开始分裂后即称为未成熟裂殖体。核经反复分裂，最后胞质随之分裂并包绕每个核，形成裂殖子，疟色素集中成团，此时的裂殖体称为成熟裂殖体。

（四）配子体

由裂殖子发育而来。疟原虫经过数次裂体增殖后，部分裂殖子侵入红细胞中发育长大，核增大而不再分裂，胞质增多而无伪足，最后发育成为圆形、卵圆形或新月形的个体，称为配子体。配子体有雌、雄或大小之分：雌（大）配子体虫体较大，胞质致密，疟色素多而粗大，核致密而偏于虫体一侧或居中；雄（小）配子体虫体较小，胞质稀薄，疟色素少而细小，核质疏松、较大、位于虫体中央。

表23－1　3种疟原虫形态的鉴别

	间日疟	恶性疟	三日疟
环状体（早期滋养体）	环较大，约等于红细胞直径的1/3；核1个，偶有2个；胞质淡蓝色；红细胞内多只含1个原虫，偶有2个	环纤细，约等于红细胞直径的1/5；核1个，但2个也很常见；红细胞可含2个以上原虫虫体常位于红细胞的边缘	环较粗壮，约等于红细胞直径的1/3；核1个；胞质深蓝色；红细胞很少含有2个原虫
滋养体	虫体渐大，有伪足伸出，空泡明显，虫体形状不规则；疟色素黄棕色，小杆状	体小圆形，不活动；疟色素集中，黑褐色。外周血中不易见	胞质圆形或带状，疟色素棕黑色，颗粒粗
成熟裂殖体	裂殖子12～24个，通常16个排列不规则；疟色素集中成堆，虫体占满胀大了的红细胞	裂殖子8～36个，通常18～24个，排列不规则，疟色素集中成一团，虫体占红细胞体积的2/3～3/4	裂殖子6～12个，通常8个排成一环，疟色素多集中在中央，虫体占满整个不胀大的红细胞
配子体	圆形，胞质色蓝而略带红，核疏松，淡红色，常位于中央；疟色素分散	腊肠形，两端钝圆，胞质色蓝而略带红，核疏松，淡红色，位于中央；疟色素黄棕色，在核周围较多	与间日疟原虫类似
被寄生红细胞变化	胀大，色淡，滋养体期开始出现鲜红色的薛氏点	大小正常或略缩小，常有几颗粗大紫褐色的茂氏点	大小正常，有时缩小，颜色无改变；偶可见齐氏点

二、生活史

四种疟原虫的生活史基本相同，需要人和按蚊2个宿主。在人体内先后寄生于肝细胞和红细胞内，进行裂体增殖。在红细胞内，除进行裂体增殖外，部分裂殖子形成配子体，开始有性生殖的初期发育。在蚊体内，完

> **考点提示**
> 疟原虫生活史各阶段情况。

扫码"看一看"

成配子生殖，继而进行孢子增殖（图 23－3）。

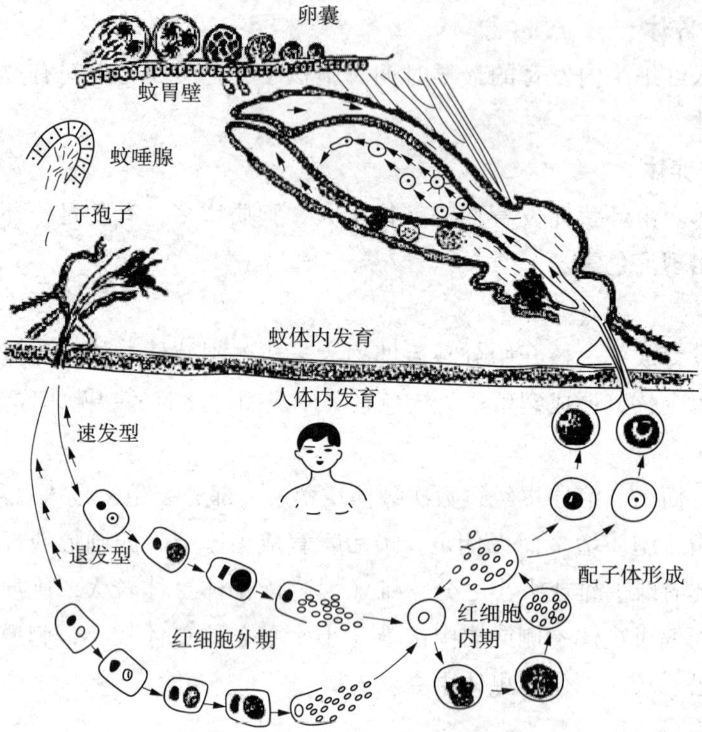

图 23－3　疟原虫生活史

（一）在人体内的发育

疟原虫在人体内发育可分红细胞外（肝细胞内）的发育和红细胞内的发育两个阶段。

1. 红细胞外期（红外期）　即疟原虫在肝细胞内的裂体增殖。当唾腺液中带有成熟子孢子的雌性按蚊吸血时，子孢子随唾液进入人体，约经 30 分钟后随血流侵入肝细胞，摄取肝细胞内营养进行发育并裂体增殖，形成红细胞外期裂殖体。裂殖子胀破肝细胞，一部分裂殖子被巨噬细胞吞噬，其余部分进入血液侵入红细胞，开始红细胞内期的发育。间日疟原虫完成红细胞外期的时间约 8 天，恶性疟原虫约 6 天，三日疟原虫为 11～12 天，卵形疟原虫为 9 天。

目前一般认为间日疟原虫和卵形疟原虫的子孢子具有不同的两种遗传类型，即速发型子孢子和迟发型子孢子。当子孢子进入肝细胞后，速发型子孢子继续发育完成红细胞外期的裂体增殖。而迟发型子孢子视虫株的不同，需经过一段或长或短（数月至年余）的休眠期后，才完成红细胞外期的裂体增殖。经休眠期的子孢子被称为休眠子，与疟疾的复发有关。恶性疟原虫和三日疟原虫无休眠子。

2. 红细胞内期（红内期）　即疟原虫在红细胞内的裂体增殖。红细胞外期的裂殖子从肝细胞释放出来，进入血流后很快侵入红细胞。侵入的裂殖子先形成环状体，摄取营养，生长发育，经大滋养体、未成熟裂殖体，最后形成含有一定数量裂殖子的成熟裂殖体。红细胞破裂后，裂殖子释出，其中一部分被巨噬细胞吞噬，其余再侵入其他正常红细胞，重复其红细胞内期的裂体增殖过程。完成一代红细胞内期裂体增殖，间日疟原虫约需 48 小时，恶性疟原虫需 36～48 小时，三日疟原虫约需 72 小时，卵形疟原虫约需 48 小时。

疟原虫经几代红细胞内期裂体增殖后，部分裂殖子侵入红细胞后不再进行裂体增殖而是发育成雌、雄配子体。

（二）在按蚊体内的发育

当雌性按蚊刺吸患者或带虫者血液时，在红细胞内发育的各期原虫随血液入蚊胃，仅雌、雄配子体能在蚊胃内继续发育，其余各期原虫均被消化。雌、雄配子体发育为雌、雄配子，两者结合成合子，合子变长能动，成为动合子。动合子穿过蚊胃壁，在胃弹性纤维膜下形成卵囊。卵囊内的核和胞质不断分裂进行孢子增殖，形成数以万计的子孢子，子孢子随卵囊破裂释出或由囊壁钻出，经血淋巴集中于按蚊的唾液腺，发育为成熟子孢子。子孢子是疟原虫的感染阶段。当含有子孢子的按蚊再吸血时，子孢子即可随唾液进入人体，又开始在人体内的发育。

三、致病性

疟原虫生活史中主要致病阶段是红细胞内期裂体增殖期。红细胞外期的疟原虫对肝细胞虽有损害，但常无明显临床症状。红细胞内的裂体增殖可引起周期性寒热发作，称疟疾发作。若干次发作后，可出现贫血及脾肿大；有时严重者还可引起凶险型疟疾，主要表现脑型疟疾、超高热型等严重合并症，常见于恶性疟。从疟疾全过程来看，子孢子侵入人体后到临床发作前，都经过一段潜伏期，继之为疟疾发作期。若未彻底治疗又可出现再燃。间日疟原虫和卵形疟原虫可出现疟疾复发。

> **考点提示**
>
> 疟疾发作、再燃、复发的概念。

（一）潜伏期

由疟原虫侵入人体到出现疟疾发作期间为潜伏期。潜伏期的长短主要取决于疟原虫的种株的生物学特性，但与感染疟原虫的数量与方式、机体免疫力以及服用抗疟药等有关系。一般间日疟短者 11～25 天，长者 6～12 个月，个别可长达 625 天。恶性疟潜伏期为 7～27 天，三日疟为 18～35 天。但侵入人体疟原虫数量多，或经输血输入大量无性体，或机体免疫力降低时，潜伏期常较短；服抗疟药者潜伏期可能延长。

（二）发作

典型的疟疾发作表现为周期性的寒战、发热和出汗退热三个连续阶段。这种周期性特点与疟原虫红细胞内期裂体增殖周期一致，即和裂殖子从所寄生的红细胞释出的时间一致。间日疟疾和卵形疟疾为隔日发作一次；三日疟疾为隔两天发作一次；恶性疟疾起初为隔日发作一次，以后则出现每天发作或间歇期不规则。

发作的原因主要是红细胞内期疟原虫裂殖子胀破红细胞，裂殖子和疟原虫的代谢产物、残余和变性的血红蛋白以及红细胞碎片等一并进入血流；其中相当一部分可被多形核白细中性粒细胞及单核－巨噬细胞吞食，刺激这些细胞产生内源性热原质，与疟原虫代谢产物共同作用于宿主下丘脑的体温调节中枢引起发热。

（三）贫血

疟疾发作几次后，可出现贫血症状。发作次数越多，病程越长，贫血越重。贫血的原因除了疟原虫直接破坏红细胞外，还与脾巨噬细胞吞噬红细胞的功能亢进、骨髓中红细胞的生成障碍、免疫病理损伤等因素有关。

（四）脾大

主要原因是脾充血与单核－巨噬细胞增生。早期经抗疟治疗，脾脏可恢复正常大小；慢性患者，由于出现脾纤维化，虽经抗疟根治，也不能恢复正常大小。

（五）再燃与复发

疟疾初发停止后，患者若无再感染，仅由于体内残存的少量红细胞内期疟原虫在一定条件下重新大量繁殖又引起的疟疾发作，称为疟疾的再燃。疟疾复发（relapse）是指疟疾初发患者红细胞内期疟原虫已被消灭，未经蚊媒传播感染，经过数周至年余，又出现疟疾发作，称复发。不论再燃或复发，都和不同种、株疟原虫的遗传特性有关。例如，恶性疟原虫和三日疟原虫都不引起复发，只有再燃；而间日疟和卵形疟则既有再燃，又有复发。

（六）凶险型疟疾

凶险型疟疾绝大多数由恶性疟原虫所致，但间日疟原虫引起的脑型疟国内已有报道。常见的有脑型和超高热型，多表现为持续高烧、全身衰竭、呼吸窘迫、多发性惊厥、昏迷、肺水肿、异常出血、黄疸、肾功能衰竭、血红蛋白尿和恶性贫血等。凶险型疟疾来势凶猛，若不能及时治疗，死亡率很高。

（七）疟疾性肾病

多见于三日疟疾患者长期未愈者，以非洲儿童患者居多。

（八）其他类型疟疾

如先天疟疾、婴幼儿疟疾、输血疟疾等。

四、实验室检查

从患者周围血液中检出疟原虫，是疟疾确诊的依据。取患者外周血涂成薄血膜和厚血膜，进行吉姆萨染色或瑞氏染色后镜检。一般在厚血膜中查到疟原虫后再从薄血膜中鉴定虫种。采血时间应在发作开始（恶性疟）或发作后数小时至10小时（间日疟、三日疟）进行。

目前疟疾的血清学试验包括循环抗体和循环抗原的检测，检测抗体主要用于疟疾的流行病学调查、防治效果评估及输血对象的筛选，而在临床上仅作辅助诊断用。

利用血清学方法检测疟原虫的循环抗原能更好地说明受检对象是否有活动感染。常用的方法有放射免疫试验、抑制法酶联免疫吸附试验、夹心法酶联免疫吸附试验和快速免疫色谱测试卡（ICT）等。

五、流行与防治

疟疾在世界上分布广泛，是严重危害人体健康的寄生虫病之一，是全球广泛关注的重要公共卫生问题。据不完全统计，20世纪40年代我国每年至少有3000万以上疟疾患者，病死率约为1%，是我国重点防治的五大寄生虫病之一。除西南高寒干燥地区外，疟疾遍布全国。经过数十年的努力，我国的抗疟工作取得了显著成就，疟疾的发病率大幅度下降，疟疾病死率已由1950年的0.49%下降至1998年的0.08%。1996～1998年全国疟疾发病降至3万余例，但2000年疫情出现回升，发病人数为26.6万，尤其在我国中部地区的苏、豫、皖、鄂等省曾出现过局部爆发流行。

外周血中有配子体的患者和带虫者是疟疾的传染源。按蚊是传播媒介，在我国以中华按蚊、嗜人按蚊、微小按蚊为主。另外，血中带有红内期疟原虫的献血者也可通过供血传播疟疾。

适合的温度和雨量影响着按蚊的数量和吸血活动及原虫在按蚊体内的发育。社会因素如政治、经济、文化、卫生水平及人类的社会活动等直接或间接地影响疟疾的传播与流行。近年来，我国有些地区疫情上升，其主要原因是经济开发后流动人口增加，输入病例增多，引起传染源扩散。

由于疟疾的传染来源主要是患疟疾的患者和带虫者，故要积极治疗疟疾患者和带虫者。对于疟疾患者常用药物有氯喹和伯喹。其中氯喹能杀灭血液中的疟原虫，伯喹能杀灭肝脏中的疟原虫和血中配子体。除了药物治疗外，预防疟疾的关键是要做好防蚊、灭蚊。应清除垃圾、杂草、填平污水坑；宿舍要挂好门帘、窗纱，晚上睡觉时放下蚊帐；可喷洒灭蚊灵，也可点蚊香、灭蚊片及艾蒿等。

第三节　其他原虫

扫码“看一看”

在医学原虫中，除了上述两种比较重要的虫种外，在临床上比较常见的还有鞭毛虫阴道毛滴虫、蓝氏贾第鞭毛虫、杜氏利什曼原虫、孢子虫刚地弓形虫。具体内容见下表 23－2。

表 23－2　其他常见医学原虫

虫种	阴道毛滴虫	蓝氏贾第鞭毛虫	杜氏利什曼原虫	刚地弓形虫
寄生部位、感染期与感染方式	女性阴道和泌尿道、男性泌尿生殖系统滋养体 直接传播：性交传播（主要） 间接传播：使用公共浴池、浴具、公用泳衣裤、马桶等 产道感染	小肠包囊（4 核）；摄入被包囊污染的水体或食物 人－人传播：小学校、托儿所、家庭成员之间粪－口传播	白蛉消化道、终宿主单核细胞内白蛉体内前鞭毛体；白蛉叮刺，前鞭毛体随唾液进入人体	终宿主：小肠上皮细胞 中间宿主：有核细胞包囊、假包囊、卵囊；胎盘、食入含各发育期弓形虫的食物、受损皮肤黏膜、节肢动物、输血、器官移植
终宿主	人	人和某些哺乳动物	人、哺乳动物	猫科动物
中间宿主	无	无	白蛉	哺乳动物、人
排出途径	阴道分泌物、尿液、前列腺液	粪便		粪便
实验室检查	阴道分泌物、尿液、前列腺液，生理盐水涂片检滋养体	急性期粪便检滋养体；慢性期成形粪便检包囊；小肠液检查、小肠活检	骨髓穿刺涂片法、淋巴结穿刺法、皮肤结节刮取物	腹水、脑脊液、血液等离心沉淀物涂片、动物接种、细胞培养检滋养体
致病	性传播疾病 女性：滴虫性阴道炎和泌尿道炎症，多无明显临床症状、白带增多、外阴瘙痒或烧灼感、膀胱刺激症 男性：常无临床表现，但可导致配偶连续重复感染 婴儿：呼吸道和结膜炎症病变	机会性致病，腹泻为主要症状 急性期：恶心、厌食、突发性恶臭水泻、胃胀、腹痛、粪便极少带血 亚急性期或慢性期（多见）：周期性稀便、味甚臭	无鞭毛体在巨噬细胞大量增殖引起巨噬细胞大量破坏与增生 内脏利什曼病（黑热病）：不规则发热，肝、脾、淋巴结肿大，全血性贫血（脾亢、免疫溶血骨髓造血功能抑制） 皮肤利什曼病：溃疡	机会致病性原虫 速殖子是主要致病阶段，破坏细胞，逸出并侵犯邻近细胞，引起炎症：包囊内缓殖子是引起慢性感染的主要形式，迟发型超敏反应：①先天性弓形虫病，脑积水、精神、运动障碍等；②获得性弓形虫病：常累及脑和眼部，脑炎、癫痫、视网膜脉络膜炎、淋巴结肿大

续表

虫种	阴道毛滴虫	蓝氏贾第鞭毛虫	杜氏利什曼原虫	刚地弓形虫
预防与治疗	夫妻共同诊治　注意个人卫生与经期卫生、不使用公共浴具、泳衣裤、马桶等	加强人和动物宿主粪便管理，防止水源污染，做好饮食卫生和个人卫生	定期查犬、捕杀病犬、消灭白蛉、治疗病人、加强个人防护	加强家畜、饮食卫生管理、教育群众不生吃肉、奶制品、孕妇不接触猫并定期做弓形虫常规检查

目标检测

一、名词解释

1. 复发
2. 再燃
3. 疟疾的发作

二、思考题

1. 描述疟原虫生活史特点。
2. 简述疟原虫各期形态特点。
3. 简述阿米巴原虫、疟原虫的致病性及防治原则。

扫码“练一练”

（张海艳）

第二十四章

医学节肢动物

扫码"学一学"

学习目标

1. 熟悉医学节肢动物对人体的危害有哪些。
2. 了解重要的医学节肢动物的种类。

第一节　概　述

医学节肢动物是指与医学有关、危害人畜健康的节肢动物。它们不仅通过骚扰、吸血、螫刺、寄生等方式损害人体，还可携带病原体，传播多种疾病。医学节肢动物学是一门研究节肢动物的形态、分类、生活史、生态、地理分布、致病与传播规律及防制措施的科学。它是人体寄生虫学、流行病学和公共卫生学的重要组成部分。

一、节肢动物的主要特征

节肢动物是无脊椎动物，是动物界中种类最多的一门，占动物种类的2/3以上。除自生生活外，也有少数寄生种类。它们都具有下列主要特征。

（1）身体两侧对称。

（2）多数种类的躯体和附肢均分节。

（3）体表骨骼化，在发育过程中，大多经历蜕皮和变态。

（4）体腔称为血腔，循环系统为开放式。

（5）雌雄异体，卵生或卵胎生为主要繁殖方式。

二、分类

节肢动物门分为10多个纲，与医学有关的是甲壳纲、倍足纲、唇足纲、蛛形纲及昆虫纲等5个纲，最重要的是蛛形纲及昆虫纲。

1. 蛛形纲　虫体分头胸和腹两部或头胸腹愈合成躯体，成虫有足4对，无触角。能传播疾病或引起疾病的有硬蜱、软蜱、恙螨、疥螨、蠕形螨、尘螨、粉螨，能毒害人体的有蜘蛛和蝎子等。

2. 昆虫纲　虫体分头、胸、腹3部。头部有触角和复眼各1对，胸部有足3对。能传播疾病或引起疾病的有蚊、蝇、白蛉、蠓、蚋、虻、蚤、虱、臭虫、蟑螂、锥蝽、桑毛虫、松毛虫、毒隐翅虫等。

3. 甲壳纲 分为头胸部及腹部，头胸部包有坚韧的头胸甲；有触角2对，足5对。大多水居，以鳃呼吸。代表种溪蟹、水蚤、蟹及蝲蛄为某些蠕虫的中间宿主。

4. 唇足纲 体窄长，分头部和躯干部；头部有触角一对，躯干由许多相似体节组成，每节有一对步足，第一体节毒爪一对。代表种蜈蚣可致螯伤。

5. 倍足纲 体呈长管形，多节，由头及若干形状相似的体节组成。头部有触角1对，除第一体节外，每节有足2对，所分泌的物质常引起皮肤过敏，如马陆。

三、节肢动物的生态与变态

生态即节肢动物与周围环境各种因素的相互关系，如温度、湿度、地理、季节等。他们对节肢动物的滋生、活动、食性、栖息、越冬、季节消长等起重要作用。因此对医学节肢动物生态的深入研究，有利于掌握其发生、发展规律，找出对其生存的有利和不利因素，针对薄弱环节，制定切实可行的防治措施。

变态是指从幼虫变为成虫所经历的一系列变化的总和，包括外部形态、内部结构、生理功能、生活习性以及行为本能。根据生活史中是否有蛹期可分为完全变态与不完全变态。

完全变态是指昆虫在个体发育中，经过卵、幼虫、蛹和成虫4个时期。卵孵化为幼虫，幼虫化蛹，蛹再羽化为成虫；幼虫和蛹的形态、生态习性与成虫完全不同；如蚊、蚋、虻、蠓、白蛉、蝇、蚤等。不完全变态是指昆虫的生活史分为卵、若虫、成虫三期；卵孵出若虫，若虫形态、生态习性与成虫相似，只是形较小，性器官未成熟，如虱、臭虫、蟑螂。

第二节 医学节肢动物对人体的危害

医学节肢动物对人体的危害分为直接危害和间接危害。

（一）直接危害

> **考点提示**
>
> 医学节肢动物如何危害人体。

1. 骚扰和吸血 蚊、白蛉、虱、臭虫、蚋、蠓、虻、蜱、螨等昆虫都能叮刺吸血，被叮刺处有痒感，重者出现丘疹样荨麻疹，影响正常工作和睡眠。

2. 螫刺和毒害 有些节肢动物有毒腺、毒毛或体液有毒，螫刺时将毒液注入人体而使人受害。如蜂蚁类会用毒刺螫人或用上颚咬人，并注入毒液，引起肿痛。

3. 寄生 有些节肢动物可以寄生于人畜体内或体表引起病变，如蝇类幼虫寄生引起蝇蛆病，疥螨寄生于皮下引起疥疮。某些仓贮螨类如粗脚粉螨、椭圆食粉螨、腐酪食螨、粉尘螨、屋尘螨、肉食螨等经呼吸道吸入可引起的肺螨病。

4. 过敏反应 节肢动物的涎腺、分泌物、排泄物和脱落的表皮都是异源性蛋白，可引起过敏反应。昆虫叮刺引起的过敏反应多局限于皮肤，偶可引起全身性超敏反应如尘螨引起的哮喘、鼻炎等。

（二）间接危害

医学节肢动物携带病原微生物或寄生虫，在人和动物之间传播，这种由节肢动物传播的疾病称为虫媒病，在传染病中具有重要地位。按其传播过程中与节肢动物媒介的关系可分为机械性传播和生物性传播。

1. 机械性传播 病原体通过昆虫的体表、口器或消化道，从一个寄主带到另一个寄主，在昆虫体内并不繁殖。如蝇通过接触患者的粪便、排泄物、伤口分泌物、脓血等腥臭的污物等，将病原体机械地从一个宿主传给另一个宿主，或通过污染食物、餐具等将病原体传送给另一个宿主。

2. 生物性传播 指病原体在昆虫体内要经过一段时期的发育或繁殖才具有感染力，昆虫可作为病原体的宿主，往往是病原体生活史中不可缺少的一环。生物性传播是昆虫传播病原体的重要方式。如蚊传播疟原虫、丝虫等。通常根据病原体在节肢动物体内的发育与繁殖的情况，将病原体与媒介节肢动物的关系分为 4 种形式。

（1）发育式 病原体在节肢动物体内只有发育而没有繁殖过程，在数量上没有增加。例如丝虫幼虫在蚊体内的发育。

（2）繁殖式 节肢动物仅为病原体繁殖的场所，病原体在节肢动物体内经过繁殖，数量增多，但无形态变化。例如黄热病毒、登革病毒在蚊虫体内。

（3）发育繁殖式 病原体在节肢动物体内，不但发育而且繁殖，不仅有形态上的变化，而且在数量上增加。病原体只有在媒介昆虫体内完成发育和繁殖过程后才能传染给人。例如疟原虫在按蚊体的发育和繁殖。

（4）经卵传递式 某些病原体不仅在节肢动物体内繁殖，而且能侵入卵巢，经卵传递到下一代并使之也具有感染性。例如恙螨幼虫叮刺宿主感染了恙虫病立克次体后，病原体经成虫产卵传递给下一代幼虫并使之具有感染性。

第三节 常见医学节肢动物及其特征

在节肢动物中，与医学关系较密切的是昆虫纲和蛛形纲，其主要种类、特征见表 24－1 和表 24－2。

表 24－1 蛛形纲常见虫种及特征

虫种	变态	滋生地	栖息场所	危害	防治
硬蜱与软蜱	半变态	草丛和灌木丛、动物窝巢、住房等	与滋生地同	叮咬、吸血：局部炎症、蜱瘫痪；传播森林脑炎、新疆出血热、鼠疫等	消除滋生地、牧场隔离或轮牧，清理牲畜圈舍，药物杀虫，个人防护
恙螨	半变态	潮湿、多草隐蔽处；小溪旁、水塘、树林、草地	与滋生地同	幼虫叮刺：皮炎；传播恙虫病	消除滋生地，搞好环境卫生，灭鼠、药物杀虫，个人防护
疥螨	半变态	寄生于人和哺乳动物皮内	与滋生地同	各期虫体寄生于人体的薄嫩皮肤处，引起疥疮	药物治疗，沸水烫洗衣物、卧具，不直接接触病人，不适用其衣服和卧具等
蠕形螨	半变态	寄生于人、哺乳动物的毛囊和皮脂腺	与滋生地同	寄生于皮脂腺发达的皮肤处引起毛囊炎，与酒糟鼻、痤疮、脂溢性皮炎等皮肤病有关	药物治疗、避免直接接触，不适用病人毛巾、枕巾等

表 24－2　昆虫纲常见虫种及特征

虫种	生活史	滋生地	栖息场所	危害
按蚊	全变态	河水、稻田、芦苇塘等	阴暗、潮湿及不通风的地方；树洞、花丛、家具后面等处	吸血、骚扰；传播丝虫病、疟疾
白蛉	全变态	洞穴、人房、厕所、畜舍等墙缝中	阴暗无风处：墙边、土洞等	吸血、骚扰；传播黑热病、皮肤利什曼病、皮肤黏膜利什曼病
蝇	全变态	粪便、垃圾、植物以及动物的腐烂物	天花板、电线、悬挂空中的绳索	骚扰、蝇蛆病；传播痢疾、伤寒、霍乱、肠道蠕虫病等
人头虱	半变态	毛发丛内，内衣缝、褶皱	与滋生地相同	吸血、骚扰
人体虱				吸血、骚扰；传播流行性斑疹伤寒、战壕热
耻阴虱		阴部、会阴毛丛内		吸血、骚扰
蚤	全变态	动物巢穴、屋角、墙缝、土坑尘土中	宿主的毛丛内、巢穴和居室内	吸血、骚扰、潜蚤病；传播鼠疫
臭虫	半变态	室内墙壁、地板缝隙中、草垫、床上各种缝隙中	与滋生地相同	吸血、骚扰；可能传播 Q 热、乙型肝炎等
蜚蠊	半变态	多栖居野外，少数隐藏于室内如厨房、壁橱、食品柜等处缝隙中	与滋生地相同	携带多种病原体，机械性传播细菌、病毒、寄生虫，还可作为某些医学蠕虫的中间宿主

目标检测

一、名词解释

1. 变态
2. 完全变态

二、思考题

1. 医学节肢动物对人的危害有哪些？
2. 医学节肢动物可以传播哪些传染病？

扫码“练一练”

（张海艳）

中篇

免疫学

第二十五章

抗　原

扫码"学一学"

学习目标

1. 掌握抗原的概念及常见分类方法。
2. 熟悉影响抗原免疫原性的因素。
3. 了解抗原特异性及分子结构基础。

第一节　抗原概念与分类

一、抗原的概念

抗原（antigen，Ag）指能刺激机体的免疫系统产生免疫应答，并与其产生的抗体或效应淋巴细胞在体内或体外发生特异性结合的物质。抗原具有两个基本特性：①免疫原性，指抗原刺激机体产生免疫应答的能力；②免疫反应性，又称抗原性，指抗原与其诱生的抗体或效应淋巴细胞发生特异性结合的能力。

考点提示

抗原、半抗原、完全抗原的概念。

二、抗原的分类

（一）根据抗原的基本特性分类

1. 完全抗原　同时具有免疫原性和免疫反应性的物质。如结构复杂的蛋白质大分子通常为完全抗原。

2. 半抗原　又称不完全抗原，只具有免疫反应性而无免疫原性的物质。某些小分子化合物及药物属半抗原，如青霉素降解产物青霉烯酸。半抗原本身不能诱导免疫应答，与大分子蛋白质或非抗原性的多聚赖氨酸等载体偶联后可获得免疫原性。

（二）根据抗原的来源分类

1. 外源性抗原　包括各种天然抗原（异种抗原、同种异型抗原抗原等）和人工合成抗原（化学合成抗原、基因工程抗原等）。

2. 内源性抗原　包括隐蔽或变性的自身抗原、肿瘤抗原、易感细胞合成的病毒抗原等。

（三）根据诱生抗体时是否必需有 T 细胞参与分类

1. 胸腺依赖抗原（thymus dependent antigen，TD－Ag）　必须依赖 T 细胞的辅助才能刺激 B 细胞产生抗体，绝大多数蛋白质抗原属于此类抗原。TD－Ag 刺激机体主要产生 IgG 类抗体，还可引起细胞免疫和免疫记忆。

2. 非胸腺依赖抗原（thymus independent antigen，TI－Ag）　某些抗原刺激机体产生抗体时无需 T 细胞的辅助，为 TI－Ag。如肺炎球菌的荚膜多糖、聚合鞭毛素等。TI－Ag 刺激机体产生的抗体仅为 IgM 类，一般只引起体液免疫，也无免疫记忆。

（四）其他分类

抗原根据其物理性状不同，可分为颗粒性抗原和可溶性抗原；根据化学性质的不同，可分为蛋白质抗原、多糖抗原、核酸抗原等；根据抗原与机体的亲缘关系分为异种抗原、同种异型抗原、自身抗原等；引起超敏反应的抗原称为变应原，引起免疫耐受的抗原又称为耐受原。

第二节　影响抗原免疫原性的因素

抗原诱导机体产生特异性免疫应答的类型及强度取决于三方面因素：①抗原本身的异物性、一定的理化特性、结构与构象性质等因素；②宿主的遗传因素，年龄、性别与健康状态。③抗原进入机体的方式与频率。

一、抗原分子的理化与结构性质

1. 异物性

（1）不同种属间的异物性　与机体间亲缘关系越远，组织结构差异越大的抗原，异物性越强，免疫原性也越强，如各种病原体、动物抗血清制剂对人体来说都是异物，可成为抗原；鸡卵蛋白对鸭是弱抗原，对哺乳动物则是强抗原。

（2）同种异型间的异物性　如人体间的器官移植物具有很强的免疫原性，与移植排斥反应有关。

（3）自身成分在异常情况下的异物性　自身组织细胞结构被改变、修饰或隐蔽性的自身成分释放，都可成为自身抗原，具备异物性，诱导免疫应答的发生引起自身免疫性疾病。

2. 化学组成　多数天然的大分子有机物和蛋白质都是良好的抗原，免疫原性较强。多糖、脂多糖也有免疫原性。脂类和哺乳动物的细胞核成分如 DNA、组蛋白等通常无免疫原性，

3. 分子的大小与结构　通常抗原分子量越大，含有的抗原表位越多，结构越复杂，免疫原性越强。分子量大于 100kD 的为强抗原，小于 10kD 的通常免疫原性较弱。明胶的分子量虽为 100kD，但其组成是一条直链氨基酸，稳定性差，免疫原性很弱；胰岛素分子量仅 5.7kD，其结构中含复杂的芳香族氨基酸，则免疫原性较强。因此，分子量大小不是决定免疫原性的唯一因素。

4. 分子构象与易接近性　①分子构象：抗原分子中抗原表位的性质、数目、位置和空间构象均可影响抗原的免疫原性和免疫反应性。②易接近性：抗原分子中抗原表位的氨基酸残基的位置和间距影响抗原与免疫细胞表面相应的抗原受体的空间结合，因此可以影响

该抗原的免疫原性和免疫反应性。

5. 物理性状 抗原的物理状态对抗原的免疫原性也有一定的影响，通常聚合状态的蛋白质比单体免疫原性强，颗粒性抗原较可溶性抗原免疫原性强。

二、宿主因素

除了上述因素外，免疫原性还受机体的遗传因素、年龄、性别与健康状态等因素的影响。青壮年通常比老年人对抗原的免疫应答强，雌性比雄性动物更易诱导抗体的产生，但怀孕个体应答能力受抑制。

三、抗原进入机体的方式

抗原进入机体的剂量、途径、次数及频率等都能影响免疫应答的类型和强度。适中的抗原剂量，间隔一定时间皮内和皮下途径进入机体可诱导免疫应答的发生。不同的免疫佐剂也可影响免疫应答的强度和类型。

第三节 抗原的特异性

一、抗原的特异性

特异性是免疫应答的根本特征，也是免疫学诊断、防治的理论依据。抗原的特异性既表现在免疫原性上，也表现在免疫反应性上。即抗原既能刺激机体产生特异性抗体或效应淋巴细胞，也能与它们发生特异性结合。

考点提示

抗原特异性的分子结构基础。

二、决定抗原特异性的分子结构基础

抗原分子中决定免疫应答特异性的特殊化学基团称为抗原决定簇，又称抗原表位，由5~15个氨基酸残基、多糖残基或核苷酸组成。

抗原借其决定簇与相应的淋巴细胞表面的受体结合而激活淋巴细胞，引起免疫应答；抗原也依靠其决定簇与相应抗体或效应淋巴细胞发生特异性结合。抗原决定簇分布在抗原分子的表面，一个抗原分子可具有一种或多种不同的抗原决定簇，其特异性由抗原决定簇的种类、性质、数目和空间构象决定，可与相应抗体发生特异性结合（图25－1）。

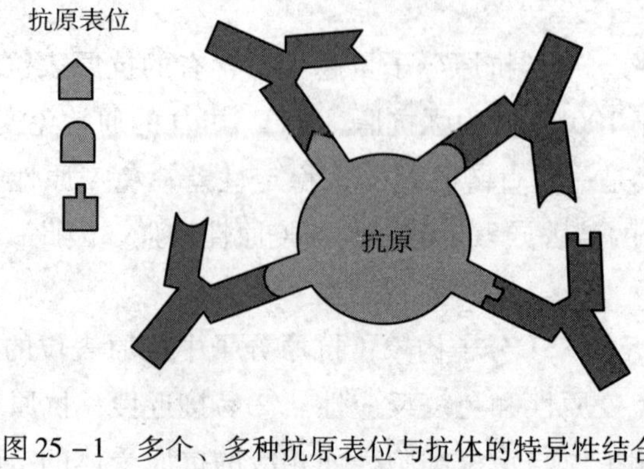

图25－1 多个、多种抗原表位与抗体的特异性结合

如果不同抗原间含有相同或相似的抗原表位，即共同抗原表位，某些抗原诱生的特异性抗体或活化淋巴细胞，不仅可与自身的抗原表位特异性结合，还可以与共同抗原表位反应，此为交叉反应（图 25－2）。含共同抗原表位的不同抗原称为共同抗原。

扫码“看一看”

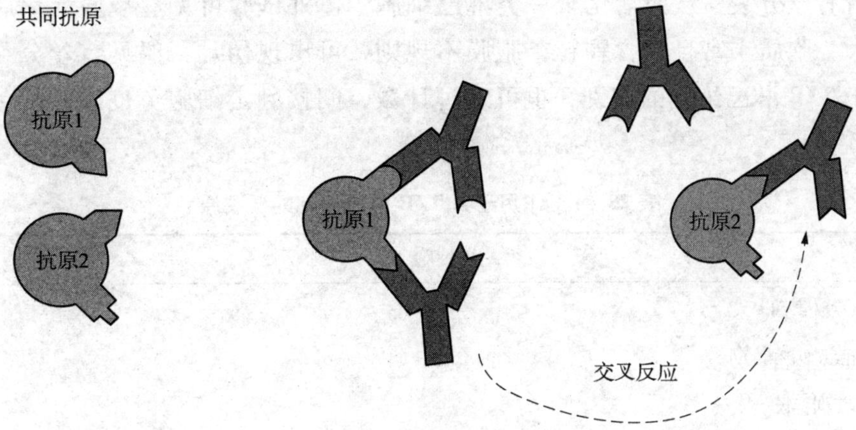

图 25－2　共同抗原和交叉反应

第四节　非特异性免疫刺激剂

除了通过与淋巴细胞表面受体特异性结合而刺激 T/B 细胞产生免疫应答的抗原，某些物质如超抗原、佐剂和丝裂原等也可非特异性激活 T/B 细胞产生免疫应答，称为免疫刺激剂。

一、超抗原

普通抗原一般只能特异性激活机体 T 细胞总库中万分之一至百万分之一的 T 细胞克隆，而超抗原（SAg）只需极低浓度（1～10ng/ml）即可非特异性激活 T 细胞总库中的 2%～20% T 细胞，诱发极强的免疫应答，并可通过非特异性激活免疫细胞，分泌大量炎性细胞因子，导致中毒性休克、多器官衰竭等病理过程。此外，金黄色葡萄球菌 A 蛋白（SPA）等也可非特异性激活 B 细胞。

二、免疫佐剂

预先或与抗原同时注入体内，可增强机体对抗原的免疫应答或改变免疫应答类型的非特异性免疫增强性物质，称为免疫佐剂。免疫佐剂可应用于疫苗的配制，用于抗肿瘤和抗感染的辅助免疫治疗等。佐剂的作用机制包括：①改变抗原的物理性状，延长抗原在体内存留的时间；②促进单核－巨噬细胞对抗原的加工、处理和提呈能力；③刺激淋巴细胞增殖和分化，从而增强和扩大免疫应答能力。

佐剂的种类很多，主要有：①有机佐剂，微生物及其产物，如分枝杆菌（卡介苗、结核杆菌）、短小杆菌、百日咳杆菌、内毒素、细菌提取物等。②无机佐剂，如氢氧化铝、明矾等。③合成佐剂，如合成的双链多聚核苷酸、左旋咪唑等。④油剂，如弗氏佐剂、矿物油、植物油等。

三、丝裂原

丝裂原能与淋巴细胞表面相应受体结合，非特异性的刺激静止的淋巴细胞转化为淋巴母细胞进行有丝分裂，从而活化某一类淋巴细胞。体外试验可见丝裂原活化后的淋巴细胞体积增大，胞质丰富且内含颗粒，胞膜不规则，可出现伪足，偶见有丝分裂等。丝裂原通常用于 T/B 淋巴细胞的鉴别，也可通过计数，间接判定细胞免疫或体液免疫的功能（表 25－1）。

表 25－1　作用于人 T/B 淋巴细胞的丝裂原

	T 细胞	B 细胞
ConA（刀豆蛋白）	+	–
PHA（植物血凝素）	+	–
PWM（美洲商陆）	+	+
LPS（脂多糖）	–	+
SPA（葡萄球菌 A 蛋白）	–	+

第五节　医学上重要的抗原物质

一、病原微生物及其代谢产物

考点提示

医学上重要的抗原物质。

病原微生物是由多种抗原组成的复合体，如细菌的菌体抗原、鞭毛抗原、菌毛抗原，病毒的表面抗原等，因此病原微生物引起感染或制备成疫苗能诱导机体发生免疫应答。细菌的代谢产物外毒素，其本质是蛋白质，有很强的免疫原性，外毒素在体外经甲醛处理后，失去毒性，保留其抗原性，称为类毒素。外毒素和类毒素均具有抗原性，都能刺激机体产生抗体，即抗毒素。

二、动物免疫血清

用微生物或其代谢产物免疫动物，获得含相应抗体的血清，即动物免疫血清，再提取动物血清中的抗体，可用于疾病的紧急预防或治疗，如破伤风抗毒素、白喉抗毒素。动物血清来源的抗毒素，一方面它是抗体，可中和外毒素，起到防治疾病的作用；另一方面，对人体而言它又是异种动物蛋白，可导致某些个体的超敏反应，因此应用动物来源的抗毒素应先做皮肤敏感试验。

三、同种异型抗原

常见的人类间同种异型抗原有红细胞表面的血型抗原和人类主要组织相容性抗原（HLA）。

1. 血型抗原　①ABO 血型抗原：A 型血人红细胞表面有 A 抗原，血清中有天然的抗 B

抗体，而 B 型血人红细胞表面有 B 抗原，血清中有天然的抗 A 抗体。因此血型不符的输血可引起溶血反应，在输血前应进行交叉配血。②Rh 血型抗原：人红细胞膜表面有 D 抗原者称 Rh 阳性，缺乏 D 抗原者称 Rh 阴性。在通常情况下，人类血清中不存在 Rh 抗原的天然抗体，当 Rh 抗原通过输血或流产、妊娠等情况进入母体则刺激抗 Rh 抗体的产生，引起新生儿溶血症。

2. 人类主要组织相容性抗原 广泛分布在白细胞、血小板和其他有核细胞表面，其中淋巴细胞表面密度最高。该抗原是介导人体间移植排斥反应的强移植抗原。

四、异嗜性抗原

又称 Forssman 抗原，指存在于人、动物、植物和微生物之间的共同抗原，是引起免疫性疾病的原因之一。例如，溶血性链球菌的表面成分与人肾小球基底膜及心肌组织存在共同抗原，故链球菌感染产生的抗体可在有共同抗原的心、肾组织处发生交叉反应，导致肾小球肾炎或心肌炎；大肠埃希菌 OX14 型脂多糖与人结肠黏膜有共同抗原，这与溃疡性结肠炎的发病有关。

五、自身抗原

有些自身成分作为隐蔽的自身抗原，在正常情况被屏障隔离于免疫系统之外，因外伤、手术不慎等原因溢出接触淋巴细胞，成为自身抗原，如甲状腺球蛋白释放造成的变态反应性甲状腺炎，眼葡萄膜色素释放引起交感性眼炎，精子释放引起男性不育症等。另外，当自身抗原被修饰时，也可以刺激机体产生免疫应答，严重者引起自身免疫性疾病，如有些患者服用氨基比林或甲基多巴后，粒细胞或红细胞抗原发生改变，从而引起粒细胞缺乏症或自身溶血性贫血。

六、肿瘤抗原

指细胞癌变过程中出现的新抗原或高表达抗原物质的总称。根据其特异性，肿瘤抗原分两类。

1. 肿瘤特异性抗原（tumor specific antigen，TSA） 指仅表达于某种肿瘤细胞表面而不存在于正常细胞上的抗原。如人恶性黑色素瘤特异性抗原只表达于黑色素瘤细胞，但正常黑色素细胞不表达。

2. 肿瘤相关抗原（tumor - associated antigen，TAA） 指并非某一种肿瘤所特有，在其他肿瘤细胞或正常细胞上也可微量表达，当细胞发生癌变时出现高表达。常有两类。①与肿瘤相关的病毒抗原：如鼻咽癌与 EB 病毒抗原有关，宫颈癌与人类单纯疱疹病毒有关，患者血清中常能查到较高滴度的相关病毒抗体。②与肿瘤有关的胚胎性抗原：癌胚抗原（carcino embryonic antigen，EA），存在于肠道腺癌细胞中，也见于肺癌、乳腺癌、膀胱癌、妇科恶性肿瘤等；CA125 是一种卵巢上皮癌相关抗原；甲胎蛋白（alpha fetoprotein，AFP）在健康成人血清中含量很少，肝癌患者血清中含量有所升高。

目标检测

思考题

1. 抗原的概念及基本特性是什么？
2. 简述影响抗原免疫原性的因素有哪些？
3. 常见的抗原分类方法有哪些？
4. 举例说明医学上有哪些重要的抗原？

扫码“练一练”

（王　丽）

第二十六章

免疫球蛋白与抗体

扫码“学一学”

学习目标

1. 掌握免疫球蛋白的结构；免疫球蛋白的功能和特性。
2. 熟悉免疫球蛋白的免疫原性；理解免疫球蛋白与抗体的关系。
3. 了解抗体的制备方法。

抗体（antibody，Ab）是免疫系统在抗原刺激下，由B淋巴细胞增殖分化形成的浆细胞所产生的能与相应抗原发生特异性结合的免疫球蛋白。抗体主要分布在血清中，也分布于组织液、外分泌液及某些细胞膜表面，是介导体液免疫的重要效应分子。

> **考点提示**
> 免疫球蛋白与抗体的概念及区别。

免疫球蛋白（immunoglobulin，Ig）是具有抗体活性或化学结构与抗体相似的球蛋白的统称。是血清中的主要蛋白，由 α_1、α_2、β和γ球蛋白等组成。

免疫球蛋白是化学结构上的概念，抗体则是生物学功能上的概念。所有的抗体均属于免疫球蛋白。

第一节　免疫球蛋白的结构

一、基本结构

免疫球蛋白单体的基本结构是由相同的两条重链及两条轻链组成的，并通过二硫键连接的Y形分子。

（一）重链和轻链

重链（heavy chain，H链），由450~550个氨基酸残基组成。根据H链抗原性的差异，分为5类：γ链、μ链、α链、δ链、ε链，相应的Ig被称为IgG、IgM、IgA、IgD及IgE。同一类Ig中，根据重链抗原性和二硫键的数目和位置不同，又可分为不同的亚类，如人IgG可分为IgG1~IgG4四个亚类；IgA有IgA1和IgA2两个亚类，其他Ig尚未发现亚类。

> **考点提示**
> 免疫球蛋白的基本结构。

轻链（light chain，L 链），由约 214 个氨基酸残基组成。根据 L 链的结构及抗原性不同，分为二型，即 κ 型和 λ 型。一个天然的 Ig 分子的两条重链同类，两条轻链同型。人类血清 Ig 的 κ∶λ 约为 2∶1（图 26－1）。

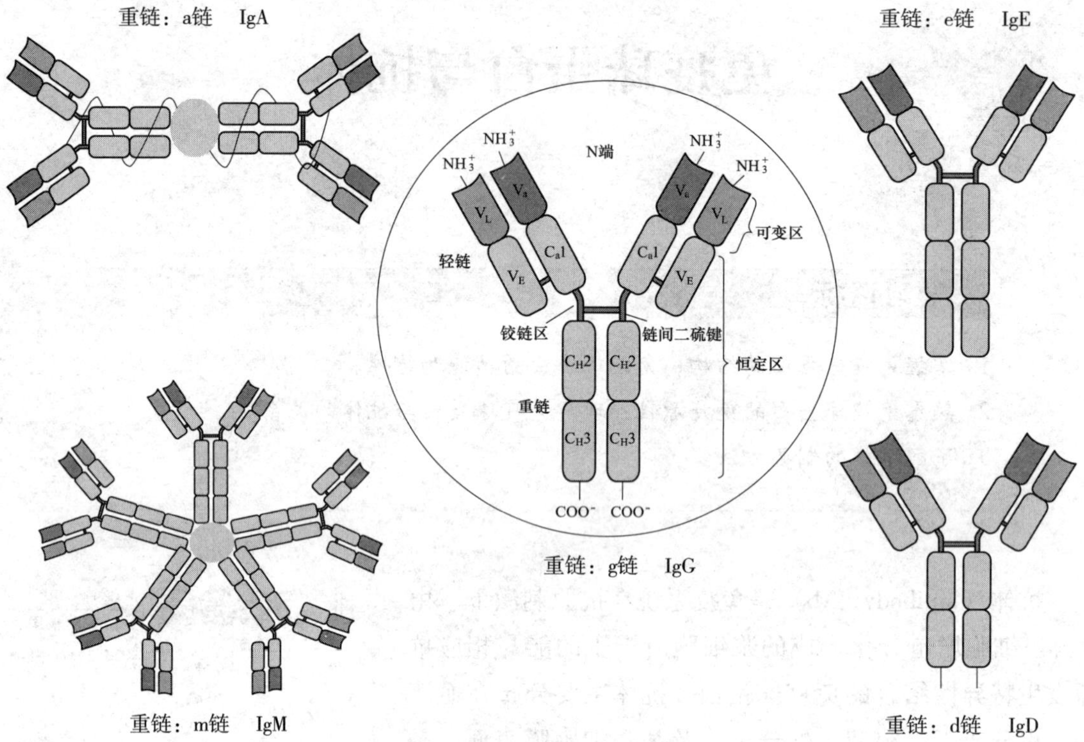

图 26－1　免疫球蛋白的结构和分类

（二）可变区和恒定区

每条重链和轻链都有可变区和恒定区，近氨基末端（N 端）有约 110 个氨基酸序列变化很大，称为可变区（variable region，V 区），位于轻链的1/2与重链的 1/4 区域；近羧基末端（C 端）的氨基酸序列相对恒定，称为恒定区（constant region，C 区），位于轻链的 1/2 及重链的 3/4 区域。

重链和轻链的 V 区分别称为 V_H 和 V_L，其中各有 3 个区域氨基酸的组成和排列顺序高度可变，称为超变区，因该区域在空间构象上与抗原表位互补，决定着抗体的特异性，故又称互补决定区。V 区中超变区以外的区域称为骨架区，氨基酸组成和排列顺序相对变化不大（图 26－2）。

重链和轻链的 C 区分别称为 C_H 和 C_L。IgG、IgA、IgD 的 C_H 区域有三个结构域（每条肽链上 2～5 个由约 110 个氨基酸成的序列相似但功能不同的区域，又称功能区）分别为 C_H1、C_H2、C_H3，IgM 和 IgE 的 CH 区域有四个结构域 C_H1、C_H2、C_H3、C_H4。

（三）铰链区

铰链区位于 C_H1 与 C_H2 之间，富含脯氨酸，易伸展弯曲，通过改变 Y 形两臂间距离，识别并结合远近不同距离的抗原表位。铰链区易被不同的酶类水解，产生不同的水解片段，IgM 和 IgE 无铰链区。

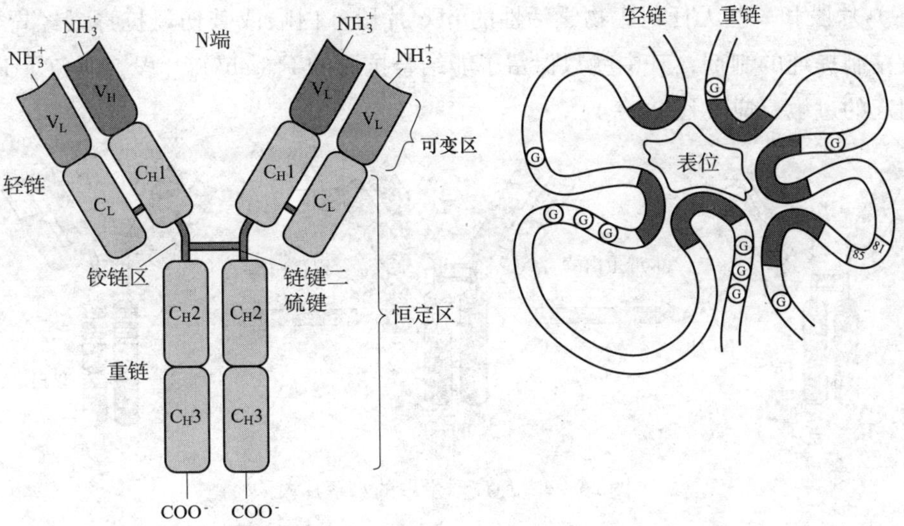

图 26－2　免疫球蛋白的可变区、恒定区及互补决定区

二、辅助成分

五类 Ig 中 IgG、IgD、IgE 及血清型 IgA 均为单体，分泌型 IgA（secretory IgA，sIgA）为二聚体，IgM 为五聚体。除基本结构外，SIgA 和 IgM 还有 J 链，J 链由浆细胞合成，在结构中起连接作用。

sIgA 分子中另有分泌片，分泌片由黏膜上皮细胞合成和分泌，结合于 IgA 二聚体上，介导二聚体从黏膜下通过黏膜上皮细胞转运到黏膜表面，使其成为 sIgA。分泌片能保护 sIgA 的铰链区免受蛋白酶降解（图 26－3）。

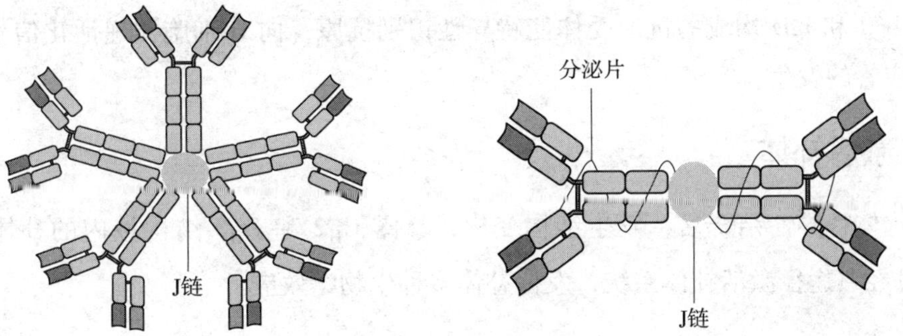

图 26－3　J 链和分泌片

三、免疫球蛋白的水解片段

用酶水解 Ig 分子，是研究其结构与功能的重要方法之一，也可借此分离和纯化特定的 Ig 多肽片段。最常用的两种酶是木瓜蛋白酶和胃蛋白酶。

木瓜蛋白酶水解 Ig 的位置在铰链区近氨基端，Ig 被水解为两个相同的抗原结合片段（fragment antigen binding，Fab）和一个可结晶片段（fragment crystallizable，Fc）。Fab 可与一个抗原表位结合，Fc 可与细胞表面 Fc 受体相结合。

用胃蛋白酶水解 Ig 的位置在铰链区近羧基端，Ig 被水解为一个能与两个抗原表位结合的 F（ab′)$_2$片段和一些无任何生物学活性的 pFc′片段。白喉或破伤风抗毒素经胃蛋白酶水解后得到精制提纯的制剂，其中就只保留了能结合抗原的 F（ab′)$_2$片段，避免了 Fc 段抗原性可能引起的过敏反应（图 26－4）。

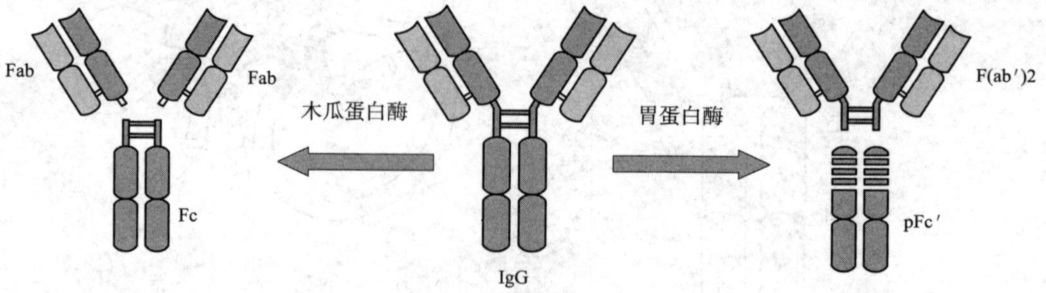

图 26－4　免疫球蛋白的水解片段

第二节　免疫球蛋白的生物学功能

一、与抗原特异性结合

考点提示

免疫球蛋白功能。

Ig 的 V 区中存在与抗原表位特异性结合的部位。Ig 结合抗原表位的个数称为抗原结合价，五类 Ig 中，单体结构可结合两个抗原表位，为双价，sIgA 为 4 价，五聚体 IgM 理论上为 10 价，但由于立体结构的空间位阻，一般只结合五个抗原表位，为 5 价。

血清中抗体与抗原特异性结合，可阻断病原体的入侵，可中和毒素的毒性。由 B 细胞膜表面的 IgM 和 IgD 构成的抗原受体能特异性识别抗原，向 B 细胞传递活化信号，参与适应性免疫应答的发生。

二、激活补体

抗原抗体特异性结合后，发生结构变构，暴露 C_H2 和 C_H3 结构域内的补体结合位点 C1q，通过经典途径激活补体系统，发挥补体多种生物学效应。

三、结合细胞

IgG、IgA、IgE 的 Fc 段与细胞表面的相应 Fc 受体结合，可发挥调理作用、抗体依赖的细胞介导的细胞毒作用（ADCC），也可介导 I 型超敏反应的发生。

1. 调理作用　IgG 的 Fab 段与细菌的抗原表位特异性结合，Fc 段与吞噬细胞表面的 Fcγ 受体结合，促进吞噬细胞对细菌的吞噬作用。

2. ADCC 作用　抗体的 Fab 段与病毒感染的细胞或肿瘤细胞等靶细胞表面的抗原表位特异性结合，Fc 段与 NK 细胞、巨噬细胞等杀伤细胞表面的 Fc 受体结合，介导杀伤细胞释放颗粒酶、穿孔素等直接杀伤靶细胞。

3. 介导 I 型超敏反应　IgE 通过 Fc 段与肥大细胞或嗜碱粒细胞表面的 Fcε 受体结合，使机体致敏，当相同变应原再次进入机体，变应原与致敏细胞表面的 IgE 的 Fab 段特异性结合，促使肥大细胞或嗜碱粒细胞活化，释放生物学活性介质，如组织胺、白三烯等，引起Ⅰ型超敏反应。

四、穿过胎盘和黏膜

IgG 是人类唯一能穿过胎盘的 Ig，在新生儿抗感染中有重要意义。母亲的 Ig 可与胎盘一侧的滋养层细胞 Fc 受体结合，被转运到滋养层细胞内，主动进入胎儿血液中，对新生儿抗感染具有重要意义。

另外，sIgA 与黏膜上皮细胞的 Fc 受体结合，转运后被分泌进入乳汁、泪水以及呼吸道和消化道的黏膜表面，在黏膜局部免疫中发挥重要作用。

第三节　免疫球蛋白的免疫原性

Ig 有抗体和抗原两个角色。①作为抗体，能特异性识别并结合抗原，发挥系列生物学效应；②作为抗原，Ig 分子中含抗原表位，可刺激机体产生特异性免疫应答。根据 Ig 抗原表位的来源，Ig 分为同种型、同种异型及独特型（图 26－5）。

同一种属所有个体的 Ig 分子都有免疫原性，这些同种 Ig 分子中的抗原表位称同种型，存在于 Ig 分子的 C 区。

同一种属不同个体来源的 Ig 分子也具有免疫原性，但因具有的抗原表位不同，刺激机体产生的特异性抗体就不同，这些同种不同个体来源的 Ig 分子间的抗原表位称同种异型，也存在于 Ig 分子的 C 区。

独特型是指即使同一种属、同一个体来源的 Ig 分子，免疫原性也不尽相同，这是因为每个 Ig 分子都有其特有的抗原表位，即独特型，存在于 Ig 分子的 V 区。

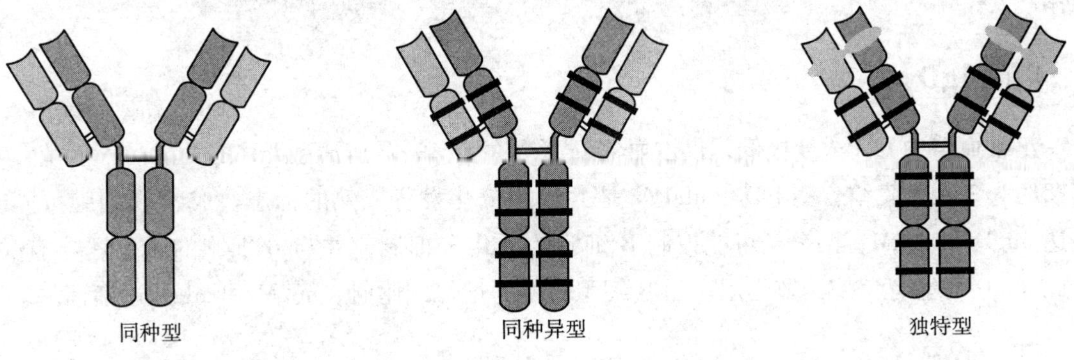

图 26－5　抗体分子的抗原性示意图

第四节　五种免疫球蛋白的特性

一、IgG

考点提示

五类免疫球蛋白的特性。

新生儿出生后 3 个月开始合成 IgG，3～5 岁接近成人水平，IgG 是血清中含量最多的 Ig，占血清 Ig 总量的

75% ~80%。IgG 半衰期最长，为 20 ~23 天，故临床上使用丙种球蛋白制剂，间隔 20 ~23 天注射一次。IgG 是再次免疫应答产生的主要抗体，IgG1、IgG2、IgG3 的 C_H2 区域有 C1q 结合位点，可通过经典途径激活补体，也可通过 Fc 段与巨噬细胞、NK 细胞表面的 Fc 受体结合，发挥调理作用、ADCC 作用等，因此 IgG 是机体抗感染的“主力军”。IgG 也是唯一能穿过胎盘的抗体。某些自身免疫病的相关抗体如系统性红斑狼疮的抗核抗体以及Ⅱ、Ⅲ型超敏反应的抗体也属于 IgG。

二、IgM

IgM 仅占血清 Ig 总量的 5% ~10%，但 IgM 是初次免疫应答中最早出现的抗体，在机体感染早期的免疫防御中起重要作用，是机体抗感染的“先头部队”。血清中如检出病原体特异性 IgM，提示有新近感染。血清中的 IgM 为五聚体，是分子量最大的 Ig，称为巨球蛋白，因其 C1q 结合位点多，激活补体的能力也很强。IgM 是个体发育中最早合成和分泌的抗体，在胚胎末期，胎儿就能产生 IgM，故脐带血中如检测到某些病毒特异性 IgM（如风疹病毒或巨细胞病毒感染）水平升高，提示胎儿发生了宫内感染。

膜结合型 IgM（mIgM）以单体形式表达在 B 细胞表面构成抗原受体，只表达 mIgM 是未成熟 B 细胞的标志。

三、IgA

扫码“看一看”

IgA 有血清型和分泌型两种。血清型 IgA 含量占血清 Ig 总量的 10% ~15%，以单体为主，在血清中并不显示重要的免疫作用。分泌型 IgA（sIgA）以二聚体形式存在，是胃肠道和支气管分泌液、初乳、唾液和泪液中的主要抗体，参与黏膜局部免疫，是机体抗感染的“边防军”。新生儿可从母亲初乳中获得 sIgA，对降低新生儿呼吸道、胃肠道感染有一定的作用。

四、IgD

正常血清中 IgD 浓度极低，仅占血清 Ig 总量的 0.3%。血清型 IgD 的功能尚不清楚，半衰期约为 3 天。膜结合型 IgD（mIgD）是 B 细胞分化发育成熟的标志。成熟 B 细胞可同时表达 mIgD 和 mIgM，两分子可能控制 B 细胞的活化和抑制，并与 B 细胞的耐受诱导有关，因此 mIgD 可能有免疫调节作用。当 B 细胞转变为记忆细胞时，mIgM 和 mIgD 逐渐消失。

五、IgE

IgE 是血清中含量最少的 Ig，因为 IgE 是亲细胞抗体，与嗜碱粒细胞、肥大细胞表面的 FcεRⅠ结合，当再次进入的抗原与细胞上的 IgE 结合后激活嗜碱粒细胞、肥大细胞释放炎性介质和趋化因子，招募补体和吞噬细胞清除病原体；但病理情况下，异常的免疫反应可导致Ⅰ型超敏反应的发生。此外，IgE 可能与宿主抗寄生虫免疫也有关。IgE 半衰期只有两天，细胞结合的 IgE 半衰期可达几个星期。IgE 主要由鼻咽、扁桃体、气管和胃肠道黏膜下固有层淋巴组织中的浆细胞产生，这些部位也是变应原入侵和发生Ⅰ型超敏反应的部位。

第五节　抗体的制备

抗体对抗原的特异性识别就如同一把钥匙对一把锁的关系，一旦发生特异性结合又能诱导多种生物学效应，因此，抗体常被用于疾病诊断、免疫防治及基础研究中。通常基因工程抗体被作为治疗药物或诊断试剂进行开发，单克隆抗体和多克隆抗体主要用于实验研究和体外诊断试剂。

一、多克隆抗体

多克隆抗体（polyclonal antibody，PcAb）是针对多种抗原表位的抗体混合物，机体接触的天然抗原一般都是含多个、多种抗原表位的，因此自然免疫机体产生的通常是 PcAb。获得 PcAb 的途径主要有动物免疫血清、恢复期患者血清或免疫接种人群。含 PcAb 的生物制品可让受者通过被动免疫的方式获得暂时的免疫力，因此可以用于疾病的紧急防治，如临床常用的破伤风抗毒素等，可快速中和患者体内的外毒素。但用抗原免疫动物来源的 PcAb 制品，使用中常易引起血清病，人血清来源的 PcAb 制品虽然理想，但来源有限，且有传播肝炎和艾滋病的风险。制备的 PcAb 质量不易控制、易引起交叉反应，并且要求抗原纯度高，且廉价易获取，这些原因都使其应用受到限制。

二、单克隆抗体

单克隆抗体（monoclonal antibody，McAb）是只针对单一抗原表位的抗体。机体的一个 B 细胞克隆仅识别一种抗原表位，只合成及分泌一种高度特异性抗体。单克隆抗体技术需要解决的是 B 细胞能否长期存活的问题，如果在体外能长期培养 B 细胞，就能在细胞培养液中提取抗体。于是，Köhler 和 Milstein 将可能产生特异性抗体的 B 细胞与长寿的骨髓瘤细胞融合，获得了既能永生又能分泌特异性抗体的杂交瘤细胞，两位科学家也因此获得了 1984 年的诺贝尔生理学或医学奖。

三、基因工程抗体

动物源性的 PcAb 和 McAb 对人而言是异种蛋白，在人体应用会产生强烈的抗抗体反应，为了解决这一问题，随着分子生物学技术的发展，20 世纪 80 年代开始了基因工程抗体的研究。通过基因工程技术可以制备人 - 鼠嵌合抗体、人源化抗体、双特异性抗体、小分子抗体及人抗体等。

目标检测

扫码“练一练”

思考题

1. 解释免疫球蛋白与抗体的概念，并比较他们的不同点。
2. 简述免疫球蛋白的基本结构。
3. 试比较五类免疫球蛋白的特性及功能。

（王　丽）

扫码"学一学"

扫码"看一看"

第二十七章

补体系统

学习目标

1. 掌握补体的概念及理化性质。
2. 熟悉三种补体激活途径主要区别。
3. 了解补体系统的主要生物学活性；补体缺陷相关疾病。

第一节 概 述

一、补体的定义

> 考点提示
> 补体的概念与组成成分。

补体（complement，C）是存在于正常人或动物血清中的经活化后具有酶活性的一组球蛋白。大多数补体成分属 β 球蛋白，少数为 α 或 γ 球蛋白。补体主要由巨噬细胞、肠黏膜上皮细胞和肝、脾细胞合成。补体并非单一物质，而是由 30 多种可溶性蛋白和膜结合蛋白组成，故称为补体系统（complement system）。正常情况下补体各成分以非活化状态存在于血清和组织液中，如被激活将具有多种生物学功能，如趋化作用、调理作用、免疫黏附作用等，从而增强机体的吞噬活性和溶解靶细胞的能力。当然补体活化也是引起炎症反应、超敏反应造成组织损伤的原因之一。

二、补体系统的组成与命名

补体系统按其功能可分为三组：①补体系统的固有成分，即 C1 ~ C9（其中 C1 是由 C1q、C1r、C1s 三个亚单位组成）、B 因子、D 因子和 P 因子；②调节与控制补体活化的分子；③补体受体分子。补体的化学组成多为糖蛋白，约占血浆中球蛋白总量的 10%。补体中各成分含量相差很大，其中 C3 含量最高，D 因子含量最低。

在正常生理情况下，绝大多数补体固有成分都以酶原或非活化形式存在于血清中。当某成分被激活后，则在数字上方加一横线表示，如活化的 C1 写作 $C\overline{1}$ 等。补体的裂解片段另加英文小写字母表示，如 C3a 和 C3b 等，并以 a 表示分子量较小的片段，b 表示分子量较大的片段；但 C2 相反，即 C2a 为大片段，C2b 为小片段。

三、补体系统的理化性质

补体系统各组分的性质很不稳定，0～10℃时其活性只能维持3～4天，56℃30分钟即可使补体中大部分组分丧失活性，许多理化因素如机械震荡、紫外线照射、酒精、盐酸、胆汁等均可破坏补体。

第二节　补体系统的激活与调节

一、补体系统的激活

考点提示

补体激活条件与激活物。

补体的激活过程依据其起始顺序的不同，可分为三条途径：由抗原-抗体复合物结合C1q启动的经典途径或传统途径；由MBL（甘露聚糖结合凝集素）结合至细菌启动的MBL途径；由一些多糖类物质或聚合的Ig启动，从C3开始激活的旁路途径或替代途径。

（一）经典激活途径

经典途径的激活物质主要是抗原-抗体复合物，抗体包括IgG1、IgG2、IgG3和IgM类抗体。两个分子IgG或一个分子IgM与其相应的抗原结合形成复合物后就能激活补体。参与补体经典激活途径的成分包括C1～C9。按其在激活过程中的作用，可分为三组，即识别单位（C1q、C1r、C1s）、活化单位（C4、C2、C3）和膜攻击单位（C5～C9）。它们分别在激活过程的相应阶段发挥作用。

1. 识别阶段　经典激活途径从C1开始，当抗原与抗体形成抗原-抗体复合物后，抗体Fc段上的补体结合位点暴露而与C1q结合。C1q由6个花蕾状的亚单位组成，其羧基端盘卷成球形结构，C1q必须有两个以上的球形结构与Ig结合时才能激活补体的后续成分（图27-1）。C1q与Ig补体结合位点结合后，C1q构象发生变化，在Ca^{2+}存在下，导致C1r和C1s的激活，使C1成为具有酯酶活性的C1分子。

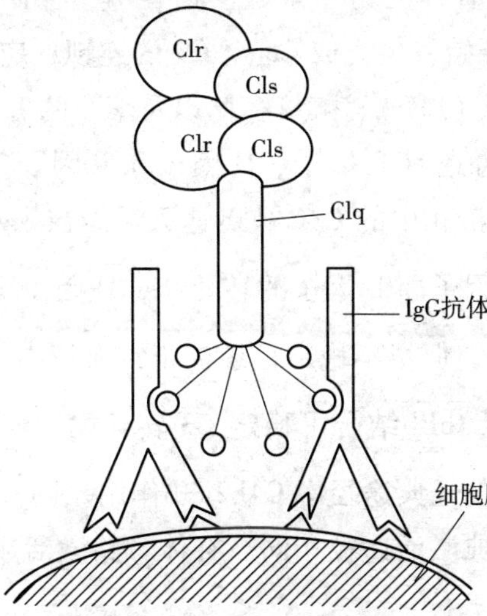

图27-1　C1q示意图

2. 活化阶段 活化的 C1 使 C4 裂解成 C4a 和 C4b，C4a 游离于液相，C4b 则迅速与抗原即靶细胞结合，C1 与 C4 反应之后能更好地暴露出分解 C2 的酶活性部位。C2 在 Mg^{2+} 存在下被 C1 裂解为 C2a 和 C2b 两个片段，新产生的 C2a 与 C4b 结合生成 $\overline{C4b2a}$ 复合物。$\overline{C4b2a}$ 被称为 C3 转化酶，该酶裂解 C3 为 C3a 和 C3b 两个片段，C3b 也具有与靶细胞结合的特性，于是 C3b 结合至 $\overline{C4b2a}$ 附着的邻近细胞膜上，形成 $\overline{C4b2a3b}$ 复合物。$\overline{C4b2a3b}$ 又称为 C5 转化酶。

3. 膜攻击阶段 C5 转化酶裂解 C5 为 C5a 和 C5b，C5a 游离于液相中，与 C3a 一样具有趋化活性和过敏毒素作用。C5b 吸附于邻近细胞表面并与 C6、C7 结合，成为有活性的 $\overline{C5b67}$。它可与细胞膜结合即插入膜的磷脂双分子层中，再与 C8 和 12 ~ 15 分子 C9 结合，成为 C5b6789n 的大分子复合物（membrane attack complex，MAC）即膜攻击复合物，可使细胞膜上产生小孔，导致细胞的溶解（图 27 – 2）。

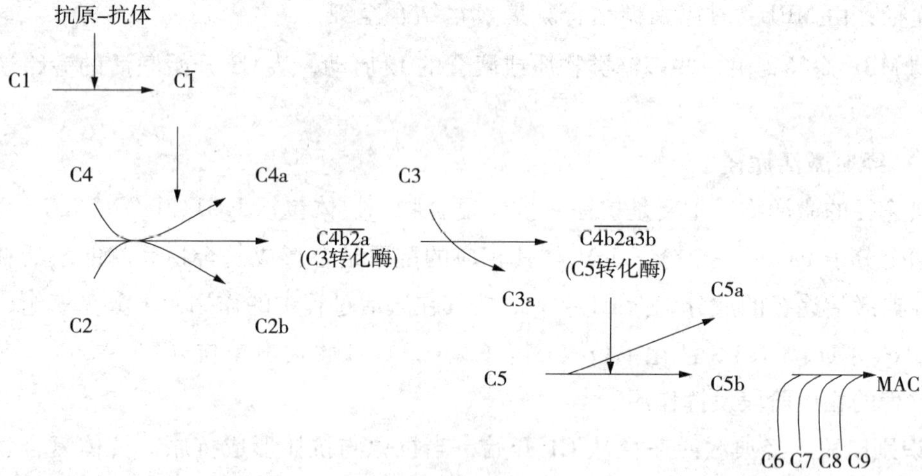

图 27 – 2 补体经典激活途径示意图

（二）旁路激活途径

研究发现，先天遗传性 C4、C2 缺乏患者血清仍能激活补体，这种激活不是沿补体经典激活途径进行的，从而发现了补体的另一条激活途径——补体旁路激活途径。这一途径越过 C1、C4、C2，直接从 C3 开始，再完成 C5 至 C9 的连锁反应。

参与激活旁物质有脂多糖（LPS）、酵母多糖以及聚合的 IgA、IgE 和 IgG4。参与这一途径的补体成分主要是 C3，另外还有 B 因子、D 因子和 P 因子。体液中的 C3 受蛋白酶的裂解可产生少量的 C3b，游离于液相中的 C3b 被迅速灭活。在 Mg^{2+} 存在下，C3b 可与 B 因子结合生成 $\overline{C3bB}$。有活性的 D 因子即 B 因子的转化酶，D 因子可使 $\overline{C3bB}$ 中的 B 因子裂解为 Ba 和 Bb。$\overline{C3bBb}$ 即 C3 转化酶，但很不稳定，易被正常血清中的 I 因子和 H 因子灭活。P 因子（也称备解素），P 因子与 $\overline{C3bBb}$ 结合可稳定 C3 转化酶。$\overline{C3bBb}$ 与 C3b 可进一步形成多分子复合物 $\overline{C3bnBb}$，$\overline{C3bnBb}$ 与经典途径中 $\overline{C4b2a3b}$ 作用相同，是 C5 转化酶，能裂解 C5 为 C5a 和 C5b，以后的各步与经典激活途径相同。补体旁路激活途径可概括如图 27 – 3。

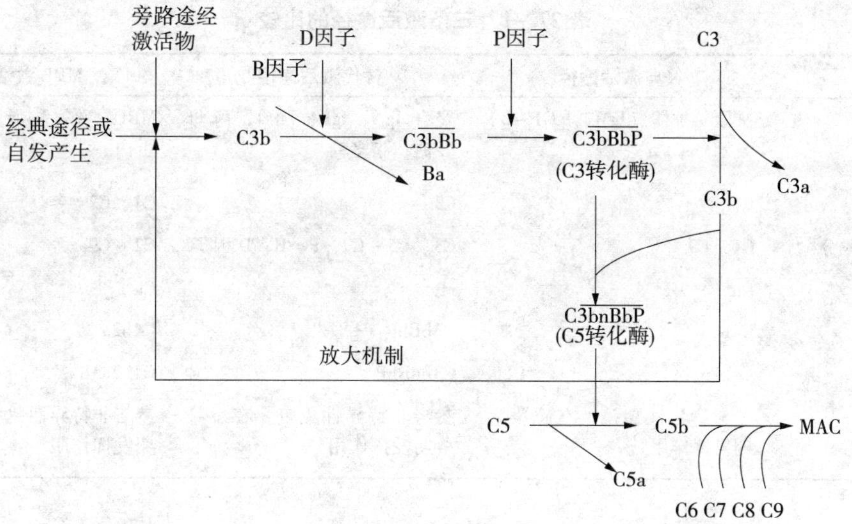

图 27－3 补体旁路激活途径示意图

补体激活中形成的 C3 转化酶可进一步使 C3 裂解，生成大量的 C3b。新产生的 C3b 又与 B 因子结合，在 D 因子作用下生成 $\overline{C3bBb}$，进一步引起更多的 C3 活化，构成一个正反馈环，可放大原有的激活作用。因此，无论是经典途径还是替代途径，当 C3 被激活后，这一过程就被触发，在激活部位产生扩大效应，称此为依赖 C3b 的正反馈途径。

（三）MBL 激活途径

MBL 激活途径与经典激活途径基本相似，主要激活物是甘露聚糖结合凝集素（mannan－binding lectin，MBL）和 C 反应蛋白。在病原微生物感染早期，肝细胞合成分泌急性期蛋白如 MBL 和 C 反应蛋白，MBL 可与某些细菌表面的甘露糖残基结合，然后与丝氨酸蛋白酶结合，形成 MBL 相关的丝氨酸蛋白酶（MBL－associated serine protease，MASP），MASP 与活化的 C1q 有同样的生物学活性，依次激活 C4、C2 分子，继而形成 C3 转化酶，其后的过程与经典途径相同（图 27－4）。此外，C 反应蛋白也可与 C1q 结合并使之激活，然后激活补体的其他成分。

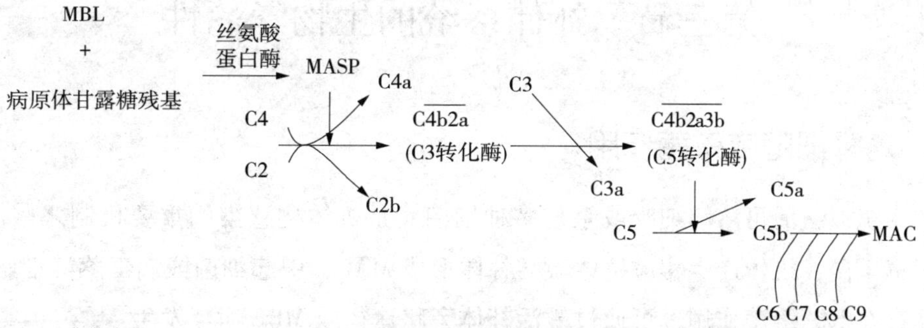

图 27－4 补体的 MBL 激活途径示意图

以上三条激活途径具有共同的末端通路（terminal pathway），即膜攻击复合物的形成及其溶解细胞效应。但是三者的激活物和参与成分各有不同，如表 27－1。

表 27-1　三条激活途径的比较

	经典激活途径	替代激活途径	MBL 激活途径
激活物质	抗原-抗体（IgM、IgG1~3）	聚合 IgA、IgE、IgG4，酵母多糖，脂多糖	MBL-丝氨酸蛋白酶，C 反应蛋白
起始因子	C1q	C3	C4、C2
参与的补体成分	C1~C9	C3、C5~C9，P、B、D 因子	C2~C9
所需离子	Ca^{2+}、Mg^{2+}	Mg^{2+}	Ca^{2+}
C3 转化酶	C4b2a	C3bBbP	C4b2a
C5 转化酶	C4b2a3b	C3bnBbP	C4b2a3b
功能	参与特异性免疫，在感染后期发挥作用	参与非特异性免疫，在感染早期发挥作用	参与非特异性免疫，在感染早期发挥作用

二、补体系统的调节

补体系统激活时既有保护作用，又可产生损伤作用，正常情况下体内有一系列调节机制控制补体的激活，以防止补体组分过度消耗和对自身组织的损伤。这种调控可通过补体成分自身衰变，以及血清中和细胞膜存在的各种调节因子来实现。当这些调节因子缺陷时，就会引起相应的临床病症。

属于血清中的补体调子有 C1 抑制物（C1 inhibitor，C1INH），它能灭活 C1；C4 结合蛋白阻止 C3 转化酶的形成，促进其衰变；I 因子能灭活 C3b，又称 C3b 灭活因子；H 因子能促进 I 因子灭活 C3b，又称 C3b 灭活促进因子；过敏毒素灭活因子能将 C3a、C5a 灭活；S 蛋白又称膜攻击复合体抑制因子，能干扰 C5b67 与细胞膜的结合，阻止 MAC 的形成，保护细胞不受损伤。

膜结合性调节因子有膜辅助因子蛋白（MCP）辅助 I 因子裂解 C3b、C4b；促衰变因子（DAF）可促进 C3 转化酶的衰变；C8 结合蛋白能阻断 C9 与 C8 的结合，抑制 MAC 的形成。

第三节　补体系统的生物学活性

一、溶解细胞或杀菌作用

补体系统被激活可溶解细胞或杀伤多种细菌，是机体抗感染的重要机制之一。当外来细菌或病毒入侵，机体产生相应抗体激活补体形成 MAC，引起细菌或病毒感染细胞的溶解。在无抗体存在下，溶菌作用也可通过激活补体旁路途径或 MBL 途径发生。

此外，补体还能溶解红细胞、粒细胞、血小板等，是引起某些超敏反应性疾病的机制之一。

二、免疫黏附作用

免疫复合物可通过 C3b 黏附到有 C3b 受体的红细胞、血小板或某些淋巴细胞上，形成较大的复合物，易被吞噬细胞吞噬清除。

三、调理作用

补体的裂解产物 C3b、C4b 与免疫复合物结合后，可与吞噬细胞表面相应的 C3b、C4b 受体结合，把免疫复合物与吞噬细胞连接起来，促进吞噬细胞的吞噬作用。

四、趋化作用

补体激活后产生的 C3a、C5a 具有趋化作用，能吸引吞噬细胞向组织损伤或炎症部位集中，吞噬清除入侵机体的病原体。

五、中和及溶解病毒

病毒与其相应抗体形成免疫复合物后，可启动补体经典激活途径，破坏病毒。此外，近年来发现补体本身也可溶解某些病毒，可能是由于这些病毒包膜上具有 C1 受体所致。

六、过敏毒素作用

C3a、C4a 和 C5a 还具有过敏毒素作用，可使肥大细胞和嗜碱性粒细胞释放组织胺，从而导致毛细血管通透性增加及平滑肌收缩，引起局部水肿、支气管痉挛等。

第四节　血清补体异常与疾病

正常人血清补体稳定，只有在患某些疾病时，血清补体总量或某些成分的含量才会发生变化。因此检测血清补体水平可帮助临床诊断某些疾病，并有助于了解其发生及发展机制。

一、高补体血症

某些肿瘤病人补体总量可较正常人高出数倍，或补体个别成分增多（如 C3、C4）。另外，某些感染性疾病也可伴有补体代偿性增高。

二、低补体血症

补体含量降低可见于几种情况：①补体消耗过多，常见于血清病、链球菌引起的肾小球肾炎、系统性红斑狼疮、自身免疫溶血性贫血、类风湿关节炎等；②补体大量丢失，多见于大面积烧伤及肾病综合征等患者，外伤、手术和失血过多亦可使补体总量下降；③补体合成不足，主要见于各种肝病患者，如肝硬化、慢性活动性肝炎及急性肝炎的重症病例，常表现为 C4、C2、C3 等成分的含量显著下降。

此外，补体各组分出现先天性缺损或功能异常，从而导致机体防御功能受损或发生免疫性疾病。如先天性 C1INH 缺损可发生遗传性血管性水肿；补体 C1、C2、C4 缺损者易发生系统性红斑狼疮、肾小球肾炎等免疫复合物病。

扫码“练一练”

目标检测

思考题

1. 简述补体的概念及组成。
2. 比较补体的三种激活途径的主要区别有哪些？
3. 说明补体系统的生物学活性有哪些？

（王　丽）

第二十八章

免疫系统

学习目标

1. 掌握免疫系统的组成；中枢免疫器官和外周免疫器官的功能。
2. 熟悉免疫细胞，特别是T细胞和B细胞。
3. 了解细胞因子的分类和功能；HLA的分布、功能与医学意义。

扫码“学一学”

扫码“看一看”

免疫系统是机体完成免疫功能、发生免疫应答的物质基础，由免疫器官、免疫细胞和免疫分子组成（表28－1）。

考点提示

免疫系统的组成成分与功能。

表28－1 免疫系统的组成

名称	组成成分
免疫器官	中枢免疫器官：胸腺、骨髓 外周免疫器官：淋巴结、脾、黏膜相关淋巴组织及皮肤相关淋巴组织
免疫细胞	造血干细胞、T淋巴细胞、B淋巴细胞、吞噬细胞、树突状细胞、粒细胞、NK细胞等
免疫分子	分泌型：抗体、补体、细胞因子等 膜型：TCR、BCR、CD分子、MHC分子、黏附分子、细胞因子受体等

第一节 免疫器官

免疫器官按功能不同分为中枢免疫器官和外周免疫器官，二者通过血液和淋巴循环相连共同构成免疫系统完整的网络。

一、中枢免疫器官

人类和其他哺乳动物的中枢免疫器官包括骨髓、胸腺，是免疫细胞发生、分化、发育和成熟的场所。

（一）骨髓

骨髓（bone marrow）中有多能造血干细胞（hematopoietic stem cell，HSC），可自我更新和定向分化。HSC在造血诱导微环境（由基质细胞及其分泌的多种造血生长因子与细胞外基质构成）中定向分化为髓样干细胞和淋巴样干细胞。髓样干细胞最终分化为粒细胞、单核细胞、红细胞和血小板等。淋巴样干细胞分化为祖B细胞和祖T细胞，部分淋巴样干细胞发育为成熟的NK细胞（图28－1）。祖B细胞在骨髓中经历前B细胞、未成熟B细胞，最终发育为成熟B细胞，祖T细胞则经血液迁移至胸腺，在胸腺进一步分化成熟。树突状细胞分别来自髓样干细胞和淋巴样干细胞。成熟的B细胞、T细胞离开骨髓或胸腺，经血液迁移并定居在外周免疫器官。记忆B细胞在外周免疫器官受抗原再次刺激被活化，经淋巴液和血液重新迁移回骨髓，在骨髓分化为成熟的浆细胞，持久大量的产生以IgG为主的抗体，抗体进入血液成为血清中抗体的主要来源。因此，骨髓有三方面功能：①骨髓是各类血细胞及免疫细胞的发源地；②骨髓也是B细胞和NK细胞分化成熟的场所；③骨髓是发生再次体液免疫应答和产生抗体的主要部位。

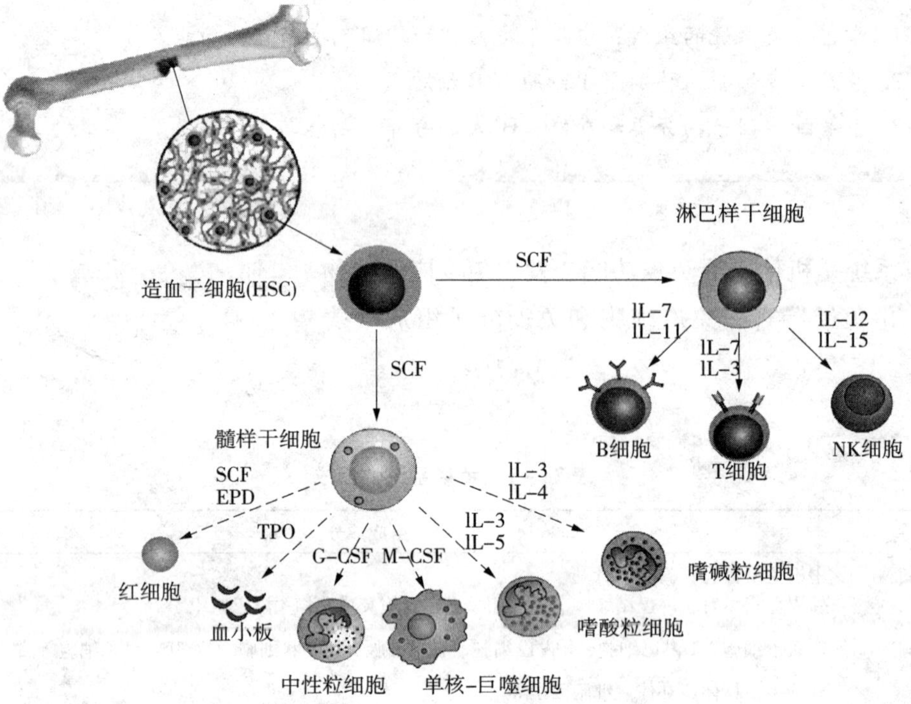

图28－1　造血干细胞的分化

（二）胸腺

胸腺（thymus）是T细胞分化、发育、成熟的场所。位于纵隔上方，胸骨后部。新生儿胸腺重15～20g，至青春期达高峰30～40g，以后逐渐萎缩退化，老年期胸腺几乎被脂肪组织取代，T细胞发育的胸腺微环境改变，影响T细胞的发育成熟，导致老年人免疫功能减退。

胸腺由胸腺细胞和胸腺基质细胞组成。胸腺细胞是处于不同分化阶段的T细胞。胸腺基质细胞包括胸腺上皮细胞、巨噬细胞、树突状细胞和成纤维细胞等，在胸腺微环境中，胸腺上皮细胞通过分泌细胞因子和胸腺肽类分子以及与胸腺细胞间相互接触，使胸腺细胞经历阴性选择和阳性选择，少部分胸腺细胞获得自身免疫耐受和MHC限制性，最终发育成熟为初始T细胞。

胸腺的功能有三方面：①T细胞分化、成熟的场所；②对胸腺细胞分化、发育以及对外周免疫器官和免疫细胞的起调节作用；③自身耐受的建立与维持。

二、外周免疫器官

外周免疫器官包括淋巴结、脾脏和黏膜相关淋巴组织（mucosal - associated lymphoid tissue，MALT），又称为黏膜免疫系统，是成熟的T、B细胞定居的场所和对外来抗原产生免疫应答的主要部位。

（一）淋巴结

淋巴结分布在全身非黏膜部位的淋巴通道处，浅表部位的淋巴结常在隐蔽凹陷处，如颈部、腋窝、腹股沟等，内脏的淋巴结多成群分布在器官门附近，延血管干排列，如肺门淋巴结。

淋巴结最外层包被着结缔组织被膜，实质分为分皮质和髓质。靠近被膜下的是浅皮质区，大量未受抗原刺激的初始B细胞在该区聚集形成初级淋巴滤泡（又称淋巴小结），抗原刺激B细胞后，淋巴滤泡内出现生发中心，内含增殖分化的B淋巴母细胞，成为次级淋巴滤泡。副皮质区是T细胞定居的部位，且含有专职抗原提呈细胞（自组织迁移来的DC）和高内皮微静脉（high endothelial venule，HEV）。HEV在淋巴细胞再循环中起重要作用，血液中的淋巴细胞由此进入淋巴结。髓质由髓索和髓窦组成。髓索主要为B细胞和浆细胞，也含部分T细胞和巨噬细胞。髓窦内富含巨噬细胞，淋巴液由输入淋巴管进入淋巴窦中缓慢流动，通过窦内巨噬细胞吞噬、杀伤病原微生物，清除抗原，使淋巴液得到过滤净化（图28-2）。

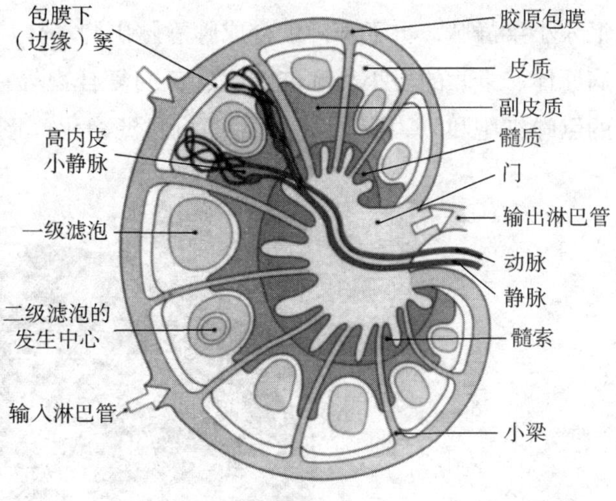

图28-2 淋巴结的结构

淋巴结的主要功能有四方面：①T细胞、B细胞定居的场所，淋巴结中定居的T细胞约占淋巴细胞总数的75%，B细胞约占25%；②对淋巴液中的抗原产生免疫应答的主要部位；③通过淋巴细胞再循环使机体所有免疫器官和组织成为一个有机整体；④对淋巴液起到过滤作用。

知识拓展

淋巴细胞再循环是指定居在外周免疫器官的淋巴细胞（约80%是T细胞，其次是B细胞）由输出淋巴管经淋巴干、胸导管或右淋巴导管进入血液循环；经血液循环到达外周免疫器官后，穿越HEV，重新分布于全身淋巴器官和组织的反复循环过程。淋巴细胞再循环有三方面的意义：①在外周免疫器官和组织中淋巴细胞分布更加合理，有助于增强机体的免疫功能；②增加了淋巴细胞与抗原及APC接触的机会，利于激发适应性免疫应答；③使机体所有免疫器官和组织形成有机整体，并将免疫信息传递给全身各处的免疫细胞，有利于动员各种免疫细胞和效应细胞迁移至抗原所在部位发挥效应。

（二）脾

脾是人体最大的外周免疫器官。脾外层包被着结缔组织被膜，被膜伸展入脾形成小梁，脾实质分红髓和白髓。

白髓是淋巴细胞聚集地，分布在白髓的动脉周围淋巴鞘、脾小结和边缘区中。脾动脉入脾后，分支沿小梁走行，称为小梁动脉，小梁动脉的分支进入脾实质，称为中央动脉，中央动脉周围由密集的T细胞，少量DC和巨噬细胞构成，脾小结中有初级淋巴滤泡和次级淋巴滤泡，内含大量B细胞及少量巨噬细胞和滤泡树突状细胞（FDC）。边缘区内含T细胞、B细胞和较多的巨噬细胞，是血液内淋巴细胞进入白髓的通道。红髓由脾索和脾血窦组成。脾索中主要含B细胞、浆细胞、巨噬细胞和DC，脾索间是脾血窦，脾血窦内的血液汇入小梁静脉，再于脾门汇合成脾静脉出脾。体内约90%的血液流经脾脏，随血液而来的病原体、衰亡的血小板和红细胞、免疫复合物等在脾中诱发免疫应答或直接被有吞噬作用的巨噬细胞和DC清除，使血液得到过滤净化（图28－3）。

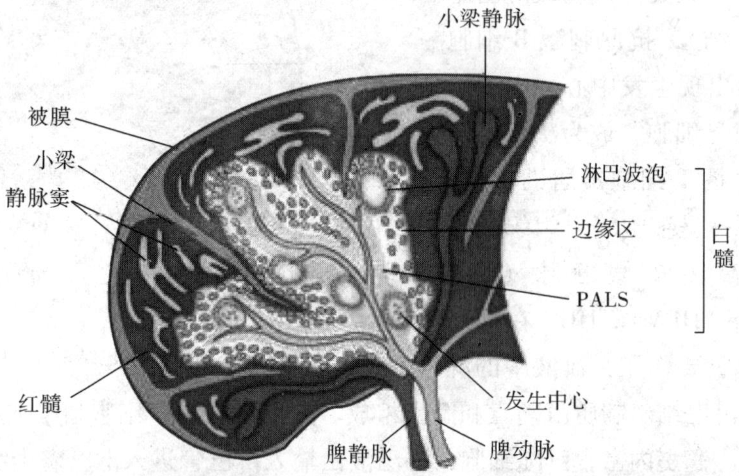

图28－3　脾内淋巴组织分布

脾脏的主要功能有四方面：①T细胞、B细胞定居的场所，脾脏中定居的B细胞约占淋巴细胞总数的60%，T细胞约占40%；②对血源性抗原产生免疫应答的主要部位，是产生抗体的主要器官；③能合成补体成分和细胞因子等生物活性物质；④对血液起到过滤作用。

（三）黏膜相关的淋巴组织

MALT主要包括呼吸道、胃肠道及泌尿生殖道黏膜固有层和上皮细胞下散在的淋巴组织，以及含有生发中心的淋巴组织，如扁桃体、阑尾、小肠派氏集合淋巴结等，这些部位是病原体等抗原性异物入侵的主要途径，故MALT的功能有两方面：①MALT构成的免疫屏障，通过黏膜局部免疫应答，在黏膜局部抗感染的免疫防御中发挥重要作用。②MALT中的B细胞多产生sIgA。如肠道黏膜上皮细胞可分泌sIgA到肠黏膜表面，成为肠道局部黏膜免疫的主要效应分子；在肠黏膜淋巴组织中产生的部分幼浆细胞可经血液进入唾液腺、呼吸道黏膜、女性生殖道黏膜和乳腺等部位，产生sIgA，发挥相似的免疫作用。

第二节　免疫细胞

免疫细胞根据其功能可分为固有免疫细胞和适应性免疫细胞。固有免疫细胞包括单核－巨噬细胞、中性粒细胞、嗜酸粒细胞、嗜碱粒细胞、肥大细胞、树突状细胞、自然杀伤细胞、γδT 细胞、B1 细胞。某些固有免疫细胞有抗原提呈的功能，又统称为抗原提呈细胞（antigen－presenting cell，APC），如巨噬细胞、树突状细胞。适应性免疫细胞包括 T 细胞和 B 细胞。

考点提示

主要免疫细胞的种类与作用。

一、吞噬细胞

吞噬细胞是有吞噬、杀伤功能的一类细胞，包括血液中的单核细胞（monocyte）、中性粒细胞和组织器官中的巨噬细胞（macrophage）组成。单核细胞在血液中停留 12～24 小时，进入表皮棘层分化为朗格汉斯细胞，进入组织器官分化为巨噬细胞。巨噬细胞又包括定居和游走的两类。定居的巨噬细胞重新被命名，如肝脏中的库普弗细胞，神经系统中的小胶质细胞等，被喻为免疫军队中的“常驻边防部队”，它们能够在第一时间吞噬并消灭突破体表的病原体或异物抗原；游走的巨噬细胞有很强的变形运动能力游走于组织间。

巨噬细胞不仅在固有免疫中发挥重要作用，而且在适应性免疫中也是不可缺少的细胞，广泛参与免疫应答、免疫效应和免疫调节。巨噬细胞主要功能有：①杀伤和清除病原体的作用。巨噬细胞表面表达三类受体，模式识别受体、调理性受体、细胞因子受体。分别介导巨噬细胞对病原体的吞噬作用；促进巨噬细胞与抗体的结合或介导巨噬细胞对 C3b、C4b 黏附的病原体的吞噬作用；招募巨噬细胞至感染或炎症部位，活化后增强其杀菌和分泌功能，发挥抗感染作用。②参与炎症反应和免疫调节。巨噬细胞胞内的溶酶体，能产生溶菌酶、抗菌肽、蛋白酶、核酸酶、脂酶和磷酸酶等裂解破坏病原体，活化的巨噬细胞还可分泌 MIP－1α/β、MCP－1、IL－8 等趋化因子和 IL－1 等促炎因子参与和促进炎症反应，分泌 IFN－γ、IL－12、IL－18、IL－10 等多种细胞因子发挥免疫调节作用。③杀伤胞内寄生菌、肿瘤等靶细胞。被 LPS 或 IFN－γ 等细胞因子激活的巨噬细胞，还能通过吞噬作用有效杀伤胞内寄生菌、肿瘤细胞和病毒感染细胞。④提呈抗原启动适应性免疫应答。作为专职 APC，巨噬细胞表达的 MHCⅠ、MHCⅡ类分子能将外源性抗原加工处理成抗原肽提呈给 T 细胞，启动适应性免疫应答。

二、中性粒细胞

是体内主要的小吞噬细胞，特点是存活期短（2～3 天）、更新快、数量多。在血管中，约一半的中性粒细胞存在于血流，一旦局部组织受到病原体的侵袭，它们将离开血液循环，进入外周组织消灭敌人，因此在免疫军队中被喻为“野战部队”。应激状态下，机体可动员附着在小血管壁上的及骨髓中储备的中性粒细胞进入血液循环。中性粒细胞胞质中的中性颗粒多是溶酶体，内含髓过氧化物酶、溶菌酶、碱性磷酸酶和酸性水解酶等杀菌物质，细胞表面表达多种趋化因子受体（IL－8aR、IL－5aR）、模式识别受体，介导中性粒细胞的趋化和吞噬、杀伤作用；表达调理性受体（FcγR 和 C3bR）发挥调理作用增强中性粒细胞的吞噬杀菌功能。

三、树突状细胞

树突状细胞（dendritic cells，DC）是目前已知的抗原提呈功能最强的 APC，主要负责收集微生物或外来抗原的“情报”，将其提呈给初始 T 细胞，使其活化、增殖，被喻为免疫军队中的“间谍部队”，而同样作为专职 APC 的 Mϕ 和 B 细胞仅能刺激已活化的 T 细胞或记忆 T 细胞。

知识拓展

根据 DC 组织来源的不同，DC 分为两类：经典 DC（conventional DC，cDC）和浆细胞样 DC（plasmacytoid DC，pDC）。

cDC 根据其分布，又可分为：①淋巴样组织中的 DC，主要包括并指状 DC（interdigitating DC，IDC）、边缘区 DC、滤泡 DC（follicular DC，FDC）；②非淋巴样组织中的 DC，包括间质性 DC，朗格汉斯细胞（langerhans cell，LC）等；③体液中的 DC，包括淋巴液中的隐蔽细胞和血液中的 DC。正常情况下，体内多是未成熟 DC，它们高表达 FcR、病原体受体（甘露糖受体、Toll 样受体等）和趋化因子受体，有极强的摄取、加工处理抗原的能力，通过摄取抗原或受炎性信号（如 LPS、TNF－α）刺激，未成熟 DC 开始分化成熟，使 MHC Ⅱ类分子、协同刺激分子和黏附分子表达上调，并迁移至外周淋巴器官提呈抗原，从而激活初始 T 细胞启动适应性免疫应答。

pDC 通过分泌细胞因子（Ⅰ型干扰素 IFN－α、IL－6、IL－3 等）参与机体的固有免疫应答和适应性免疫应答，并参与免疫耐受的维持。

四、自然杀伤细胞

自然杀伤细胞（natural killer，NK）主要分布在骨髓、肝、脾、肺和淋巴结中，是抗感染和抗肿瘤免疫的第一道天然防线。NK 细胞表面表达抑制性和活化性两类受体，可识别、结合自身细胞表面的 MHC Ⅰ类分子。如 NK 细胞识别正常体细胞表面 MHC Ⅰ类分子，抑制性受体占主导地位，可抑制活化性受体的作用，从而避免 NK 活化对自身细胞的攻击，当病毒感染或细胞癌变时，其 MHC Ⅰ类分子表达下调或缺失，从而导致 NK 抑制性受体介导的细胞毒抑制效应消失，NK 细胞活化，并通过释放穿孔素、颗粒酶、表达 FasL 或通过抗体依赖细胞介导的细胞毒作用（antibody dependent cell－mediated cytotoxicity，ADCC）等方式杀伤靶细胞。

五、T 细胞

（一）T 细胞的发育分化

骨髓来源的 $CD4^-CD8^-$ 双阴性祖 T 细胞进入胸腺发育成 $CD_4^+CD_8^+$ 双阳性前 T 细胞。经过阳性选择成为单阳性未成熟 T 细胞和阴性选择成为单阳性成熟 T 细胞，即祖 T 细胞→前 T 细胞→未成熟 T 细胞→成熟初始 T 细胞四个阶段。

1. 多样性 TCR 的表达　根据 TCR 组成链的不同，T 细胞可分为 αβT 细胞和 γδT 细胞，在胸腺中，αβT 细胞占 T 细胞总数的 95%～99%。

2. 阳性选择 表达 αβTCR 的 $CD4^+CD8^+$ 双阳性细胞，在胸腺皮质中，与胸腺上皮细胞表面的抗原肽 - MHC Ⅰ/Ⅱ类分子复合物特异性结合，适当亲和力结合的双阳性细胞继续分化为 $CD8^+$/$CD4^+$ 单阳性细胞。即获得 MHC 限制性。另外，95% 以上 DP 因为与 MHC 分子高亲和力结合或不能结合的发生凋亡。

3. 阴性选择 经历了阳性选择的单阳性 T 细胞在皮髓交界处与 DC、巨噬细胞等表达的抗原肽 - MHC Ⅰ/Ⅱ类分子复合物特异性结合。高亲和力结合的单阳性 T 细胞发生凋亡，以保证发育成熟的 T 细胞不针对自身成分发生应答，即获得自身免疫耐受，不能结合的单阳性细胞继续发育为成熟的、能识别外来抗原的初始 T 细胞。

初始 T 细胞经血液迁移定居在外周免疫器官，受相应抗原激活后，分化为效应 T 细胞和记忆 T 细胞，经淋巴细胞再循环周游全身发挥免疫调节和细胞免疫功能。

（二）T 细胞的表面分子

T 细胞表面有许多重要的膜分子，参与 T 细胞对抗原的识别、自身的活化、增殖和分化并产生免疫效应。有些膜分子还是区分 T 细胞及其亚群的重要标志。

1. TCR - CD3 复合物 T 细胞抗原受体（T cell antigen receptor，TCR）。TCR 能特异性识别 APC 或靶细胞的抗原肽 - MHC 分子复合物，但因 TCR 的两条肽链胞质区太短，因此由 CD3 分子向细胞内传递 TCR 识别抗原产生的活化信号（第一信号）。

2. CD4 和 CD8 分子 T 细胞成熟后只表达 CD4 或 CD8 分子，CD4、CD8 分子分别识别 MHC Ⅱ类分子和 MHC Ⅰ类分子，增强 T 细胞与 APC 或靶细胞间的相互作用，从而辅助 TCR 识别抗原，参与 TCR 识别抗原产生的活化信号的转导。此外，CD4 分子是 HIV 病毒包膜蛋白 gp120 的受体，与 HIV 入侵并感染 $CD4^+$ T 细胞或 $CD4^+$ 巨噬细胞有关。

3. 协同刺激分子 是为 T 或 B 细胞完全活化提供协同刺激信号（第二信号）的细胞表面分子，包括 CD28、CTLA - 4 和 ICAM 等免疫球蛋白超家族（IgSF）成员，此外还有 CD40L 和 FasL 等肿瘤坏死因子超家族（TNFSF）成员以及 LFA - 1 等整合素家族成员。

（1）CD28 和 CTLA - 4 分子 二者的配体都是 B7 分子，包括 CD80（B7 - 1）和 CD86（B7 - 2）。静止 T 细胞表面的 CD28 与 B7 结合后，为 T 细胞活化提供重要的第二信号，促进 T 细胞增殖和 IL - 2 等细胞因子的生成。T 细胞活化后开始表达 CTLA - 4，该分子与 B7 的亲和力明显高于 CD28，该结合向活化的 T 细胞传递的是抑制信号，避免 T 细胞的过度激活，调控免疫应答的强度。

（2）CD2（LFA - 2） 又叫绵羊红细胞受体（E 受体），E 花环试验中，绵羊红细胞可通过 CD2 分子结合在 T 淋巴细胞周围，形成花环。CD2 的配体是 LFA - 3（CD58），两分子结合后能加强 T 细胞与 APC 的黏附，促进 T 细胞活化。也可通过与某些抗 CD2 抗体结合，直接介导 T 细胞的旁路活化。

（3）CD40L 主要表达于活化的 $CD4^+$ T 细胞，其配体是 CD40，二者的结合能促进 APC 和 T 细胞的双向活化。CD40L 如与 B 细胞表面的 CD40 结合，可调节 B 细胞活化，促进记忆 B 细胞的产生。

此外，T 细胞表面还表达多种丝裂原（如 ConA、PHA）受体，细胞因子受体（IL - 1R、IL - 2R、IL - 4R、IFN - γR 和趋化因子受体等），Fc 受体（FcγR）和补体受体（CR）等。

（三）T细胞的分类

T细胞根据其分化状态、表面分子及功能的不同，分为初始T细胞、效应T细胞和记忆性T细胞。初始T细胞是指未受过抗原刺激的成熟T细胞，一旦在外周免疫器官内受抗原肽-MHC分子复合物刺激而活化，将分化为效应T细胞和记忆T细胞。只有记忆T细胞可长期存活，受相同抗原再刺激可迅速活化分化为效应T细胞，介导再次免疫应答。

根据TCR组成链的不同，T细胞可分为αβT细胞和γδT细胞。

根据是否表达CD4和CD8分子，T细胞分为$CD4^+$T细胞和$CD8^+$T细胞。

根据功能的不同，T细胞可分为辅助性T细胞（helper T cell，Th），细胞毒性T细胞（cytotoxic T lymphocyte，CTL或Tc）和调节性T细胞（regolatory T cell，Treg）。

CTL属于$CD8^+$T细胞，能特异性杀伤靶细胞（病毒感染细胞或肿瘤细胞）的细胞亚群。

Th0细胞即未受抗原刺激的初始$CD4^+$T细胞，向不同谱系分化受抗原和细胞因子等因素的调控，Th0可向Th1、Th2、Th3、Th17、Treg等亚群分化。不同亚群Th之间相互调节、相互制约，这种分化状态不是恒定不变的，在一定条件下可相互转变。Treg通过抑制$CD4^+$和$CD8^+$T细胞的活化增殖，负反馈调控免疫应答，抑制自身反应性T细胞介导的病理性应答，抑制自身损伤性炎症反应和移植排斥反应，利于肿瘤生长。

六、B细胞

（一）B细胞的发育分化

B细胞在哺乳动物的骨髓或禽类的法氏囊发育成熟，在分化发育的过程中主要是功能性B细胞抗原受体（BCR）的表达和自身免疫耐受的形成。B细胞在骨髓中经历祖B细胞→前B细胞→未成熟B细胞→成熟初始B细胞四个阶段，未成熟B细胞表面仅表达完整的mIgM型BCR，成熟B细胞表面可同时表达mIgD和mIgM型BCR。B细胞在骨髓中分化发育不受外来抗原影响，称为B细胞分化的抗原非依赖期。初始B细胞随血液循环定居在外周免疫器官的淋巴滤泡内，在此接受外来抗原的刺激而活化、增殖，进一步分化成熟为浆细胞和记忆B细胞，此过称为成为B细胞分化的抗原依赖期（图28-4）。

B细胞的主要作用是分化为浆细胞，由浆细胞产生特异性抗体，执行体液免疫功能，同时，B细胞也是重要的抗原提呈细胞，并参与免疫调节。

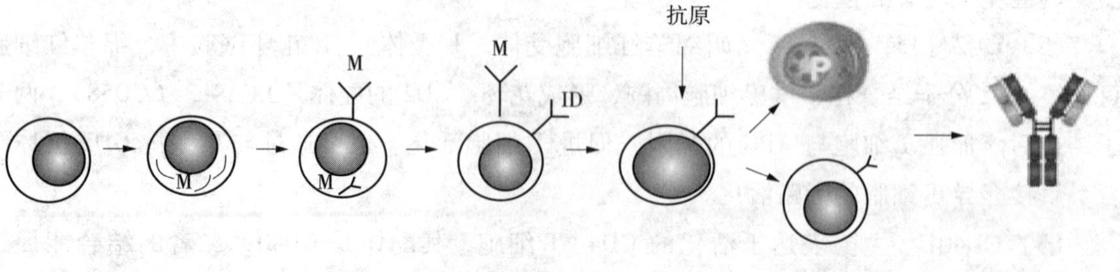

图28-4　B细胞的发育

（二）B细胞的表面分子

B细胞表面有许多膜分子，在细胞识别抗原、活化增殖以及产生抗体等过程中发挥作用。

1. B 细胞抗原受体（BCR）复合物 该复合物由能与抗原结合的 mIg 和传递抗原刺激信号（第一信号）的 Igα/Igβ 异二聚体组成。

2. B 细胞共受体 B 细胞表面存在 CD19、CD21、CD81 非共价结合形成的受体，能稳定 BCR 与抗原的结合并辅助 Igα/Igβ 传递抗原刺激信号。

3. 协同刺激分子 与 T 细胞协同刺激分子的功能相似，B 细胞活化的协同刺激信号（第二信号）主要由 B 细胞表面的协同刺激分子 CD40、CD80、CD86、ICAM－1、LFA－1 等和 Th 细胞相互作用产生。CD40 表达于成熟的 B 细胞，与活化 T 细胞表达的 CD40L 结合，是产生 B 细胞活化第二信号的重要分子。B 细胞活化后 CD80 和 CD86 表达增强，分别与 T 细胞表面的 CD28 和 CTLA－4 相互作用。ICAM－1、LFA－1 等黏附分子是 B 细胞与 Th 细胞间相互接触的重要分子，也有协同刺激作用。

另外，B 细胞表面还表达调节钙离子跨膜流动的 CD20，起负反馈调节作用的 CD22、CD32 等分子调控 B 细胞的活化。多种丝裂原（如 LPS、SPA）受体，细胞因子受体，Fc 受体、补体受体、MHC Ⅱ类分子等也存在于 B 细胞表面。

（三）B 细胞的分类

根据 B 细胞表达 CD5 分子的情况，将其分为 $CD5^+$ B1 细胞和 $CD5^-$ B2 细胞。B1 细胞占 B 细胞总数的 5%～10%，主要在腹膜腔、胸膜腔和肠道黏膜固有层中定居。B1 细胞参与固有免疫，在定居部位对感染的微生物只产生 IgM 抗体，成为机体免疫的第一道防线。B2 细胞即通常所指的 B 细胞，是分泌抗体参与体液免疫的主要细胞，主要定居在外周免疫器官，受特异性抗原刺激后，在 Th 细胞的辅助下，B2 细胞大量增殖形成生发中心，在此 B2 细胞要经历类别转换、体细胞高频突变和亲和力成熟，再分化为浆细胞，产生高亲和性抗体。同时免疫应答后的部分细胞分化为记忆 B 细胞，介导再次免疫应答的发生（表 28－2）。

表 28－2 B 细胞亚群的特性

特性	B1 细胞	B2 细胞
表面标志	smIgM	smIgM 和 smIgD、IgGFc 受体、C3b 受体
抗原的应答性	对 TI 抗原应答	对 TD 抗原应答
产生抗体的类别	IgM	IgM 和 IgG
再次免疫应答	－	＋
免疫耐受	易形成	难形成

第三节 免疫分子

免疫分子分为膜型和分泌型两类，膜型包括 B 细胞抗原受体（BCR）、T 细胞抗原受体（TCR）、主要组织相容性复合体（MHC）、白细胞分化抗原（CD）等，分泌型包括抗体、补体和细胞因子等。本节主要介绍细胞因子。

一、细胞因子的概念及分类

1. 概念 细胞因子（cytokine，CK）是由免疫细胞及组织细胞分泌的在细胞间发挥相互调控作用的一类小分子可溶性多肽蛋白，通过结合相应受体调节细胞生长分化和效应，调控免疫应答。

2. 分类 根据结构和功能，将200多种细胞因子分为六类：白细胞介素（interleukin，IL）；集落刺激因子（colony stimulating factor，CSF）；肿瘤坏死因子（tumor necrosis factor，TNF）；干扰素（interferon，IFN）；生长因子（growth factor，GF）；趋化因子。

二、细胞因子的共同特性

（1）小分子蛋白质。

（2）在接受抗原或丝裂原刺激后合成释放。

（3）生物半衰期和发挥作用的时间较短。

（4）多在细胞间发挥短距离作用。

（5）很低水平就表现生物学活性。

（6）通过结合细胞表面的相应受体发挥生物学作用。

三、细胞因子的作用方式与特点

1. 作用方式 通过自分泌方式作用于产生细胞因子的细胞，旁分泌的方式作用于邻近的细胞，或以内分泌方式通过血流作用于远处的靶细胞发挥作用。

2. 作用特点 细胞因子具有多效性、重叠性、协同性、拮抗性、网络性的特点，细胞因子在体内相互促进或相互制约，形成复杂的细胞因子调节网络。采用现代生物技术研制开发的重组细胞因子、细胞因子抗体和细胞因子受体拮抗蛋白已广泛用于肿瘤、自身免疫病、免疫缺陷、感染等方面的临床治疗。

四、主要的细胞因子及作用

常见细胞因子的种类及生物学作用见表28－3。

表28－3 常见细胞因子的种类及生物学作用

名称	主要产生的细胞	生物学作用
白介素（IL）		
IL－1	活化单核－吞噬细胞、成纤维细胞、血管内皮细胞	刺激造血干细胞增殖分化；促进T、B淋巴细胞活化、增殖；引起发热；介导炎症反应
IL－2	活化的T细胞（Th_1）、NK细胞	诱导活化T、B淋巴细胞增殖分化；增强Tc、NK和单核－吞噬细胞活性
IL－3	活化的T细胞、肥大细胞	刺激多能造血干细胞增殖分化；促进肥大细胞增殖分化
IL－4	活化的T细胞（Th_2）、肥大细胞、嗜碱粒细胞	促进T、B细胞增殖分化；诱导Ig类别转换产生IgE；增强巨噬细胞作用；抑制Th_1细胞免疫应答能力
IL－5	活化的T细胞（Th_2）	促进B细胞生长与分化，诱导IgA合成；促进嗜酸性粒细胞生长与分化
IL－6	活化的T细胞（Th_2）、巨噬细胞、成纤维细胞	刺激T、B细胞分化增殖；促进B细胞杂交瘤及浆细胞瘤生长；引起发热
IL－8	单核－吞噬细胞、血管内皮细胞	吸引中性粒细胞、嗜酸粒细胞和T细胞定向趋化活动；活化中性粒细胞和嗜酸粒细胞脱颗粒，诱发炎症反应及超敏反应

续表

名称	主要产生的细胞	生物学作用
IL－10	活化的T细胞（Th_2）、单核吞噬细胞	抑制Th_1细胞合成分泌IFN－γ等因子；促进B细胞增殖和产生抗体；抑制单核吞噬细胞的功能
IL－12	单核吞噬细胞、B细胞	促进B细胞合成Ig及其类别转换；促进Tc、NK、LAK细胞增殖分化，增强杀伤能力
IL－13	活化的T细胞（Th_2）	诱导B细胞增殖分化；抑制单核巨噬细胞合成分泌炎性因子
肿瘤坏死因子（TNF）		
TNF－α	单核吞噬细胞	诱发炎症反应；具有抗肿瘤，抗病毒和免疫作用；有致热作用及引起恶液质
TNF－β	活化的T细胞	与TNF－α生物学作用相似，但只在局部发挥效应
干扰素（IFN）		
IFN－α/β	白细胞、成纤维细胞	抗病毒、抗肿瘤（强），免疫调节作用（弱）
IFN－γ	活化T细胞、NK细胞	免疫调节作用（强），抗病毒、抗肿瘤（弱）
集落刺激因子（CSF）		
G－CSF	单核吞噬细胞、成纤维细胞	刺激粒细胞前体细胞的分化成熟；促进成熟粒细胞吞噬杀伤功能，延长其存活时间
M－CSF	单核吞噬细胞、成纤维细胞、内皮细胞	促进单核吞噬细胞分化增殖延长其存在时间，增强其功能
GM－CSF	活化的T细胞、单核吞噬细胞、内皮细胞	刺激骨髓各系前体细胞向粒细胞和单核细胞分化

第四节　主要组织相容性复合体

一、概述

主要组织相容性复合体（major histocompatibility complex，MHC）是一组决定组织相容性并与免疫应答密切相关的紧密连锁的基因群。其编码的产物是MHC分子。人的MHC称为人类白细胞抗原（human leucocyte antigen，HLA）基因复合体。

HLA基因复合体由经典的HLAⅠ、Ⅱ类基因和免疫功能相关基因两大类组成，经典的MHC分子结合并提呈抗原肽给T细胞识别，启动适应性免疫应答，属于免疫功能相关基因的非经典MHC，以其产物参与并调节固有免疫。HLA与器官移植的成败及免疫相关性疾病的发生关系十分密切。

二、HLA分子的结构、分布、功能与医学意义

HLA基因复合体的HLAⅠ、Ⅱ类基因编码产物分别是HLAⅠ类分子和HLAⅡ类分子。

（一）HLA分子的结构与分布

1. HLAⅠ类分子的结构与分布　Ⅰ类分子由α链和$β_2m$组成，α链的膜外区肽链折叠

后形成α_1、α_2、α_3三个功能区，α_1和α_2构成了封闭的抗原肽结合槽，能接纳8～10个氨基酸残基，α_3区结构与IgSF（免疫球蛋白超家族）分子相似，是与CD8分子结合的部位。β_2m游离在细胞膜外，以非共价形式附着于α_3区，主要功能是促进内质网中新合成的HLA Ⅰ类分子向细胞表面运输、表达，稳定HLA Ⅰ类分子结构。

HLA Ⅰ类分子分布于几乎所有的有核细胞表面，以淋巴细胞表面的密度最高，肝、肾、肺、心及皮肤次之，肌肉、神经组织和内分泌细胞上最少，而成熟红细胞、胎盘滋养层细胞上不表达。在血清、尿液、汗液、脑脊液及初乳等体液中也有可溶性的HLA Ⅰ类分子存在。

2. HLA Ⅱ类分子的结构与分布 Ⅱ类分子由α链和β链组成，两条链的α_1和β_1形成了两端开放的抗原肽结合槽，能接纳13～17个甚至更长的氨基酸残基，α_2和β_2是IgSF结构域。

HLA Ⅱ类分子仅表达于抗原提呈细胞（B细胞、巨噬细胞、树突状细胞），胸腺上皮细胞和活化的T细胞表面。

HLA Ⅰ类分子 HLA Ⅱ类分子能够稳定地表达于细胞表面，都需要以HLA分子与抗原肽结合的形式存在，生理情况下，HLA分子结合的是自身抗原。HLA分子的抗原肽结合槽内有不少于两个的锚定位与抗原肽的特定氨基酸（锚定残基）互补结合，其结合显示一定的专一性，抗原肽的其他氨基酸残基可以作为提呈给T细胞识别的表位结构。但是不同抗原如果有相同或相似锚定残基（共同基序）的抗原肽，也可被同一类HLA分子的锚定位所接纳。即使是同一类HLA分子所要求的锚定残基也不止是一种氨基酸，那么同一类HLA分子也可结合多种抗原肽，活化多个抗原特异性T细胞。这样就保证了HLA分子提呈抗原肽的丰富性和个体对抗原应答的多样性。

（二）HLA分子的功能

1. 作为抗原提呈分子参与适应性免疫应答 经典的MHC Ⅰ、Ⅱ类分子主要的功能是将抗原肽提呈给T细胞，T细胞只能限制性识别自身MHC分子提呈的抗原肽，即MHC Ⅰ类分子提呈的内源性抗原肽仅供$CD8^+$ T细胞识别，MHC Ⅱ类分子提呈的外源性抗原肽仅供$CD4^+$ T细胞识别，从而激活T细胞，启动适应性免疫应答（表28－4）。MHC限制性的形成是该分子参与了T细胞在胸腺中的选择和分化的结果。另外，不同个体HLA等位基因有丰富的多态性，主导了个体间免疫应答能力及对疾病易感性的差异。

表28－4 HLA Ⅰ类、Ⅱ类分子的结构、分布和功能特点

HLA分子	分子结构	肽结合结构域	组织分布	功能特点
Ⅰ类	α链（β_2m）	$\alpha_1+\alpha_2$	所有有核细胞表面	提呈内源性抗原，与CD8结合，对CTL的识别起限制作用
Ⅱ类	α链 β链	$\alpha_1+\beta_1$	APC、活化T细胞	提呈外源性抗原，与CD4结合，对Th的识别起限制作用

2. 作为调节分子参与固有免疫应答 HLA中的免疫功能相关基因能编码补体成分，参与炎症反应和对病原体的杀伤作用，介导免疫性疾病的发生；也可编码配体分子，以不同的亲和力结合激活性和抑制性受体，调节NK细胞和部分杀伤细胞的活性；其中的炎症相关基因还参与启动和调控炎症反应，在应激反应中发挥作用。

（三）HLA 分子的医学意义

1. HLA 与器官移植 器官移植术的成败很大程度上取决于移植排斥反应的防治，而介导移植排斥反应的主要抗原是 HLA 抗原。因此术前必须进行红细胞血型检查，受者血清中预存的细胞毒性 HLA 抗体的检测，HLA 分型和交叉配型的系列检测。其中，HLA 型的匹配程度是决定供、受者间组织相容性的关键因素，供、受者间的 HLA 相似度越高，移植成功率就越高，如同卵双生兄弟姊妹间移植几乎不发生排斥反应。淋巴细胞作为互反应细胞做交叉配型实验来确定组织相容性的程度。

2. HLA 与疾病的关联性 不同个体对疾病的易感性的差异在很大程度上是由遗传因素所决定的。HLA 是第一个被发现与疾病有明确联系的遗传系统。最典型的例子是强直性脊髓炎（AS）患者中 HLA－B27 抗原阳性率可达 58%～97%，而健康人群中 HLA－B27 抗原仅为 1%～8%，由此确定携带 B27 等位基因的个体易患 AS。迄今，已发现 500 余种疾病与 HLA 关联，以自身免疫病为主（表 28－5）。

表 28－5 与 HLA 呈现强关联的一些自身免疫病

疾病	HLA 抗原	相对风险（%）
强直性脊髓炎	B27	58～97
胰岛素依赖性糖尿病	DR3/DR4	25.0
肾小球性肾炎咯血综合征	DR2	15.9
寻常天疱疮	DR4	14.4
乳糜泻	DR3	10.8
急性前葡萄膜炎	B27	10.0
系统性红斑狼疮	DR3	5.8
多发性硬化症	DR2	4.8
类风湿性关节炎	DR4	4.2
突眼性甲状腺肿	DR3	3.7
淋巴瘤性甲状腺瘤	DR5	3.2
重症肌无力	DR3	2.5

3. HLA 异常表达与疾病的关系 肿瘤或病毒感染发生时，肿瘤细胞或病毒感染细胞表面的 HLA 分子表达下调甚至缺失，导致不能有效地提呈肿瘤细胞抗原或病毒抗原，因此造成逃逸机体的免疫监视功能。此外，某些自身免疫病发生时，在细胞因子的诱导下一些细胞（如胰岛素依赖性糖尿病中的胰岛 β 细胞、乳糜泻中的肠道细胞等）开始表达 HLA Ⅱ类分子，这些异常表达的机制及免疫病理学意义尚未明确，可能与免疫细胞的活化过度有关。

4. HLA 与亲子鉴定和法医学 由于 HLA 基因复合体是人体内最复杂的多态性基因系统，单倍型数以亿计，而且无血缘关系的个体间几乎没有完全相同的 HLA 基因，每个人的 HLA 基因又终身不变，因此 HLA 基因检测可以作为个体遗传“标签”在法医学上被广泛地用于亲子鉴定和身份鉴定。

扫码"练一练"

目标检测

思考题

1. 试述免疫器官的分类、组成及功能。
2. T、B 细胞表面有哪些重要分子？各有什么功能？
3. 细胞因子有哪些共同的基本特征及主要的生物学作用？
4. 试述 HLA 分子的分布、功能及医学意义。
5. 脾切除的个体易引起菌血症和败血症，为什么？

（王　丽）

第二十九章

免疫应答

扫码“学一学”

学习目标

1. 掌握免疫应答的概念、类型及特点。
2. 熟悉免疫应答的过程及抗体产生的一般规律和意义。
3. 了解诱导产生免疫耐受的条件及免疫耐受的意义。

第一节 概 述

一、免疫应答的概念

免疫应答（immune response）是指机体免疫系统对抗原性异物进行识别、清除的整个过程。

> 考点提示
> 免疫应答的概念及分型。

免疫应答最基本的生物学意义是清除抗原性异物，以保持内环境的稳定。但在特定情况下，免疫应答也会引起超敏反应等免疫相关性疾病。

二、免疫应答的类型

根据免疫应答识别的特点、获得形式以及效应机制，免疫应答分为两类：一种是固有免疫应答（innate immune response），它是在生物体在长期种系进化过程中逐渐形成的，其物质基础是固有免疫应答系统，包括组织屏障、固有免疫细胞和固有免疫分子；另一类是接受抗原刺激产生，建立在固有免疫应答的基础上的适应性免疫应答（daptive immune response），即T细胞介导的细胞免疫和B细胞介导的体液免疫，适应性免疫应答是继固有性免疫应答之后发挥其效应的，并在最终清除病原体，促进疾病的治愈，及防止再感染中起主导作用。在此主要介绍适应性免疫应答。

根据机体受抗原刺激产生的结果，免疫应答又可以分为：①正免疫应答，对抗原性物质所产生特异性体液和细胞免疫应答；②负免疫应答，对特定抗原产生免疫耐受，对该抗原刺激无反应。

三、免疫应答的基本过程

免疫应答的基本过程可划分为三个阶段。

（一）识别和提呈阶段

这个阶段即是抗原提呈细胞（APC）对抗原信息进行摄取、加工、处理及提呈。可溶性游离蛋白抗原必须通过 APC 将抗原降解为多肽片段，并与 MHC 分子结合为抗原肽 - MHC 分子复合物，表达于 APC 表面，供给免疫细胞识别。这一过程称为抗原提呈。①外源性抗原进入机体，通过模式识别受体被 APC 识别和摄取，被蛋白酶等水解为抗原肽，抗原肽与其新合成的 MHC Ⅱ类分子结合，形成抗原肽 - MHC Ⅱ类分子复合物，转运至 APC 表面，供 $CD4^+$ Th 细胞识别；②内源性抗原在细胞内蛋白酶的作用下降解为抗原肽，与新合成的 MHC Ⅰ类分子结合，形成抗原肽 - MHC Ⅰ类分子复合物，再转运至细胞表面，供 $CD8^+$ Tc 细胞识别。在接受抗原刺激的第一信号后，T/B 细胞开始初步活化。

（二）活化、增殖和分化阶段

T/B 细胞对抗原特异性识别后，在多种细胞因子协同作用下，进一步活化、增殖、分化为效应 T 细胞或浆细胞，并产生免疫效应分子（各种细胞因子和抗体）。在此阶段，部分效应细胞会转化为记忆细胞。

（三）效应阶段

效应阶段是指效应分子和免疫效应细胞协同作用共同完成细胞免疫和体液免疫效应。其结果可能为清除抗原或诱导免疫耐受，也可能引发免疫相关性疾病。

四、免疫应答的特点

适应性免疫应答有以下特点：①特异性，效应性 T/B 细胞只能对相应的抗原产生免疫效应；②记忆性，针对抗原的信息可产生记忆性 T/B 细胞，当再次遇到相同抗原，产生的免疫应答快而强烈；③MHC 限制性，由于 T/B 细胞识别、活化过程需要与 MHC 结合，而 MHC 分子具有高度多态性，即受 MHC 分子限制。

第二节　B 细胞介导的体液免疫

抗原刺激机体后，诱导 B 细胞活化、增殖，分化为浆细胞，产生特异性抗体参与免疫应答，由于抗体存在于体液中，故将 B 细胞介导的免疫应答称为体液免疫。大多数蛋白抗原为 TD - Ag，在对它们进行识别的过程中需要 Th 细胞辅助，此外还有部分抗原（如多糖抗原）为 TI - Ag，可以由 B 细胞直接进行识别而无需 Th 细胞辅助，由于抗原性质不一，故而体液免疫发生的过程也会有所不同。

一、体液免疫的应答过程

（一）对 TD - Ag 的体液免疫应答

1. 抗原识别阶段

（1）抗原的处理　外源性抗原（如细菌或其他动植物蛋白质）进入机体后，被 APC 吞噬并将抗原分解并加工处理为抗原肽 - MHC Ⅱ类分子复合物，再将抗原肽 - MHC Ⅱ分子复合物表达于 APC 表面，供 $CD4^+$ T 细胞识别。

在某些时候，B 细胞也可发挥 APC 作用，摄取并加工处理抗原，提呈给 Th 细胞，一般地说，初次应答时，主要由巨噬细胞和树突状细胞完成抗原的提呈作用；再次应答时抗原提呈作用则主要由 B 细胞承担。另外，B 细胞主要加工处理可溶性的特异性抗原，激活 Th 细胞需抗原浓度低；巨噬细胞则是非特异性摄取颗粒性抗原，需较高浓度的抗原才能激活 Th 细胞。

（2）淋巴细胞对抗原的识别　T 细胞通过 TCR 与抗原肽 - MHC 分子复合物结合，并由 CD3 分子将抗原刺激信号传入 T 细胞。Th 细胞识别抗原并活化后，产生细胞因子促进 B 细胞进一步活化。

B 细胞通过其膜表面的 BCR 识别抗原。BCR 既能识别经处理的抗原成分，又能识别游离的可溶性蛋白质或多糖抗原。但 B 细胞只有在得到活化的 Th 细胞的刺激后才能最终完成对 TD - Ag 的识别而完全活化。

2. 活化、增殖与分化阶段　B 细胞活化需要双重信号：特异性抗原提供第一信号启动 B 细胞活化，协同刺激分子提供第二信号使 B 细胞完全活化。

（1）B 细胞的第一激活信号　B 细胞活化的第一信号又称抗原刺激信号，由 BCR - Ig α/β 和 CD21/CD19/D81 共受体复合体共同传递。B 细胞通过表面 BCR - Ig α/β 与抗原特异性结合，并经 BCR 复合物中的 Ig α/β 将信号传递至 B 细胞内（图 29 - 1），同时 CD21/CD19/D81 共受体复合物结合抗原 - C3d 复合物中的 C3d，显著提高 B 细胞对抗原刺激的敏感性，增强 B 细胞的活化信号。

（2）B 细胞的第二激活信号　B 细胞活化的第二信号又称为协同刺激信号。B 细胞作为 APC 对第一信号中的抗原信息进行提呈并激活 Th 细胞，Th 细胞活化后通过细胞表面表达的 CD40L 和 LFA - 1 等协同刺激分子与 B 细胞表面的 CD40 和 ICAM - 1 等协同刺激分子结合，其中 CD40L 与 CD40 的相互作用为 B 细胞活化第二信号（图 29 - 1）。

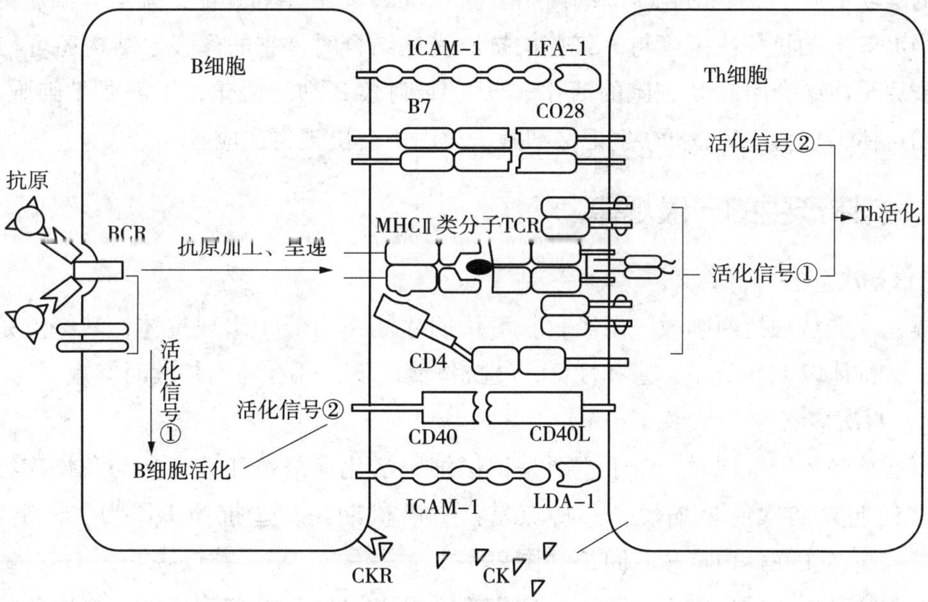

图 29 - 1　B 细胞的活化

在双信号的刺激下，B 细胞激活并表达多种细胞因子受体，在 Th2 细胞释放的细胞因子诱导下，B 细胞进一步活化、增殖，分化为浆细胞，部分浆细胞转为记忆细胞（图 29 - 2）。

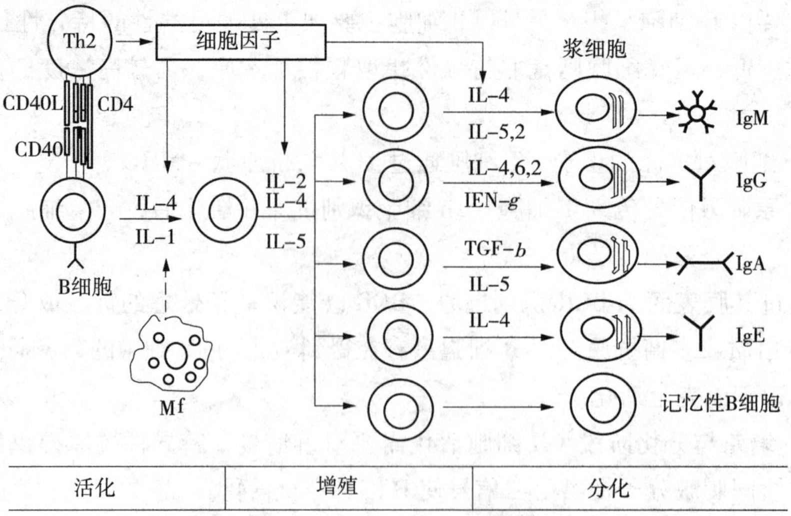

图 29-2 B 细胞的活化、增殖与分化

3. 效应阶段 B 细胞分化成熟形成浆细胞，浆细胞产生特异性抗体，抗体与抗原结合后，可中和抗原，并发挥激活补体、调理作用、调节多种免疫细胞功能等免疫效应，对抗原进行清除。同时，分化成熟的 B 细胞还可以产生多种细胞因子，参与调节包括 B 细胞自身在内的多种免疫细胞的功能。

（二）对 TI-Ag 的体液免疫应答

TI-Ag 有两种：①多数是相同分子的聚合物，如肺炎链球菌荚膜多糖抗原，在其表面存在着相同抗原决定簇的重复排列，这些抗原决定簇与 B 细胞抗原受体亲和力强，二者形成广泛的交联引起 B 细胞活化。②细菌脂多糖（LPS），由于 LPS 本身就是 B 细胞的有丝分裂原，当 LPS 上的抗原决定簇与 B 细胞的抗原受体结合时，它的丝裂原结构还可与 B 细胞上的丝裂原受体结合引起 B 细胞的活化。TI-Ag 刺激 B 细胞活化，不需要 T 细胞的辅助，其产生的抗体类别为 IgM，不产生记忆细胞，故而不会出现再次应答。

二、抗体产生的一般规律

（一）初次应答

机体初次受某种抗原刺激，需经较长潜伏期才能在血液中出现抗体，其特点是：①潜伏期长；②抗体以 IgM 为主，亲和性低；③抗体滴度低；④在体内持续时间短。

（二）再次应答

当再次接触相同抗原时，由于主要是记忆细胞活化、增殖和分化参与免疫应答，抗体出现的潜伏期较初次明显缩短，其特点是：①潜伏期短；②抗体 IgG 为主，亲和性高；③抗体滴度高；④在体内持续时间长（图 29-3）。

再次应答又称为回忆应答，因该免疫应答主要由记忆 B 细胞完成的。再次免疫的强弱主要与接触抗原的间隔时间有关。

（三）临床意义

（1）用于传染病的预防　进行疫苗接种时，采取复种可起到强化免疫的作用，即通过机体的再次免疫应答而产生高滴度、高亲和力的抗体，维持持久的免疫力。

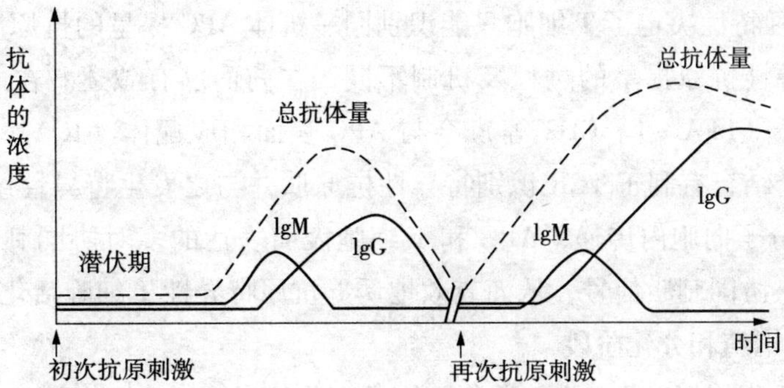

图 29-3 抗体产生的一般规律

(2) 用于传染病的诊断 在免疫应答中，IgM 产生早、消失快，因此临床上检测特异性 IgM 可作为病原微生物早期感染的诊断指标。

此外，抗体产生的一般规律还可以用于制定最佳的免疫方案、利用疾病早期和疾病晚期血清中抗体含量和类别的变化，进行免疫检测以诊断传染病并辅助判断患者的病情，以及在制备细菌多糖疫苗时，可将多糖疫苗与蛋白质偶联在一起，可激活 Th 细胞，促进高亲和力抗体的产生和记忆细胞的形成，达到增强疫苗的免疫效果。

三、体液免疫的生物学作用

1. 清除抗原作用 B 细胞分化成熟后产生特异性抗体，它可通过中和作用、激活补体、调理作用、ADCC 和阻止抗原侵入黏膜及胎盘等多种机制发挥中和毒素、抑制细菌黏附及抗病毒等免疫效应。

2. 免疫调节 B 细胞分化成熟后可以分泌多种细胞因子，参与调节包括 B 细胞自身在内的多种免疫细胞的功能。

3. 免疫损伤 一定条件下，抗体可导致超敏反应、自身免疫病，甚至促进肿瘤的生长。

第三节 T 细胞介导的细胞免疫

机体免疫系统受到 TD-Ag 刺激后，在 APC 及多种具有免疫调节作用的细胞协同作用下，由 T 细胞活化、增殖和分化完成的免疫应答称为细胞免疫。细胞免疫的发生往往较慢，接触抗原后 2~3 天才出现反应，包括 Th1 细胞（$CD4^+$ T 细胞）通过释放细胞因子而引起以淋巴细胞和单核-巨噬细胞局部浸润为主的炎症反应或 Tc 细胞（$CD8^+$ T 细胞）的特异性杀伤靶细胞。

T 细胞的活化方式类似于体液免疫，需有 APC 提呈抗原，并受 MHC 限制；活化的 Th 细胞及巨噬细胞产生多种细胞因子作用于 Th1、Tc，使其活化并增殖分化为效应 Th1 和 Tc 细胞或记忆 T 细胞。

一、细胞免疫的应答过程

（一）抗原识别阶段

初始 T 细胞的 TCR 与 APC 提呈的抗原肽-MHC 复合物特异性结合的过程称为抗原的识别，TCR 在特异性识别 APC 提呈抗原肽的同时，也必须识别 APC 的自身 MHC 分子，即

MHC 限制性。这种特性决定了 T 细胞只能识别同一机体 APC 提呈的抗原肽 - MHC 复合物。外源性抗原和内源性抗原提呈的过程及机制不同，在前面已有叙述。在此阶段，T 细胞表面的协同刺激分子（LFA - 1、CD2 等）会与 APC 表面相应配体（ICAM - 1、LFA - 3 等）可逆性结合，这个结合有利于 TCR 识别特异性抗原肽并与之发生特异性结合。TCR 的抗原识别信号由 CD3 分子向胞内传递，APC 和 T 细胞表面表达的多对协同刺激分子相互结合，为 T 细胞活化提供协同刺激信号，从而有效地诱导抗原特异性 T 细胞活化。

（二）活化、增殖和分化阶段

与 B 细胞的活化相似，T 细胞的活化也需要双重信号。

1. T 细胞的第一激活信号　$CD4^+$ Th 细胞/$CD8^+$ Tc 细胞通过 TCR - CD3 复合体特异性结合 APC 表面相应抗原肽 - MHC Ⅱ/Ⅰ类分子复合体，同时，T 细胞表面的共受体 CD4 或 CD8 分子与 APC 表面的 MHC Ⅱ/Ⅰ类分子的非多态区结合，使得 T 细胞初步被活化。此时，与 T 细胞接触的 APC 也会活化并上调表达协同刺激分子。

2. T 细胞的第二激活信号　在第一信号的基础上，T 细胞与 APC 表面多对协同刺激分子如 CD28、CTLA - 4 和 CD80、CD86，CD40L 和 CD40 等相互结合，导致 T 细胞完全活化，活化 T 细胞中一系列信号诱导细胞表达多种细胞因子和细胞因子受体，同时，活化的 APC 也会产生细胞因子，以促进 T 细胞增殖与分化（图 29 - 4，图 29 - 5）。

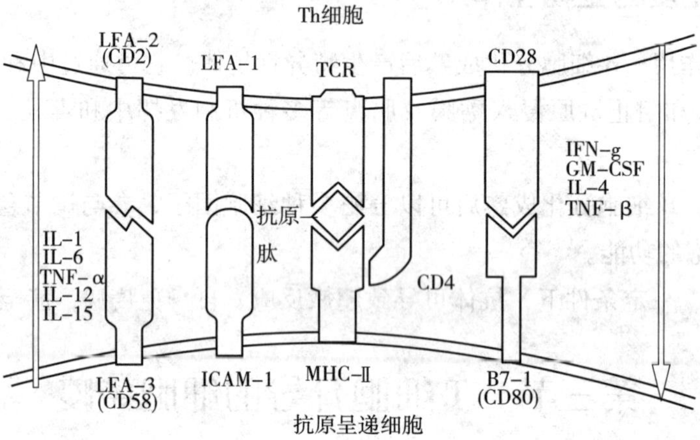

图 29 - 4　$CD4^+$ T 细胞的活化

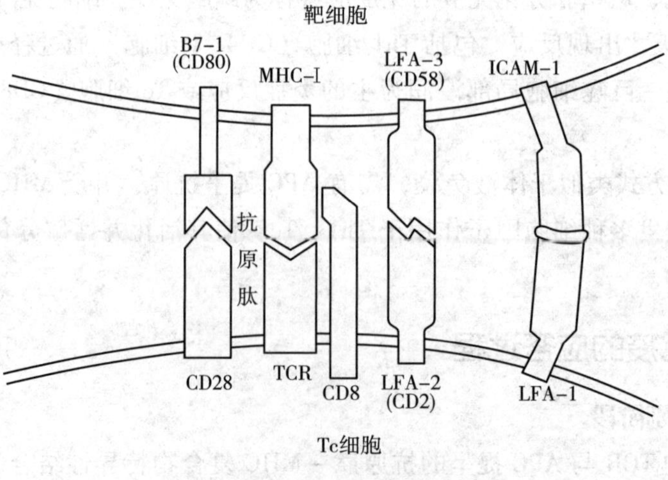

图 29 - 5　$CD8^+$ Tc 细胞的活化

在此过程中，存在正协同刺激分子如 CD28，可促进 IL－2 基因转录和稳定IL－2 mRNA，促进IL－2 合成；也存在负协同刺激分子 CTLA－4，可抑制 CD28 的作用，并启动抑制信号对免疫应答进行调节。

T 细胞活化后，增殖、分化，形成特异性免疫效应细胞。

（三）效应阶段

1. $CD8^+$效应 Tc 细胞介导的免疫效应 $CD8^+$效应 Tc 细胞（CTL）的主要生物学效应是清除肿瘤和病毒感染的靶细胞，这种效应可通过以下几种作用方式，完成杀伤靶细胞的效应。

（1）穿孔素－颗粒酶系统 静止 Tc 细胞的胞浆颗粒中存在穿孔素，Tc 细胞活化后可引发脱颗粒反应，释放穿孔素，插入靶细胞膜后形成多聚的管状穿孔素，这个穿膜结构使靶细胞内钠离子和水潴留，钾离子及大分子物质逸出，最终溶解细胞。此机制类似补体激活后的溶细胞效应。

（2）Fas/FasL 系统 活化 Tc 细胞表面大量表达 FasL，其与靶细胞表面 Fas 结合，可介导靶细胞凋亡。此外活化高表达 FasL 的 T 细胞也可诱导表达 Fas 的自身及相邻 T 细胞凋亡。

2. $CD4^+$效应 Th1 细胞介导的免疫效应 抗原刺激后产生的效应 Th1 细胞，可释放IL－2、GM－CSF、IFN－γ 等多种细胞因子，刺激巨噬细胞生成，并增加局部组织血管内皮细胞黏附分子的表达，在表面吸引黏附吞噬细胞，促进淋巴细胞和单核－巨噬系细胞浸润，诱发慢性炎症反应或迟发型超敏反应。

二、细胞免疫的生物学意义

1. 抗感染 T 细胞效应主要是抵抗胞内感染的细菌、病毒等病原体以及真菌的感染。

2. 抗肿瘤 主要包括 ADCC 效应、Tc 细胞的特异性杀伤作用以及细胞因子直接或间接的杀瘤效应等。

3. 免疫损伤作用 参与移植排斥反应、Ⅳ型超敏反应及自身免疫病等损伤作用。

第四节 免疫调节

免疫调节（immunoregulation）是指在免疫应答过程中，免疫细胞之间、免疫细胞与免疫分子之间以及免疫系统与机体其他系统之间相互协调、相互制约，对免疫应答进行感知和调控，从而维持机体内环境的稳定。免疫应答这个生理过程，无论是对抗原物质的排斥，还是对自身成分的耐受，都贯穿在免疫调节控制之中。这个调节的过程，由多种免疫分子（抗原、抗体、补体、细胞因子等）、多种免疫细胞（T 细胞、B 细胞、单核－巨噬细胞等）以及机体多个系统（神经系统、免疫系统、内分泌系统等）共同参与，相互协调。如果免疫调节功能失调或者异常，不能有效地清除抗原物质，机体失去有效的免疫保护可能受到损伤；同样，如果免疫调节功能异常对自身物质产生免疫攻击，则会导致自身免疫病。免疫调节按其主要参与成分可分为以下三种情况。

一、免疫分子的调节作用

抗原、抗体、补体、炎症因子、细胞因子等免疫分子均具有免疫调节作用，其中常见的有：抗原和抗体所形成的免疫复合物可激活补体，形成抗原－抗体－补体复合物，既可持续提呈抗原诱发免疫应答，又可对体液免疫产生负反馈调节；吞噬细胞和树突状细胞等表面的模式识别受体具有识别病原体等特定分子作用，在清除病原体同时可诱发炎症反应，而过度炎症反应可能导致局部或全身疾病，故而免疫系统也会对其功能进行调节；补体活化后产生的活性片段可产生免疫调理作用、促进 B 细胞活化等；免疫细胞表面活化性受体和抑制性受体可以调控免疫细胞激活信号的转导。

二、免疫细胞的调节作用

免疫细胞对免疫应答可进行直接或者间接调节作用，主要方式有分泌细胞因子或免疫细胞之间直接接触。

（一）调节性 T 细胞的免疫调节功能

调节性 T 细胞（Treg）具有免疫失能性和免疫抑制性两大功能，可通过抑制 T 细胞的活化与增殖、抑制效应 T 细胞表达细胞因子等方式抑制免疫应答，维持自身免疫耐受，并可抑制自身免疫病发生。

（二）Th1、Th2 和 Th17 的免疫调节作用

Th1、Th2 既是免疫效应细胞，又具有免疫调节作用，可通过产生的细胞因子相互作用进行负调节。Th17 分泌的细胞因子广泛作用于多种免疫细胞，发挥免疫调节作用，并对炎症和自身免疫病有非常重要的影响。

三、其他形式的免疫调节

其他形式的免疫调节比较常见的包括：活化诱导的细胞死亡对效应功能的调节、免疫－内分泌－神经系统的相互作用与调节、免疫应答的遗传控制。

目前国内有许多针对免疫调节的研究，目的为研发有效的免疫干预手段，对自身免疫病、超敏反应、肿瘤等进行预防和治疗。

第五节　免疫耐受

一、免疫耐受的现象及概念

免疫耐受（immunologic tolerance）是指机体免疫系统在某种抗原刺激下产生的特异性无应答状态，是免疫应答的另一种重要类型。这种效应与对各种抗原均呈无应答或低应答的非特异性免疫抑制不同。免疫耐受的产生与年龄、生理状况及遗传等因素有关。免疫耐受可以天然产生，也可人为诱导。天然免疫耐受现象多由于在免疫系统尚未成熟的胚胎期接触抗原产生的，不成熟的自身反应性淋巴细胞接触自身抗原后会发生克隆清除，产生免疫耐受。

二、免疫耐受的类型

免疫耐受按其形成的阶段不同存在中枢耐受和外周耐受两种类型。

（一）中枢耐受

中枢耐受发生在中枢免疫器官，形成的原因主要是由于淋巴细胞自身发生缺陷或中枢免疫器官微环境异常，出现阴性选择障碍。此类耐受易导致自身免疫病。

（二）外周耐受

外周耐受发生在外周免疫器官，外周 T、B 细胞可被存在于外周的组织特异性抗原和非自身抗原诱导产生耐受，其机制有克隆失能、免疫忽视和抑制性免疫细胞的作用。

三、影响免疫耐受的因素

（一）抗原因素

抗原的性质不同，对机体刺激产生的免疫应答反应类型也有所区别。一般来说，抗原的分子量大小、是否为可溶性抗原、抗原的结构、进入机体抗原的剂量、进入机体的途径都会对抗原是否引起免疫耐受造成影响。

（二）机体因素

机体免疫细胞发育不成熟时，受到抗原刺激易形成免疫耐受，而免疫细胞成熟时则易产生免疫应答。此外，机体免疫功能受抑制时，接受抗原刺激也可以形成免疫耐受。免疫耐受还受到动物种属和遗传因素的影响。

四、免疫耐受与临床

免疫耐受与临床许多疾病的发生、发展和转归有密切的关系。一方面，对病原性抗原及肿瘤抗原的免疫耐受阻碍了免疫功能的正常发挥；另一方面，在移植排斥、自身免疫病等情况下需要诱导免疫耐受的产生。人为诱导免疫耐受目前多为实验性尝试阶段，如静脉注射或口服抗原、诱导免疫偏离、阻断协同刺激信号等方式。一些慢性病、肿瘤等情况下产生的免疫耐受多因缺乏活化性辅助刺激分子等原因引起，目前对此采取的措施主要有增强 DC 功能、合理利用细胞因子、激活协同刺激信号等。

目标检测

思考题

1. 试述适应性免疫应答的发生过程。
2. 简述抗体产生的一般规律。
3. 试述免疫应答的三个阶段。

扫码“练一练”

（蒋　斌）

第三十章

超敏反应

扫码"学一学"

学习目标

1. 掌握四种类型超敏反应的发生机制。
2. 熟悉超敏反应的概念及各型超敏反应的特点；各型超敏反应的临床常见疾病。
3. 了解超敏反应的防治原则。

考点提示

超敏反应的概念与分型。

超敏反应亦称变态反应（allergy），是指机体对某些抗原初次应答后，再次接受相同抗原刺激时发生的一种以生理功能紊乱或组织细胞损伤为主的特异性免疫应答。超敏反应与免疫应答一样具有特异性及记忆性等特点，不同之处是可以引起机体组织损伤或功能紊乱，因此，超敏反应实质上是一种病理性的免疫应答。目前国内外由超敏反应引起的疾病的发病率明显上升。

引起超敏反应的抗原称为变应原。人群中只有少数个体接触变应原后会发生超敏反应。根据发生机制和临床特征，超敏反应分为四型（Ⅰ型、Ⅱ型 、Ⅲ型、Ⅳ型）。

第一节　Ⅰ型超敏反应

案例

患者，男，20 岁。因"化脓性中耳炎"到医院肌内注射青霉素钠盐 80 万单位，每日 2 次（皮试阴性）。3 天后病情不见好转，改用氨苄西林肌内注射 1.0g。注射后患者血压下降、心跳加快、呼吸困难、头晕，随即昏倒。考虑为过敏性休克，立即皮下注射肾上腺素 0.5mg，并吸氧、保温，10 分钟后患者意识渐清，又静脉滴注碳酸氢钠 100ml，30 分钟后再次皮下注射肾上腺素 0.5mg，2 小时后症状基本消失。

思考题：

1. 药物过敏性休克属于哪型超敏反应？
2. 该型超敏反应的特点。
3. 怎样避免其发生？一旦发生如何处理？

Ⅰ型超敏反应因反应发生迅速，又称速发型超敏反应或过敏反应。此型超敏反应的特点：①主要由 IgE 介导；②发作快，消退也快；③组胺、白三烯等介质发挥重要作用，补体不参与；④以生理功能紊乱为主，通常不发生组织细胞损伤；⑤发病与否有明显的个体差异和遗传倾向。

一、Ⅰ型超敏反应的发生机制

考点提示

Ⅰ型超敏反应发生机理及临床常见病例。

引起Ⅰ型超敏反应的常见变应原有花粉、尘螨、真菌菌丝及其孢子、细菌及其代谢产物、动物皮屑、牛奶、鱼虾、鸡蛋等食物和青霉素、磺胺、普鲁卡因、有机碘化合物等药物半抗原。Ⅰ型超敏反应的发生机制可分为致敏阶段、发敏阶段和效应阶段（图 30－1）。

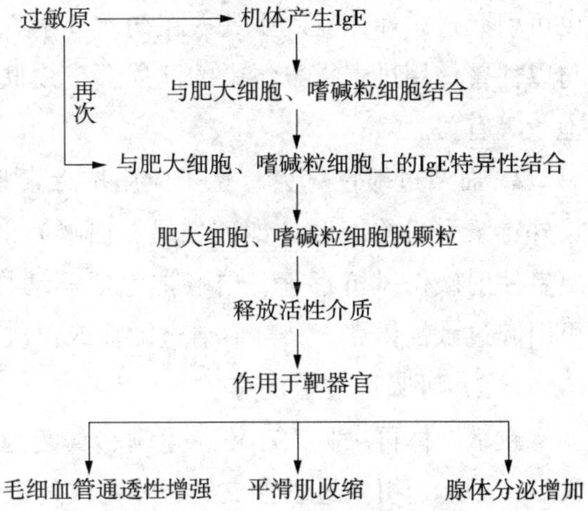

图 30－1　Ⅰ型超敏反应发生机制

（一）致敏阶段

变应原进入机体，刺激某些 B 细胞发生免疫应答产生 IgE 类抗体。IgE 主要由鼻咽部、扁桃体、气管和胃肠道黏膜下固有层淋巴组织中的浆细胞产生，这些部位也正是变应原易于侵入和引发Ⅰ型超敏反应的部位。过敏症患者血清 IgE 水平高于正常人 1000～10000 倍。IgE 是亲细胞性抗体，IgE 迅速以 Fc 段结合于肥大细胞及嗜碱粒细胞细胞膜上的 IgE Fc 受体，使机体处于致敏状态。机体受变应原刺激两周后即可被致敏，此状态一般能持续半年以上。致敏期间如不再接触同种变应原，致敏状态可逐渐消失。

（二）发敏阶段

当相同变应原再次进入已致敏的机体，迅速与肥大细胞或嗜碱粒细胞表面的 IgE 的 Fab 段结合，二价或多价变应原能与两个以上相邻的 IgE 结合，使肥大细胞和嗜碱粒细胞细胞膜上 IgE 的 Fc 受体发生桥联，细胞即被激活，引起细胞膜通透性增加，胞浆内颗粒脱出，释放已合成的介质（原发介质）如组胺、激肽原酶、肝素、嗜酸粒细胞趋化因子等；并迅速生成和释放新介质（继发介质）如白三烯、前列腺素、血小板活化因子、细胞因子等。

（三）效应阶段

上述介质作用于靶器官和组织引起局部或全身发生反应的阶段。基本病理变化为：①平滑肌痉挛，以气管、支气管及胃肠道平滑肌为甚；②小血管扩张，毛细血管通透性增加，血浆外渗，表现为局部水肿及以嗜酸粒细胞浸润为主的炎症；③黏膜腺体分泌增加，表现出相应的临床症状。根据效应发生的快慢和持续时间的长短，可分为早期相反应和晚期相反应两种类型。早期相反应通常在接触变应原后数秒内发生，可持续数小时，并无器质性损害，如能及时解除变应原的刺激，临床症状可迅速消退。晚期相反应发生在接触变应原刺激后 6～12 小时，可持续数天。反复发生的晚期相反应可导致组织损伤，表现为器质性病变。

二、临床常见 I 型超敏反应性疾病

（一）全身性过敏反应性休克

过敏性休克是最严重的一种过敏反应，可于再次注射变应原后数分钟之内出现胸闷、气短、呼吸困难、面色苍白、出冷汗、手足发凉、脉搏细速、血压下降、意识障碍或昏迷，严重者抢救不及时可迅速死亡。

1. 药物过敏性休克 以青霉素过敏性休克最常见。青霉素中含有大分子杂质或发生降解易引起。青霉素降解产物青霉烯酸或青霉噻唑醛酸等半抗原与组织蛋白结合后成为变应原，诱发过敏性休克。青霉素制剂在弱碱性溶液中易形成青霉烯酸，因此使用青霉素应临用前配制，放置 2 小时后不宜使用。提高青霉素制剂质量、使用新鲜配制的青霉素溶液是预防青霉素过敏性休克的有效措施。其他药物如链霉素、头孢菌素、普鲁卡因、有机碘等也可引起过敏性休克。少数人在初次注射青霉素时也可发生过敏性休克，这部分患者可能与以往曾使用过青霉素污染的注射器，皮肤黏膜接触过青霉素或其降解物，吸入过青霉菌孢子等有关。

2. 血清过敏性休克 见于应用抗毒素紧急预防和治疗外毒素引起的疾病（如破伤风、白喉）时，当再次给患者注射破伤风抗毒素、白喉抗毒素等动物免疫血清时可引起过敏性休克，又称血清过敏症或再次注射血清病。

> **考点提示**
>
> 注射破伤风抗毒素前需做皮试，避免血清过敏性休克。

（二）呼吸道过敏反应

致敏个体再次吸入花粉、尘螨、真菌孢子、动物皮屑等变应原或呼吸道病原微生物感染后，可迅速引发过敏性支气管哮喘或过敏性鼻炎等过敏反应。

（三）消化道过敏反应

少数人进食鱼、虾、蟹、蛋等食物后，可出现恶心、呕吐、腹痛、腹泻等症状，称为过敏性胃肠炎。

（四）皮肤过敏反应

药物、食物、花粉、肠道寄生虫或冷热刺激、动物毒液等可引起皮肤过敏反应，主要表现为荨麻疹、特应性皮炎（湿疹）和血管神经性水肿等。

三、防治原则

（一）查找变应原，避免再接触

临床寻找变应原最常用的方法是询问病史和进行变应原皮肤试验。避免接触变应原是预防过敏反应最理想、最有效的方法。皮肤试验通常是将可能引起过敏反应的药物、生物制品或其他变应原稀释后，取 0.1ml 在受试者前臂内侧做皮内注射，15～20 分钟后观察结果。若局部皮肤出现红晕，风团直径 >1cm 为皮试阳性，说明个体处于对该变应原的致敏状态。但是有些变应原却难以回避，如动物免疫血清、花粉、尘螨、冷空气等，可进行特异性脱敏和减敏治疗。

（二）特异性脱敏和减敏治疗

1. 脱敏治疗 注射动物的免疫血清时可采用小剂量、短间隔（20～30 分钟）、多次注射的方法，可以避免发生过敏反应，称为脱敏治疗。其原理可能是小剂量变应原进入体内，

可使有限数量的致敏靶细胞脱颗粒，释放少量生物活性介质，但不足以引起明显临床症状，同时介质作用时间短无累积效应。因此短时间内小剂量多次注射变应原，可使体内致敏细胞分期分批脱敏，以至最终全部解除致敏状态。此时再大量注射抗毒素时就不会引起超敏反应。但这种脱敏作用是暂时的，经过一定时间后机体可重新恢复致敏状态。

2. 减敏治疗 对一些已查明变应原（如花粉、尘螨），却难以避免接触的呼吸道、皮肤过敏反应等，可采用小剂量、长间隔（1周左右）、逐渐增量、多次皮下注射变应原的方法，达到减敏的目的。作用机制可能与改变变应原进入机体的途径、诱导机体产生能与 IgE 竞争变应原的特异性 IgG 有关。这种特异性 IgG 抗体又称为封闭性抗体。近年来，应用人工合成变应原肽段进行减敏治疗，取得了明显进展，其原理是人工合成变应原肽段可诱导 T 细胞无反应性，从而阻止 IgE 产生。

考点提示

破伤风抗毒素皮试呈阳性者，应采取脱敏疗法。

（三）药物治疗

用药物选择性地阻断或干扰过敏反应发生过程中的某些环节，可阻止或减轻过敏反应的发生。常用药物主要通过以下机制发挥作用：①抑制生物活性介质的合成与释放。色甘酸钠、酮替芬等可通过稳定细胞膜抑制靶细胞脱颗粒，常用于支气管哮喘的预防与治疗。②拮抗生物活性介质作用。如苯海拉明、氯苯那敏、阿司咪唑、氯雷他定等，通过与组胺竞争结合效应器官细胞膜上组胺受体而发挥抗组胺作用。③改善效应器官反应性。如肾上腺素、麻黄碱和糖皮质激素可解除支气管痉挛、减少腺体分泌、收缩血管、升高血压而用于过敏性休克的治疗；钙剂和维生素 C 可解除痉挛、降低毛细血管通透性。④抑制免疫功能。地塞米松、氢化可的松等可抑制免疫应答的发生。

知识拓展

Ⅰ型超敏反应的免疫生物疗法

根据细胞因子可调控 IgE 产生和 IgE 介导Ⅰ型超敏反应的机制，免疫生物治疗Ⅰ型超敏反应的方法包括：①将具佐剂作用的 IL－12 等分子与变应原共同使用，可使 Th2 型免疫应答向 Th1 型转换，下调 IgE 的产生；②将编码变应原的基因与 DNA 载体重组建成 DNA 疫苗进行接种，可成功诱导 Th1 型应答；③用人源化抗 IgE 单克隆抗体，抑制肥大细胞或嗜碱性粒细胞释放介质，治疗持续性哮喘；④用可溶性 IL－4 受体与 IL－4 结合，阻断其生物学效应，降低 Th2 细胞应答，减少 IgE 的产生。

第二节 Ⅱ型超敏反应

Ⅱ型超敏反应是由 IgG、IgM 类抗体与靶细胞表面相应的抗原结合后，在补体、吞噬细胞或 NK 细胞参与下，引起的以细胞溶解或组织损伤为主的免疫病理反应，故又称细胞毒型或细胞溶解型超敏反应。此型超敏反应的

考点提示

Ⅱ型超敏反应发生机制及临床常见病例。

特点：①IgG 和 IgM 类抗体与靶细胞表面抗原或半抗原结合；②激活补体、单核－巨噬细胞及 NK 细胞参与造成细胞损伤和溶解。

一、Ⅱ型超敏反应发生机制

（一）变应原及靶细胞

1. 变应原 药物性半抗原、微生物抗原、血型抗原、组织相容性抗原等。

2. 靶细胞 正常组织细胞（如输入的异型红细胞）、改变的自身细胞或吸附有外来抗原、半抗原及免疫复合物的自身组织细胞、与外源性抗原具有共同抗原的自身细胞等，均可成为Ⅱ型超敏反应中被攻击杀伤的靶细胞。

（二）抗体、补体和效应细胞的作用

参与Ⅱ型超敏反应的抗体主要是 IgG 和 IgM。这些抗体与靶细胞表面的抗原或吸附的抗原、半抗原结合，或形成免疫复合物黏附于细胞表面，通过三条途径破坏靶细胞：①激活补体，溶解靶细胞；②激活吞噬细胞，发挥调理吞噬作用；③激活 NK 细胞，通过 ADCC 作用，杀伤靶细胞（图 30－2，图 30－3）。

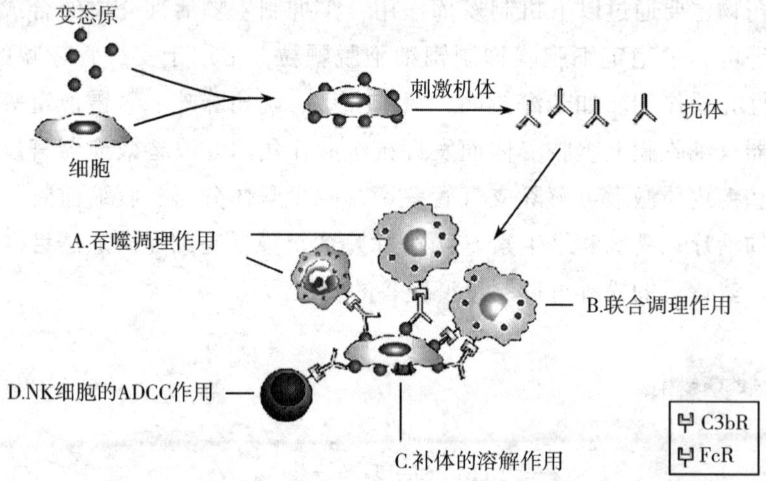

图 30－2　Ⅱ型超敏反应造成细胞损伤的各种机制

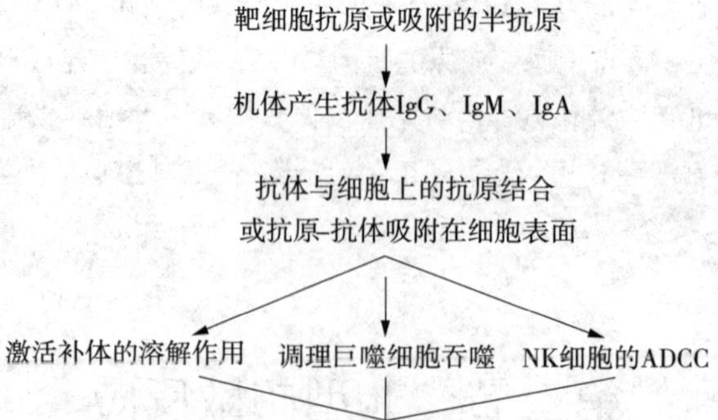

图 30－3　Ⅱ型超敏反应发生机制

二、临床常见Ⅱ型超敏反应性疾病

（一）输血反应

多发生于ABO血型系统不符输血。输入的异型红细胞迅速与受血者体内相应的天然血型抗体（IgM）结合，激活补体，迅速出现血管内溶血。患者出现寒战、意识障碍、血红蛋白尿（酱油尿）等症状，后果严重，甚至死亡。反复多次输入异型HLA血液，可诱发受者体内产生抗白细胞或血小板抗体，出现白细胞输血反应和血小板减少（又称非溶血性输血反应）。

（二）新生儿溶血症

多发生于孕妇为 Rh^- 血型。母亲初次妊娠时因流产、胎盘出血或分娩时胎盘剥离，胎儿少量 Rh^+ 红细胞可进入母体，刺激母体产生抗Rh的IgG类抗体。再次妊娠胎儿仍为 Rh^+ 时，母体抗Rh抗体通过胎盘进入胎儿体内，并与 Rh^+ 红细胞结合，激活补体及相关细胞，导致红细胞破坏，引起流产、死胎或新生儿溶血症。在初产妇分娩后72小时内注射抗Rh抗体，可阻断 Rh^+ 红细胞对母体的致敏，从而预防再次妊娠时发生新生儿溶血症。对患儿则需立即换输 Rh^- 血才能挽救。

母子间ABO血型不符，通过上述方式也可使母亲致敏，产生IgG类抗体，导致新生儿溶血，但一般症状较轻。常见于母亲是O型，胎儿是A型或B型者。

（三）免疫性血细胞减少症

1. 半抗原型　属药物过敏性血细胞减少症的常见类型。药物半抗原（如青霉素、磺胺、奎宁、异烟肼、对氨基水杨酸、氨基比林、甲基多巴、氯霉素、苯海拉明等）与血细胞膜表面蛋白质结合，刺激机体产生针对药物的特异性抗体。此种抗体与结合于血细胞表面的药物结合，通过激活补体、调理吞噬及ADCC作用，导致血细胞溶解。药物半抗原也可以与血浆中的蛋白质结合成完全抗原，刺激机体产生相应抗体，以抗原-抗体复合物的形式吸附到血细胞上，通过上述机制损伤血细胞。由于损伤血细胞的种类不同，临床上可出现药物过敏性溶血性贫血、粒细胞减少症或血小板减少性紫癜。

2. 自身抗原改变型　甲基多巴、吲哚美辛等药物或病毒等感染可造成红细胞膜成分改变，成为自身抗原，诱生自身抗体产生而引起自身免疫性溶血性贫血。

（四）急性肾小球肾炎和风湿性心肌炎

某些乙型溶血性链球菌M蛋白与人类肾小球基底膜有共同抗原，故链球菌感染后产生的抗M蛋白抗体可与肾小球基底膜结合发生交叉反应，导致肾小球病变，此类肾炎称为抗基底膜型肾小球肾炎，占肾小球肾炎的15%左右。A群链球菌蛋白质抗原与心肌细胞有共同抗原，链球菌感染后产生的抗体可与心肌细胞发生交叉反应，引起风湿性心肌炎（风湿热）。

（五）肺出血-肾炎综合征

此病可能的机制是病毒感染或吸入某些有机溶剂造成肺组织损伤，诱导机体产生抗肺泡基底膜的自身抗体，造成肺组织损伤。由于肺泡基底膜和肾小球基底膜有共同抗原成分，因此该抗体也能和肾小球基底膜发生反应，造成肾小球的损伤。临床表现为咯血、贫血及进行性肾功能衰竭。

> **考点提示**
>
> 风湿热、急性肾小球肾炎的发病原因。

（六）甲状腺功能亢进

此病是一种特殊类型的Ⅱ型超敏反应。患者体内产生一种能与甲状腺细胞表面TSH（促甲状腺激素）受体结合的自身抗体，这种自身抗体又称长效甲状腺刺激素。此种抗体为IgG类，与TSH受体结合后不引起细胞损伤，而是持续刺激甲状腺细胞分泌甲状腺素，故出现甲状腺功能亢进的临床表现，又称抗体刺激型超敏反应。

考点提示

甲状腺功能亢进的发病原因。

第三节　Ⅲ型超敏反应

Ⅲ型超敏反应是由中等大小可溶性免疫复合物（IC）沉积于局部或全身毛细血管基底膜后，引起血管及其周围的炎症，故又称血管炎型或免疫复合物型超敏反应。此型超敏反应的特点：①主要由IgG、IgM、IgA介导；②中等大小的可溶性免疫复合物沉积是致病的关键；③激活补体后吸引中性粒细胞浸润，中性粒细胞释放溶酶体酶是引起损伤的主要因素；④引起血管炎和血管周围炎为主的免疫病理改变是临床的主要特征。

考点提示

Ⅲ超敏反应发生机制及临床常见病例。

一、Ⅲ型超敏反应发生机制

一般情况下，在循环系统中出现免疫复合物是机体清除抗原物质的一种形式，并不会导致组织的免疫性损伤。只有当形成的免疫复合物未及时被清除并沉积时才造成组织损伤。由免疫复合物引起的疾病称免疫复合物病。

（一）中等大小可溶性免疫复合物的形成和沉积

IC的形成与下列因素有关。

1. 抗原物质在体内的持续存在　持久和反复的病原微生物感染、肿瘤细胞释放或脱落的抗原、系统性红斑狼疮的核抗原持久存在等，是形成一定数量免疫复合物的必要条件。

2. 抗原和抗体比例及抗原性质　颗粒性抗原、高亲和力抗体或抗原与抗体比例适宜时，所形成的不溶性大分子免疫复合物，易被单核-巨噬细胞吞噬清除而不沉积致病；当可溶性抗原量过多，抗体亲和力低、量又不足时，形成可溶性小分子免疫复合物，易从肾小球滤除，也不易沉积于组织；只有单价或双价可溶性抗原，其量稍微大于抗体量，且抗体为中等亲和力抗体时，常形成中等大小（约19S）的可溶性免疫复合物，不易被吞噬也不易滤除，但易沉积于组织而致病。

3. 血管通透性增加　IC激活补体产生C3a、C5a，诱导嗜碱粒细胞、血小板等释放血管活性物质，使血管通透性增加，有利于免疫复合物沉积在血管壁的血管内皮细胞之间。中等大小可溶性免疫复合物最常见的沉积部位是肾小球、关节、心肌等血压较高的毛细血管迂回曲折处或抗原进入部位。炎性介质释放，可使血管内皮细胞间隙增大，更利于免疫复合物沉积。

（二）中等大小可溶性免疫复合物的致病作用

循环中的免疫复合物只有沉积于局部，才具有致病作用。免疫复合物并不直接损伤组织，而是通过以下方式引起免疫损伤。

（1）激活补体产生的趋化因子 C5a，吸引中性粒细胞到达 IC 沉积局部释放多种溶酶体酶，在溶解破坏免疫复合物同时，损伤血管基底膜及邻近组织。

（2）激活补体产生的 C3a、C5a 过敏毒素，使嗜碱粒细胞和肥大细胞脱颗粒，释放组胺等炎症介质，血管通透性增加，促使免疫复合物进一步沉积，加重局部炎症反应。

（3）免疫复合物、C3a、C5a 过敏毒素及 C3b 引起血小板聚集，血小板活化，释放组胺等炎性介质，使血管通透性增强，进而激活凝血系统，形成微血栓，造成局部缺血、出血。在Ⅲ型超敏反应中，抗原抗体复合物激活补体系统，吸引中性粒细胞，释放溶酶体酶，是引起炎症反应和组织损伤的主要原因（图 30－4）。

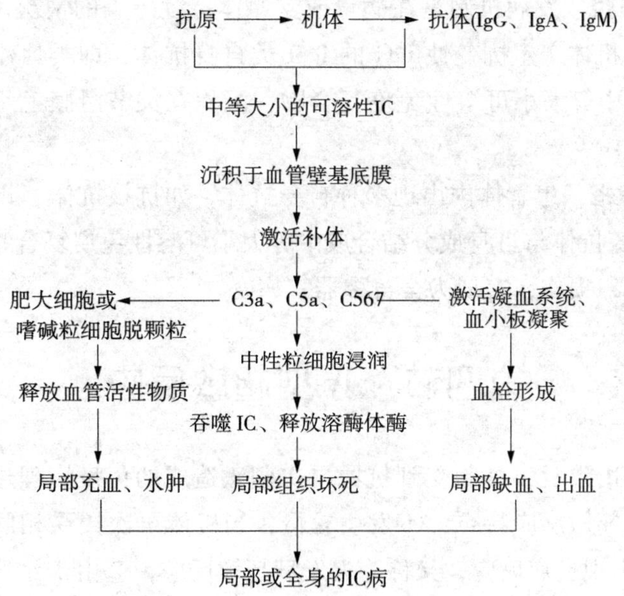

图 30－4 Ⅲ型超敏反应发生机制

二、临床常见Ⅲ型超敏反应性疾病

（一）局部免疫复合物病

抗原物质在入侵局部与体内已产生的相应抗体结合形成免疫复合物，导致局部病变。

1. Arthurs 反应 Arthurs 于 1903 年发现给家兔皮下多次注射马血清后，注射局部出现红、肿、出血和坏死等剧烈炎症反应，称为 Arthurs 反应。其机制是：多次注射异种蛋白刺激机体产生大量抗体，局部注射的抗原与相应抗体结合形成免疫复合物，沉积在局部血管基底膜，导致病理损伤。

2. 人类局部免疫复合物病（类 Arthurs 反应） 胰岛素依赖型糖尿病患者需反复注射胰岛素，体内可产生过量抗胰岛素抗体，再次注射胰岛素可在局部出现类似 Arthurs 反应的变化。长期大量吸入植物性或动物性蛋白质以及真菌孢子，可引起变态反应性肺泡炎或间质性肺泡炎，也属此类反应。

（二）全身免疫复合物病

1. 初次注射血清病 治疗破伤风、白喉等外毒素性疾病，需要早期大剂量注射抗毒素（动物免疫血清）。有些患者在注射后 1～2 周，出现发热、皮疹、淋巴结肿大、关节肿痛和蛋白尿等表现，称为血清病。这是由于患者已产生的抗动物血清抗体与体内残留的抗毒素结合形成的IC，沉积于皮肤、关节、肾小球等部位，引起Ⅲ型超敏反应。血清病具有自限性，随着时间推移，抗原逐渐被清除，疾病可自行恢复。近年来由于使用精制提纯抗毒素，血清病发病率明显降低。在大剂量应用青霉素、磺胺等药物时也可引起类似血清病样的反应。

2. 链球菌感染后肾小球肾炎 以A群链球菌感染后最多见。部分患者在链球菌感染后2~3周，可发生急性肾小球肾炎。这是由于链球菌可溶性抗原（M蛋白）与相应抗体形成中等大小可溶性免疫复合物，沉积于肾小球基底膜引起炎症损伤所致。此病在其他病原微生物如葡萄球菌、肺炎链球菌、乙型肝炎病毒或疟原虫等感染后也可发生。

3. 类风湿性关节炎 发病机制是在病毒或支原体持续感染的情况下，机体IgG类抗体发生变性，继而刺激机体产生抗变性IgG的IgM类自身抗体，即类风湿因子。类风湿因子与变性的IgG结合成中等大小可溶性免疫复合物，沉积在关节滑膜毛细血管壁上，引起炎症损伤。

4. 系统性红斑狼疮 患者体内出现多种自身抗体，如抗核抗体（即抗各种核酸和核蛋白抗体的总称）。自身抗体与自身成分结合成中等大小可溶性免疫复合物，沉积在全身多处血管基底膜，导致组织损伤，表现为全身多器官病变。

第四节 Ⅳ型超敏反应

Ⅳ型超敏反应是由致敏T细胞受到抗原再次刺激造成的免疫病理过程，也称为细胞介导型超敏反应。此型超敏反应特点：①发生较慢，当机体再次接受相同抗原刺激后，通常需经24~72小时才出现炎症反应，又称为迟发型超敏反应；②由T细胞介导；③多在变应原进入局部发生；④组织学变化是以单个核细胞（淋巴细胞和单核细胞）浸润为主的炎症反应；⑤无明显的个体差异。

一、Ⅳ型超敏反应发生机制

（一）致敏阶段

引起Ⅳ型超敏反应的抗原主要包括胞内寄生菌，病毒，寄生虫，真菌，细胞抗原（肿瘤细胞、移植细胞）等。进入体内的抗原经抗原提呈细胞加工处理后，以抗原肽-MHC Ⅰ/Ⅱ类复合物的形式提呈给$CD8^+$T细胞和$CD4^+$T细胞，二者经活化、增殖、分化成为效应Th1、Tc（CTL）和记忆性T细胞，而使机体致敏。此阶段需1~2周左右。

（二）效应阶段

当致敏T细胞再次与抗原提呈细胞（APC）或靶细胞表面相应抗原肽接触时，Th1细胞释放TNF-β、IFN-γ和IL-2等细胞因子，在发挥免疫作用同时，造成局部以单核-巨噬细胞和淋巴细胞浸润为特征的炎症反应和组织损伤。CTL通过释放穿孔素和颗粒酶，并通过FasL/Fas途径，引起靶细胞的溶解和凋亡（图30-5）。

Ⅳ型超敏反应与细胞免疫的发生机制相同，其本质是细胞免疫的另一个侧面，与细胞免疫同时发生。当对机体造成明显损伤，产生不利影响时称为Ⅳ型超敏反应；当反应加速对病原体清除，使感染局限，对机体产生保护作用时，称为细胞免疫。

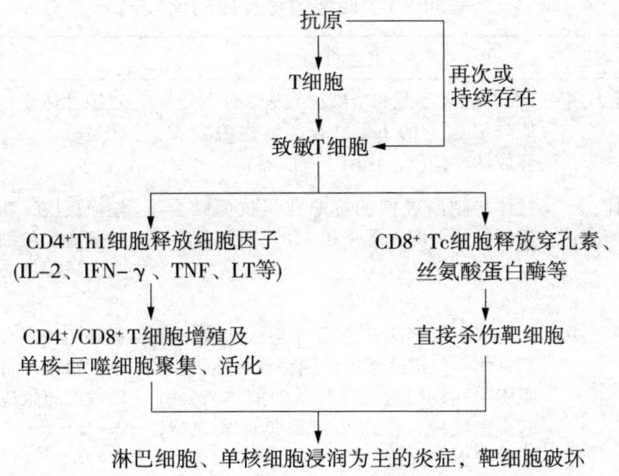

图 30－5 Ⅳ型超敏反应发生机制

二、临床常见Ⅳ型超敏反应性疾病

（一）传染性迟发型超敏反应

指在传染过程中发生的Ⅳ型超敏反应。多发生于胞内病原体的感染。机体对细胞内感染的病原体（如胞内寄生菌、病毒、某些寄生虫和真菌等）主要产生细胞免疫应答。但在清除病原体或阻止病原体扩散的同时，可因产生迟发型超敏反应而导致组织炎症损伤。例如，肺结核患者对结核分枝杆菌产生的迟发型超敏反应，大量单个核细胞的浸润使局部病变严重，可出现干酪样坏死、肺空洞等，但病灶局限不易扩散。基于超敏反应与细胞免疫的关系，临床上借助结核菌素试验以判定机体是否对结核分枝杆菌有免疫保护力。该试验是将结核菌素（OT）注入受试者皮内，若为阳性反应，表明该个体对结核分枝杆菌具有免疫保护力，也表明该个体曾感染过结核分枝杆菌或接种过卡介苗；若为阴性反应则反之。

（二）接触性皮炎

接触油漆、染料、塑料、农药、化妆品或磺胺药等小分子物质后，这些半抗原与体内蛋白结合成完全抗原，经 APC 摄取并提呈给 T 细胞，使其活化、分化为致敏 T 细胞和记忆性 T 细胞使机体致敏。当再次接触相同变应原 24 小时以后，接触部位出现红斑、丘疹、水疱等皮炎症状，48～96 小时达高峰，严重者可出现剥脱性皮炎。

（三）移植排斥反应

进行同种异体器官或组织移植后，如果供受者双方组织相容性抗原不完全相同，会发生排斥反应，最终导致移植物坏死脱落，称为移植排斥反应。为减轻或延缓移植排斥反应，通常在移植术后需大剂量、长期使用免疫抑制剂。

超敏反应从发生机制上可分为Ⅰ、Ⅱ、Ⅲ、Ⅳ型，但在实际上同一变应原可引起不同的反应类型，而相似的临床表现也可由不同的变应原引起；临床上遇到的超敏反应性疾病常常不是单一型的，而往往是以某一型损伤为主的混合表现（表 30－1）。

> **考点提示**
> 四型超敏反应特点比较。

表 30－1　四型超敏反应的比较

型别	参与的分子与细胞	发生机制	常见疾病举例
Ⅰ型	IgE，肥大细胞，嗜碱粒细胞	IgE 与肥大细胞和嗜碱粒细胞结合，变应原与细胞上的 IgE 结合，细胞脱颗粒，释放活性物质，作用于效应器官	过敏性休克，支气管哮喘，荨麻疹，食物过敏
Ⅱ型	IgG，IgM，补体，巨噬细胞，NK 细胞	抗体与细胞表面的抗原或半抗原结合，激活补体、调理吞噬和 ADCC 发挥效应	输血反应，新生儿溶血，自身免疫溶血性贫血，粒细胞减少症，急性肾小球肾炎，风湿性心肌炎
Ⅲ型	IgG，IgM，IgA，中性粒细胞等	中等大小可溶性 IC 沉积于毛细血管，激活补体，促进嗜碱粒细胞释放活性物质，吸引中性粒细胞聚集释放溶酶体酶，引起炎症反应；使血小板聚集形成血栓，导致缺血、出血	局部免疫复合物病，血清病，链球功感染后贤小球肾炎，类风湿性关节炎，系统性红斑狼疮
Ⅳ型	$CD4^+$ T 细胞，$CD8^+$ T 细胞	抗原刺激 T 细胞致敏，相同抗原使致敏 T 细胞活化，直接杀伤靶细胞或释放淋巴因子，引起炎症反应	传染性超敏反应，接触性皮炎

目标检测

思考题

扫码“练一练”

1. 简述超敏反应的概念及类型。
2. 简述青霉素过敏性休克的发生机制及防治原则。
3. 简述新生儿溶血症的发生机制。
4. Ⅰ型、Ⅱ型 、Ⅲ型、Ⅳ型超敏反应的常见疾病有哪些？

（戴承令）

第三十一章

免疫学应用

扫码“学一学”

学习目标

1. 掌握人工免疫、人工主动免疫、人工被动免疫的概念。
2. 熟悉人工主动免疫与人工被动免疫的特点；死疫苗与活疫苗的特点。
3. 了解体液免疫的类型；常用免疫标记技术的方法及原理；免疫细胞数量及其功能检测的方法及原理。

第一节 免疫学防治

一、免疫预防

特异性免疫的获得有自然免疫和人工免疫两种方式，自然免疫指机体受某些病原微生物的感染或隐性感染后，可产生特异性的抗体或效应T细胞，获得对该病原微生物的免疫力，也包括胎儿或新生儿经胎盘或乳汁从母体获得抗体。根据免疫的这一原理，人为地刺激机体或直接输入免疫活性物质，使机体获得免疫力，达到预防或治疗疾病的目的，通过这种免疫方法使机体获得或产生特异性免疫，即是人工免疫，或称免疫预防，是临床防治传染病的主要措施。人工免疫包括人工主动免疫和人工被动免疫（表31－1）。

表31－1 人工免疫的比较

	人工主动免疫	人工被动免疫
接种物质	抗原（细菌疫苗、病毒疫苗等）	抗体（抗毒素、人免疫球蛋白等）
生效时间	慢，1～4周	快，接种后立即生效
维持时间	长，数月～数年	短，2～3周
主要用途	预防	紧急预防、治疗

（一）人工主动免疫

人工主动免疫（artificial active immunization）是经接种疫苗，使机体产生特异性免疫，从而预防或治疗疾病的措施。疫苗（vaccine）传统意义上是临床使用细菌性制剂、病毒性制剂以及类毒素的统称，随医学科技的发展、新型疫苗的出现，疫苗的概念也随之改变，现在的疫苗指接种后能使机体对特定疾病产生免疫力的生物制剂。疫苗的基本要求为安全、有效、实用。人工主动免疫后产生免疫力较慢，但效果持久，是临床疾病预防的主要手段。

1. 灭活疫苗 又称死疫苗，是通过理化方法将病原微生物灭活制备成的制剂，是第一代疫苗的主要形式。死疫苗可以诱导机体产生特异性抗体，具有稳定、易保存的优点。但由于死疫苗不能在机体内生长繁殖，常需多次接种且接种量大，以维持血清中抗体的水平，并可能出现严重的局部或全身反应；同时，由于灭活的的病原体难以进入宿主细胞内，无法经内源性抗原呈递途径诱导产生效应 CTL，缺乏细胞免疫效应，免疫效果比较局限。常用的死疫苗有霍乱、流感、乙脑、伤寒、百日咳、狂犬病疫苗等。

2. 减毒活疫苗 是活的无毒或减毒病原微生物制备的制剂，也属于第一代疫苗。活疫苗接种后可在体内生长繁殖，一般只需接种一次。多数活疫苗的免疫效果好，作用持久，既可诱导体液免疫，又可诱导细胞免疫。但活疫苗稳定性差，不易保存，还有在体内毒性回复突变的可能，故活疫苗不宜接种给孕妇或免疫缺陷者。常用的活疫苗有卡介苗、风疹、麻疹、脊髓灰质炎疫苗等（表 31 –2）。

表 31 –2 死疫苗与活疫苗的比较

	死疫苗	活疫苗
制剂特点	强毒株死菌	无毒或弱毒株活菌
接种量及次数	量较大，2 ~ 3 次	量较小，1 次
保存及有效期	易保存，有效期约 1 年	不易保存，4℃ 数周
免疫效果	较低，维持数月至 2 年	较高，维持 3 ~5 年，甚至更长

3. 类毒素 是用细菌的外毒素经 0.3% ~0.4% 甲醛脱毒处理后制成。类毒素虽没有毒性，但保留免疫原性，接种后可诱导免疫应答产生抗毒素。白喉、破伤风类毒素都是常用的类毒素，临床上常用的百白破三联疫苗就是这两种类毒素与百日咳死疫苗共同制备的。

> **考点提示**
>
> 人工主动免疫与人工被动免疫的不同点。

4. 新型疫苗

（1）亚单位疫苗 是将病原体中所有与激发保护性免疫无关甚至有害的成分清除掉，只留下有效免疫成分而制成的疫苗。如提取乙型肝炎病毒表面抗原，制成乙型肝炎亚单位疫苗；提取脑膜炎球菌的多糖成分制成的脑膜炎球菌多糖疫苗等。亚单位疫苗可减少无关抗原成分的引起不良反应，毒性较死疫苗低。目前还可通过基因重组技术来制备亚单位疫苗。

（2）合成疫苗 将人工合成的具有免疫保护作用的抗原肽与载体结合，再加入佐剂而制成的疫苗。具有以下优点：①可以大量生产，不会因某些微生物培养困难而受影响；②可避免减毒活疫苗返祖和病毒核酸疫苗致畸的危险性；③可同时诱导 T 细胞和 B 细胞联合识别抗原，提高免疫效果；④可制成多效价疫苗。目前常用的有 b 型流感嗜血杆菌疫苗、脑膜炎疫苗等。

（3）基因工程疫苗 ①重组抗原疫苗：是利用 DNA 重组技术制备的只含保护性抗原的纯化疫苗。此类疫苗不含活的病原体或病毒核酸，安全高效。目前获准使用的有乙型肝炎疫苗、口蹄疫疫苗等。②重组载体疫苗：是载体（减毒的病毒或细菌疫苗株）基因组中插入编码病原体有效抗原的基因，接种后机体内疫苗株增殖的同时，可高效表达所需的抗原。如果在载体中插入多种病原体的相关基因，形成的多价疫苗可表达多种保护性抗原。目前痘苗病毒是最常用的载体。③核酸疫苗：直接接种基因重组的编码有效免疫原的核酸，使机体持续表达保护性抗原并获得特异性免疫。由于核酸疫苗的持续表达，免疫效果好，维持时间长，是疫苗发展的方向之一。

新型疫苗为二代或三代疫苗，近年来研究疫苗主要方向除了基因工程疫苗外，尚有食品疫苗、黏膜疫苗及治疗疫苗等形式。此外，能增强非特异性免疫的佐剂的研究和发展也有助于提高疫苗在人体内的效能。

5. 佐剂　可显著地增强疫苗接种后的免疫效应或改变免疫应答的类型（Th1 或 Th2），是非特异性的免疫增强剂。在新型疫苗的使用和发展中，佐剂的辅助极为重要，亚单位疫苗、DNA 疫苗等新型疫苗抗原性较弱，需要佐剂的辅助才能发挥长期有效的保护作用。

（二）人工被动免疫

人工被动免疫（artificial passive immunization）是给机体注入特异性抗体或细胞因子等制剂，以紧急预防或治疗疾病的措施。输入这些免疫物质后，机体可立即获得特异性免疫，但由于这些物质是被动获得而非由接种者本身产生，故免疫力只能维持 2～3 周的时间。

1. 抗毒素（antitoxin）　是用外毒素或类毒素免疫动物后制备的免疫血清，可中和外毒素。常用类毒素给马注射使马体内产生高效价的抗毒素，取其血清分离纯化而成。因抗毒素多来自动物血清，对人体是异种蛋白，使用时应注意防止超敏反应。常见的有白喉抗毒素、破伤风抗毒素等。

2. 人免疫球蛋白制剂　是将免疫球蛋白从混合血浆或胎盘血中分离制成。由于多数成人曾隐性或显性感染过一些常见传染病，血清中会含有一定量的相应抗体，但由于不同地区及人群的免疫状况具有差异，不同批号制剂所含的抗体种类和效价不尽相同。肌内注射剂主要用于麻疹、脊髓灰质炎、甲型肝炎、丙型肝炎等疾病的预防。静脉注射剂须特殊制备，主要用于原发性免疫缺陷病和慢性淋巴细胞性白血病、艾滋病等继发性免疫缺陷病的治疗。人特异性免疫球蛋白是取对特定病原体具有高效价抗体的血浆制备，用于预防特定的病原微生物感染，如乙型肝炎免疫球蛋白。

3. 细胞因子与单克隆抗体　是近年来研制的新型免疫治疗剂，可作为治疗肿瘤、艾滋病等疾病的有效药物。

（三）预防接种

接种疫苗是预防和控制传染病的一个重要手段。第一代和第二代疫苗主要用于预防感染性疾病的传播。

我国根据一些特定传染病的疫情监测和人群免疫状况分析，对人群有计划地进行免疫接种，预防相应的传染病，最终达到控制以至消灭传染病的目的。儿童预防保健工作是控制、消灭传染病的重要环节，因此，我国政府制定了一系列的法规、政策，控制儿童传染病的发生（表 31－3）。

表 31－3　我国计划免疫程序表

	年龄	疫苗种类
基础接种		
	出生	卡介苗、乙肝疫苗
	1 个月	乙肝疫苗第 2 针
	2 个月	脊髓灰质炎疫苗初服
	3 个月	脊髓灰质炎疫苗复服、百白破第 1 针
	4 个月	脊髓灰质炎疫苗复服、百白破第 2 针
	5 个月	百白破第 3 针
	6 个月	乙肝疫苗第 3 针、流脑多糖疫苗第 1 针（12 月份接种）
	8 个月	麻疹疫苗初种
	1 岁	乙脑疫苗免疫 2 针，间隔 7～10 天（5 月份接种）
加强接种		
	1 岁半	百白破加强 1 针、麻疹疫苗复种、脊髓灰质炎疫苗加服、流脑多糖疫苗第 2 针（12 月份接种）
	2 岁	乙脑疫苗加强 1 针（5 月份接种）
	3 岁	乙脑疫苗加强 1 针（5 月份接种）
	4 岁	脊髓灰质炎疫苗加强 1 次
	5 岁	百白破加强 1 针、麻疹疫苗复种、乙脑疫苗加强 1 针

随着医学技术的进步，疫苗已不再是单纯的预防制剂，第二代、第三代疫苗开始向治疗制剂方向发展，目前已有在控制肿瘤、免疫性疾病等方面具重要作用相应疫苗的出现。

二、免疫治疗

免疫治疗就是应用生物制剂或药物对机体的免疫功能状态进行调整或干预，用以治疗疾病的手段。近年来免疫治疗策略已发展为从整体、细胞乃至分子水平进行免疫功能调节或干预。免疫治疗包括两个方面：一是免疫调节，即用化学或生物学等方法调整机体的免疫功能；二是免疫重建，即给免疫缺陷个体转移入正常个体的造血干细胞或淋巴细胞，使其免疫功能得到恢复。

（一）免疫调节

1. 免疫增强剂　免疫增强剂是指能增强、调节和促进机体免疫功能的生物或非生物制剂。常用的免疫增强剂如下。

（1）微生物制剂　①卡介苗：既往主要用于预防结核病，近年来发现卡介苗产生的非特异性免疫增强作用良好。它可使巨噬细胞活化，促进 IL－1、IL－2、TNF 等多种细胞因子的分泌；使 NK 细胞杀伤能力增强；促使 T、B 细胞分化和增殖。目前在多种肿瘤的免疫治疗中得到应用。②短小棒状杆菌：该菌菌液经加热或甲醛处理，能使巨噬细胞活化，促进 IL－1、IL－2 等细胞因子的产生，非特异性增强免疫功能。常联合化疗药物使用对肿瘤进行治疗。

（2）细胞因子　①干扰素（IFN）：IFN－α 主要用于肿瘤和病毒性感染的治疗；IFN－β 可显著缓解多发性硬化症的病情进展，降低恶化率；IFN－γ 具有免疫调节作用，目前多用于类风湿性关节炎、慢性肉芽肿等疾病的治疗。②白介素：IL－2 能促进 T、B 细胞的增殖及活化，增强 NK 细胞杀伤肿瘤的活性，可用于肿瘤、病毒性感染的治疗。

（3）化学制剂 ①左旋咪唑：能激活吞噬细胞、促使 T 细胞产生多种细胞因子，具良好的免疫增强作用；②异丙肌苷：能诱导 T 细胞分化成熟，激活巨噬细胞及 NK 细胞，常用于肿瘤治疗中。

（4）胸腺肽 是含有胸腺素、胸腺生成素等多种激素多肽混合物，可促进胸腺内 T 细胞的发育。由于胸腺肽既无种属特异性，也无明显的副作用，在病毒性感染和肿瘤的治疗中常用。

此外，近年来研究的多克隆抗体、单克隆抗体、细胞因子等制剂已也用于临床免疫性疾病及肿瘤治疗。

2. 免疫抑制剂 可抑制机体的免疫功能，常用于防止移植排斥反应的发生或治疗自身免疫性疾病。

（1）微生物制剂 ①环孢菌素 A（CsA）：是真菌的代谢产物，能选择性抑制 T 细胞，在抗移植排斥反应中疗效显著。②FK－506：属大环内酯类抗生素，也是真菌的代谢产物，作用机制类似 CsA，且有更强的抗移植排斥反应作用。

（2）化学制剂 ①糖皮质激素：具有明显的抗炎及免疫抑制作用，临床上常用于抑制炎症、移植排斥反应和超敏反应性疾病。②环磷酰胺：能抑制 DNA 复制，阻止蛋白质合成，因此可阻止 T、B 细胞的增殖和分化，抑制免疫应答。③硫唑嘌呤：主要通过干扰 DNA 复制，阻止细胞分裂，同时对体液免疫和细胞免疫均有抑制作用。

（二）免疫重建

1. 过继免疫治疗 是指取自体淋巴细胞经体外活化、增殖后再回输给患者，使其获得直接杀伤肿瘤的治疗效果，或者激发抗体的抗肿瘤免疫效应。例如，在体外用 IL－2 等混合因子诱导培养后的肿瘤浸润淋巴细胞，对肿瘤细胞有直接杀伤作用。

2. 造血干细胞移植 由于干细胞具有很高的分化潜能、增殖力和自我更新能力，现在造血干细胞移植已成为治疗癌症、造血系统疾病、自身免疫性疾病等的重要手段。除了自体外还可从 HLA 型别相同的供者的骨髓、脐带血或外周血中分离获得移植所需的造血干细胞。

3. 分子治疗 指给机体使用分子制剂，对机体的免疫应答进行调节，常用的包括抗体（多克隆抗体、单克隆抗体等）、分子疫苗、重组细胞因子等，目前已广泛使用于抗肿瘤、治疗免疫相关性疾病等方面。

知识链接

在给儿童接种预防针时，往往需要间隔一定时间接种 2～3 次。原因是给儿童接种的这类疫苗属于第一代疫苗，需多次接种，提高体内记忆性免疫细胞或效应分子与相应抗原结合的效价。

第二节 免疫学检测

免疫学检测常用于临床相关疾病的发病机制、诊断及疗效评价的研究等。近年来，随着分子生物学等学科的发展，新的检测方法不断推陈出新，使用的范围也越发广泛。本节主要介绍常用免疫学检测技术的基本原理及其应用。

一、抗原抗体的检测

抗原决定簇与抗体的抗原结合位点之间的互补性决定了抗原抗体结合的特异性，并在体外一定条件影响下，可出现肉眼可见的凝集、沉淀等现象。由于这种是特异性的结合，因此，可用已知抗原检测未知抗体，也可用已知抗体检测未知抗原，从而对疾病进行诊断。

（一）抗原抗体反应的特点

1. 特异性　指一种抗原一般只能与由它刺激产生的抗体结合。抗原抗体检测技术的基础就是抗原抗体间结合的高度特异性。但是由于许多抗原分子具有多种抗原决定簇，相同或相似的抗原决定簇可存在于不同的抗原分子表面，因此一种抗体能与具有相同或相似抗原决定簇的多种抗原发生结合，出现交叉反应。

2. 可逆性　抗原与抗体的结合只存在于分子表面，并未破坏它们各自的结构和生物学活性，在一定条件下还可解离。抗原或抗体分子解离后，原有的理化性质与活性仍然保留。

3. 比例性　抗原抗体的结合的反应是否肉眼可见，两者的比例是决定性因素。若两者比例合适，则形成的复合物体积较大，肉眼可见。若比例不当，虽已发生结合，但复合物的体积小，肉眼不可见。

（二）抗原抗体反应的影响因素

1. 温度　温度适中可增加抗原与抗体分子碰撞，使结合速度增快，加速反应现象的出现。抗原抗体反应的最佳温度多数为37℃。

2. 电解质　抗原与抗体特异性结合后，它们对应的极性基团，可由亲水性转为疏水性。在电解质的影响下，抗原抗体复合物间的排斥力下降，则出现的复合物肉眼可见。若缺少电解质则不能出现可见反应。所以试验时稀释抗原和抗体多用生理盐水，可提供反应所需的电解质。

3. 酸碱度　抗原抗体的理化性质可受到过高或过低的 pH 的影响。例如 pH 为 3.0 时，因接近细菌的等电点，细菌表面正、负电荷对等，即使没有相应抗体存在也会自身吸引而出现凝集，对试验结果的可靠性造成干扰。

（三）抗原抗体检测的常用方法

1. 凝集反应　细菌或细胞等颗粒性抗原与相应抗体在合适电解质存在的条件下结合后出现的肉眼可见凝集成团现象称为凝集反应（agglutination）。常用于检测未知抗原，如ABO 血型鉴定、细菌鉴定等（图 31－1）。凝集反应可分为直接凝集和间接凝集、间接凝集抑制反应。

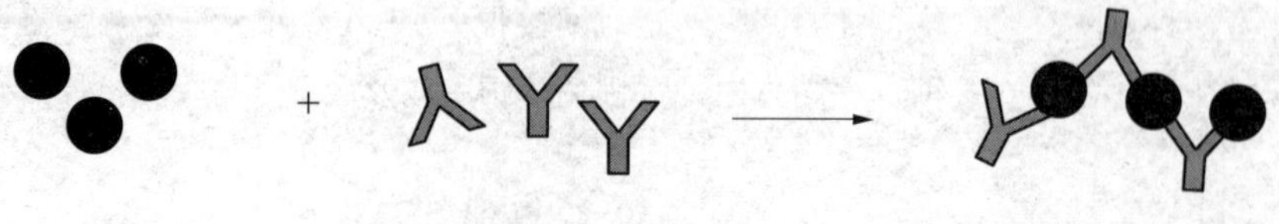

图 31－1　凝集反应

（1）直接凝集反应　指细菌或红细胞与相应抗体直接结合后出现的凝集现象。常见有试管法和玻片法。玻片法是定性试验，方法是将已知抗体与未知抗原在玻片上反应，可用于菌种鉴定、血型鉴定等。试管法为定量试验，常用方法是将被检血清在试管中进行倍比稀释后，再加入等量抗原，在适宜的温度下，经一定时间后出现凝集现象。常用于抗体的定量检测，如诊断伤寒和副伤寒用的肥达反应。

（2）间接凝集反应　将可溶性抗原吸附于与免疫无关的载体颗粒上，形成致敏颗粒后，再与相应抗体进行反应，出现肉眼可见的凝集现象，称为间接凝集反应。此方法敏感性较高，可用于检测微量的抗体。常用的载体颗粒有家兔或绵羊红细胞、人的O型红细胞、乳胶颗粒、活性炭等。

（3）间接凝集抑制试验　将可溶性抗原与相应抗体预先混合并充分作用后，再加入致敏颗粒，此时抗体因为已与可溶性抗原结合，不能再与致敏颗粒上的抗原结合，不再出现致敏颗粒的凝集现象，称为间接凝集抑制试验（indirect agglutination inhibition test）。该试验可用于检测抗原或抗体，如早孕试验。其灵敏度高于一般间接凝集试验。

2. 沉淀反应　可溶性抗原（组织浸出液、细菌裂解液、血清蛋白等）与相应抗体结合后，在一定条件下形成肉眼可见的沉淀物，称为沉淀反应（precipitation reaction）。沉淀反应可以用液体或者半固体琼脂作为介质进行，液体中沉淀反应的表现为环状或者絮状沉淀，半固体琼脂中则表现为扩散现象，也称为免疫扩散。沉淀反应因敏感性较弱，临床主要用于抗体效价初步评估、血清球蛋白测定等。常见沉淀反应如下。

（1）单向免疫扩散试验　此方法为定量实验，具体做法是将一定量已知抗体均匀混合于溶化的琼脂中，制成琼脂板，再按一定的要求打孔，并在孔中加入待测抗原。抗原向周围扩散与琼脂中的抗体结合后，形成免疫复合物沉积下来，出现白色的沉淀环，沉淀环直径的大小与抗原浓度成正比。此检测可用于血清中免疫球蛋白、AFP或其他可溶性抗原的定量检测。

（2）双向免疫扩散试验　将抗原和抗体分别加入琼脂板的不同孔中，二者可同时在琼脂中向周围扩散，在相遇处形成白色沉淀线。相应的抗原与抗体结合只形成一条沉淀线。若反应体系中含两种以上抗原－抗体系统，则小孔间可出现两条以上沉淀线。本法常用于抗原或抗体的定性检测、两种抗原的相关性分析、复杂的抗原或抗体成分进行纯度鉴定等。

3. 免疫电泳（immunoelectrophoresis）　是运用电泳与琼脂扩散的技术进行抗原抗体的检测。试验时先将琼脂板的小孔内加入抗原进行电泳，随后在琼脂板中央沿电泳方向挖一平行小槽，再将相应的免疫血清加入进去，经一定时间两者相互扩散后，在抗原、抗体比例最适处就会形成沉淀弧。通过比较正常血清形成的沉淀弧的数量、位置和外形，即可对样品中所含抗原成分的性质和含量进行分析。此方法样品需求量少、特异性程度高、分辨力强。常用于分析血清蛋白组分、鉴定抗原或抗体纯度等（图31－2）。

4. 免疫标记技术　是采用易于检测的物质标记抗原或抗体，通过检测标记物来间接检测抗原抗体反应的免疫技术。该技术具有灵敏度高、可定性并精确定量等优点，在光镜和电子显微镜辅助下，还可对抗原、抗体及抗原抗体复合物进行定位及观察，是目前应用最为广泛的免疫学检测技术。常用的标记物有荧光素、酶、放射性核素、胶体金等。

（1）免疫荧光法（immunofluorescence，IF）　是用荧光素标记抗体，再与待检标本中的抗原反应，抗原抗体复合物在荧光显微镜下散发荧光，从而检测标本中的抗原。常用的荧光素有异硫氰酸荧光素（FITC）、罗丹明等。免疫荧光法常用于诊断细菌、病毒、螺旋体感染，还可用于免疫细胞的CD分子、自身免疫病的抗核抗体的检测等（图31－3）。免疫荧光技术包括直接荧光技术和间接荧光技术。

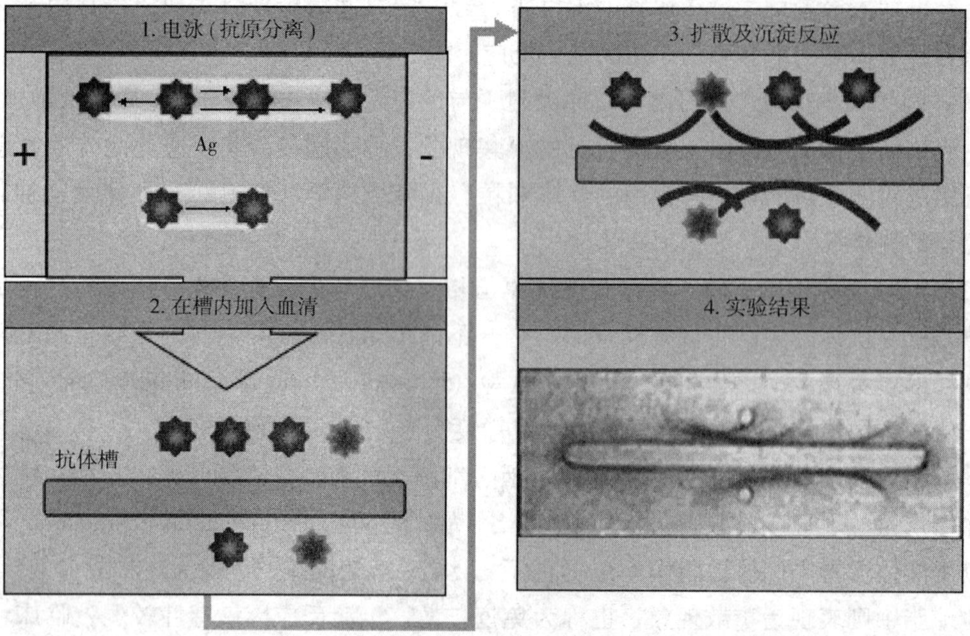

图 31－2　免疫电泳

（2）酶联免疫吸附试验（enzyme－linked immunosorbent assay，ELISA）　目前酶免疫技术应用最为广泛。其基本原理是在固相载体表面包被已知抗原或抗体，使抗原抗体反应在载体表面进行，通过洗涤分离抗原抗体复合物与载体上的游离成分。ELISA 常用的标记酶为辣根过氧化物酶（HRP），可分解底物二氨基联苯胺呈棕褐色，结果可目测进行定性，或用酶标仪定量检测（图 31－4）。酶联免疫吸附实验可用于药物、激素等半抗原的检测，也可用于病毒、大分子蛋白质等的检测。常用方法包括双抗夹心 ELISA（检测体液中可溶性抗原），间接 ELISA（检测体液中特异性抗体）及免疫组化技术（在细胞、亚细胞水平检测各种抗原）等。

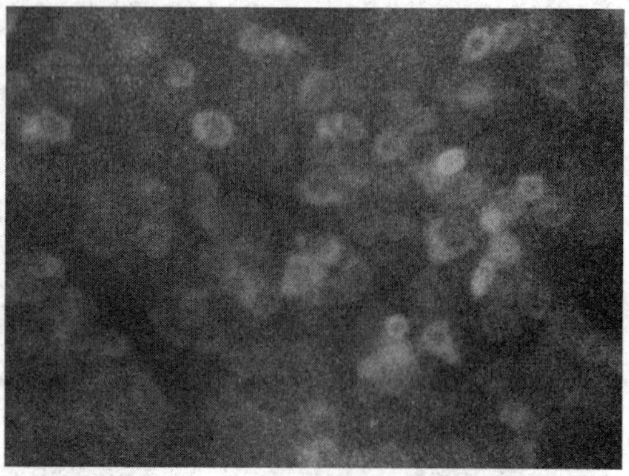

图 31－3　免疫荧光法检测的照片

（3）放射免疫测定法（radioimmunoassay，RIA）　是用放射性核素（如^{131}I 和^{125}I 等）标记抗原或抗体，再与待测的抗体或抗原反应的免疫学检测。通过检测抗原抗体复合物的放射活性来判断结果，该技术将敏感性高的放射性核素与特异性抗原抗体反应相结合，检测的敏感度达 pg 水平，而且具有特异性强、精确、易规范和自动化的优点。目前 RIA 已广泛应用于多种抗体、激素及药物的测定，但放射性核素对人体有一定的危害，也需要特殊的仪器及设备。

（4）免疫胶体金技术　用胶体金标记的抗体与标本中的抗原反应，肉眼或显微镜下观察颜色的分布，进行定性或定位检测组织或细胞中的抗原。胶体金可用于标记多种大分子物质，如白蛋白、糖蛋白、免疫球蛋白等。近年来，胶体金常应用于免疫层析快速诊断技术，如早孕试纸。

（5）免疫印迹技术　又称 western blotting，近年来广泛应用于医学研究领域。此技术是将十二烷基磺酸钠－聚丙烯酰胺凝胶电泳分离得到按分子量大小排列的蛋白转移到固相载体膜上，再用标记的特异性抗体或单克隆抗体对蛋白质进行定性及定量分析。此技术敏感性极高，鉴定蛋白的敏感性可达 1～5ng。

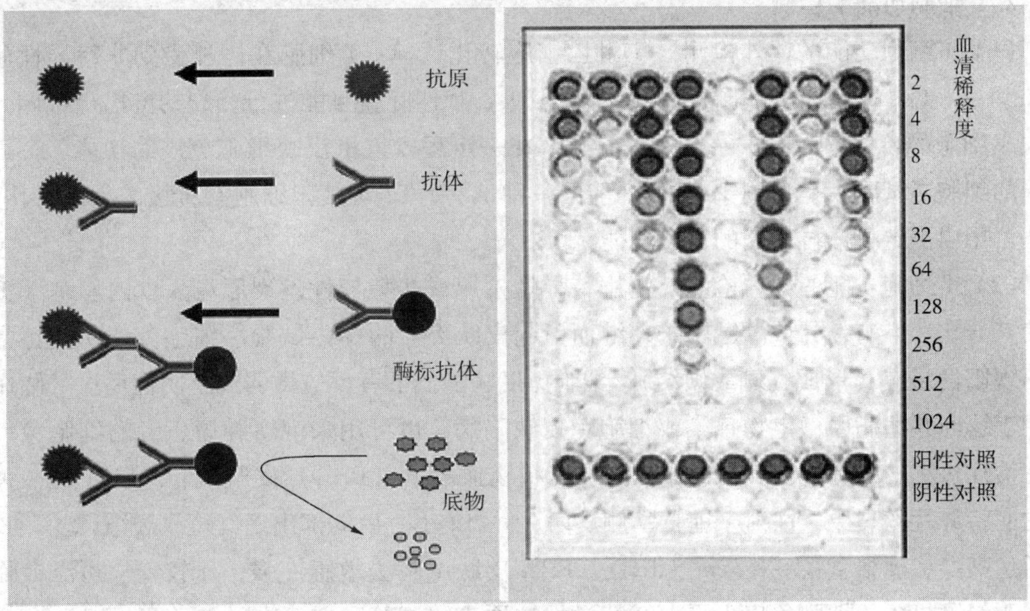

图 31－4　ELISA（间接法）

二、免疫细胞的测定

分离、鉴定及检测免疫细胞的数量和功能可了解机体免疫状态，还可进行科研分析。常用检测材料是外周血，也可用胸腺、脾脏等各种组织。

（一）免疫细胞数量检测

1. B 细胞数量的检测　目前了解成熟 B 细胞的数量多通过检测 mIg。将淋巴细胞直接与用荧光素标记的抗 Ig 反应，mIg 阳性细胞（即 B 细胞）在荧光显微镜下具有特异性荧光。正常人外周血 mIg 阳性细胞一般为 8%～12%。

2. T 细胞数量的检测

（1）T 细胞特异性抗原检测　目前了解外周血 T 细胞数量和亚群的变化常通过检测 T 细胞特异性 CD3 抗原。方法是用人淋巴细胞与鼠抗人 T 细胞 CD3 单克隆抗体反应，再用荧光素标记其检测方的兔抗鼠 IgG 做间接免疫荧光染色。在荧光显微镜下，结合有荧光素标记抗体的阳性细胞即出现特异性荧光，计数阳性细胞，从而准确测定 T 细胞及其亚群的百分率，正常值为 70%～80%。

（2）E 花环试验　人类 T 细胞表面具有绵羊红细胞（SRBC）受体，在体外能与绵羊红细胞结合，使绵羊红细胞黏附于 T 细胞周围，形成花环样结构。试验时将分离的人外周血淋巴细胞与绵羊红细胞按一定比例混合，低速离心 5 分钟，置 4℃冰箱 48 小时后，涂片、染色，计数吸附三个以上绵羊红细胞的淋巴细胞的百分率，正常值为 70%～80%。

（二）免疫细胞功能的检测

1. B 细胞功能的检测 B 细胞的功能状态常通过测定体液中抗体和抗体生成细胞的数值来反映。此处仅介绍 B 细胞增殖试验，其基本原理是受丝裂原（如含有 SPA 的金黄色葡萄球菌）刺激后，B 细胞可分裂增殖，经一定时间温育后检测产生抗体的数目，从而判断 B 细胞免疫功能。

2. T 细胞功能的检测

（1）T 细胞功能的体外检测 ①淋巴细胞转化试验：T 细胞在体外受到非特异性丝裂原如 PHA、ConA 等刺激后，能转化为体积较大、代谢旺盛且能进行分裂的淋巴母细胞。正常人 T 细胞的转化率为 70% ~80%，转化率在一定程度上可反映细胞免疫的功能。②细胞介导的细胞毒试验：是检测 Tc 杀伤功能的一种试验，Tc 对其靶细胞有直接的细胞毒作用。此法可用以测定机体抗肿瘤的免疫功能。

（2）T 细胞功能的体内检测 是用特异性抗原或非特异性丝裂原注入皮内。刺激 T 细胞使其分化、增殖，释放淋巴因子，继而引起皮肤炎症的体内试验。细胞免疫功能正常者可出现阳性反应（形成红斑或硬结），细胞免疫功能低下者反应微弱或呈阴性反应。临床上可用于诊断某些病原微生物感染或细胞免疫缺陷病，也可用来观察肿瘤患者的细胞免疫功能在治疗过程中的变化。其检测方法有：①植物血凝素（PHA）皮肤试验。PHA 是一种常用的非特异性丝裂原，注射于前臂掌侧皮内，6 ~12 小时后局部出现红斑或硬结，24 ~48 小时后达高峰，硬结直径 >1.5cm 为阳性。PHA 皮肤试验法敏感性强，比较安全可靠，临床常用于检测机体的细胞免疫水平。②特异性抗原皮肤试验。主要有结核菌素试验、白色念珠菌素试验等。结核菌素试验应用最普遍；特异性抗原皮试法简便易行，但受试者对所试抗原过去的致敏情况，可直接影响试验的结果。若受试者从未接触过该抗原，则不会出现阳性反应，因此阴性者不一定表示细胞免疫功能低下。所以应结合临床进行综合判断、分析结果。

三、细胞因子检测

细胞因子由多种细胞分泌，它们以其多种多样的生物学活性参与免疫和炎症反应，在介导抗感染免疫、移植免疫、肿瘤免疫和自身免疫的过程中发挥着重要的作用。因此，细胞因子的定性定量检测是判断机体免疫细胞功能的重要指标，有助于分析某些疾病的发生、发展、疗效及预后等，细胞因子的检测方法主要分以下三种。

1. 生物学活性检测 有些肿瘤细胞株必须依赖某种细胞因子才能在体外增殖，增殖程度与细胞因子的含量，在一定范围内呈正相关。故可利用这些依赖性细胞株，检测相应的细胞因子，如 IL-1、IL-2、IL-4、IL-6 等。常用方法有细胞增殖或增值抑制法和细胞病变抑制法。

2. 免疫学检测 是用细胞因子的单克隆和多克隆抗体进行检测。常用方法包括 ELISA、胞内细胞因子检测法和酶联免疫斑点试验等。目前一些细胞因子已有检测试剂盒，其应用范围正在扩大。优点是简便快速、特异性和重复性较好，但其敏感性较低。

3. 分子生物学检测 是应用细胞因子核酸探针，通过分子杂交技术或通过提取细胞中 RNA 经逆转录合成 cRNA，在细胞因子引物指导下进行 PCR 扩增，检测细胞因子 mRNA 的存在和表达。分子生物学检测法可避免生物活性检测过程中，可能存在的其他细胞因子的影响，故特异性及敏感性较高。

四、免疫检测的临床应用

（一）疾病的诊断

1. 感染性疾病　机体在发生病原体感染后，体内可检出相应抗原或特异性抗体。如检测沙门菌感染可用肥达反应；志贺菌、霍乱弧菌以及乙肝病毒、HIV 等可用 ELISA 进行检测。

2. 免疫缺陷病　辅助诊断可用免疫细胞的计数和功能测定，性联低丙种球蛋白血症、抗体缺陷的辅助诊断可用抗体含量的测定。

3. 自身免疫病　类风湿因子、抗核抗体可辅助诊断类风湿性关节炎、系统性红斑狼疮。

4. 超敏反应性疾病　血清总 IgE 和变应原特异性 IgE 检测有助于Ⅰ型超敏反应的诊断。

5. 肿瘤　肿瘤抗原的检测有助于肿瘤的诊断，如原发性肝癌和结肠癌的早期诊断可通过检测血清中甲胎蛋白和癌胚抗原的水平。淋巴瘤、白血病的诊断和分型可检测细胞的 CD 分子。

此外，激素、酶类的检测有助于内分泌疾病的诊断，抗精子抗体的检测有助于男性不育的诊断。

（二）免疫学监测

感染性疾病的免疫学监测有助于疾病的转归和预后判断，如乙型肝炎预后的判定可通过监测乙型肝炎病毒的抗原和抗体含量的变化；艾滋病的诊断、病情分析及疗效判定可通过 HIV 感染者的 $CD4^+$ T 细胞计数评估。肿瘤的发展和预后判定可经肿瘤相关抗原的监测及肿瘤患者的免疫功能状态进行预估。

知识拓展

目前许多临床免疫检测都有技术较成熟的试剂盒可供使用，但是由于免疫检测受温度、酸碱度、电解质等多方面因素影响，容易出现假阳性或者假阴性，故而免疫检测的结果应当结合患者具体情况进行分析，而不是简单根据检测结果进行判断。

目标检测

思考题

1. 人工主动免疫和人工被动免疫有何主要区别？
2. 比较死疫苗和减毒活疫苗的不同点。
3. 试述凝集反应的概念及分类。

扫码“练一练”

（戴承令）

扫码"学一学"

第三十二章

临床免疫学

学习目标

1. 掌握免疫缺陷病、自身免疫、自身免疫病、肿瘤抗原的概念。
2. 熟悉免疫缺陷病的主要临床特点；自身免疫病的共同特征。
3. 了解自身免疫病的诱发因素与机制；机体抗肿瘤免疫的机制。

临床免疫学是基础免疫学和临床医学相结合的科学，它是用免疫学的理论与技术研究传染病和免疫相关疾病的发病机制、诊断、防治等有关临床问题的免疫学学科的分支。对具有免疫特征的疾病如免疫增生、超敏反应、自身免疫病、恶性肿瘤以及器官移植反应等进行研究、探讨其发病机制，研究免疫抑制措施和免疫耐受性机制，对最终控制这些疾病以及提高器官移植的存活率有着重要的意义。

第一节 免疫缺陷病

一、免疫缺陷病的概念

免疫缺陷病是由于遗传因素或其他多种原因造成免疫系统先天发育不全或后天损伤而导致的免疫成分缺失、免疫功能障碍所引起的临床综合病症。

免疫缺陷病已成为临床上一组极重要常见病，尤多见于儿科和内科。由于实验技术的进步，75%以上的免疫缺陷病已可确诊，但有些免疫缺陷病的发病机制仍不甚清楚。

二、免疫缺陷病的主要临床特点

（一）反复、慢性和难以控制的感染

对各种感染的易感性增加是免疫缺陷最主要、最常见、最严重的表现和后果，感染也是患者死亡的主要原因。感染的性质与缺陷类型有关。例如，体液免疫缺陷和吞噬细胞、补体缺陷时，以化脓性细菌感染为主；细胞免疫缺陷时，主要是病毒、真菌、胞内寄生菌感染。

（二）易发生肿瘤

原发性免疫缺陷病患者尤其是细胞免疫缺陷者，恶性肿瘤的发病率比同龄正常人群高

100～300 倍，以白血病和淋巴系统恶性肿瘤多见。

（三）常伴发自身免疫病

免疫缺陷病患者中自身免疫病的发病率可高达 14%（正常人群自身免疫病的发病率为 0.001%～0.01%），以系统性红斑狼疮、类风湿性关节炎和恶性贫血多见。

（四）具有遗传倾向

大多数原发性免疫缺陷病有遗传倾向性。

三、免疫缺陷病的分类

（一）原发性免疫缺陷病

原发性免疫缺陷病又称先天性免疫缺陷病，是由于免疫系统遗传基因异常或先天性免疫系统发育障碍而致免疫功能不全引起的疾病，常见于婴幼儿。迄今共发现 200 多种原发性免疫缺陷病，其中 150 余种已明确致病原因。根据所累及的免疫细胞或组分可以是特异性免疫缺陷，如 B 细胞或 T 细胞缺陷、两者联合缺陷等；也可以是非特异性免疫缺陷，如补体或中性粒细胞缺陷。

原发性免疫缺陷病的治疗原则如下。

（1）应用抗生素和抗病毒药物来控制感染、缓解病情。

（2）补充各种免疫分子、提高机体的免疫功能。

（3）移植免疫活性细胞，尤其是对于原发性免疫缺陷病的治疗。

（4）基因治疗可将目的基因导入骨髓干细胞或外周血细胞并获得表达，将转基因细胞定期输入基因缺陷患者体内纠正由于基因缺陷所致的免疫缺陷。

常见的原发性免疫缺陷病见表 32－1。

表 32－1　原发性免疫缺陷病

分类	所占比例	代表性疾病
特异性免疫缺陷		
B 细胞缺陷	50%～75%	X－性联低丙球蛋白血症、选择性 IgA、IgM 或 IgG 亚类缺陷、IgM 升高的免疫球蛋白缺陷、Ig 重链缺失的免疫缺陷
T 细胞缺陷	5%～10%	先天性胸腺发育不全、与嘌呤核苷磷酸化酶缺乏有关的 T 细胞缺陷、与膜糖蛋白缺乏有关的 T 细胞缺陷、与 MHC Ⅰ或Ⅱ类抗原缺乏有关的 T 细胞缺陷
B 和 T 细胞联合缺陷	10%～25%	重症联合免疫缺陷、共济失调毛细胞血管扩张、Wiskott－Aldrich 综合征
非特异性免疫缺陷		
吞噬细胞缺陷	1%～2%	慢性肉芽肿病、白细胞黏附缺陷、6－磷酸葡萄糖脱氢酶缺陷、髓过氧化物酶缺陷
补体缺陷	<1%	补体 C1～C9 任一组分的缺陷、C1 抑制物缺乏、D 或 H 或 I 因子缺乏、补体受体缺陷

（二）获得性免疫缺陷病

获得性免疫缺陷病又称继发性免疫缺陷病，是后天因素造成的，继发于某些疾病或使用药物后产生的免疫缺陷病。营养不良、肿瘤和感染是引起继发性免疫缺陷的三大因素。蛋白质、脂肪、维生素和矿物质摄入不足影响免疫细胞的成熟，降低机体对微生物的免疫应答；肿瘤患者因免疫系统进行性损伤而导致免疫功能障碍；某些病毒（人类免疫缺陷病毒、麻疹病毒、风疹病毒、巨细胞病毒、EB 病毒）、细菌（结核分枝杆菌、麻风分枝杆菌）、寄生虫感染，均可不同程度地影响机体免疫系统，导致获得性免疫缺陷。其中对人类危害最大的是感染 HIV 后诱发的 AIDS（艾滋病）。

因为治疗炎症性疾病或预防移植排斥，长期或大剂量使用糖皮质激素、甲氨蝶呤、环孢素等免疫抑制剂杀死淋巴细胞，或者应用化疗或放疗损伤免疫细胞也是诱发引起免疫缺陷的常见因素。

HIV 主要侵犯 $CD4^+$ 细胞，高表达 CD4 分子的 $CD4^+$ T 细胞是 HIV 感染的主要靶细胞；巨噬细胞、树突状细胞、B 细胞和小胶质细胞低表达 CD4 分子，这些细胞也是 HIV 攻击的靶细胞。HIV 通过 gp120 与细胞表面的 CD4 分子结合，再通过辅助受体进入宿主细胞，损害以 $CD4^+$ T 细胞为主的多种免疫细胞，最终造成细胞免疫和体液免疫严重缺陷。

第二节　自身免疫病

一、自身免疫与自身免疫病的概念

正常机体的免疫系统具有区别“自己”和“非己”的能力，对非己抗原能够发生免疫应答，对自身抗原则处于无应答或低应答状态，称为免疫耐受。

在免疫耐受状态下，一定量的自身反应性 T 细胞和自身抗体普遍存在于所有个体的外周免疫系统中，有利于协助清除衰老变性的自身成分，对维持免疫系统的自身免疫稳定具有重要的生理意义，被称为自身免疫。

自身免疫病是在某些内因和外因诱发下，自身免疫耐受状态被打破，持续迁延的自身免疫对自身抗原产生异常的免疫应答，造成了自身细胞破坏、组织损伤或功能异常，导致的临床病症。

二、自身免疫病诱发因素与机制

诱发自身免疫病的机制目前尚未完全阐明。一般认为是在多种致病因素，包括抗原、免疫系统与遗传等因素的相互影响和作用，引起自身免疫耐受的终止使自身反应性淋巴细胞活化，产生自身抗体和（或）自身反应性 T 细胞，损伤表达相应自身抗原的靶器官组织，导致自身免疫病的发生。

（一）自身抗原与佐剂的作用

1. 隐蔽抗原的释放　隐蔽抗原指体内某些与免疫系统在解剖位置上处于隔绝部位的抗原成分。在手术、外伤或感染等情况下，隐蔽抗原进入血流或淋巴液与免疫系统接触，从而发生自身免疫。精子、眼晶状体、神经髓鞘磷脂碱性蛋白、某些器官、细胞（如甲状腺细胞、胃壁细胞等）特异的微粒体抗原属此类型。实验证明，将眼晶状体或精子抗原注入动物自身体内，可诱导自身抗体的产生。人体输精管结扎可产生抗自身精子的抗体以及眼球损伤后则可发生交感性眼炎。

2. 改变的自身抗原　理化因素作用可使自身抗原成分改变引起自身免疫反应。微生物感染机体，损伤组织、细胞造成自身组织抗原改变，使之成为非已的物质而产生自身抗体。

例如肺炎支原体感染可改变红细胞表面的血型抗原，产生抗红细胞的冷凝集素（抗体），引起溶血性贫血。又如在感染过程中，中性粒细胞吞噬细菌后释放出溶酶体酶，改变了自身IgG分子结构。这种变性的IgG刺激机体产生抗IgG抗体，这种抗体主要是IgM，即类风湿因子。类风湿因子和变性的自身IgG形成的免疫复合物可引发包括类风湿性关节炎等多种自身免疫病。

化学药物引起自身抗原的改变也并不少见。如长期服用α-甲基多巴的患者中约有1%可发生自身溶血性贫血。这种患者在红细胞成熟过程中受药物影响改变了红细胞抗原，产生抗红细胞抗体。

> 考点提示
> 类风湿性关节炎的病因。

3. 交叉抗原　又称分子模拟。某些微生物的抗原与自身组织成分有共同抗原。因此在感染这些微生物后，机体所产生的抗体或致敏淋巴细胞对有关的自身组织也可产生免疫反应。如A群溶血性链球菌某些型别的细胞壁M蛋白等成分与人肾小球基底膜、心瓣膜、心肌、骨骼肌、小动脉平滑肌成分相同，因此溶血性链球菌感染与风湿病和肾小球肾炎有密切关系。又如大肠埃希菌O_{14}与人结肠黏膜有类似的抗原性，与溃疡性结肠炎的发生有关。

4. 非特异免疫细胞刺激剂　自身抗原仅激活相应抗原特异的淋巴细胞克隆。而非特异免疫细胞刺激剂，如佐剂、T细胞和B细胞多克隆激活剂及近年来发现的超抗原，通过多克隆激活静止的自身反应性T、B细胞，促进自身免疫应答甚至自身免疫病的形成。

> 考点提示
> 风湿热、急性肾小球肾炎的病因。

（二）机体因素

1. 遗传因素　自身免疫性疾病的发生有家族遗传倾向。HLA与某些自身免疫性疾病的发生密切相关。如患有强直性脊椎炎的患者中90%以上带有HLA-B27抗原。重症肌无力与DR3有关，胰岛素依赖型糖尿病与DR3、DR4有关，类风湿关节炎与DR4有关，慢性甲状腺炎与DR5有关。

2. 机体免疫系统功能失常　体液或细胞免疫缺陷者自身免疫病的发生率高于正常随机人群。先天性或后天获得性低丙球蛋白血症者自身免疫病的发生率可高达14%，而正常人群的发生率为0.001%～0.01%。细胞免疫缺陷常同时伴有肿瘤与自身免疫的高发现象。

胸腺功能不全、慢性病毒感染等与自身免疫的发生有关。系统性红斑狼疮患者血清中胸腺素含量下降，胸腺萎缩，用胸腺素治疗可缓解症状。

3. 年龄、性别及内分泌的影响　老年人中自身抗体检出率增高，在60～70岁以上的老年人中有50%以上可以检出自身抗体。自身免疫病多见于女性，系统性红斑狼疮患者中女性比男性多9倍以上。动物实验证实了性激素在自身免疫病发展中的作用。

自身免疫病理损伤是由自身免疫应答的产物包括自身抗体和（或）自身致敏淋巴细胞引起的，造成病理损伤的机制与各型超敏反应相同。Ⅱ型超敏反应中，自身抗体与细胞膜或基底膜自身抗原结合，通过结合并激活补体对膜产生破坏性攻击，造成靶细胞裂解或基底膜损伤，此外亦可通过免疫调理、ADCC作用吞噬或杀伤靶细胞。Ⅲ型超敏反应中，抗体与可溶性抗原结合形成免疫复合物，沉积于相应部位的组织间隙激活补体，补体活化反应产物导致局部发生炎症反应。Ⅳ型超敏反应中，自身致敏淋巴细胞攻击局部靶组织，造成局部炎症。

三、自身免疫病的共同特征

(1) 多数自身免疫性疾病病因不明。

(2) 患者女性多见，发病率随年龄增高而升高，并有遗传倾向。

(3) 患者体内可检出自身抗体和（或）自身反应性 T 细胞。

(4) 病程迁延，易反复发作。

(5) 病情的转归与自身免疫应答的强度密切相关。

(6) 自身抗体或自身反应性 T 淋巴细胞造成相应的组织细胞损伤或功能障碍。

(7) 免疫抑制药物有一定疗效。

四、自身免疫性疾病的分类

自身免疫性疾病的分类及相应的自身抗原，见表 32－2 与表 32－3。

表 32－2　各系统常见的自身免疫病

系统名称	自身免疫病
结缔组织	类风湿关节炎、系统性红斑狼疮、皮肌炎、硬皮病
神经肌肉	多发性硬化症、重症肌无力、脱髓鞘疾病
内分泌系统	原发性肾上腺皮质萎缩、慢性甲状腺炎、胰岛素依赖型糖尿病
消化系统	慢性溃疡性结肠炎、慢性活动性肝炎、恶性贫血与萎缩性胃炎
泌尿系统	自身免疫性肾小球肾炎、肺－肾出血性综合征
血液系统	自身免疫性溶血性贫血、特发性血小板减少性紫癜、特发性粒细胞减少症

表 32－3　常见的自身免疫病及其相应的自身抗原

自身免疫病	自身抗原
器官特异性自身免疫病	
慢性甲状腺炎	甲状腺球蛋白、微粒体、细胞膜表面抗原
毒性弥漫性甲状腺肿	甲状腺细胞表面 TSH 受体
原发性肾上腺皮质萎缩	肾上腺细胞
恶性贫血	胃壁细胞、内因子
慢性溃疡性结肠炎	结肠上皮细胞
男性不育症	精子
胰岛素依赖型糖尿病	胰岛细胞
伴共济失调－毛细血管扩张的胰岛素抵抗型糖尿病	胰岛素受体
重症肌无力	乙酰胆碱受体
自身免疫性溶血性贫血	红细胞
特发性血小板减少性紫癜	血小板
干燥综合征	唾液腺管、细胞核、甲状腺球蛋白
非器官特异性自身免疫病	
类风湿关节炎	变性 IgG
系统性红斑狼疮	核成分、红细胞、血小板、细胞浆成分

五、自身免疫病治疗原则

自身免疫病的治疗尚缺乏理想的方法。通常针对疾病的病理变化和组织损伤所致的后果进行治疗，也可通过调节免疫应答的各个环节阻断疾病进程来达到治疗的目的。

（一）抗炎药物

大剂量皮质激素的应用可有效地抑制一些重症自身免疫病所致的炎症反应。其他抗炎药物如水杨酸制剂、各种合成的前列腺素抑制剂等也广泛采用。淋巴因子和补体的拮抗剂也有利于抑制炎症反应。

（二）免疫抑制剂

环孢素 A 能有效地抑制 T 细胞介导的细胞免疫反应，是一种兼有抗有丝分裂和抗炎效应的免疫抑制剂。FK－506 是继环孢素 A 后发现的另一种真菌代谢物，其作用与环孢素 A 极为相似。FK－506 应用剂量较低，故其副作用较小。

（三）血浆置换

此疗法的目的在于降低自身免疫患者血浆中的免疫复合物的含量，减轻免疫复合物在组织中沉积诱发的自身免疫病。

（四）对症治疗

通常在治疗某些器官特异性的自身免疫病时，只需调整器官损伤所造成的代谢障碍，即可达到控制病情的效果。如胰岛素依赖型糖尿病患者用胰岛素控制血糖，恶性贫血患者用维生素 B_{12}，甲状腺功能亢进者用抗甲状腺药物等。

第三节　肿瘤免疫

肿瘤是一群失去正常生长调控机制、发生恶性转化的自身细胞。肿瘤免疫学是研究肿瘤的免疫原性、机体的免疫功能与肿瘤发生发展的相互关系、机体对肿瘤的免疫应答和抗肿瘤的效应机制及肿瘤的免疫学诊断和防治的科学。

一、肿瘤抗原

肿瘤抗原是细胞癌变过程中出现的新抗原或过度表达的抗原。细胞恶性变化过程中由于基因突变或正常静止基因的激活都可以产生新的蛋白分子。这些蛋白质在细胞内降解后，某些降解的短肽可与 MHC Ⅰ类分子在内质网中结合，并表达于细胞表面，成为被 $CD8^+$ Tc 识别和杀伤的肿瘤特异抗原。这些蛋白分子的释放或隐蔽抗原的暴露，可被 B 细胞识别产生抗肿瘤抗体。

（一）根据肿瘤抗原特异性的分类法

1. 肿瘤特异抗原　是指只存在于某种肿瘤细胞表面而不存在于正常细胞的新抗原。在黑色素瘤、结肠癌、乳腺癌等肿瘤细胞表面可检测到此类抗原。

2. 肿瘤相关抗原　是指一些肿瘤细胞表面的糖蛋白或糖脂成分，它们在正常细胞上有微量表达，但在肿瘤细胞表达明显增高。此类抗原一般可被 B 细胞识别并产生相应的抗体。

（二）根据肿瘤发生的分类法

1. 理化因素诱发的肿瘤抗原　某些化学致癌剂或紫外线、X－射线等物理因素可诱发肿瘤，这些肿瘤抗原的特点是特异性高而抗原性较弱，常表现出明显的个体特异性。

2. 病毒诱发的肿瘤抗原 EB病毒与B淋巴细胞瘤及鼻咽癌的发生有关，人乳头瘤病毒与宫颈癌的发生有关，人嗜T细胞病毒可导致成人T细胞白血病。

3. 自发性肿瘤抗原 自发性肿瘤是指一些无明确诱发因素的肿瘤，大多数人类肿瘤属于这一类。

4. 胚胎抗原 是在胚胎发育阶段由胚胎组织产生的正常成分，在胚胎后期减少，出生后逐渐消失，或仅存留极微量。当细胞恶性变化时，此类抗原可重新合成。如肝细胞癌变时产生的AFP和结肠癌细胞产生癌胚抗原（CEA），作为肿瘤标志，通过检测血清中AFP和CEA的水平，分别有助于肝癌和结肠癌的诊断。

二、机体抗肿瘤免疫的机制

机体的免疫功能与肿瘤的发生密切相关，当宿主免疫功能低下或受抑制时，肿瘤发生率增高。正常机体内细胞可能发生突变，但一般都不会发生肿瘤，是因为机体的免疫系统具有免疫监视功能，通过细胞免疫机制能识别并特异地杀伤突变细胞，使突变细胞在未形成肿瘤之前即被清除。但当机体免疫监视功能不能清除突变细胞时，则可形成肿瘤。

肿瘤发生后，机体可通过免疫效应机制发挥抗肿瘤作用。机体抗肿瘤免疫的机制包括细胞免疫和体液免疫两方面，这两种机制不是孤立存在和单独发挥作用的，它们相互协作共同杀伤肿瘤细胞。细胞免疫是抗肿瘤免疫的主要方式，体液免疫通常仅在某些情况下起协同作用。对于大多数免疫原性强的肿瘤，特异性免疫应答是主要的，而对于免疫原性弱的肿瘤，非特异性免疫应答（如NK细胞和巨噬细胞）可能具有更重要的意义。

三、肿瘤的免疫治疗

肿瘤的免疫治疗是激发和增强机体的免疫功能，以达到控制和杀灭肿瘤细胞的目的。免疫疗法只能清除少量的、播散的肿瘤细胞，对于晚期的实体肿瘤疗效有限。

（一）非特异性免疫治疗

非特异性免疫治疗是指应用一些免疫调节剂通过非特异性增强机体的免疫功能，激活机体的抗肿瘤免疫应答，以达到治疗肿瘤的目的。例如：卡介苗、短小棒状杆菌、酵母多糖、香菇多糖以及一些细胞因子如IL－2等均属于此类。

（二）主动免疫治疗

主动免疫治疗是指给机体输入具有抗原性的瘤苗，刺激机体免疫系统产生抗肿瘤免疫以治疗肿瘤的方法。该法应用的前提是肿瘤抗原能刺激机体产生免疫反应。此种方法对手术后清除微小的转移瘤灶和隐匿瘤，预防肿瘤转移和复发有较好的应用效果。

（三）被动免疫治疗

被动免疫治疗是指给机体输注外源的免疫效应物质，由这些外源性效应物质在机体内发挥治疗肿瘤作用。①抗肿瘤导向治疗：用高度特异性的单克隆抗体为载体，将放射性核素、抗肿瘤药物、毒素等带到肿瘤病灶处，可特异地杀伤肿瘤细胞；②过继免疫疗法：取对肿瘤有免疫力的供者淋巴细胞转输给肿瘤者，或取患者自身的免疫细胞在体外活化、增殖后，再转输入患者体内，使其在患者体内发挥抗肿瘤作用。如CTL，NK细胞，巨噬细胞，淋巴因子激活的杀伤细胞（lymphokine activated killer，LAK）和肿瘤浸润性淋巴细胞（tumor infiltrating lymphocytes，TIL）都在杀伤肿瘤细胞中起作用。

第四节　移植免疫

机体丧失功能的器官，可以通过器官移植重建其生理功能。医学上用自体或异体的正常细胞、组织或器官代替丧失功能的细胞、组织或器官，以维持和重建机体生理功能的治疗方法，分别称为细胞移植、组织移植或器官移植。

一、移植的类型

（一）自体移植

自体移植是指移植物为受者自身的细胞或组织，如自体的皮肤、骨髓移植。

（二）同基因移植

同基因移植也称同系移植，指供、受者为同卵双胎或同系纯种动物。因供、受者遗传基因完全相同，不会发生排斥反应，移植物可长期存活。

（三）同种异体移植

同种异体移植也称同种异基因移植，是指同种不同个体之间的移植。临床移植多属于此类型。因移植物来自遗传基因不同的个体，受者对移植抗原产生免疫应答，一般会引起不同程度的排斥反应。

（四）异种移植

异种移植是不同物种之间的移植，例如将动物器官移植给人。由于供、受者遗传基因完全不同，受者对移植抗原产生免疫应答，故出现排斥反应，移植物不能存活。

二、器官移植排斥的类型

移植排斥反应包括宿主抗移植物反应和移植物抗宿主反应两大类。前者主要见器官移植，主要有超急性排斥、急性排斥和慢性排斥三种不同的类型；后者主要见于骨髓移植或其他免疫细胞移植。

三、移植排斥反应的机制

引起移植排斥反应的抗原称移植抗原或组织相容性抗原，存在于机体细胞膜的表面。根据抗原性的强弱及引起移植排斥反应的强度，组织相容性抗原又分为主要组织相容性抗原和次要组织相容性抗原两大类。主要组织相容性抗原是引起移植排斥的主要抗原，它在不同的动物中有不同的命名。人的主要组织相容性抗原为人类白细胞抗原，即 HLA。编码主要组织相容性抗原的基因群称为主要组织相容性复合体。

同种异基因器官移植后，由于供、受者之间的组织相容性抗原不同，它们可以刺激相互的免疫系统，引起宿主抗移植物或移植物抗宿主的移植排斥。在实体器官移植中，移植物中完整的活细胞、脱落的细胞，或由于移植前灌洗不彻底而残留在器官中的淋巴细胞（又称过客淋巴细胞）都可以是诱发免疫应答的抗原。移植抗原诱发的细胞免疫和体液免疫应答都参与排斥过程。

四、移植排斥的防治

器官移植成功与否很大程度上取决于能否有效防止移植排斥反应的发生。

（一）HLA 配型

器官移植的供、受者之间组织相容性程度越高，器官存活的机率就越大。因此，寻求与受者 HLA 相配的供者组织或器官是至关重要的。一般供者的 ABO 血型必须与受者一致。HLA 配型一般是鉴定供、受者的 HLA 表现型，即检查 HLA。近年来随着分子生物学的发展，HLA 的 DNA 定型法也已发展起来。

（二）免疫抑制

免疫抑制药物的应用，促进了人体器官移植的发展。如环孢素 A、FK－506、雷帕霉素等，已广泛应用于临床肾、肝、心以及肺移植中。

抗胸腺细胞球蛋白和抗 T 细胞单克隆抗体（如抗 CD3、CD4 和 CD8 单抗，抗 IL－2R 单抗，抗 TCR 单抗，抗黏附分子抗体等）可与 T 细胞结合；通过活化补体去除 T 细胞。抗 CD3 单抗还可以阻止 T 细胞识别移植抗原，防止移植排斥的发生。

预先多次给受者输血可对同种异基因抗原产生耐受。其机制一般认为是使 T、B 细胞失活并可活化 Ts 细胞。

（三）移植耐受的诱导

由于免疫抑制药物本身的毒性，以及应用免疫抑制药物后患者免疫功能长期低下，容易导致感染，所以长期使用免疫抑制剂来防止移植排斥会产生许多严重的副作用。解决移植排斥的根本方法，是诱导供、受体间的免疫耐受。因此，如何诱导成年个体间的免疫耐受具有重要的实际意义。近年来，移植耐受的研究已取得了许多重要的进展。

目标检测

思考题

1. 简述免疫缺陷病、自身免疫、自身免疫病、肿瘤抗原的概念。
2. 简述免疫缺陷病的主要临床特点。
3. 简述自身免疫病的共同特征。
4. 简述自身免疫病的诱发因素与机制。
5. 简述机体抗肿瘤免疫的机制。

扫码“练一练”

（戴承令）

下篇

实验指导

实验一

细菌的分布

【实验目的】

1. 了解微生物在自然环境中的分布，认识微生物分布的广泛性。
2. 观察细菌生长现象，认识细菌的生物学特性。

【实验器材】

1. 材料 无菌普通琼脂培养皿，无菌生理盐水，无菌棉棒，吸管等。

2. 器械 恒温培养箱，生物安全柜，记号笔，蜡笔等。

【实验方法】

1. 空气中微生物的分布 4～8 人一组，取普通琼脂平皿 1 只，打开后暴露在空气中，10 分钟后盖好平皿，37℃温箱中培养 18～24 小时，观察培养基上的菌落数量及其特征。

2. 皮肤、黏膜、物品表面微生物的分布 4～8 人一组，取普通琼脂平皿 1 只，用蜡笔在培养皿底部玻璃上划一“十”字，将平皿分 4 个区。用蜡笔标明手指皮肤、黏膜、硬币、其他物品等，分别做如下实验（实验图 1－1）：①用手指在标明“皮肤”字样的培养基琼脂上轻轻按压；②用无菌棉棒蘸取无菌生理盐水后，擦拭口腔或鼻腔的黏膜，然后轻轻涂抹在标有“黏膜”字样处的琼脂上；③分别取硬币、圆珠笔等物品在相应区域的琼脂上轻轻按压；④盖好平皿，37℃温箱中培养 18～24 小时，观察培养基上不同区域的菌落生长情况。

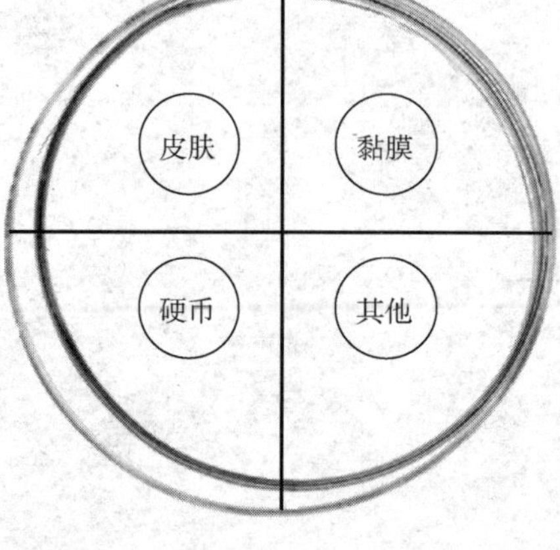

实验图 1－1　物品细菌采样培养示意图

【实验结果】

1. 观察有无细菌生长　培养皿中生长出细菌，证明细菌分布的广泛性。生活环境中分布着各种细菌，包括正常菌群和条件致病菌。

2. 菌落和菌苔　生长出的细菌为单个细菌繁殖的团块称为菌落，融合生长的细菌团块称为菌苔（实验图 1 - 2）。不同的细菌菌落大小、形状、色素等不同。

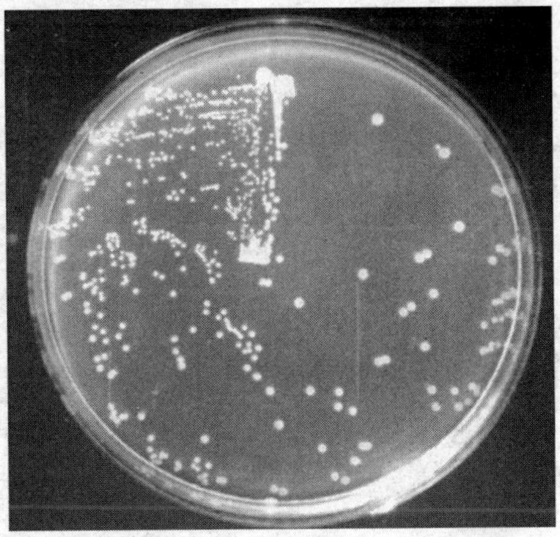

实验图 1 - 2　空气细菌采样结果

（陈正徐）

实验二

革兰染色

【实验目的】

1. 学会显微镜油镜的使用方法。
2. 学会制作细菌涂片、革兰氏染色法的操作及结果判断。

【实验器材】

1. 材料 无菌普通琼脂培养皿，大肠埃希菌，金黄色葡萄球菌，无菌生理盐水等。

2. 器械 恒温培养箱，普通显微镜，香柏油、二甲苯，擦镜纸，革兰染色液，蒸馏水、生理盐水，接种环、接种针，酒精灯，载玻片、盖玻片，滴管，记号笔等。

【实验方法】

一、显微镜油镜的使用

1. 将显微镜平稳地放在实验台上。使用油镜时，必须端坐，载物台不要倾斜，以免香柏油流出而污染载物台，并影响实验结果。

2. 先将低倍镜对准中央聚光器，打开灯光电源开关并调节光线强弱。以自然光线为光源时，用反光镜的平面；以灯光为光源时，用反光镜的凹面。

3. 将玻片标本放在载物台上，用移动器固定。先用低倍镜对好光线，然后转换油镜头观察，将聚光器升高与载物台相平，把光圈完全打开。

4. 在标本上滴加1滴香柏油，为了避免损伤镜头或玻片，用眼睛从侧面看着油镜，慢慢扭动粗螺旋，将油镜头浸入油内，几乎与玻片接触为止，但勿使两者相碰（其工作距离仅有0.18mm）。然后从目镜上观察，扭动粗螺旋使镜筒慢慢上移，看到模糊物像时，换用细螺旋调节至物像清晰为止。如果油镜头已离开油面，可重复上述操作。

5. 观察标本时应两眼同时睁开观察，最好左眼窥镜，右眼配合绘图或记录。

6. 观察完毕，用粗螺旋将镜筒提升，立即用擦镜纸（切不可用手、布或其他纸类）擦净镜头上的镜油。如油已干，可在擦镜纸上滴少许二甲苯擦拭，并随即另取一张擦镜纸擦去残留的二甲苯。然后将物镜转成“八”字形，降下镜筒和聚光器，双手托持显微镜，放入镜箱中。

二、细菌的革兰染色法

1. 涂片 取洁净载玻片1张，将接种环在酒精灯火焰中烧灼灭菌，用接种环分别取1环生理盐水涂于载玻片两端（实验图2－1）。用灭菌接种环进行无菌操作，挑取大肠埃希菌和葡萄球菌菌落少许，分别涂布于盐水中，并涂成均匀浑浊的菌液。

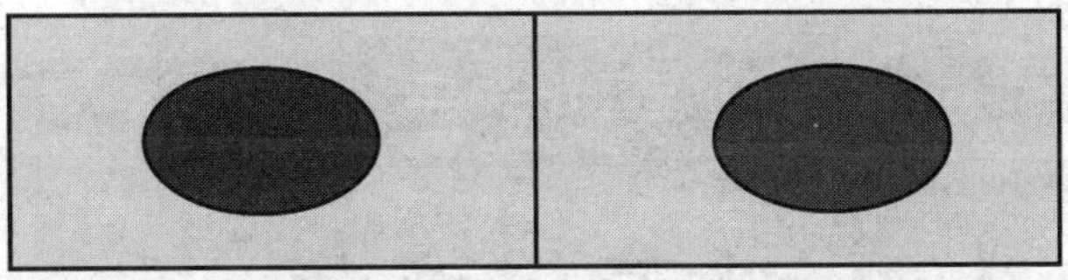

实验图 2－1　细菌的涂片标本

2. 干燥　在空气中自然干燥。必要时，可将标本面向上，在火焰上方烘干，切勿紧靠火焰，以免标本被烤焦。

3. 固定　固定的目的是杀死细菌，使细菌黏附在玻片上，改变细菌对染料的通透性，便于染料着色。将已干燥的涂片标本面向上，用玻片夹夹住玻片一端，以钟摆速度通过酒精灯火焰温度最高处 3 次，载玻片以热而不烫为宜。

4. 染色　根据检查目的不同，选用不同的染色方法进行染色。滴加染液，以覆盖标本为度，不宜过多。革兰染色法操作步骤如实验图 2－2。①初染：滴加结晶紫染液数滴于已固定的涂片标本上，染 1 分钟，细水流水洗；②媒染：加卢戈碘液数滴染 1 分钟，细水流水洗；③脱色：滴加 95% 乙醇数滴，轻轻摇动玻片至无紫色液脱下为止（约 30 秒至 1 分钟），细水流水洗；④复染：加稀释石炭酸复红液数滴复染 1 分钟，细水流水洗，用滤纸吸干，油镜观察。

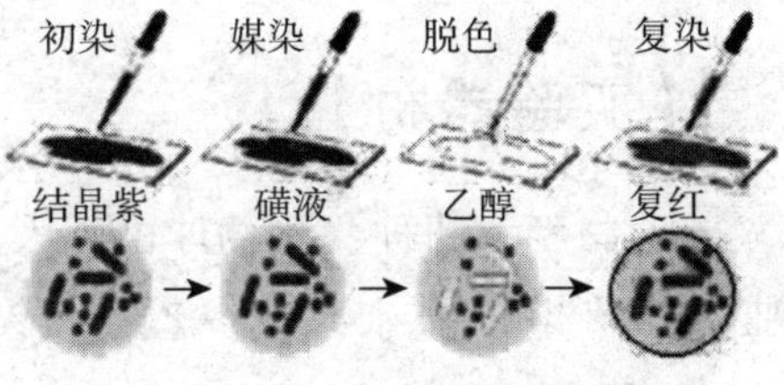

实验图 2－2　细菌的革兰染色过程

扫码“看一看”

结果：染成紫色为革兰阳性（G^+）菌；染成红色为革兰阴性（G^-）菌。

【注意事项】

1. 取细菌量应适当，细菌膜应薄而均匀，菌龄为对数生长期的菌种为宜。
2. 取菌前后接种环均要灭菌处理。固定时切勿将玻片直接置火焰上烤，以避免破坏细菌结构。
3. 染色的关键步骤是脱色，脱色的时间过长或不够都会影响染色结果。
4. 水洗时应用细水流漂去染液，不可直接甩去染液，切勿用水直接冲洗菌膜。

【实验结果】

绘出油镜下观察到的染色后的细菌形态、染色、排列方式。

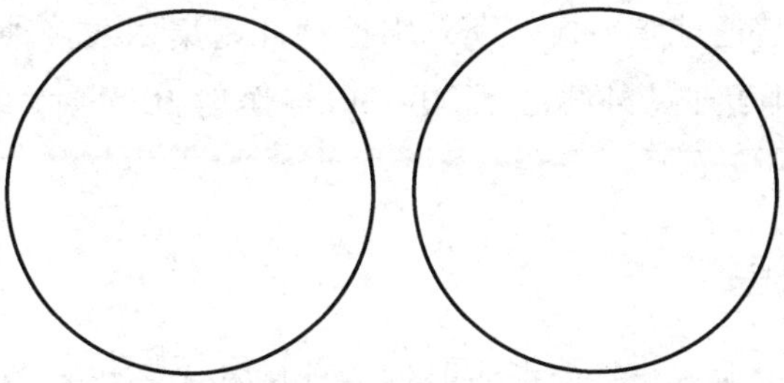

金黄色葡萄球菌　　大肠埃希菌

（陈正徐）

实验三

消毒与灭菌

【实验目的】

1. 掌握常用物理和化学消毒灭菌方法。
2. 认识并学会使用常用的消毒灭菌器械。

【实验器材】

1. 材料 菌种（葡萄球菌、大肠埃希菌培养物），枯草芽孢杆菌，无菌普通琼脂培养皿，无菌生理盐水，75%乙醇，95%乙醇，0.1%新洁尔灭，5%石炭酸，2%戊二醛，2.5%碘酊。

2. 器械 酒精灯，接种环，小镊子，紫外线灯，煮沸消毒锅，高压蒸汽灭菌器（手提式），干烤箱，培养箱，记号笔，无菌棉签，酒精棉球，碘酊棉球，灭菌滤纸片等。

【实验方法】

一、物理消毒灭菌

1. 皮肤消毒 每2位同学取1个普通琼脂平板，用蜡笔在平板底部划分为5格，注上1、2、3、4、5，两人用手指在培养基上各涂1格，然后用75%乙醇消毒手指后再各涂另1格，留1格作对照，盖好盖，注明各人消毒前后所涂格号、班级、组别，置37℃温箱培养18～24小时后观察结果。

2. 煮沸消毒 取4支无菌肉汤管，标记1、2、3、4，1、2号管种大肠埃希菌，3、4号管种枯草芽孢杆菌，将1、3号管放水浴锅中煮沸5～10分钟，最后将4支肉汤管送37℃温箱培养18～24小时后观察结果。

3. 紫外线杀菌 取普通琼脂平板1个，用接种环密集划线接种大肠埃希菌后，将平板平板玻璃盖一半，露一半置于紫外线灯下20～30cm照射30分钟，将盖合上，放37℃温箱培养24小时，观察结果。

二、化学消毒灭菌

1. 接种细菌 用2个无菌棉签分别沾取葡萄球菌和大肠埃希菌菌液，分别均匀涂布于2个普通琼脂培养皿表面。

2. 贴消毒剂纸片 待菌液干后，用眼科镊蘸75%乙醇灭菌后，夹取无菌小滤纸片，分别在各种化学消毒剂（生理盐水、0.1%新洁尔灭、5%石炭酸、2%戊二醛、2.5%碘酊、

75%乙醇、95%乙醇）的液体中浸湿，取出时将纸片上多余的消毒液滴去，然后贴放在涂有细菌的琼脂培养基的表面。各纸片间的距离及距平板边缘的距离基本一致（实验图3－1）。在平板的底部外面注明各种消毒剂的标号和名称。

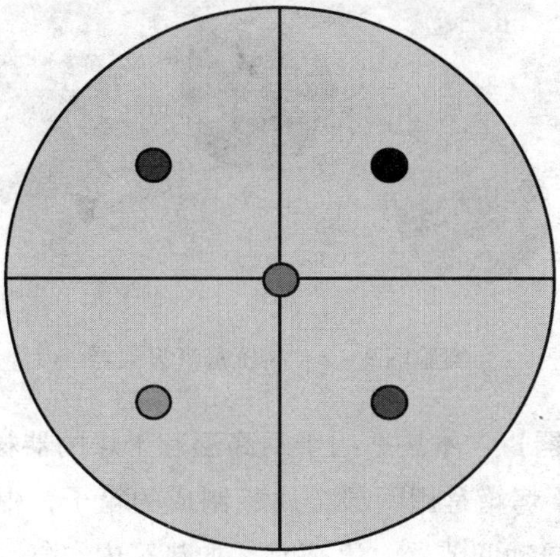

实验图3－1　化学消毒灭菌

3. 标记与培养　在平板上做好标记，将平板放入37℃温箱内孵育24小时，观察各消毒剂纸片的周围有无抑菌圈，并比较各种消毒剂抑菌圈的大小。

4. 结果记录

三、常用消毒灭菌器及滤菌器介绍

1. 高压蒸气灭菌器　是应用最广的灭菌器，凡能耐高温的普通培养基、敷料、手术器械、药品、注射用液体、玻璃器皿等，均可采用此器灭菌。高压蒸气灭菌器是一个能密闭的耐高压的双层金属锅，一般附有压力计、温度计、排气阀门、安全阀门、加热装置等（实验图3－2）。有手提式、坐式和卧式三种。手提式结构简单，轻便，但容量较小。其使用方法如下。

（1）先在外筒内加水至一定高度，然后把装好待灭菌物品的内筒放入灭菌器内，加盖，拧紧螺栓，加热。

（2）待压力表指针指示为5磅时，（压力0.352kg/cm^2，约0.03mPa），打开排气阀，开始加热，水沸腾后，排气阀开始排出气体，待筒内空气完全排出，持续排水蒸汽时，关闭排气阀。

（3）继续加热，至压力表显示压力达到15磅时，此时温度为121.3℃，调节热源，维持15～30分钟可达灭菌目的。

（4）停止加热，自然放凉，待压力表指针降至0时，方可开盖取物。如果压力未降到0时，打开排气阀，就会因锅内压力突然下降，使容器内的培养基由于内外压力不平衡而冲出烧瓶口或试管口，造成棉塞沾染培养基而发生污染。

用高压蒸气灭菌器进行灭菌时，应将灭菌器内冷空气彻底排出，否则气压表上所指示的压力数值，并不全是蒸气压，而出现实际温度低的情况，可造成灭菌不彻底的后果。

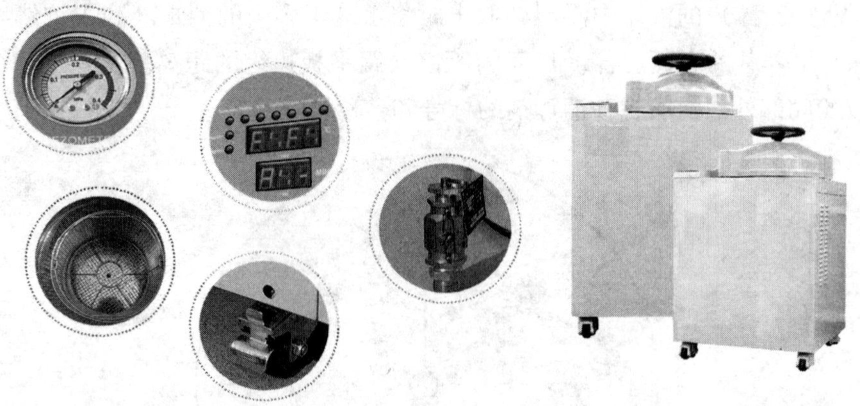

实验图 3-2　高压蒸汽灭菌器

2. 干烤箱（干热灭菌器）　本法适用于耐高温和干燥的器材灭菌，如试管、平皿、滴管等玻璃器材、瓷器等。干烤箱是用两层金属板制成的箱子，中间充以石棉，箱底有热源（电炉），并附有温度计和自动调节器。灭菌时，加热箱内空气，靠热空气灭菌。用时将需灭菌的物品经清洗和晾干之后整齐摆放在箱内，不宜过挤，关闭两层箱门，通电，待温度升到 160～170℃，维持 2 小时即可达到灭菌目的。温度不可过高，如超过 180℃，棉塞和包装纸会被烤焦或燃烧。灭菌完毕，关闭电源，待温度自然下降到 80℃以下再开门取物，以防玻璃器皿骤冷发生破裂。

3. 滤菌器　用物理阻留的方法将液体或空气中的细菌除去，以达无菌目的。常用于不耐热的培养基、血清、溶液及药品的除菌或分离细菌外毒素及病毒。常用的细菌滤菌器有以下几种。

（1）蔡氏滤器　为金属滤器。以石棉为滤板，每次用后换一石棉滤板。石棉滤板按孔径大小分为 K 号和 EK 号两种。前者可供澄清用，后者能阻止细菌通过。

（2）玻璃滤器　滤板用玻璃粉制成，孔径大小 0.15～250μm 不等，一般分为 G1～G6 号，G5 和 G6 号均可阻止细菌通过。

4. 煮沸消毒锅　此法主要用于食具、注射器和一般外科器械的消毒。煮沸消毒器是用金属制成的有盖长方形锅，锅内有一带孔的盘（如无这种专用的消毒器，可用任何可以盛水加热的容器代替）。锅内加水，放入洗净的欲消毒物件，使之全部浸没于水中（如同时加入 2% 碳酸氢钠，可以防止金属器械生锈），加盖，置电炉上加热煮沸，并维持 5～10 分钟。

【实验结果】

一、物理消毒灭菌

1. 皮肤消毒实验结果，请填写实验表 3-1。

实验表 3-1　皮肤消毒实验结果

项目	菌落数
手消毒前	
手消毒后	

2. 煮沸消毒实验结果，请填写实验表3－2。

实验表3－2　煮沸消毒实验结果

管号	菌种	细菌生长情况	结果解释
1	大肠埃希菌		
2	大肠埃希菌		
3	枯草芽孢杆菌		
4	枯草芽孢杆菌		

二、化学消毒灭菌实验结果

观察各消毒剂纸片的周围有无抑菌圈，并比较各种消毒剂抑菌圈的大小，并填写实验表3－3。

实验表3－3　化学消毒灭菌实验结果

管号	菌种	有无抑菌圈	抑菌圈的直径
1	生理盐水		
2	0.1%新洁尔灭		
3	2%戊二醛		
4	2.5%碘酊		
5	75%乙醇		
6	95%乙醇		

（陈正徐）

实验四

药物敏感试验

【实验目的】

1. 掌握药敏试验的标准纸片扩散法（K－B 法）。
2. 熟悉药敏试验结果的判断及临床意义。

【实验器材】

1. 材料　金黄色葡萄球菌 ATCC 25923 株及大肠埃希菌 ATCC 25922 株斜面培养物，普通琼脂平皿，标准药敏纸片，庆大霉素、青霉素、红霉素、环丙沙星、头孢唑林等。

2. 器械　酒精灯，火柴，接种环，金属小镊子，毫米尺，记号笔等。

3. 环境　微生物专门实验室。

【实验方法】

扫码“看一看”

1. 密集涂菌　按照无菌操作技术，用接种环挑取斜面培养物上菌苔一环，用密集划线法将细菌涂满整个琼脂平皿表面（实验图 4－1）。

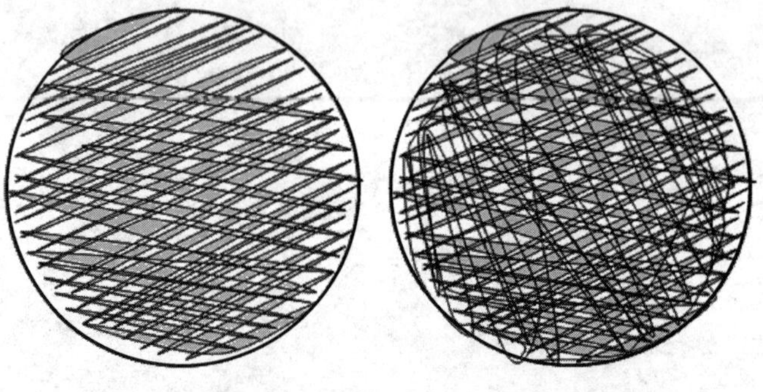

实验图 4－1　密集划线法示意图

2. 贴药敏纸片　在酒精灯火焰旁无菌操作，用镊子夹取含有不同种类抗生素的药敏纸片贴在琼脂平皿表面，用镊子尖部轻压一下以免脱落。各纸片间中心距离应≥24mm，纸片距平皿内缘应≥15mm。每取一种药敏纸片前，均须先烧灼灭菌镊子，并待稍冷后再取药敏纸片（实验图 4－2）。

3. 判断抗药性　置 37℃温箱培养 18～24 小时后观察细菌对药物的敏感程度，并判断细菌的抗药性。

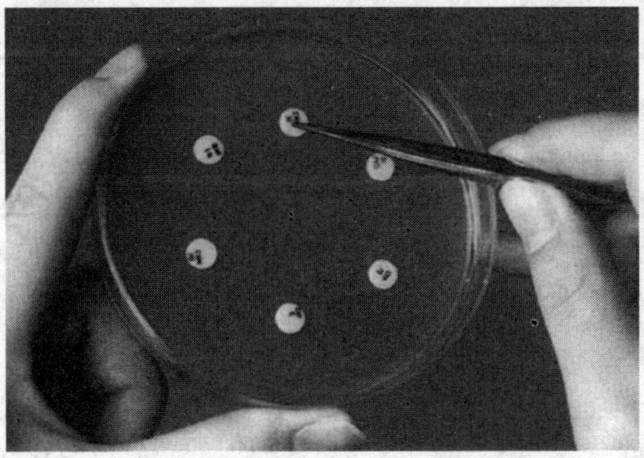

实验图 4－2　药敏纸片贴法

【实验结果】

1. 结果判断　用毫米尺测量药物抑菌圈直径大小（实验图 4－3），填写实验表 4－1。并参照实验表 4－2 的判断标准，按照敏感（S）、中介（I）、抗药（R）报告；或定性比较细菌对各种药物的敏感程度。

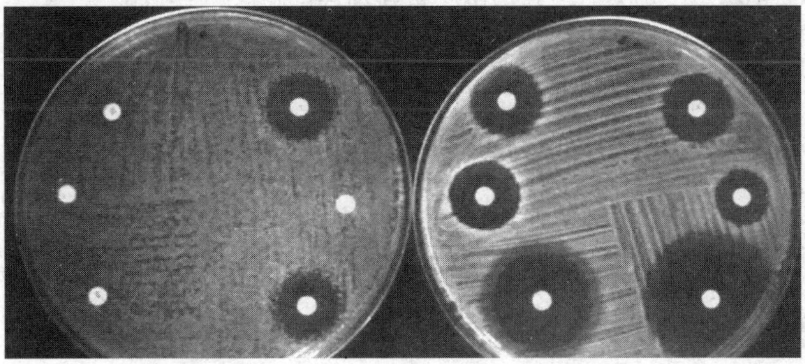

实验图 4－3　药敏纸片产生的抑菌圈

实验表 4－1　药物敏感试验的结果记录表

菌种					
药物名称					
直径（mm）					
结果分析					

实验表 4－2　纸片法药物敏感试验纸片含药量和结果判断

药物名称	含药量/片	抑菌圈直径（mm）		
		抗药（R）	中介（I）	敏感（S）
AMK（阿米卡星）	30μg	≤14	15～16	≥17
CLI（克林霉素）	2μg	≤14	15～20	≥21
GEN（庆大霉素）	10μg	≤12	13～14	≥15
OXA（苯唑西林）	1μg	≤10	11～12	≥13
PEN（青霉素）	10units	≤28	—	≥29
AMS（舒巴坦）	10/10μg	≤11	12～14	≥15

续表

药物名称	含药量/片	抑菌圈直径（mm）		
		抗药（R）	中介（I）	敏感（S）
AMP（氨苄西林）	10μg	≤13	14～16	≥17
PIP（哌拉西林）	100μg	≤17	—	≥18
FZN（头孢唑林）	30μg	≤14	15～17	≥18
CAZ（头孢他啶）	30μg	≤14	15～17	≥18
CIP（环丙沙星）	5μg	≤15	16～20	≥21
ATM（氨曲南）	30μg	≤15	16～21	≥22
FRX（头孢呋辛）	30μg	≤14	15～17	≥18
IMP（亚胺配南）	10μg	≤13	14～15	≥16
VAN（万古霉素）	30μg	—	—	≥15
SXT（复方新诺明）	1.25/23.75μg	≤10	11～15	≥16

2. 结论 描述金黄色葡萄球菌和大肠埃希菌这两种细菌对五种药物的敏感性。

3. 质量控制 标准菌株的抑菌圈直径大小应在预期值范围内（实验表4－3），如果超过该范围，应视为失控，须及时寻找原因，重新进行试验。

实验表4－3 质控标准菌株的抑菌圈预期值范围

药物名称	含药量/片	抑菌圈直径（mm）	
		大肠埃希菌 ATCC25922	金黄色葡萄糖球菌 ATCC25923
AMK（阿米卡星）	30μg	19～26	20～26
CLI（克林霉素）	2μg	—	24～30
GEN（庆大霉素）	10μg	19～26	19～27
OXA（苯唑西林）	1μg	—	18～24
PEN（青霉素）	10units	—	26～37
AMS（舒巴坦）	10/10μg	20～24	29～37
AMP（氨苄西林）	10μg	16～22	27～35
PIP（哌拉西林）	100μg	24～30	—
FZN（头孢唑林）	30μg	29～35	23～29
CAZ（头孢他啶）	300μg	16～20	25～32
CIP（环丙沙星）	5μg	30～40	22～30
ATM（氨曲南）	30μg	—	28～36
FRX（头孢呋辛）	30μg	20～26	27～35
IMP（亚胺配南）	10μg	26～32	-
VAN（万古霉素）	30μg	—	17～21
SXT（复方新诺明）	1.25/23.75μg	24～32	24～32

4. 影响因素 药敏纸片的质量、接种菌量和菌龄、操作质量、抑菌圈测量的精确性和质控菌株本身的药敏特性等，均能影响本法药物敏感试验结果的准确性和精密度。而且细菌对抗菌药物的敏感性又常常发生变异，因此做药物敏感试验可供临床上选用药物时参考。

（黄金保）

实验五

寄生虫实验

【实验目的】

1. 认识常见线虫、吸虫、绦虫的成虫形态。

2. 掌握常见线虫、吸虫、绦虫的虫卵形态；常见绦虫的妊娠节片及囊尾蚴的形态；常见原虫的形态。

【实验器材】

1. 材料 常见线虫、吸虫、绦虫大体标本，绦虫的妊娠节片、绦虫囊尾蚴标本片，线虫、吸虫、绦虫的虫卵标本片，原虫的标本片。

2. 器材 显微镜，香柏油、二甲苯，擦镜纸等。

【实验方法】

1. 大体标本观察

（1）似蚓蛔线虫（蛔虫）。

（2）蠕形住肠线虫（蛲虫）。

（3）十二指肠钩口线虫（十二指肠钩虫）和美洲板口线虫（美洲钩虫）。

（4）毛首鞭形线虫（鞭虫）。

（5）华枝睾吸虫（肝吸虫）。

（6）布氏姜片吸虫（肠吸虫）。

（7）卫氏并殖吸虫（肺吸虫）。

（8）日本裂体吸虫（日本血吸虫）。

（9）链状带绦虫（猪带绦虫）。

（10）肥胖带绦虫（牛带绦虫）。

2. 镜观察观察 部分常见寄生虫卵见实验图 5－1。

（1）蛔虫卵 ①蛔虫受精卵；②蛔虫未受精卵。

（2）蛲虫卵。

（3）钩虫卵。

（4）鞭虫卵。

（5）肝吸虫卵。

（6）肺吸虫卵。

（7）日本血吸虫卵。

（8）带绦虫卵。

（9）绦虫妊娠节片 ①猪带绦虫妊娠节片；②牛带绦虫妊娠节片。

（10）绦虫囊尾蚴 ①猪囊尾蚴；②牛囊尾蚴。

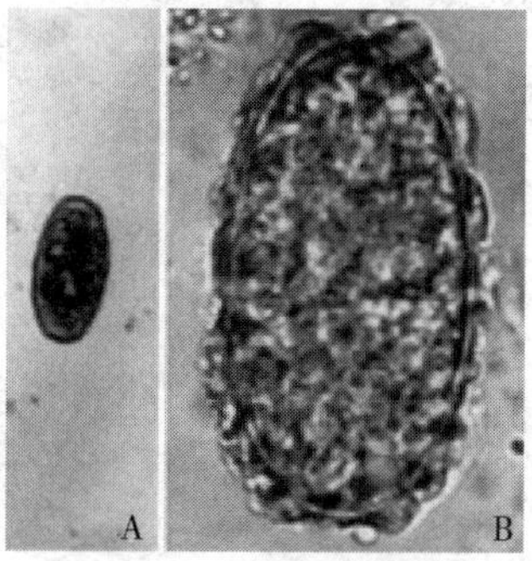

Ⅵ-1 未受精蛔虫卵

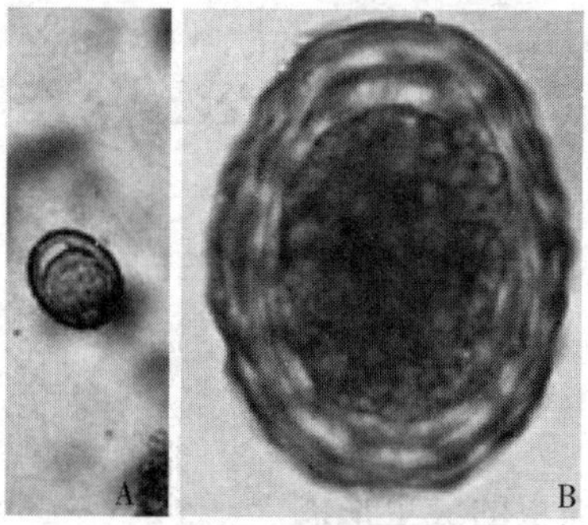

Ⅵ-2 受精蛔虫卵

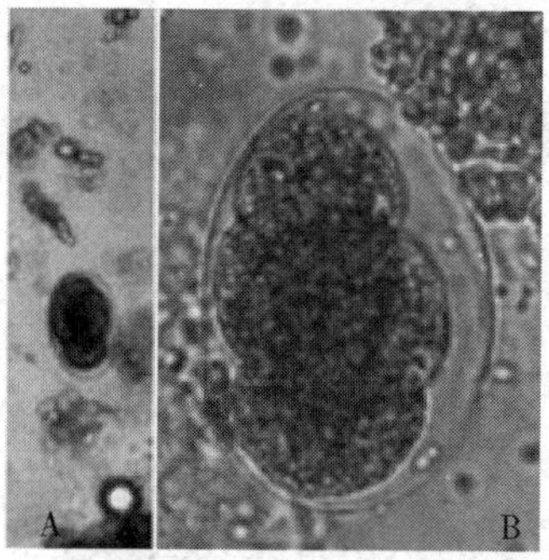

Ⅵ-3 钩虫卵

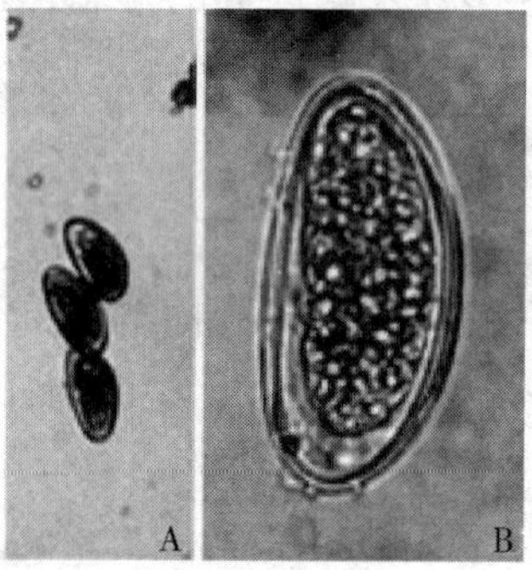

Ⅵ-4 蛲虫卵

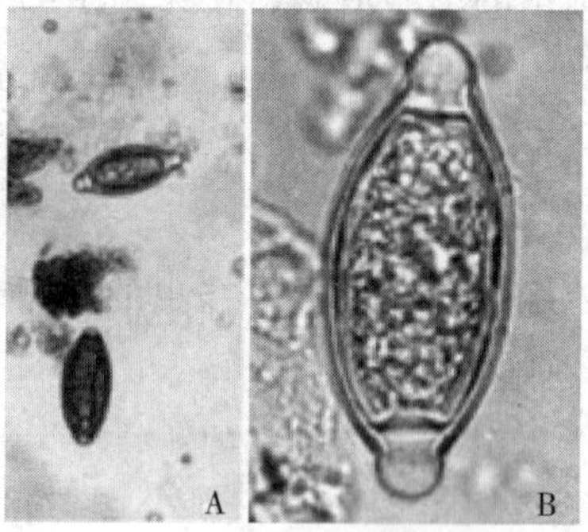

Ⅵ-5 鞭虫卵

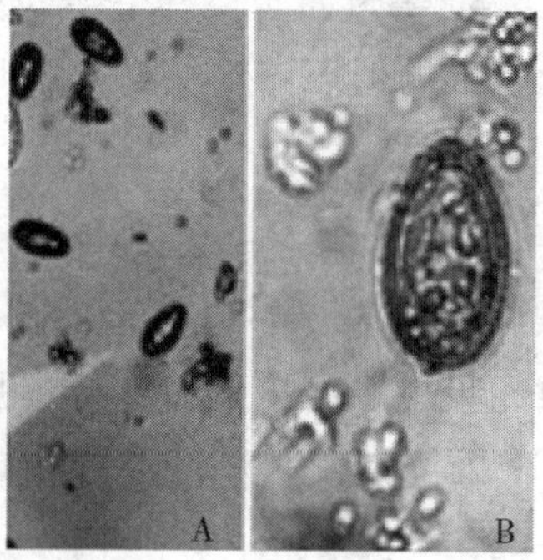

Ⅵ-6 肝吸虫卵

实验图 5－1 常见寄生虫卵

3. 观察常见原虫的标本片，用高倍镜、油镜观察。

（1）溶组织内阿米巴 ①大滋养体；②包囊。

（2）阴道毛滴虫。

（3）间日疟原虫 ①环状体；②滋养体；③裂殖体；④配子体。

（4）刚地弓形虫 ①滋养体；②包囊。

【注意事项】

1. 有序观察大体标本，勿搬动标本；标本片要轻拿轻放，观察后放回标本盒。

2. 正确使用显微镜，防止压碎标本、损坏镜头；使用完毕后，用擦镜纸擦拭镜头，恢复成使用前状态，放回实验柜中。

【实验结果】

1. 常见线虫、吸虫、绦虫大体标本观察结果。

（1）蛔虫 灰白色，呈圆柱形，雌雄异体。雄虫长 15～31cm，尾部向腹面卷曲，有交合刺 1 对；雌虫长 20～35cm，尾部钝圆。

（2）蛲虫 乳白色，雌虫长 8～13mm，尾部长而尖直；雄虫长 2～5mm，尾部向腹面卷曲。

（3）十二指肠钩虫和美洲钩虫 乳白色，虫体细长，长约 1cm，雄虫尾部膨大成交合伞，雌虫尾部尖直。①十二指肠钩虫：虫体前端和尾端向背部弯曲，呈“C”形；②美洲钩虫：虫体前端向背部，尾部向腹面弯曲，呈“S”形。

（4）鞭虫　灰白色，虫体前端细长，尾端粗大，形似马鞭，雄虫长30～45mm，尾端向腹面卷曲，雌虫长35～50mm，尾端钝圆。

（5）肝吸虫　灰白色，长10～25mm，腹背扁平，前端尖细，后端钝圆，外形似葵花籽仁。

（6）肠吸虫　灰白色，长20～75mm，腹背扁平，虫体较肥厚，腹吸盘较大，呈漏斗形，位于口吸盘后方，两个吸盘位置较近。

（7）肺吸虫　灰白色，长7～12mm，背部隆起形如半粒花生米。

（8）日本血吸虫　雄虫呈乳白色，体长10～22mm。雌虫呈暗灰色，体细长12～26mm，前部细长，后部略粗。雌虫在雄虫的抱雌沟内。

（9）猪带绦虫　乳白色，长2～4m，700～1000个节片，节片薄而透明，头节呈圆形，未成熟节片宽度大于长度，成熟节片呈正方形，妊娠节片长度大于宽度。

（10）牛带绦虫　乳白色，长4～8m，1000～2000个节片，节片肥厚不透明，头节呈方形，未成熟节片、成熟节、妊娠节片形状同猪带绦虫相应节片。

2. 常见线虫、吸虫、绦虫的虫卵标本片，猪带绦虫、牛带绦虫的妊娠节片、囊尾蚴标本片观察结果。

（1）蛔虫卵　①蛔虫受精卵：短椭圆形，大小为（45～75）μm×（35～50）μm，卵壳厚而透明，卵壳外有一层波浪状的蛋白质膜，呈棕黄色，含一大而圆的卵细胞，卵细胞两端与卵壳之间有新月形空隙；②蛔虫未受精卵：长椭圆形，大小为（88～94）μm×（39～44）μm，呈棕黄色，卵壳和蛋白质膜均较受精卵薄，含有许多大小不等的折光颗粒。

（2）蛲虫卵　大小为（50～60）μm×（20～30）μm，一侧扁平，另一侧稍凸，卵壳较厚，无色透明，卵内含一个卷曲的幼虫。

（3）钩虫卵　椭圆形，壳薄，无色透明，大小为（56～76）μm×（36～40）μm，在新鲜粪便中，卵内含2～4个细胞，细胞与卵壳之间有明显的空隙，如标本放置过久，则卵内细胞继续分裂、发育，成为桑椹胚甚至幼虫。

（4）鞭虫卵　黄褐色，呈腰鼓形，大小为（50～54）μm×（22～23）μm，卵壳较厚，两端各有一个透明盖塞，卵壳内为一个卵细胞。

（5）肝吸虫卵　呈芝麻粒形，大小为（27～35）μm×（12～20）μm，黄褐色，前端稍窄，有卵盖，卵盖周缘的卵壳形成凸起的肩峰，后端有一个小突起称小疣，含一成熟的毛蚴。

（6）肠吸虫卵　椭圆形，大小为（130～140）μm×（80～85）μm，淡黄色，卵壳薄，前端有一个不明显的小盖，含一个卵细胞和20～40个卵黄细胞。

（7）肺吸虫卵　椭圆形，大小为（80～118）μm×（48～60）μm，金黄色，卵壳薄厚不均，前端较宽，有一个大而倾斜的卵盖，后端较窄，卵壳较厚，含一个卵细胞和十多个卵黄细胞。

（8）日本血吸虫卵　椭圆形，大小为（74～106）μm×（55～80）μm，淡黄色，卵壳较薄，无卵盖，卵壳一侧有一突出的小棘，卵壳外长附有宿主组织残留物，卵内含一毛蚴，毛蚴与卵壳之间有一些油滴状毛蚴分泌物。

(9) 带绦虫卵　圆形，直径 (31~43) μm，棕黄色，胚膜较厚，具有放射状条纹，卵内含有六钩蚴。

(10) 绦虫妊娠节片　①猪带绦虫妊娠节片：长方形，子宫分支每侧 7~13 支；②牛带绦虫妊娠节片：长方形，子宫分支每侧 15~30 支。

(11) 绦虫囊尾蚴　①猪囊尾蚴：头节呈圆形，有顶突、小钩及 4 个吸盘；②牛囊尾蚴：头节呈方形，无顶突、小钩，只有 4 个吸盘。

3. 常见原虫的标本片观察结果。

(1) 溶组织内阿米巴　①大滋养体（铁苏木素染色）：形态不定，多为长圆形，直径 20~40μm，呈浅蓝略带红色，外质透明，内质呈颗粒状，有清晰的核，核膜内缘有一层大小均匀、排列整齐的染色颗粒，中央有一黑色细小核仁。内质中常有被吞噬的红细胞；②包囊（碘液染色）：圆球形，直径 5~20μm，呈淡黄色，囊壁透明，有 1~4 个核。在 1~2 个核的包囊内可见棕褐色的糖原泡和无色、棒状的拟染色体。

(2) 阴道毛滴虫（姬氏染色）　呈梨形，长 10~30μm，胞质呈蓝色，虫体中央有一轴柱呈粉红色，椭圆形的细胞核位于虫体前部，呈紫红色，核前方有深紫色的基体，由此伸出 5 根呈粉色的鞭毛，4 根向前为前鞭毛，1 根向后为后鞭毛，后鞭毛沿着波动膜外缘呈波浪状向后延伸。

(3) 间日疟原虫（瑞氏染色）　①环状体：胞质呈环状、淡蓝色，核呈圆形、紫红色，如镶嵌红宝石的戒指，大小约占红细胞直径的 1/3。②滋养体：核呈圆形，细胞质增多呈不规则形状，有空泡或伪足，胞质内出现棕褐色的疟色素。所寄生的红细胞胀大，可见鲜红色的薛氏小点。③裂殖体：胞质失去空泡和伪足，核分为数个，但细胞质未完全分开，此时为未成熟裂殖体；成熟裂殖体的核分为 12~14 个，细胞质分开，形成 12~14 个裂殖子，排列不规则，有疟色素聚集在一旁。所寄生的红细胞胀大。④配子体：圆形，几乎占满整个红细胞，有一个核，细胞质形状规则，无空泡，疟色素均匀分布。雌配子体的核小而致密，深红色，偏于一侧；雄配子体的核大而疏松，淡红色，位于中央。所寄生的红细胞胀大。

(4) 刚地弓形虫（姬氏染色）　①滋养体（速殖子）：大小 (4~7) μm × (2~4) μm，呈香蕉形或新月形，一端较尖，一端较钝，细胞质呈蓝色，细胞核呈红色位于虫体中央；②包囊：圆形或椭圆形，直径 5~100μm，外有染色较浅的囊壁，囊内有数个至数百个缓殖子，缓殖子胞质呈蓝色，核呈红色。

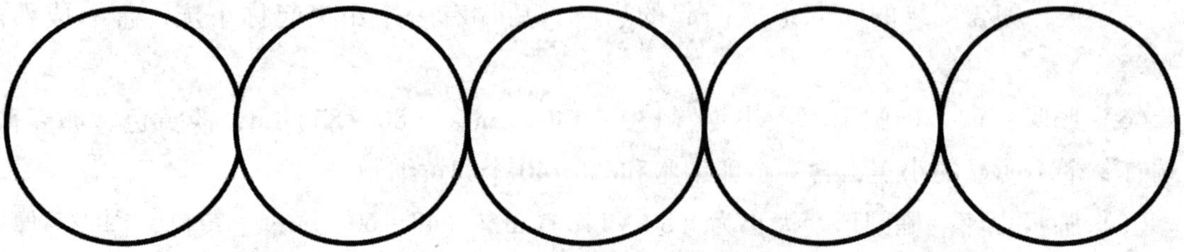

大体标本观察结果

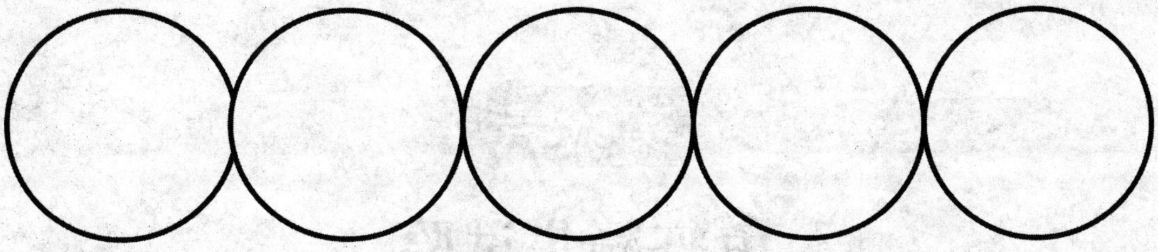

显微镜下标本观察结果

（黄金保）

实验六

免疫凝集试验

【实验目的】

1. 掌握抗链球菌溶血素 O 测定、类风湿因子测定原理及操作方法。
2. 熟悉结果的判断并能准确规范地填写报告单。

【实验器材】

1. 材料 ASO、RF 测定项目所用试剂盒，待测标本，生理盐水等。
2. 器械 吸管，加样器，记号笔等。

【实验方法】

1. 标本处理 待测血标本以 3000 转/分离心 10 分钟，分离血清备用，加样操作及结果观察（实验图 6－1）。

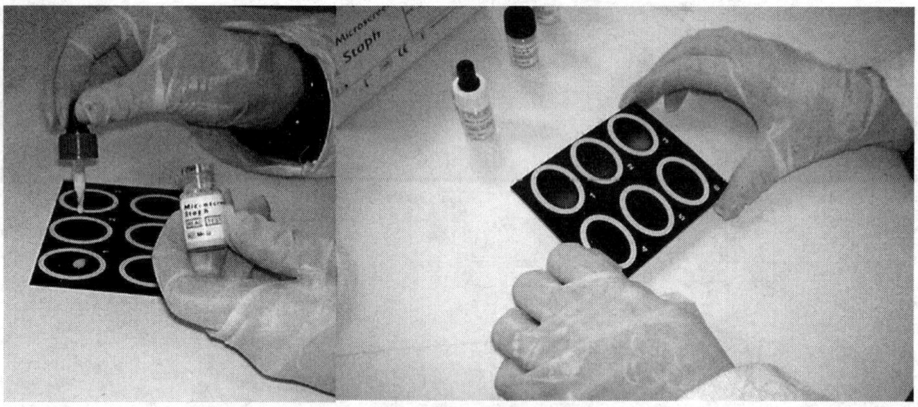

实验图 6－1 乳胶凝集试验操作示意图

2. 乳胶凝集法测定抗链球菌溶血素 O（ASO）

（1）在黑色方格反应板上取 3 个格，并编号。

（2）用加样器分别加待测血清 50μl，阳性血清、阴性血清各 1 滴（约 50μl）。

（3）每格加入 ASO 诊断乳胶 1 滴（约 50μl）。

（4）在反应板上用混匀棒充分混匀，轻轻地摇动使其充分混合，2 分钟观察结果。①乳胶颗粒凝集且液体澄清者为阳性反应（ASO＞200U/ml）。②乳胶颗粒不凝集仍保持均匀乳胶状者为阴性反应（ASO＜200U/ml）。

3. 乳胶凝集法测定类风湿因子（RF）

（1）在黑色方格反应板上取 3 个格，并做标记。

（2）用加样器分别加待测血清 20μl，阳性血清、阴性血清各 1 滴（约 20μl）。

（3）每格加入 RF 诊断乳胶 1 滴。

（4）在反应板上用混匀棒充分混匀，轻轻地摇动使其充分混合，2 分钟观察结果。

【实验结果】

1. ASO 实验结果　①乳胶颗粒凝集且液体澄清者为阳性反应（ASO > 200U/ml）。②乳胶颗粒不凝集仍保持均匀乳胶状者为阴性反应（ASO < 200U/ml）。

2. RF 实验结果　①乳胶颗粒凝集且液体澄清者为阳性反应（RF > 20U/ml）。②乳胶颗粒不凝集仍保持均匀乳胶状者为阴性反应（RF < 20U/ml）。

（黄金保）

参考文献

[1] 陈兴保. 病原生物学与免疫学. 6 版. 北京：人民卫生出版社，2012.

[2] 龚非力. 医学免疫学. 北京：科学出版社，2012.

[3] 曹元应，陈育民. 病原生物学与免疫学. 南京：江苏科学技术出版社，2012.

[4] 詹希美. 人体寄生虫学. 2 版. 北京：人民卫生出版社，2012.

[5] 曹雪涛. 医学免疫学. 6 版. 北京：人民卫生出版社，2013.

[6] 周长林. 微生物学与免疫学. 北京：中国医药科技出版社，2013.

[7] 沈关心，赵富玺. 医学免疫学. 3 版. 北京：人民卫生出版社，2013.

[8] 赵富玺，许礼发. 医学免疫学. 北京：人民军医出版社，2013.

[9] 李凡. 医学微生物学. 8 版. 北京：人民卫生出版社，2013.

[10] 刘荣臻. 病原生物学与免疫学. 3 版，北京：人民卫生出版社，2014.

[11] 肖纯凌，赵富玺. 病原生物学和免疫学. 7 版. 北京：人民卫生出版社，2014.

[12] 司传平，丁剑冰. 医学免疫学. 北京：高等教育出版社，2014.

[13] 肖洋，高瑞. 病原生物学与免疫学基础. 北京：科学出版社，2014.

[14] 曹元应，徐兰香. 病原生物学与免疫学. 北京：中国医药科技出版社，2015.

[15] 夏和先，齐永长. 病原生物学与免疫学基础. 南京：东南大学出版社，2015.

[16] 章崇杰. 医学免疫学. 北京：科学技术文献出版社，2015.

[17] 林逢春，石艳春. 免疫学检验. 4 版. 北京：人民卫生出版社，2015.

[18] 甘晓玲. 微生物检验技术. 4 版，北京：人民卫生出版社，2015.

[19] 曹元应，曹明德. 病原生物学与免疫学. 北京：人民卫生出版社，2016.

[20] 严家来，石艳春. 病原生物学与免疫学基础. 北京：科学技术文献出版社，2017.